Comprehensive Practical Training Course on Maternal and Child Nursing and Midwifery Skills

母婴护理及助产技能综合实训教程

洪　蕊　李金芝　主编

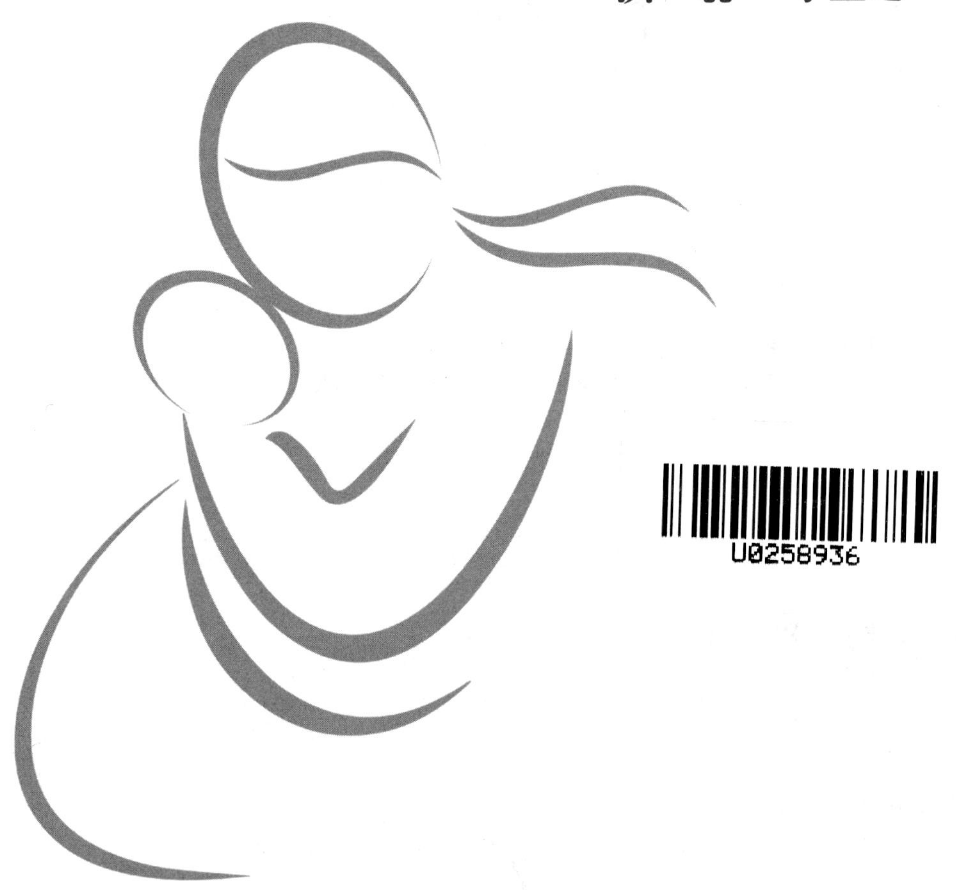

中国科学技术大学出版社

内 容 简 介

本书是院校合作开发的校本教材，以产科临床护理及助产工作岗位胜任力为依据，集产科母婴、助产常用护理技术操作内容，通过典型案例导入，将理论知识与操作技能紧密联系在一起，提高学生分析问题和解决问题的实际能力，注重培养学生的人文关怀服务能力和团队协作精神。

本书可作为院校助产、护理专业实训教材，也可以作为医疗卫生机构产科护理人员、助产士规范化培训的参考工具书。

图书在版编目(CIP)数据

母婴护理及助产技能综合实训教程/洪蕊，李金芝主编. —合肥：中国科学技术大学出版社，2023.8

ISBN 978-7-312-05727-4

Ⅰ. 母… Ⅱ. ①洪… ②李… Ⅲ. ①产褥期—护理—教材 ②新生儿—护理—教材 ③助产学—教材 Ⅳ. ①R473.71 ②R174 ③R717

中国国家版本馆 CIP 数据核字(2023)第 132527 号

母婴护理及助产技能综合实训教程

MU-YING HULI JI ZHUCHAN JINENG ZONGHE SHIXUN JIAOCHENG

出版 中国科学技术大学出版社
安徽省合肥市金寨路 96 号，230026
http://press.ustc.edu.cn
https://zgkxjsdxcbs.tmall.com

印刷 安徽国文彩印有限公司

发行 中国科学技术大学出版社

开本 787 mm×1092 mm 1/16

印张 24

字数 582 千

版次 2023 年 8 月第 1 版

印次 2023 年 8 月第 1 次印刷

定价 68.00 元

编 委 会

主　编　洪　蕊　李金芝

副主编　张　帆　王　芳　王　锦

编　委（排名不分先后）

黄　嘉（皖南医学院第一附属医院弋矶山医院）
袁　婷（皖南医学院）
汪大祝（皖南医学院第一附属医院弋矶山医院）
洪　蕊（皖南医学院第一附属医院弋矶山医院）
李金芝（蚌埠医学院）
王　锦（安徽卫生职业健康学院）
王　芳（皖南医学院第一附属医院弋矶山医院）
申　俊（皖南医学院第一附属医院弋矶山医院）
汪　莉（皖南医学院第一附属医院弋矶山医院）
张　帆（皖南医学院第一附属医院弋矶山医院）
欧阳平（阜阳市人民医院）
雷云霄（皖南医学院）
韦欢欢（皖南医学院）
陈冬梅（黄山市人民医院）
许　友（皖南医学院第一附属医院弋矶山医院）
蒋　媛（皖南医学院第一附属医院弋矶山医院）
桂　利（皖南医学院第一附属医院弋矶山医院）

前　言

2017 年 3 月，助产学首次以独立专业的形式出现在教育部本科专业目录上。加快高校培养助产学专业人才，不仅是服务于社会发展的迫切需要（尤其是在“全面三孩”政策的时代背景下），同时也是适应医学科学发展、降低妇幼死亡率、提高人口素质的目的所在。

国际上，助产士是助产服务的主要提供者，联合国人口基金会在《2014 年世界助产状况报告》中指出：为每一位孕妇提供专业助产服务是降低孕产妇和新生儿死亡率的最有效措施，也是提高自然分娩率的重要途径。《2021 年世界助产士状况报告》指出助产士可以提供 90%的性健康、生殖健康、孕产妇、新生儿和青少年健康（SRMNAH）的专业护理服务。《健康中国行动（2019—2030）》指出母婴健康是健康中国战略的重要组成部分，助产士是公认的衡量一个国家综合实力和社会发展水平的主要指标。助产士是经过专业学习后具备专业知识和技能的人才，其职责界定为在以妇女为中心的服务中，与妇女结成伙伴并对其负责，为其提供整个孕期、产时和产后必要的支持、护理和咨询，进行助产接生和新生儿照护，为孕产妇提供全程连续性服务。国内助产高等教育起步的时间较短，关于助产技术的教学用书少，部分资料偏于护理或医疗，无法跟上助产教学发展的脚步。鉴于该情况，我们着手编写了这本《母婴护理及助产技能综合实训教程》。本书是遵循全国高等教育助产和护理本科专业培养目标，参照国家护士执业考试标准，根据助产士及产科护士的工作岗位、岗位工作任务及完成任务必须具备的岗位职业技能而开发的教材。本书在巩固助产基本理论知识的同时强化助产护理技能，紧扣国家助产士执业准入标准，突出助产护理技能规范程序，关注学生综合素质和助产职业核心能力的培养，注重学生创新能力和可持续发展能力的培养。

本书在编写中注重体现现代产科服务的特点，涵盖了生理产科、病理产科、胎儿及新生儿学、常用外科手术基本配合等方面的内容，通过典型案例导入，将理论知识与操作技能紧密联系在一起，提高学生分析问题和解决问题的实际能力，促进知识融会贯通，培养临床护理和人文关怀能力。本书主要内容包括产科基础知识、产前护理、产时护理、阴道助产、产后护理、新生儿护理、综合实训、外科手术基本操作共计 8 章 65 个任务。每个任务按照学习目标、知识准备、操作目的、典型案例、操作步骤及要点、评分标准、注意事项、健康教育指导、思考题 9 个方面来组织编写。全书涵盖了助产护理学的新知识、新技术、新技能，图文并茂，深入浅出，内容全面、重点突出、实用性强，不仅适用于助产及护理学本、专科在校生的实验教学，也是新入职产科护士、助产士规范化培训的教材，期望能成为临床一线助产士、产科护士的工具书。

本书的编写得到了皖南医学院第一附属医院弋矶山医院妇产科临床一线资深助产士和护理专家的积极参与和指导及协助审稿，所有编者目标明确、通力合作，付出了辛勤劳动，在此深表感谢！

尽管全体编者竭尽所能，认真反复审校，但由于水平和经验有限，加之时间紧迫，书中难免有疏漏和不足之处，恳请医学院校师生和助产界同仁批评指正，以期不断提高我们的编写水平。

感谢曹玮佳、杨思娴、金玉倩、曹敏、王玉情、王慧、任田、高亚云、张灰萍、刘睛睛、柯秋月、张银瑞、韩瑞芳、徐冰、程雨、方永巧和吴晓等为本书的出版所做的工作。

编　者

2023 年 3 月 12 日

目　　录

第 1 章　产科基础知识

实训 1　女 性 骨 盆

【学习目标】

1. 知识目标：

(1) 识记：① 能陈述骨盆的组成、分界和标记。② 能陈述骨盆各平面的径线，为分娩助产打下基础。

(2) 理解：能理解骨盆的大小、立体形状对分娩的难易影响。

(3) 运用：运用所学的知识熟练找出女性骨盆的骨性标记，简述其临床意义。

2. 能力目标：能熟练在模型上指出女性骨盆的组成、分界及各平面径线。

3. 素质目标：具有高度的职业责任感，态度和蔼，语言亲切，沟通有效。

【知识准备】

1. 女性骨盆(female pelvis)是支持躯干和保护盆腔脏器的重要器官，是躯干和下肢之间的骨性连接，同时也是胎儿经阴道娩出时必经的骨产道，其大小、形状直接影响分娩过程。女性骨盆宽而浅、倾斜度大，有利于分娩。

2. 骨盆的组成(图 1.1)

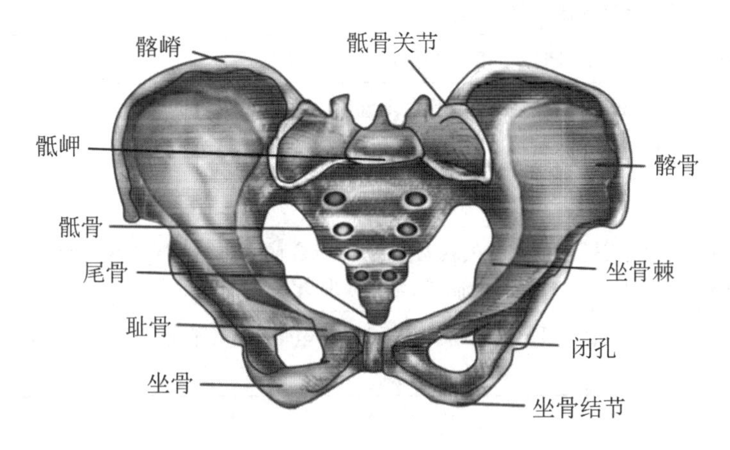

图 1.1　正常女性骨盆

(1) 骨骼:骶骨、尾骨、左右两块髋骨。

(2) 关节:耻骨联合、骶髂关节、骶尾关节。

(3) 韧带:骶棘韧带、骶结节韧带。

3. 骨盆的分界:以耻骨联合上缘、髂耻缘及骶岬上缘的连线为界,分为假骨盆和真骨盆两部分。

4. 骨盆轴:是连接骨盆三个假想平面中点的曲线,其上段向下向后,中段向下,下段向下向前。

5. 女性骨盆的骨性标志及其意义:女性骨盆的骨性标志有髂前上棘、髂嵴、耻骨弓、骶骨岬、坐骨结节、坐骨棘、坐骨切迹、骶尾关节、耻骨联合,是骨盆测量的重要标志。

【操作目的】

1. 通过学习能初步学会判断骨盆的大小。

2. 通过学习能初步判断骨盆大小、形状与分娩的关系。

【典型案例】

李某,女,31 岁,G_1P_0,平素月经规律,月经史 13 $\frac{5\sim6\text{日}}{30\sim31\text{日}}$,现停经约 12 周,担心自己骨盆狭窄不能顺利自然分娩遂来医院产科门诊检查。

【操作步骤及要点】

操作步骤及要点见表 1.1。

表 1.1 操作步骤及要点

操作步骤	技术要点
1. 评估	
用物准备是否齐全,模型是否完好可用。	
2. 准备	
(1) 模型准备:按操作要求摆放好模型体位。	
(2) 助产士准备:着装规范,佩戴口罩,修剪指甲,清洁双手。	
(3) 环境准备:安静、整洁,温度适宜(调节室内温度为 22~24 ℃)。	
(4) 用物准备:正常女性骨盆模型。	
3. 操作步骤	
(1) 女性骨盆的组成:识别构成骨盆的骶骨(5 块骶椎合成)、尾骨(3~4 块尾椎合成)和髋骨,在模型上指出构成左右髋骨的髂骨、坐骨及耻骨。	
(2) 骨盆各个骨性标志:在模型上辨认骶岬、坐骨棘、坐骨结节、耻骨弓及髂嵴,同时说出其临床意义(图 1.2)。	

续表

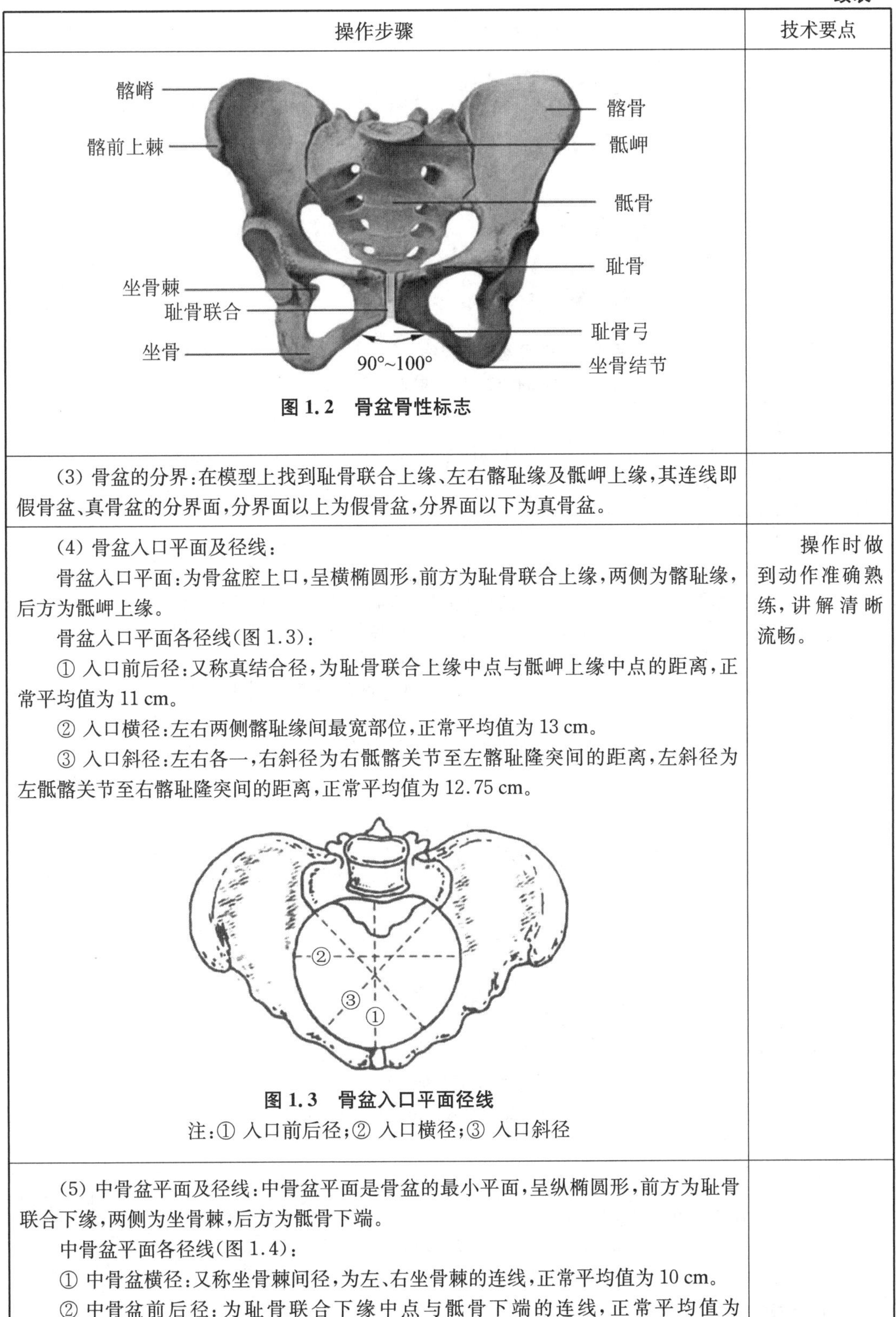

操作步骤	技术要点
图 1.2　骨盆骨性标志	
(3) 骨盆的分界：在模型上找到耻骨联合上缘、左右髂耻缘及骶岬上缘，其连线即假骨盆、真骨盆的分界面，分界面以上为假骨盆，分界面以下为真骨盆。	
(4) 骨盆入口平面及径线： 骨盆入口平面：为骨盆腔上口，呈横椭圆形，前方为耻骨联合上缘，两侧为髂耻缘，后方为骶岬上缘。 骨盆入口平面各径线(图 1.3)： ① 入口前后径：又称真结合径，为耻骨联合上缘中点与骶岬上缘中点的距离，正常平均值为 11 cm。 ② 入口横径：左右两侧髂耻缘间最宽部位，正常平均值为 13 cm。 ③ 入口斜径：左右各一，右斜径为右骶髂关节至左髂耻隆突间的距离，左斜径为左骶髂关节至右髂耻隆突间的距离，正常平均值为 12.75 cm。 **图 1.3　骨盆入口平面径线** 注：① 入口前后径；② 入口横径；③ 入口斜径	操作时做到动作准确熟练，讲解清晰流畅。
(5) 中骨盆平面及径线：中骨盆平面是骨盆的最小平面，呈纵椭圆形，前方为耻骨联合下缘，两侧为坐骨棘，后方为骶骨下端。 中骨盆平面各径线(图 1.4)： ① 中骨盆横径：又称坐骨棘间径，为左、右坐骨棘的连线，正常平均值为 10 cm。 ② 中骨盆前后径：为耻骨联合下缘中点与骶骨下端的连线，正常平均值为 11.5 cm。	

续表

操作步骤	技术要点
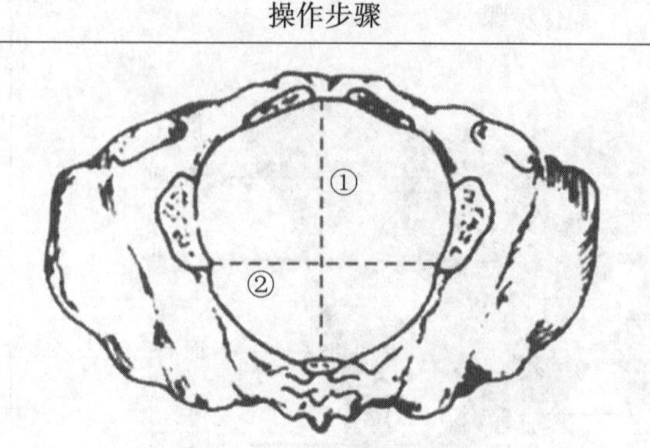 **图 1.4　中骨盆平面径线** 注：① 中骨盆前后径；② 中骨盆横径	
(6) 骨盆出口平面及径线： 出口平面：骨盆腔下口是由不在一个平面的两个三角形组成的菱形，前三角顶端为耻骨联合下缘，两侧为耻骨降支，后三角顶端为骶尾关节，两侧为骶结节韧带。其共同的底边为坐骨结节间径。 骨盆出口平面各径线(图 1.5)： ① 出口前后径：为耻骨联合下缘与骶尾关节间的距离，正常平均值为 11.5 cm。 ② 出口横径：为两坐骨结节间的距离，也称坐骨结节间径，正常平均值为 9 cm。若出口横径稍短，则应进一步测量出口后矢状径，当出口横径与出口后矢状径之和大于 15 cm 时，一般正常足月大小的胎头可通过后三角区经阴道娩出。 ③ 出口前矢状径：为耻骨联合下缘至坐骨结节间径中点间的距离，正常平均值为 6 cm。 ④ 出口后矢状径：为骶尾关节至坐骨结节间径中点间的距离，正常平均值为 8.5 cm。 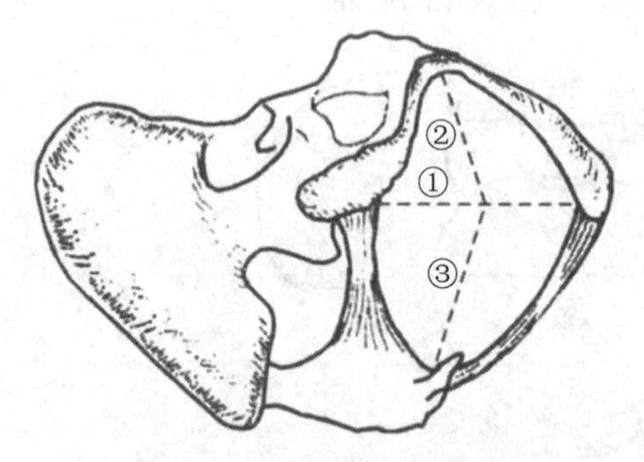 **图 1.5　骨盆出口平面径线** 注：① 出口横径；② 出口前矢状径；③ 出口后矢状径	
4. 操作后处理	
整理并清洁骨盆模型，洗手，做好记录。	注意爱护模型。

【评分标准】

女性骨盆解剖评分标准见表 1.2。

表 1.2　女性骨盆解剖评分标准

班级:________　学号:________　姓名:________　得分:________

项目	具体内容	标准分	实得分
操作前准备(20 分)	评估与准备	20	
	(1) 助产士准备:着装整洁,举止端庄(2 分),戴口罩(2 分),洗手 (2 分)。 (2) 环境准备:温湿度适宜(2 分),光线适中(2 分),干净整洁(2 分)。 (3) 用物准备:正常女性骨盆模型(8 分)。		
操作过程(70 分)	1. 模型准备及讲解	36	
	(1) 骨盆结构:在骨盆模型上分别指认骶骨(2 分)、尾骨(2 分)、髋骨(2 分)、髂骨(2 分)、坐骨(2 分)、耻骨(2 分)。		
	(2) 骨盆的骨性标志:在骨盆模型上分别指认骶岬(3 分)、坐骨棘(3 分)、坐骨结节(3 分)、耻骨弓(3 分)、髂嵴(3 分)。		
	(3) 骨盆的分界:在骨盆模型上分别指认骨盆分界线(3 分)、假骨盆(3 分)、真骨盆(3 分)。		
	2. 骨盆入口平面径线	9	
	(1) 正确指出前后径的位置和距离:耻骨联合上缘中点至骶骨岬前缘中点,平均值约为 11 cm,并口述说明(3 分)。 (2) 正确指出横径的位置和距离:左右髂耻缘间的最大距离,平均值约为 13 cm,并口述说明(3 分)。 (3) 正确指出斜径的位置和距离:右斜径为右骶髂关节至左髂耻隆突间的距离,左斜径为左骶髂关节至右髂耻隆突间的距离,平均值为 12.75 cm,并口述说明(3 分)。		
	3. 中骨盆平面径线	6	
	(1) 正确指出前后径的位置和距离:耻骨联合下缘中点至第 4、第 5 骶椎间的距离,平均值约为 11.5 cm,并口述说明(3 分)。 (2) 正确指出横径的位置和距离:两坐骨棘之间的距离,平均值约为 10 cm,并口述说明(3 分)。		
	4. 骨盆出口平面径线	12	
	(1) 正确指出前后径的位置和距离:耻骨联合下缘中点至骶尾关节的距离,平均值约为 11.5 cm,并口述说明(3 分)。 (2) 正确指出横径的位置和距离:两坐骨结节内缘间的距离,平均值约为 9 cm,并口述说明(3 分)。 (3) 正确指出出口前矢状径的位置和距离:耻骨联合下缘至坐骨结节间径中点间的距离,平均值约为 6 cm,并口述说明(3 分)。 (4) 正确指出出口后矢状径的位置和距离:骶尾关节至坐骨结节间径中点间的距离,平均值约为 8.5 cm,并口述说明(3 分)。		
	5. 操作后处理	7	
	整理并清洁模型(4 分),洗手(2 分),记录(1 分)。		

续表

项目	具体内容	标准分	实得分
总体评价（10分）	1. 操作质量	4	
	动作正确规范（2分），操作熟练，沉稳有序（2分）。		
	2. 人文关怀	2	
	操作中有沟通交流（1分），态度和蔼，语言温和（1分）。		
	3. 理论回答	4	
	理论回答正确（4分）。		
总分	100	总得分	

【注意事项】

1. 实训课前充分熟悉骨盆结构、骨性标志等相关知识。
2. 操作时做到动作准确熟练，讲解清晰流畅。
3. 爱护骨盆模型，轻拿轻放，避免造成模型损坏，用后及时清洁并归位。

【健康教育指导】

1. 告知孕妇骨盆平面各径线的值，并分享影响分娩方式的因素。
2. 怀孕期间要合理摄取营养，体重的增长控制在合理范围内。

【思考题】

1. 骨盆的韧带有哪些？
2. 判断中骨盆是否狭窄的重要指标是什么？
3. 骨盆入口平面有哪些径线？其正常值分别为多少？

实训 2　胎儿生长发育

【学习目标】

1. 知识目标：

(1) 识记：能陈述妊娠各阶段胎儿生长发育的特点。

(2) 理解：能理解妊娠各阶段胎儿及其附属物与宫腔的关系。

(3) 运用：运用所学的知识初步判断胎儿的孕龄。

2. 能力目标：能应用胚胎、胎儿各期发育特征及生理特点分析和解释相关的临床问题。

3. 素质目标：爱护生命、关心生命，树立以人为本的职业理念。

【知识准备】

1. 孕周计算：从末次月经第 1 日算起，妊娠期约 40 周(280 日)。胚胎、胎儿的发育以 4 周为一个孕龄单位。

2. 胎儿发育：妊娠初期前 8 周的胎体称为胚胎，是其主要器官分化发育的时期。从第 9 周起称为胎儿，是其各器官进一步发育直至成熟的时期。胎儿发育的特点大致为：

妊娠 4 周末：可辨认胚盘和体蒂。

妊娠 8 周末：胚胎初具人形，胎头约占整个胎体的一半，四肢已具雏形。能分辨出眼、耳、口、鼻。心脏已形成，超声显像可见早期心脏搏动。

妊娠 12 周末：胎儿身长约为 9 cm，顶臀长一般为 6～7 cm，体重约为 14 g。外生殖器已发育，部分可分辨性别。胎儿四肢可活动。

妊娠 16 周末：胎儿身长约为 16 cm，顶臀长约为 12 cm，体重约为 110 g。从外生殖器可确定胎儿性别，头皮已长出毛发，开始有呼吸运动。皮肤菲薄呈深红色，无皮下脂肪，部分孕妇自觉有胎动。

妊娠 20 周末：胎儿身长约为 25 cm，顶臀长约为 16 cm，体重约为 320 g。胎儿全身有毳毛，皮肤暗红色，出现胎脂。检查时在孕妇腹壁可听到胎心音，孕妇自觉有胎动。

妊娠 24 周末：胎儿身长约为 30 cm，顶臀长约为 21 cm，体重约为 630 g。胎儿各脏器均已发育，皮下脂肪开始沉积，皮肤仍呈皱缩状。

妊娠 28 周末：胎儿身长约为 35 cm，顶臀长约为 25 cm，体重约为 1000 g。皮肤粉红色，胎儿可有呼吸运动，但由于其肺泡Ⅱ型细胞中表面活性物质含量低，若此期出生，易患特发性呼吸窘迫综合征。若加强护理，可以存活。

妊娠 32 周末：胎儿身长约为 40 cm，顶臀长约为 28 cm，体重约为 1700 g。胎儿面部毳毛已脱落，皮肤深红色，出现指(趾)甲，男性睾丸下降，生存能力尚可。出生后如注意护理，可以存活。

妊娠 36 周末：胎儿身长约为 45 cm，顶臀长约为 32 cm，体重约为 2500 g。胎儿面部毳毛明显减少，皱褶消失。皮下脂肪发育良好，指(趾)甲已超过指(趾)尖。出生后能啼哭及吸吮，生存力良好，存活率很高。

妊娠40周末:胎儿已成熟,身长约为50 cm,顶臀长约为36 cm,胎头双顶径值大于9.0 cm,体重约为3400 g。胎儿体形丰满,皮肤粉红色,皮下脂肪多,足底皮肤有纹理。男性睾丸已下降至阴囊内,女性大小阴唇发育良好。其出生后哭声响亮,吸吮力强,四肢活动良好,能很好存活。

3. 预产期的推算:问清末次月经(LMP)的日期,推算预产期(expected date of confinement,EDC)。计算方法为:末次月经第一日起,月份减3或加9,日期加7。如为农历,月份仍减3或加9,但日加15。实际分娩日期与推算的预产期可以相差1～2周。如孕妇记不清末次月经的日期,则可根据早孕反应出现时间、胎动开始时间、子宫底高度和B型超声检查的胎囊大小(CS)、头长(CRL)、胎头双顶径(BPD)及股骨长度(H)值推算出预产期。

【操作目的】

1. 通过认识胎儿各阶段生长发育特点,初步判断胎儿的孕龄、胎儿的发育是否与孕周相符。

2. 通过认识胎儿各阶段生长发育特点,以及妊娠各阶段胎儿及其附属物与宫腔的关系,为孕妇提供孕期的健康咨询和健康教育提供理论依据。

【典型案例】

李某,女,28岁,孕16周,来医院进行产前检查时,咨询胎儿发育及孕期保健的相关知识。请对该孕妇进行相关的知识宣教。

【操作步骤及要点】

操作步骤及要点见表2.1。

表2.1 操作步骤及要点

操作步骤	技术要点
1. 评估	
用物准备是否齐全,模型是否完好可用。	
2. 准备	
(1) 模型准备:按操作要求摆放好模型。	
(2) 助产士准备:着装规范,佩戴口罩,修剪指甲,清洁双手。	
(3) 环境准备:安静、整洁、温度适宜(调节室内温度为22～24 ℃)。	
(4) 用物准备:胎儿在子宫内不同时期的生长发育模型、胎儿标本、图片、多媒体资料等。	
3. 操作步骤	
(1) 观察并描述4周末胚胎特征:可以辨认出胚盘与体蒂。 (2) 观察并描述8周末胚胎特征:胚胎初具人形,头大,占整个胎体近一半。可分辨出眼、耳、鼻、口,四肢已具雏形。 (3) 观察并描述12周末胎儿特征:胎儿身长约为9 cm,顶臀长约为6.1 cm,体重约为14 g,外生殖器已发育。	操作时做到动作准确熟练,讲解清晰流畅。

续表

操作步骤	技术要点
(4) 观察并描述16周末胎儿特征:胎儿身长约为16 cm,顶臀长约为12 cm,体重约为110 g,从外生殖器可辨认胎儿性别。 (5) 观察并描述20周末胎儿特征:胎儿身长约为25 cm,顶臀长约为16 cm,体重约为320 g。 (6) 观察并描述24周末胎儿特征:胎儿身长约为30 cm,顶臀长约为21 cm,体重约为630 g。 (7) 观察并描述28周末胎儿特征:胎儿身长约为35 cm,顶臀长约为25 cm,体重约为1000 g,可以存活。 (8) 观察并描述32周末胎儿特征:胎儿身长约为40 cm,顶臀长约为28 cm,体重约为1700 g,出现指(趾)甲。此期出生者注意护理,可以存活。 (9) 观察并描述36周末胎儿特征:胎儿身长约为45 cm,顶臀长约为32 cm,体重约为2500 g。出生后能啼哭及吮吮,生存力良好,此期出生者基本能存活。 (10) 观察并描述40周末胎儿特征:胎儿发育成熟,身长约为50 cm,顶臀长约为36 cm,体重约为3400 g,胎头双顶径值大于9.0 cm,足底皮肤有纹理。男性睾丸已降至阴囊内,女性大小阴唇发育良好。出生后能很好存活。	
4. 整理用物并清洁模型,洗手,记录。	爱护模型。

【评分标准】

胎儿生长发育评分标准见表2.2。

表2.2　胎儿生长发育评分标准

班级:________　学号:________　姓名:________　得分:________

项目	具体内容	标准分	实得分
操作前准备(20分)	评估与准备	20	
	(1) 助产士准备:着装整洁,举止端庄(2分),戴口罩(2分),洗手(2分)。 (2) 环境准备:温湿度适宜(2分),光线适中(2分),干净整洁(2分)。 (3) 用物准备:胎儿在子宫内不同时期的生长发育模型、胎儿标本、图片、多媒体资料等(8分)。		
操作过程(70分)	1. 操作步骤	64	
	(1) 观察并正确口述4周末胚胎特征:可以辨认出胚盘与体蒂(2分)。 (2) 观察并正确口述8周末胚胎特征:胚胎初具人形,头大,占整个胎体近一半。可分辨出眼、耳、鼻、口,四肢已具雏形(4分)。 (3) 观察并正确口述12周末胎儿特征:胎儿身长约为9 cm,顶臀长约为6.1 cm,体重约为14 g,外生殖器已发育(6分)。 (4) 观察并正确口述16周末胎儿特征:胎儿身长约为16 cm,顶臀长约为12 cm,体重约为110 g。从外生殖器可辨认胎儿性别(6分)。 (5) 观察并正确口述20周末胎儿特征:胎儿身长约为25 cm,顶臀长约为16 cm,体重约为320 g(6分)。		

续表

项目	具体内容	标准分	实得分
	(6) 观察并正确口述24周末胎儿特征：胎儿身长约为30 cm，顶臀长约为21 cm，体重约为630 g(6分)。 (7) 观察并正确口述28周末胎儿特征：胎儿身长约为35 cm，顶臀长约为25 cm，体重约为1000 g，可以存活(6分)。 (8) 观察并正确口述32周末胎儿特征：胎儿身长约为40 cm，顶臀长约为28 cm，体重约为1700 g，出现指(趾)甲，此期出生者注意护理，可以存活(8分)。 (9) 观察并正确口述36周末胎儿特征：胎儿身长约为45 cm，顶臀长约为32 cm，体重约为2500 g。出生后能啼哭及吸吮，生存力良好，此期出生者基本能存活(10分)。 (10) 观察并正确口述40周末胎儿特征：胎儿发育成熟，身长约为50 cm，顶臀长约为36 cm，体重约为3400 g，胎头双顶径值大于9.0 cm，足底皮肤有纹理。男性睾丸已降至阴囊内，女性大小阴唇发育良好。出生后能很好存活(10分)。		
	2. 操作后处理	6	
	整理并清洁模型(2分)，洗手(2分)，记录(2分)。		
总体评价(10分)	1. 操作质量	4	
	动作正确规范(2分)，操作熟练，沉稳有序(2分)。		
	2. 人文关怀	2	
	(1) 操作中有沟通交流，态度和蔼，语言温和(1分)。 (2) 操作中体现对孕妇的关爱(1分)。		
	3. 理论回答	4	
	理论回答正确(4分)。		
总分	100	总得分	

【注意事项】

1. 提醒孕妇定期进行产前检查，并解释产前检查的重要性。
2. 结合模型，讲解胎儿生长发育特点。

【健康教育指导】

1. 产前检查中，注意向孕妇宣教妊娠各阶段胎儿生长发育的特点。
2. 嘱孕妇保持愉悦心情，保证胎儿正常发育。
3. 嘱孕妇根据孕周和胎儿宫内生长的情况合理饮食，体重维持在合理范围内。

【思考题】

1. 孕龄多少周的胎儿出生后加强护理可存活？
2. 孕龄多少周能确认胎儿的性别？
3. 孕期如何做好母婴保健？
4. 结合胎儿发育特点如何指导孕妇及家人进行胎教？

第 2 章　产前护理操作实训

实训 3　产科入院评估

【学习目标】

1. 知识目标：

(1) 识记：能陈述产科入院评估的内容和程序。

(2) 理解：能理解产科入院评估的目的。

(3) 运用：能运用所学的知识对产科入院孕产妇进行全面的护理评估，根据评估结果提出护理问题，制订护理计划。

2. 能力目标：能对收集的资料进行分析、判断，明确孕妇现存或潜在的健康问题，做出正确的护理诊断和护理计划，培养学生分析问题、解决问题的能力。

3. 素质目标：具有职业责任感、专业认同感，对孕产妇要有爱心和耐心，保护孕产妇隐私。

【知识准备】

1. 产科入院评估：指助产士对入院孕产妇进行有目的的、有计划的、系统的收集资料，并对资料进行分析及判断的过程。

2. 评估方法

(1) 系统观察：即通过视、听、嗅、触等感觉来收集孕妇的资料。观察是进行科学工作的基本方法，助产士与孕产妇的初次见面就是观察的开始，如孕妇的外貌、腹形、步态、精神状况、反应情况等；而孕产妇住院期间护理人员的评估及实施护理措施后效果的评估都依赖于系统的、连续的、细致的观察。因此护士要有敏锐的观察力，善于捕捉孕产妇的每一个细微的变化，从中选择性地收集与孕产妇健康问题有关的资料。

(2) 访谈法：是助产士通过事先设计好的调查表对孕产妇进行询问而获得其主观资料的一种方法。访谈类型可分为直接访谈和间接访谈，访谈问题的类型可分为封闭式问题和开放式问题。

(3) 体格检查：提供客观资料，助产士需在掌握望、触、叩、听等体检技巧的基础上，运用这些体检技巧进行体格检查，以收集孕产妇的生理资料为主，而与病理生理学诊断有关的体检应由医生去做。

(4) 查阅记录：包括孕产妇保健手册、孕期的各项检查报告单及之前的住院记录。

3. 孕期自我监护：胎心音计数和胎动计数是孕妇自我监护胎儿宫内情况的一种重要手段。教会孕妇和家庭成员听胎心音与计数胎动，并做记录，不仅可以了解胎儿宫内情况，而且可以和谐孕妇和家庭成员之间的亲情关系。胎动计数每日3次，每次1小时。正常胎动3～5次/小时，也可将3次测得的胎动数乘以4，等于12小时胎动数，应在30次以上；或平均胎动计数≥6次/2小时为正常，＜6次/2小时或减少50%而不能恢复者，提示胎儿有缺氧的可能，应及时就诊，进一步诊断并处理。

【操作目的】

1. 收集孕产妇相关资料，获得妊娠相关信息。
2. 通过对收集的资料进行分析、判断，明确孕妇存在的护理问题，为做出正确的护理诊断和护理计划提供依据。

【典型案例】

李某，女，29岁，主诉：停经39^{+5}周，见红1天伴不规则腹痛2小时。现入院待产。

【操作步骤及要点】

操作步骤及要点见表3.1。

表3.1 操作步骤及要点

操作步骤	技术要点
1. 评估	
了解孕妇自理能力、合作程度、入院原因、肢体活动度、理解及沟通能力，膀胱充盈情况，孕期是否正规产检，查阅孕产妇保健手册。	
2. 准备	
(1) 孕妇准备：知晓操作的目的、意义、配合要点，排空膀胱。	
(2) 环境准备：安静、整洁，温度适宜(调节室内温度为22～24℃)，私密性良好。	
(3) 助产士准备：着装规范，佩戴口罩，修剪指甲，清洁双手。	
(4) 用物准备：电子体温计、血压计、软皮尺、多普勒胎心听诊仪、纸巾、孕产妇保健手册、一次性康护垫(必要时准备)。	
3. 准备床单位，接到入院处通知后，根据孕妇情况准备床单位，备齐孕妇所需用物，将备用床改为暂空床。	
4. 迎接孕产妇，向孕产妇做自我介绍，核对孕产妇的姓名、年龄，引至指定床位，妥善安置。	
5. 通知医生诊视孕产妇，必要时协助体检和诊疗。	
6. 备齐物品，携至患者床旁，再次核对，解释说明取得合作。	
7. 协助孕产妇仰卧于床上，头部稍抬高。	

续表

操作步骤	技术要点
8. 健康史评估 (1) 孕产妇的基本信息:年龄、职业、民族、文化程度、婚姻等。 (2) 本次妊娠史:末次月经时间,推算预产期时间;早期有无早孕反应、病毒感染及用药史;有无阵发性宫缩及其开始时间;有无阴道流水及其开始时间;有无阴道流血及其开始时间;胎动开始时间;有无头晕、头痛等。 (3) 月经史:询问初潮年龄、月经周期及其是否规律。 (4) 孕产史:初产妇询问孕次、引产史、流产史;经产妇询问有无早产、难产史,死胎、死产史,既往分娩方式,有无产后出血及妊娠并发症等不良孕产史。 (5) 既往史:妊娠前有无心、肺、肝、肾疾病,有无高血压、糖尿病、贫血、甲亢等疾病,有无药物、食物过敏史。 (6) 手术史:有无手术史及手术名称。 (7) 家族史:询问家族中有无高血压、糖尿病、双胎及其他遗传性疾病等。	若孕产妇不记得末次月经日期,可根据早孕反应开始出现时间、胎动开始时间、子宫底高度和B超检查等推算预产期。
9. 身体评估 (1) 正确测量孕产妇生命体征、身高及体重并记录,告知孕产妇测量结果。 (2) 评估孕产妇发育、孕期营养、精神及步态,检查乳房发育情况、乳头大小及有无凹陷,检查下肢有无水肿等。 (3) 评估孕产妇日常活动情况、休息与睡眠情况、排泄情况。	
10. 专科评估 (1) 腹部检查:协助孕产妇双腿略屈曲稍分开,测量宫高和腹围,行四步触诊,明确胎方位,了解胎儿有无入盆,听诊胎心并记录,有宫缩者要触诊宫缩,宫缩规律者,触诊宫缩至少3次,了解宫缩情况并记录,告知孕产妇检查结果。 (2) 阴道检查:了解孕产妇宫颈条件、宫口扩张情况、胎先露及其下降情况、是否破膜、骨盆大小、尾骨活动度等,破膜者观察羊水的量、色、气味及破膜时间,告知孕妇检查结果。	前置胎盘或不明原因阴道流血者禁止行阴道检查。
11. 初产妇宫口开全,经产妇宫口开大3～4 cm,需进产房待产。	
12. 做好入院宣教 (1) 向孕产妇及家属介绍病室环境、住院探视和陪客制度、床单位及其设备的使用方法,指导血尿液标本的留取方法、时间及注意事项。 (2) 对于尚未临产的孕妇指导其注意临产迹象、胎动情况,若出现阴道流血要及时通知医护人员,若出现阴道流液立即卧床抬高臀部同时通知医护人员。 (3) 产前饮食指导:进食高热量、易消化、富含维生素的食物,多饮水。 (4) 休息指导:产前休息时取左侧卧位为宜,保持良好的心情,保证充足的睡眠。临产后配合医护人员的指导,宫缩间歇时放松休息,保持体力。 (5) 心理指导:进行积极的心理疏导,讲解妊娠分娩经过及配合方法,消除其焦虑情绪,指导采取良好的应对措施,顺利地完成分娩过程。	
13. 协助孕产妇取合适体位,整理床单位。	
14. 整理用物。	
15. 洗手,填写入院患者护理评估单和有关护理表格,拟定初步的护理计划。	

【评分标准】

产科入院评估评分标准见表3.2。

表3.2　产科入院评估评分标准

班级:________　学号:________　姓名:________　得分:________

<table>
<tr><th>项目</th><th>具体内容</th><th>标准分</th><th>实得分</th></tr>
<tr><td rowspan="2">操作前
准备
(20分)</td><td>评估与准备</td><td>20</td><td></td></tr>
<tr><td colspan="3">(1) 评估孕产妇:核对孕产妇的姓名、住院号及腕带信息(2分);向孕产妇解释入院评估的目的,取得同意配合(2分);了解孕产妇入院原因、自理能力、肢体活动度、理解及沟通能力,膀胱充盈情况,孕期是否正规产检,查阅孕产妇保健手册(4分)。
(2) 环境准备:安静、整洁(2分),光线明亮,温湿度适宜(2分)。
(3) 助产士准备:衣帽整洁,修剪指甲(2分),洗手,戴口罩和帽子(2分)。
(4) 物品准备:电子体温计、血压计、多普勒胎心听诊仪、软皮尺、纸巾、孕产妇保健手册、一次性康护垫(必要时准备)(4分)。</td></tr>
<tr><td rowspan="11">操作
过程
(70分)</td><td>1. 准备床单位</td><td>2</td><td></td></tr>
<tr><td colspan="3">根据孕产妇情况准备床单位,备齐孕妇所需用物(1分),将备用床改为暂空床(1分)。</td></tr>
<tr><td>2. 迎接孕产妇</td><td>4</td><td></td></tr>
<tr><td colspan="3">(1) 态度热情、语言亲切,做好核对解释工作(2分)。
(2) 妥善安置孕产妇(2分)。</td></tr>
<tr><td>3. 通知医生诊视孕妇</td><td>2</td><td></td></tr>
<tr><td>4. 核对孕产妇,解释说明</td><td>2</td><td></td></tr>
<tr><td>备齐物品,携至孕妇床旁,再次核对孕产妇,解释说明取得合作(2分)。</td><td></td><td></td></tr>
<tr><td>5. 健康史评估</td><td>20</td><td></td></tr>
<tr><td colspan="3">(1) 孕产妇的基本信息:年龄、职业、民族、文化程度、婚姻等(2分)。
(2) 本次妊娠史:末次月经时间,推算预产期时间(3分);早期有无早孕反应、病毒感染及用药史;有无阵发性宫缩及其开始时间;有无阴道流水及其开始时间;有无阴道流血及其开始时间;胎动开始时间;有无头晕、头痛等其他不适主诉(2分)。
(3) 月经史:询问初潮年龄、月经周期及其是否规律(2分)。
(4) 孕产史:初产妇询问孕次、引产史、流产史;经产妇询问有无早产、难产史,死胎、死产史,既往分娩方式,有无产后出血及妊娠并发症等(4分)。
(5) 既往史:妊娠前有无心、肺、肝、肾疾病,有无高血压、糖尿病、贫血、甲亢等疾病,有无药物、食物过敏史(3分)。
(6) 手术史:有无手术史及手术名称(2分)。
(7) 家族史:询问家族中有无高血压、糖尿病、双胎及其他遗传性疾病等(2分)。</td></tr>
<tr><td>6. 身体评估</td><td>10</td><td></td></tr>
</table>

续表

项目	具体内容	标准分	实得分
	(1) 正确测量孕妇生命体征、身高及体重并记录(2分),告知孕妇测量结果(2分)。 (2) 评估孕产妇发育、孕期营养、精神及步态,检查乳房发育情况、乳头大小及有无凹陷,检查下肢有无水肿等(4分)。 (3) 评估孕产妇日常活动情况、休息与睡眠情况、排泄情况(2分)。		
	7. 专科评估	10	
	(1) 腹部检查内容(口述)(5分)。 (2) 阴道检查内容(口述)(5分)。		
	8. 整理床单位,做健康教育指导	10	
	(1) 协助孕妇取合适体位,整理床单位(2分)。 (2) 介绍病室环境、住院规章制度等,指导孕妇注意临产迹象、胎动情况等(4分)。 (3) 做产前饮食指导、休息指导、心理指导(4分)。		
	9. 操作后处理	10	
	整理用物(2分),洗手,记录(4分),口述拟定护理计划(4分)。		
总体评价(10分)	1. 操作质量	4	
	操作熟练、沉稳有序(2分),收集的资料信息准确,护理计划恰当(2分)。		
	2. 人文关怀	2	
	(1) 操作中注意与孕产妇的沟通交流,态度热情、和蔼、语气温和,关心爱护孕妇(1分)。 (2) 操作中注意孕产妇保暖和保护隐私(1分)。		
	3. 理论回答	4	
	理论回答正确(4分)。		
总分	100	总得分	

【注意事项】

1. 助产士接待孕产妇时,态度热情、语言亲切。

2. 助产士应以自己的行动和语言消除孕产妇入院时的不安情绪,使孕产妇有宾至如归的感觉,从而增强孕妇的安全感和对医务人员的信任。

3. 若发现孕产妇产程进展快或即将分娩,应暂停问诊并立即护送孕妇入产房分娩。

4. 关注异常妊娠孕妇的特殊护理:如前置胎盘孕妇,应避免各种刺激性检查,腹部检查时动作轻柔,防止诱发宫缩导致出血;胎盘早剥的孕妇应及时观察阴道出血情况,注意宫底高度和腹部质地的变化,争分夺秒,迅速建立静脉通道,配合医生进行抢救。

【健康教育指导】

1. 向孕产妇及家属介绍病室环境、有关规章制度、床单位及其设备的使用方法,指导常规标本的留取方法、时间及注意事项。

2. 指导孕妇学会识别临产征象、自我监测胎动的方法。

3. 指导孕产妇了解饮食、活动、休息的重要性和方法。

【思考题】

1. 如何推算预产期?
2. 对分娩焦虑的孕产妇如何进行心理护理?
3. 产科入院评估的目的有哪些?

实训4　骨盆测量

【学习目标】

1. 知识目标：

(1) 识记：① 能陈述骨盆外测量各条径线的检查方法及其正常值。② 能正确判断胎产式、胎方位、胎先露。

(2) 理解：能理解骨盆内测量径线及其临床意义。

(3) 运用：运用所学的知识初步判断孕妇有无骨盆狭窄。

2. 能力目标：能规范进行骨盆外测量操作并向孕妇进行健康宣教。

3. 素质目标：养成认真、负责的操作态度，树立对孕妇人文关怀的理念；操作过程中能关心体贴孕妇，注意保护隐私。

【知识准备】

1. 骨盆外测量主要测量的径线有髂嵴间径、髂棘间径、骶耻外径和坐骨结节间径等；骨盆内测量主要测量的径线有对角径、坐骨棘间径、坐骨切迹宽度等。

2. 骨盆测量能了解骨盆有无异常，有无头盆不称，及早做出诊断以决定采取适当的分娩方式。骨盆测量包括骨盆外测量和骨盆内测量，外测量可间接了解骨盆的大小及形态，内测量经阴道测量骨盆内径，较外测量而言能更准确地测知真骨盆的大小。已有充分的证据表明骨盆外测量并不能预测产时头盆不称，因此孕期不需要常规骨盆外测量。但作为一项基本的产科技能，产科医护人员仍应了解各径线的测量方法和临床意义。尽管骨盆内测量较外测量准确度高，但可导致孕妇感染和刺激子宫产生宫缩，另外，这种方法的准确性受测量者的影响较大，获得的径线也极为有限，因而不是常规检查项目。无论是内测量，还是外测量，与难产发生密切相关的中骨盆径线都难以准确地测量。

【操作目的】

1. 通过对孕妇进行骨盆测量，了解骨盆的大小、形状。

2. 估算胎儿与骨盆的大小是否相称，初步判断是否可经阴道分娩。

【典型案例】

李某，女，30岁，孕37周，G_1P_0，今天来产科门诊行产前检查。检查：子宫底位于剑突下2横指，四步触诊结果为宫底是软而宽、形态不规则的胎儿部分，耻骨联合上方是硬而圆的胎头部分，胎背位于母体腹部右前方，胎心148次/分，胎动正常，宫高30 cm，腹围90 cm，李女士想知道自己能否经阴道分娩。

【操作步骤及要点】

操作步骤及要点见表4.1。

表 4.1　操作步骤及要点

操作步骤	技术要点
1. 评估	
询问妊娠过程、月经史、婚育史、既往健康史及家族遗传病史；评估孕妇营养状况、身高、体重、步态、体型是否匀称等；评估孕妇对进行骨盆测量的认知水平和配合程度。	关注孕妇心理状态；推算预产期，核实孕周。
2. 准备	
(1) 评估孕妇：嘱孕妇首先排空膀胱，协助孕妇在检查床上以左侧卧位休息 5 分钟，然后仰卧于检查床上，帮助孕妇将衣服向上拉至双侧乳头下方，裤子向下拉至耻骨联合下方，充分暴露腹部。	孕妇熟知操作流程及相关内容。
(2) 助产士准备：着装规范，佩戴口罩，修剪指甲，清洁双手，寒冷季节应注意温暖双手。	注意保暖和保护孕妇隐私。
(3) 环境准备：安静、整洁、温度适宜(调节室内温度为 22～24 ℃)，遮挡患者。	注意手卫生，避免交叉感染。
(4) 用物准备：骨盆外测量器、坐骨结节测量器、孕妇保健卡或产前检查记录单。	
3. 备齐物品，携至患者床旁，再次核对孕妇，解释说明并取得合作	
4. 骨盆外测量操作步骤	
(1) 测量髂棘间径：孕妇取伸腿仰卧位，操作者于腹壁上触摸到两侧髂前上棘，将骨盆外测量器两端置于其上稍向外滑后测量，读其数值。正常值为 23～26 cm (图 4.1)。 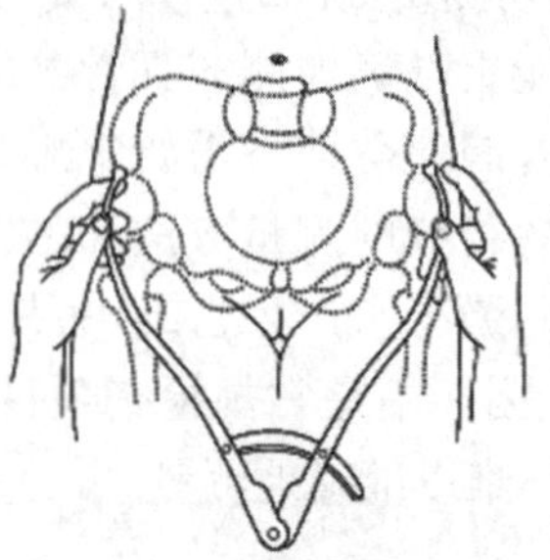 **图 4.1　测量髂棘间径**	此径线可间接推测骨盆入口平面横径的大小。
(2) 测量髂嵴间径：孕妇体位及测量手法同上。测量两髂嵴外缘间最宽的距离，正常值为 25～28 cm(图 4.2)。 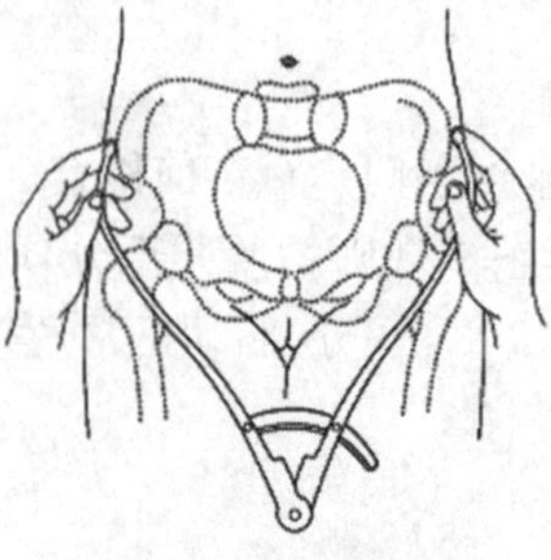 **图 4.2　测量髂嵴间径**	此径线可间接推测骨盆入口平面横径的大小。

续表

操作步骤	技术要点
(3) 测量骶耻外径:协助孕妇取左侧卧位,左腿屈曲,右腿伸直,操作者使用骨盆外测量器测量第5腰椎棘突下到耻骨联合上缘中点的距离,正常值为18～20 cm(图4.3)。 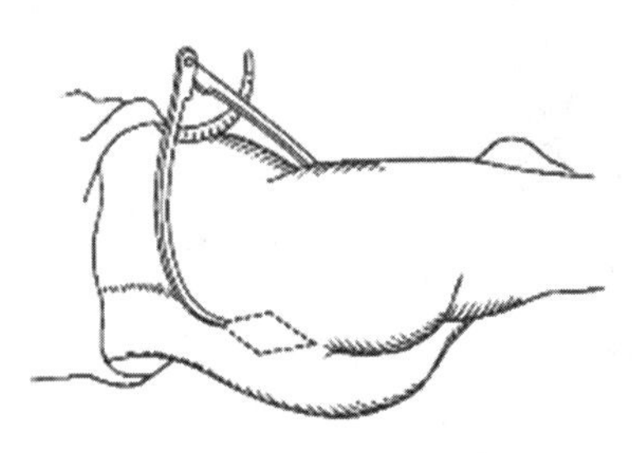 **图4.3　测量骶耻外径**	第5腰椎棘突下相当于腰骶部米氏菱形窝的上角或两髂嵴后连线中点下1.5 cm处,此径线可间接推测骨盆入口平面前后径的大小,是骨盆外测量中最重要的径线。
(4) 测量耻骨弓角度:协助孕妇取仰卧位,双腿屈曲,两手抱双膝略外展,尽量贴近胸部,暴露外阴部。操作者掌心向外,两手拇指尖斜着对拢,分别平放在两耻骨降支上,测量两拇指间的角度。正常值为90°～100°,小于80°为异常(图4.4)。 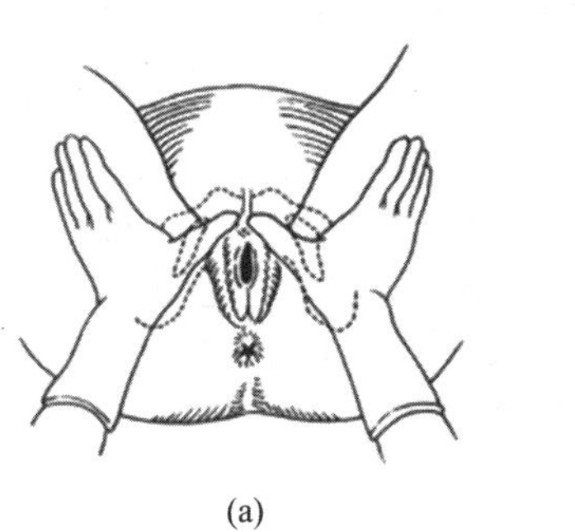 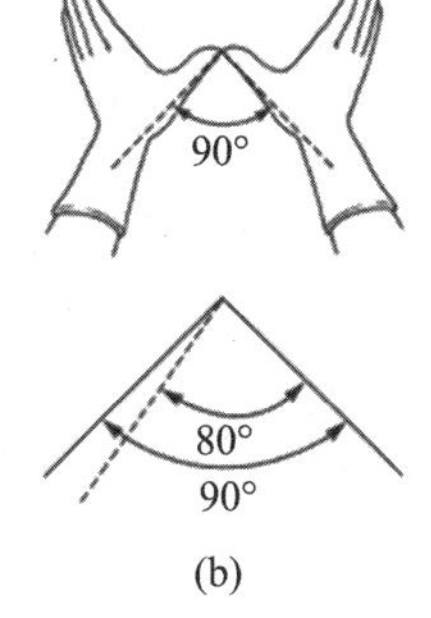 (a)　(b) **图4.4　测量耻骨弓角度**	耻骨弓角度可间接反映骨盆出口横径的宽度。
(5) 测量坐骨结节间径:孕妇体位如上。操作者使用坐骨结节测量器测量两坐骨结节内侧缘的距离,正常值为8.5～9.5 cm,也可用检查者拳头测量,如其间能容纳成人拳头,即属正常(图4.5)。 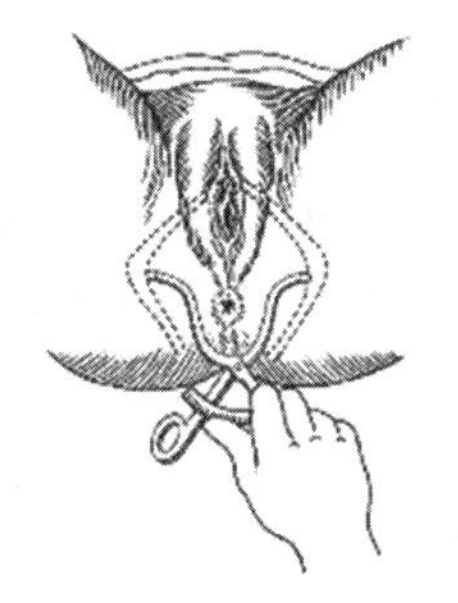 **图4.5　测量坐骨结节间径**	此径线可间接评估骨盆出口横径的宽度,若此径线≤8 cm,应加测出口后矢状径。

续表

操作步骤	技术要点
(6) 测量出口后矢状径：孕妇取膝胸或左侧卧位，操作者右手食指戴指套并涂润滑油后，伸入肛门，指腹朝骶骨方向与拇指共同协作找到骶尾关节后予以标记，测量从标记处至出口横径中点间的距离，即后矢状径，正常值为 8～9 cm(图 4.6)。 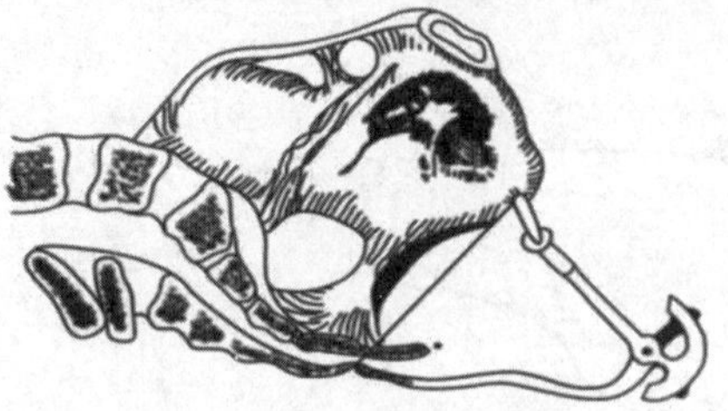 图 4.6 测量出口后矢状径	出口横径与出口后矢状径之和大于 15 cm 者，一般足月胎儿可以娩出。
5. 骨盆内测量操作步骤	适用于外测量提示骨盆有狭窄的孕妇。
(1) 外阴消毒：操作者站于检查床右边，面向孕妇头部，协助孕妇脱去一条裤腿盖在对侧，暴露外阴部，常规消毒外阴，戴无菌手套。	注意保暖和隐私，严格执行无菌操作。
(2) 测量对角径：又称骶耻内径，是耻骨联合下缘至骶岬上缘中点的距离。操作者一手食、中指伸入阴道，用中指尖触骶岬上缘中点，食指上缘紧贴耻骨联合下缘，并标记食指与耻骨联合下缘的接触点。中指尖至此接触点的距离，即对角径，正常值为 12.5～13.0 cm，此值减去 1.5～2.0 cm，即为真结合径值，正常值约为 11 cm。如触不到骶岬，说明此径线＞12.5 cm(图 4.7)。 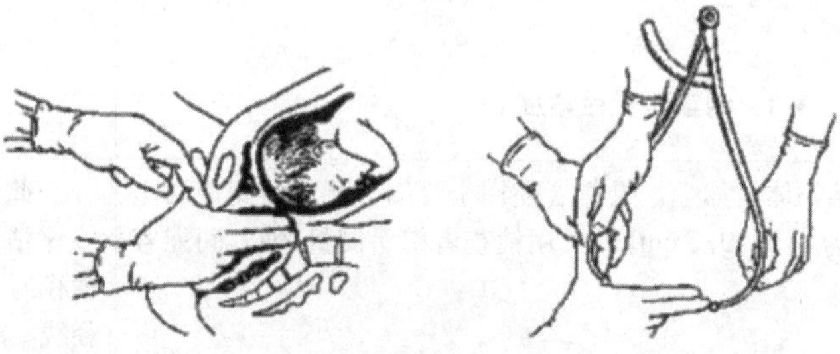 图 4.7 测量对角径	操作者动作轻柔，注意孕妇的配合程度，手指放入阴道时，指导其深呼吸，尽量放松。
(3) 测量坐骨棘间径：为两侧坐骨棘间的距离，正常值约为 10 cm。操作者将一手的食、中指放入阴道，分别触及两侧坐骨棘，估计其间的距离(图 4.8)。 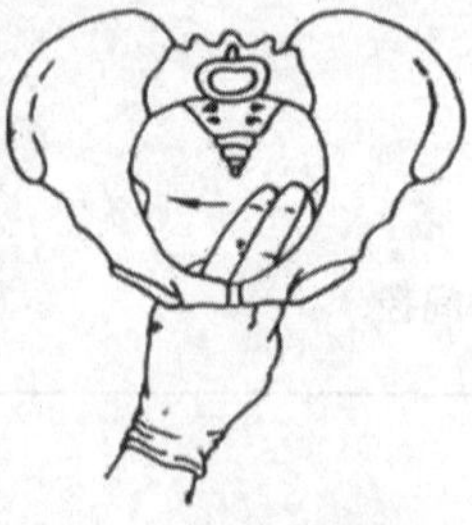 图 4.8 测量坐骨棘间径	此径线是中骨盆最短径线，过短会影响分娩中胎头下降。

续表

操作步骤	技术要点
(4) 测量坐骨切迹宽度：是坐骨棘与骶骨下部间的距离，即骶棘韧带的宽度。操作者将伸入阴道内的食、中指并排置于韧带上，如能容纳3横指(一般为5.5～6.0 cm)为正常，否则属中骨盆狭窄(图4.9)。 图4.9　测量坐骨切迹宽度	此径线代表中骨盆后矢状径，小于5 cm属中骨盆狭窄。
6. 检查结束后嘱孕妇再次左侧卧位5～10分钟，以改善胎盘血供。帮助孕妇整理好衣裤，协助缓慢坐起，再站立下床，预防跌倒。	
7. 告知孕妇检查结果，并将检查结果准确记录于孕妇保健卡内。提醒孕妇下次检查的时间和项目，告知预先准备事项。	
8. 处理用物，洗手，做好记录。	

【评分标准】

骨盆测量评分标准见表4.2。

表4.2　骨盆测量评分标准

班级：________　学号：________　姓名：________　得分：________

项目	具体内容	标准分	实得分
操作前准备(20分)	评估与准备	20	
	(1) 评估孕妇：核对孕妇姓名、住院号及腕带信息(2分)；向孕妇解释进行骨盆测量的目的和意义，取得同意配合(4分)；询问孕妇妊娠过程、月经史、婚育史、既往健康史及家族遗传病史，评估孕妇营养状况、身高、体重、步态、体型是否匀称等(6分)。 (2) 助产士准备：衣帽整洁，修剪指甲，洗手，戴口罩(4分)。 (3) 环境准备：温湿度、光线适宜，私密性良好(2分)。 (4) 用物准备：骨盆外测量器、坐骨结节测量器、孕产妇保健手册或产前检查记录单(4分)。		
操作过程(70分)	1. 孕妇准备及体位的选择	8	
	(1) 备齐物品，携至孕妇床旁，再次核对孕妇，解释说明取得合作，嘱其排尿(2分)。 (2) 协助孕妇在检查床上以左侧卧位休息5分钟，然后仰卧于检查床上(2分)，帮助孕妇将衣服向上拉至双侧乳头下方，裤子向下拉至耻骨联合下方，充分暴露腹部(2分)。 (3) 操作者站在孕妇右侧进行检查，面向孕妇头部(2分)。		
	2. 骨盆外测量操作	30	

续表

项目	具体内容	标准分	实得分
	(1) 髂棘间径：操作者携带用物至床旁，站在检查床右侧，协助孕妇取伸腿仰卧位，头部稍垫高，两腿伸直，双上肢平放于身体两侧，测量两髂前上棘外缘间的距离（口述正常值为 23～26 cm）（5 分）。 (2) 髂嵴间径：孕妇体位及测量手法同上，测量两髂嵴外缘间最宽的距离（口述正常值为 25～28 cm）（5 分）。 (3) 骶耻外径：协助孕妇取左侧卧位，左腿屈曲，右腿伸直，测量第 5 腰椎棘突下至耻骨联合上缘中点的距离（口述正常值为 18～20 cm）（5 分）。 (4) 耻骨弓角度：协助孕妇取仰卧位，双腿屈曲，两手抱双膝略外展，尽量贴近胸部，暴露外阴部，用两拇指尖斜着对拢，分别平放在耻骨降支上，测量两拇指间的角度（口述正常值为 90°～100°）（5 分）。 (5) 坐骨结节间径：协助孕妇取仰卧位，两腿屈曲，双手抱膝，测量两坐骨结节内缘间的距离（口述正常值为 8.5～9.5 cm）（5 分）。 (6) 出口后矢状径：孕妇取膝胸或左侧卧位，用右手食指戴指套并涂润滑油后，伸入肛门，指腹朝骶骨方向与拇指共同协作找到骶尾关节后予以标记，测量从标记处至出口横径中点间的距离，即后矢状径（口述正常值为 8～9 cm）（5 分）。		
	3. 骨盆内测量操作	20	
	(1) 外阴消毒：站于检查床右边，面向孕妇头部，协助孕妇脱去一条裤腿盖在对侧，暴露外阴部，常规消毒外阴，戴无菌手套（5 分）。 (2) 对角径：一手食、中指伸入阴道，用中指尖触骶岬上缘中点，食指上缘紧贴耻骨联合下缘，并标记食指与耻骨联合下缘的接触点。中指尖至此接触点的距离，即对角径（口述正常值为 12.5～13.0 cm）（5 分）。 (3) 坐骨棘间径：一手的食、中指放入阴道，分别触及两侧坐骨棘，估计其间的距离（口述正常值为 10 cm）（5 分）。 (4) 坐骨切迹宽度：将阴道内的食、中指置于骶棘韧带上移动测得（口述正常值为 5.5～6.0 cm）（5 分）。		
	4. 整理床单位，健康教育	8	
	(1) 检查结束，嘱孕妇再次左侧卧位 5～10 分钟，以改善胎盘血供（2 分）；帮助孕妇整理好衣裤，协助缓慢坐起，再站立下床（2 分）。 (2) 整理床单位，有屏风者撤去屏风（2 分）。 (3) 告知孕妇检查结果，交代有关注意事项（2 分）。		
	5. 操作后处理	4	
	整理用物（2 分），洗手（1 分），记录（1 分）。		
总体评价（10 分）	1. 操作质量	4	
	动作正确规范（2 分），操作熟练，沉稳有序（2 分）。		
	2. 人文关怀	2	
	(1) 操作中注意与孕妇的沟通交流，态度和蔼，关心爱护孕妇（1 分）。 (2) 操作中注意保暖，保护孕妇隐私（1 分）。		
	3. 理论回答	4	
	理论回答正确（4 分）。		
总分	100	总得分	

【注意事项】

1. 态度亲切，关心体贴孕妇，注意人文关怀，向孕妇解释操作目的，以取得合作。

2. 注意检查骨盆外测量器和坐骨结节测量器刻度是否准确，使用前要归零。

3. 骨盆外测量时应指导孕妇取合适体位。当测量数值不在正常范围时应重复测量，并向孕妇解释骨盆测量对分娩的影响，缓解其焦虑情绪。

4. 盆骨内测量应选择正确的时间段，过早测量因阴道较紧会影响操作，近预产期测量容易引起感染。严格执行无菌操作，避免继发感染。

5. 动作轻柔熟练，注意保暖和保护孕妇隐私。检查完毕，协助孕妇整理衣裤，整理用物，放回原处。

【健康教育指导】

1. 向孕妇进行宣教，告知其分娩的过程是产力、产道、胎儿以及母体精神因素相互协调的过程，增强孕产妇自然分娩的信心。

2. 如进行阴道检查，应告知孕妇注意个人卫生，避免继发感染，如有腹痛、发热、阴道流液等现象，应及时就诊。

3. 嘱孕妇继续注意营养均衡，保障充足的睡眠并尽量保持左侧卧位，如出现阴道流血、流液、腹痛等异常现象应及时就诊。

【思考题】

1. 骨盆外测量的主要径线有哪些？正常值分别是多少？

2. 骨盆内测量的径线有哪些？正常值分别是多少？

实训5 测量宫高和腹围

【学习目标】

1. 知识目标：

(1) 识记：① 能陈述测量宫高和腹围的目的及方法。② 能陈述测量宫高和腹围的操作要点。

(2) 理解：能理解测量宫高和腹围的意义和注意事项。

(3) 运用：运用所学的知识和护理程序，判断胎儿大小是否与孕周相符，胎儿是否增长过速或过缓，从而判断胎儿发育、羊水是否有异常等。

2. 能力目标：能灵活运用所学的知识准确测量孕妇的宫高和腹围，并初步判断胎儿的体重，合理饮食，控制体重。

3. 素质目标：具有爱心和责任心，做事细心，对待孕妇语言和蔼、沟通有效，具有强烈的职业责任感。

【知识准备】

1. 宫高是子宫高度的简称，指从下腹耻骨联合处到子宫底的长度，是判断子宫大小的数据之一。测量宫高和腹围是产科妊娠诊断的检查方法之一，通过该项检查，可判断子宫大小是否与妊娠周数相符。

2. 随着孕期的进展，子宫顺应胎儿的发育而增大，通过宫高和腹围的测量即可初步判断孕周，并间接了解胎儿的生长发育状况，估计胎儿体重、羊水量等。发现胎儿是否增长过速或过缓，及早进行干预，制订孕期保健计划，保证孕妇以最低风险分娩出健康婴儿。通过定期产前检查、体格检查，收集完整的病史资料，做好产前护理评估，为孕妇提供连续的整体护理。

3. 一般从怀孕20周开始，每4周测量一次；怀孕28～35周，每2周测量一次；怀孕36周后，每周测量一次。测量结果画在妊娠图上，以观察胎儿发育与孕周是否相符。如果发现宫高间隔两周没有变化，需进行进一步检查。

4. 根据宫高腹围值计算胎儿体重：

(1) 胎儿体重(g)＝2900＋0.3×宫高×腰围。

(2) 胎儿体重(g)＝宫高×腹围＋200。

【操作目的】

1. 通过测量宫高和腹围判断胎儿大小是否与孕周相符。

2. 根据测量的宫高和腹围估计胎儿发育情况和羊水量。

【典型案例】

汪某，女，26岁，主诉：停经28^{+2}周。预产期：2021年10月28日。妊娠期的产前检查未见异常。体格检查均无异常。例行来产科门诊复诊。

【操作步骤及要点】

操作步骤及要点见表5.1。

表5.1　操作步骤及要点

操作步骤	技术要点
1. 评估	
核对孕妇姓名及信息;了解孕产史、末次月经、病情、意识、合作程度、自理能力、腹部外形大小、有无妊娠纹、有无手术瘢痕及水肿;嘱排空膀胱;了解胎儿胎动情况。	
2. 准备	
(1) 孕妇准备:排空膀胱,知晓操作的目的、意义、配合要点。	
(2) 环境准备:安静、整洁,温湿度适宜(调节室内温度为22～24℃、湿度为50%～60%),遮挡患者。	
(3) 护士准备:着装规范,佩戴口罩,修剪指甲,清洁双手,寒冷季节应注意温暖双手。	
(4) 用物准备:软皮尺、孕妇腹部触诊模型。	
3. 备齐物品,携至患者床旁,再次核对孕妇,解释说明取得合作,嘱其排尿	
4. 协助孕妇平卧于床上,头部稍垫高,充分暴露腹部,使腹肌放松,注意保暖	注意温暖双手;注意保护隐私。
5. 检查者站在孕妇右侧进行检查,面向患者头侧	
6. 测量宫高	
(1) 判断子宫底的位置(图5.1)。 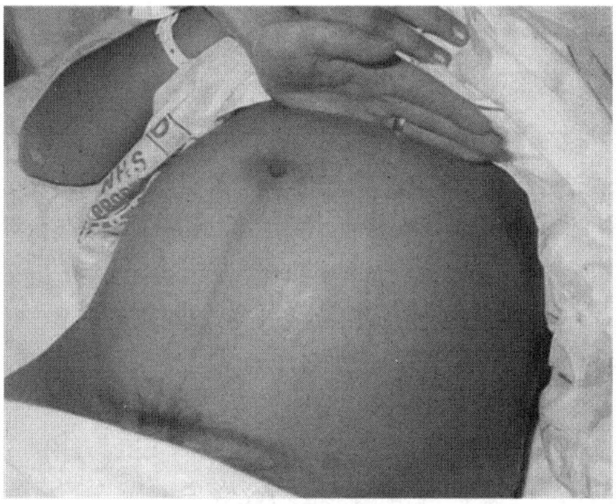 图5.1　判断子宫底的位置	

续表

操作步骤	技术要点
(2) 用软尺测量耻骨联合上缘中点至宫底的距离(图 5.2)。 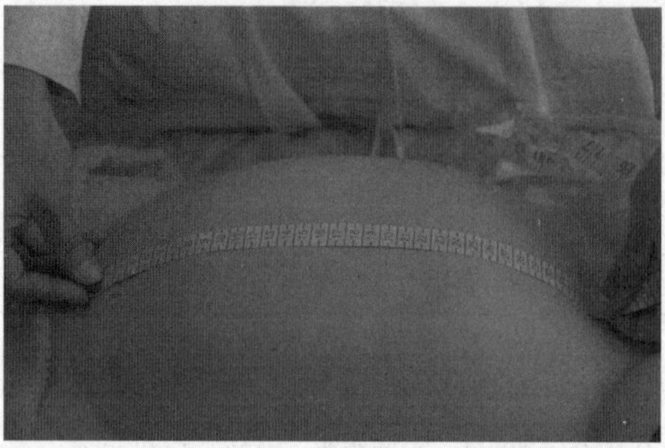 **图 5.2 测量宫高**	
(3) 判断妊娠周数与宫底高度是否相符(图 5.3)。 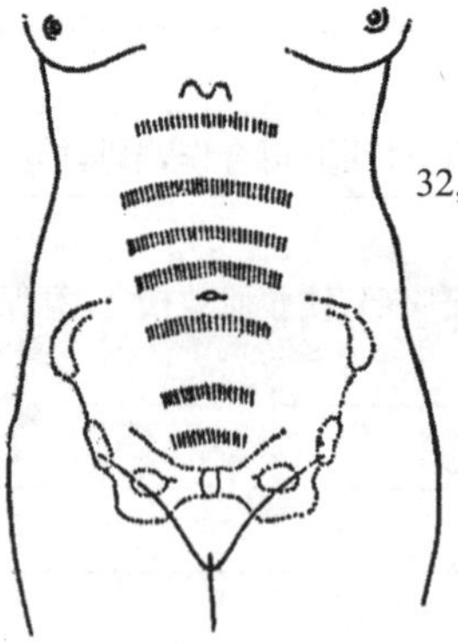 **图 5.3 判断妊娠周数与宫底高度是否相符**	
7. 测量腹围	
(1) 嘱孕妇平卧，双腿伸直。	
(2) 测量平脐部环腰腹部的长度(图 5.4)。 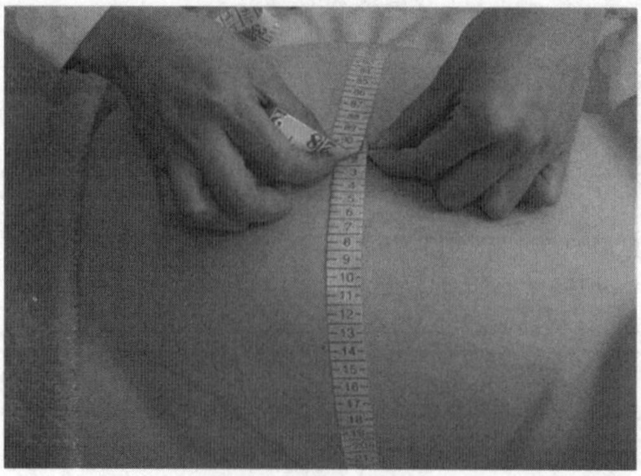 **图 5.4 测量腹围**	测量时使软尺的下部分完全贴紧身体，但不要勒紧腹部。

续表

操作步骤	技术要点
8. 操作后处理	
(1) 检查结束,协助孕妇穿衣,取合适体位,整理床单位。 (2) 告知孕妇检查结果,交代有关注意事项。 (3) 整理用物,洗手,记录。	

【评分标准】

测量宫高和腹围评分标准见表 5.2。

表 5.2　测量宫高和腹围评分标准

班级:________　学号:________　姓名:________　得分:________

项目	具体内容	标准分	实得分
操作前准备(20 分)	评估与准备	20	
	(1) 评估孕妇:核对患者的姓名及信息(2 分);向孕妇解释测量宫高和腹围的目的,取得同意配合(4 分);了解停经史、孕产史和膀胱充盈情况,检查腹部外形及局部皮肤情况(4 分)。 (2) 助产士准备:戴好口罩、帽子(2 分),洗手(冬天应保持双手温暖)(2 分)。 (3) 环境准备:温湿度适宜、光线适中、遮挡孕妇(2 分)。 (4) 物品准备:软皮尺、孕妇腹部触诊模型(4 分)。		
操作过程(70 分)	1. 孕妇准备及体位的选择	6	
	(1) 备齐物品,携至患者床旁,再次核对孕妇,解释说明取得合作,嘱其排尿(2 分)。 (2) 协助孕妇仰卧于床上,头部稍垫高,暴露腹部,注意保暖(2 分)。 (3) 双腿略屈曲稍分开,使腹肌放松(2 分)。		
	2. 操作者站位	2	
	检查者站在孕妇右侧进行检查,面向患者头侧(2 分)。		
	3. 测量宫高操作手法	36	
	(1) 检查者面向孕妇,手掌尺侧置于孕妇宫底部,轻轻深按,判断子宫底的位置(12 分)。 (2) 检查者一手将软尺置于耻骨联合上缘中点固定,另一手将软尺拉置子宫底,测量耻骨联合上缘中点至宫底的距离(12 分)。 (3) 判断妊娠周数与宫底高度是否相符(12 分)。		
	4. 测量腹围操作手法	12	
	(1) 嘱孕妇平卧,双腿伸直(2 分)。 (2) 持软尺放在孕妇腹壁,以肚脐为准,水平绕腹一周测腹围大小(4 分)。 (3) 记录孕妇腹围(2 分)。 (4) 告知孕妇腹围是否与孕周相符(4 分)。		
	5. 操作后处理	14	
	(1) 检查结束,协助孕妇穿衣,取合适体位(4 分),整理床单位(2 分)。 (2) 告知孕妇检查结果,交代有关注意事项(4 分)。 (3) 整理用物(2 分),洗手,记录(2 分)。		

续表

项目	具体内容	标准分	实得分
总体评价（10分）	1. 操作质量	4	
	动作正确规范(2分)，操作熟练，沉稳有序(2分)。		
	2. 人文关怀	2	
	(1) 操作中动作轻柔，注意与孕妇的沟通交流，态度和蔼，关心爱护孕妇(1分)。 (2) 操作中注意孕妇保暖，注意保护孕妇隐私(1分)。		
	3. 理论回答	4	
	理论回答正确(4分)。		
总分	100	总得分	

【注意事项】

1. 操作时注意保暖，关好门窗，室温不可过低，操作者双手保持温暖，避免诱发宫缩。
2. 操作时动作轻柔，避免用力过猛。

【健康教育指导】

1. 告知患者测量宫高和腹围的目的及方法。
2. 指导孕妇根据宫高、腹围值计算胎儿体重，合理饮食，控制体重。

【思考题】

1. 测量宫高和腹围的目的是什么？
2. 不同妊娠周数的子宫底高度及长度是多少？

实训6　四步触诊和胎心听诊

【学习目标】

1. 知识目标：

(1) 识记：能陈述四步触诊法的目的及方法。

(2) 理解：能理解胎产式、胎方位、胎先露及胎儿先露部是否衔接等。

(3) 运用：① 能掌握不同胎方位胎心音听诊位置的变化。② 通过触诊能学会判断胎儿大小是否与孕周相符。

2. 能力目标：能灵活运用所学的知识对孕妇进行正确的四步触诊法，并判断准确。

3. 素质目标：具有爱心和责任心，做事细心，具有高度的爱伤观念和职业责任感，对待孕妇态度和蔼，语言温和。

【知识准备】

1. 四步触诊法是产科最主要的检查方法之一，通过该项检查，可了解胎儿大小、胎产式、胎方位、胎先露及胎儿先露部衔接情况，结合骨盆外测量可了解孕妇骨盆的形态和大小，评估头盆是否相称，分娩是否顺利。

2. 产前检查的目的：确定孕龄，了解孕妇和胎儿的健康状况，发现高危孕妇，及早进行干预，制订孕期保健计划，获得良好的母婴妊娠结局。通过定期产前检查、体格检查，收集完整的病史资料，做好产前护理评估，为孕妇提供连续的整体护理。

3. 产前检查时间：从确诊早孕开始，妊娠28周前每4周查一次，28周后每2周查一次，妊娠36周后每1周查一次，凡属高危妊娠者，应酌情增加产前检查次数。

4. 胎产式：胎儿身体纵轴与母体身体纵轴之间的关系称为胎产式(fetal lie)。胎产式分别为纵产式(longitudinal lie)、横产式(transverse lie)、斜产式(oblique lie)。其中纵产式占妊娠足月分娩总数的99.75%，横产式仅占妊娠足月分娩总数的0.25%，斜产式属于暂时的，在分娩过程中转为纵产式，偶尔转为横产式。

5. 胎先露：最先进入骨盆入口的胎儿部分称为胎先露(fetal presentation)。纵产式有头先露、臀先露，横产式有肩先露。偶见头先露或臀先露与胎手或胎足同时入盆，称之为复合先露(compound presentation)。

6. 胎方位：胎儿先露部指示点与母体骨盆的关系称为胎方位(fetal position)。枕先露以枕骨、面先露以颏骨、臀先露以骶骨、肩先露以肩胛骨为指示点。依据指示点与母体骨盆前、后、左、右、横的关系而有不同的胎位。

【操作目的】

1. 通过四步触诊判断胎产式、胎方位、胎先露及胎儿先露部是否衔接。

2. 通过四步触诊判断子宫大小和孕周是否相符，并估计胎儿大小和羊水量。

3. 通过胎心听诊初步判断胎儿宫内安危。

【典型案例】

周某，女，29岁，主诉：停经30^{+5}周，腰背酸痛10天。预产期：2021年7月28日。妊娠期的产前筛查未见异常。体格检查无异常。孕10周行骨盆外测量：髂棘间径24 cm，髂嵴间径26 cm，骶耻外径20 cm，坐骨结节间径10 cm。骨盆内测量(－)。孕26周曾B超检查提示RSA，今天来产科门诊要求复诊。

【操作步骤及要点】

操作步骤及要点见表6.1。

表6.1　操作步骤及要点

操作步骤	技术要点
1. 评估	
核对孕妇姓名；了解孕产史、末次月经、病情、意识、合作程度、自理能力、腹部外形大小、有无妊娠纹、有无手术瘢痕及水肿情况；嘱排空膀胱；了解胎儿胎动情况。	
2. 准备	
(1) 孕妇准备：排空膀胱，知晓操作的目的、意义、配合要点。	
(2) 环境准备：安静、整洁、温度适宜(调节室内温度为22～24℃)，遮挡患者。	
(3) 护士准备：着装规范，佩戴口罩，修剪指甲，清洁双手，寒冷季节应注意温暖双手。	
(4) 用物准备：软皮尺、多普勒胎心听诊仪、秒表、孕妇腹部触诊模型。	
3. 备齐物品，携至患者床旁，再次核对孕妇，解释说明取得合作，嘱其排尿	
4. 协助孕妇仰卧于床上，头部稍垫高，双腿略屈曲稍分开，充分暴露腹部，使腹肌放松，注意保暖	寒冷季节操作者应注意温暖双手。
5. 检查者站在孕妇右侧进行检查，面向孕妇头侧	
6. 腹部触诊	
(1) 第一步(图6.1)：检查者面向孕妇，两手置于宫底部，测得宫底高度，估计胎儿大小与妊娠周数是否相符。然后以两手指腹相对交替轻推，判断在宫底部的胎儿部分。 图6.1　第一步	宫底处若为头部，触之硬而圆，且有浮球感；若为胎臀，则软而宽且形状略不规则。

续表

操作步骤	技术要点
(2) 第二步(图6.2):检查者两手分别置于腹部左右侧,一手固定,另一手轻轻深按检查,两手交替,触到平坦饱满部分为胎背,确定胎背向前、向侧方或向后;触到可变形的高低不平部分为胎儿肢体,有时可感胎儿肢体在活动。 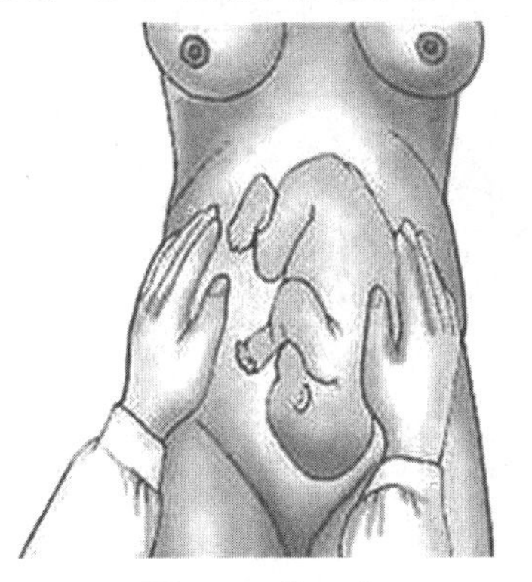 **图6.2　第二步**	操作者面向孕妇头腹部,若羊水多则子宫较软,不易触摸到胎儿,羊水少则子宫较硬,易触摸到胎儿。
(3) 第三步(图6.3):检查者右手拇指与其余4指分开,置于耻骨联合上方握住胎先露部,进一步查清是胎头或胎臀,左右推动以确定是否衔接。若先露部仍可左右移动,表示尚未衔接入盆,若已衔接则无法推动。 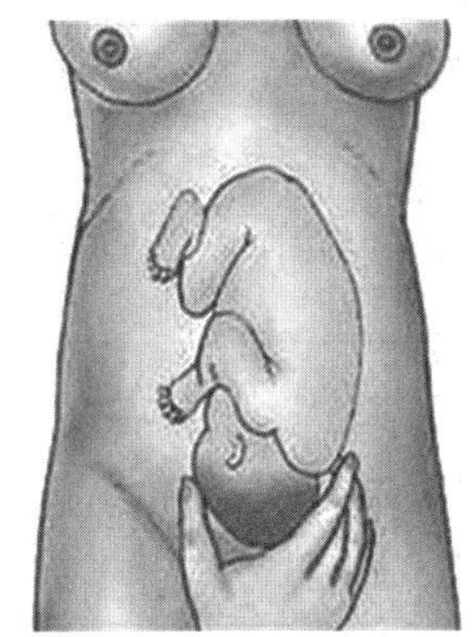 **图6.3　第三步**	胎先露入盆程度分为固定、半固定和浮动。
(4) 第四步(图6.4):检查者背向孕妇将左右手分别置于胎先露部的两侧,沿骨盆入口向下深按,进一步核对胎先露部的诊断是否正确,并确定胎先露部入盆的程度。 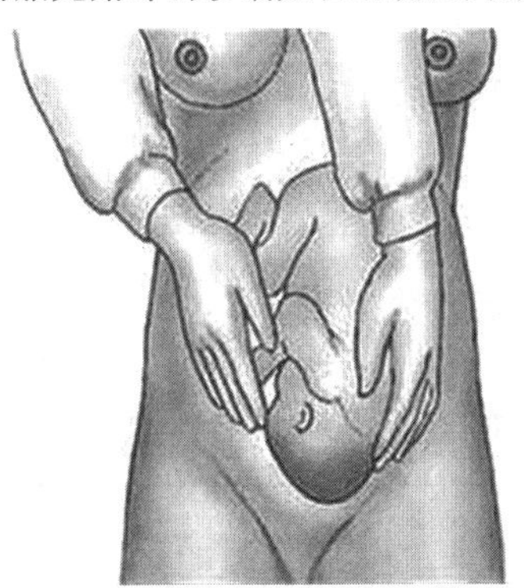 **图6.4　第四步**	操作者面向孕妇足部。如果无法触摸到完整先露部位,表示胎儿已下降至骨盆。

续表

操作步骤	技术要点
7.胎心听诊(图 6.5)	
(1) 嘱孕妇平卧,双腿伸直。	
(2) 持多普勒胎心听诊仪放在孕妇腹壁,在胎心音最清楚的部位(胎背处)进行听诊。 图 6.5　多普勒胎心听诊	听诊时,注意胎心的频率、节律、强弱,听诊胎心音时应与腹主动脉音、子宫杂音、脐带杂音相鉴别。
(3) 数 1 分钟胎心的次数。	
(4) 告知孕妇胎心次数。	
8. 操作后处理	
(1) 检查结束,协助孕妇穿衣,取合适体位,整理床单位。 (2) 告知孕妇检查结果,交代有关注意事项。 (3) 洗手,做好记录。	

【评分标准】

四步触诊评分标准见表 6.2。

表 6.2　四步触诊评分标准

班级:________　学号:________　姓名:________　得分:________

项目	具体内容	标准分	实得分
操作前准备(20 分)	评估与准备	20	
	(1) 评估孕妇:核对孕妇的姓名及信息(2 分);向孕妇解释四步触诊和胎心听诊的目的,取得同意配合(4 分);了解病情、孕周大小和膀胱充盈情况,检查腹部外形及局部皮肤情况(6 分)。 (2) 护士准备:衣帽整洁,修剪指甲,洗手,戴口罩(2 分)。 (3) 环境准备:整齐、干净,私密性良好,温湿度适宜(2 分)。 (4) 物品准备:软皮尺、多普勒胎心听诊仪、秒表、孕妇腹部触诊模型(4 分)。		

续表

<table>
<tr><th>项目</th><th>具体内容</th><th>标准分</th><th>实得分</th></tr>
<tr><td rowspan="10">操作
过程
（70 分）</td><td>1. 孕妇准备及体位的选择</td><td>6</td><td></td></tr>
<tr><td colspan="3">（1）备齐物品，携至患者床旁，再次核对孕妇，解释说明取得合作，嘱其排尿（2 分）。
（2）协助孕妇仰卧于床上，头部稍垫高，暴露腹部，注意保暖（2 分）。
（3）双腿略屈曲稍分开，使腹肌放松（2 分）。</td></tr>
<tr><td>2. 操作者站位</td><td>2</td><td></td></tr>
<tr><td colspan="3">检查者站在孕妇右侧进行检查，面向患者头侧（2 分）。</td></tr>
<tr><td>3. 四步触诊</td><td>40</td><td></td></tr>
<tr><td colspan="3">（1）第一步：检查者面向孕妇，两手置于宫底部，测得宫底高度，估计胎儿大小与妊娠周数是否相符。然后以两手指腹相对交替轻推，宫底部胎头或胎臀位置判断正确（10 分）。
（2）第二步：检查者两手分别置于腹部左右侧，一手固定，另一手轻轻深按检查，两手交替，胎背与肢体位置判断正确（10 分）。
（3）第三步：检查者右手拇指与其余 4 指分开，置于耻骨联合上方握住胎先露部，进一步查清是胎头或胎臀，左右推动以确定是否衔接，胎先露部位及衔接情况判断正确（10 分）。
（4）第四步：检查者背向孕妇将左右手分别置于胎先露部的两侧，沿骨盆入口向下深按，进一步核实胎先露部，判断胎先露部入盆的程度正确（10 分）。</td></tr>
<tr><td>4. 胎心听诊</td><td>10</td><td></td></tr>
<tr><td colspan="3">（1）嘱孕妇平卧，双腿伸直（2 分）。
（2）持多普勒胎心听诊仪放在孕妇腹壁，在胎心音最清楚的部位（胎背处）进行听诊（2 分）。
（3）数 1 分钟胎心的次数（2 分）。
（4）告知孕妇胎心次数（2 分）。
（5）取纸巾擦净孕妇腹壁和多普勒胎心仪探头的耦合剂（2 分）。</td></tr>
<tr><td>5. 操作后处理</td><td>12</td><td></td></tr>
<tr><td colspan="3">（1）检查结束，协助孕妇穿衣，取合适体位（2 分）。
（2）整理床单位，有屏风者撤去屏风（2 分）。
（3）告知孕妇检查结果，交代有关注意事项（4 分）。
（4）整理用物（2 分），洗手，记录（2 分）。</td></tr>
<tr><td rowspan="6">总体
评价
（10 分）</td><td>1. 操作质量</td><td>4</td><td></td></tr>
<tr><td colspan="3">动作正确规范（2 分），操作熟练，沉稳有序（2 分）。</td></tr>
<tr><td>2. 人文关怀</td><td>2</td><td></td></tr>
<tr><td colspan="3">（1）操作中动作轻柔，注意与孕妇的沟通交流，态度和蔼，关心爱护孕妇（1 分）。
（2）操作中注意孕妇保暖，注意保护孕妇隐私（1 分）。</td></tr>
<tr><td>3. 理论回答</td><td>4</td><td></td></tr>
<tr><td colspan="3">理论回答正确（4 分）。</td></tr>
<tr><td>总分</td><td>100</td><td>总得分</td><td></td></tr>
</table>

【注意事项】

1. 操作时注意保暖,关好门窗,室温不可过低,操作者双手保持温暖,避免诱发宫缩。

2. 不适宜人群:孕 24 周之前的孕妇。

3. 避免在胎动和宫缩的时候听诊胎心,避免在皮肤破损和瘢痕处听诊胎心,胎心音要与子宫杂音、腹主动脉音、脐带杂音相鉴别。

4. 正常胎心为 110～116 次/分,若胎心过快、过慢或节律不齐要延长听诊时间,有异常情况要及时汇报医生处理。

【健康教育指导】

1. 告知患者腹部四步触诊的目的及方法。

2. 指导孕妇学会自我监测胎动的重要性及方法。

3. 指导孕妇学会自我监测胎心的重要性及方法。

【思考题】

1. 腹部四步触诊的目的是什么?

2. 初产妇胎先露部常在什么时间衔接?

3. 正常胎心听诊的注意事项有哪些?

实训7　电子胎儿监护仪的操作使用

【学习目标】

1. 知识目标:

(1) 识记:① 能陈述电子胎儿监护仪使用的目的及方法。② 能陈述电子胎儿监护仪的操作步骤及操作要点。

(2) 理解:能理解胎心率基线和周期性胎心率变化。

(3) 运用:运用所学知识和胎心监护结果初步判断胎儿宫内的状况。

2. 能力目标:能灵活运用所学的知识对孕妇进行正确的胎心监护,并判断胎儿宫内安危情况。

3. 素质目标:具有爱心和职业责任感,做事细心,态度和蔼、语言亲切、沟通有效。

【知识准备】

1. 胎心监护是胎心胎动宫缩图的简称,一般在孕12周后即可监护,是孕晚期非常重要的产检项目。应用电子胎儿监护仪将胎心率曲线和宫缩压力波形记录下来供临床分析,是正确评估胎儿宫内状况的主要检测手段,对及早发现胎心异常并改善胎儿宫内缺氧、降低围产儿死亡率起着重要的作用。

2. 胎心率基线包括每分钟心搏次数(beats per minute,bpm)及FHR变异(FHR variability)。胎心率正常情况下波动在110～160次/分范围,胎心率在160次/分以上历时10分钟表示心动过速,胎心率在110次/分以下历时10分钟表示心动过缓。

3. 胎心率基线摆动包括胎心率的摆动振幅和摆动频率。摆动振幅:正常值为6～25 bpm,是胎心率上下波动的范围;摆动频率:正常值≥6次/分,是1分钟内胎心率波动的次数。

4. 周期性胎心率变化是指与子宫收缩有关的胎心率变化,是评价子宫收缩后胎心率改变的参考指标,可分为以下三种类型:

(1) 无变化:子宫收缩后胎心率(fetal heart rate,FHR)仍保持原基线不变。

(2) 加速:即在子宫收缩时FHR基线逐渐上升,增加的范围一般为15～20次/分,持续时间>15秒,是胎儿良好的表现。加速可能是因为胎儿躯干局部或脐静脉暂时受压。

(3) 减速:可分为三种:① 早期减速(图7.1)。② 变异减速(图7.2)。③ 晚期减速(图7.3)。详见表7.1。

表7.1　三种类型减速的临床表现及原因

	开始时间	持续时间	减速幅度	原因
早期减速	与宫缩同时开始	持续时间短,宫缩后恢复正常	<50次/分	胎头受压,脑血流量减少
变异减速	不定	不定	>70次/分	脐带受压,迷走神经兴奋
晚期减速	宫缩开始后一段时间	长	<50次/分	子宫胎盘功能不良,胎儿缺氧

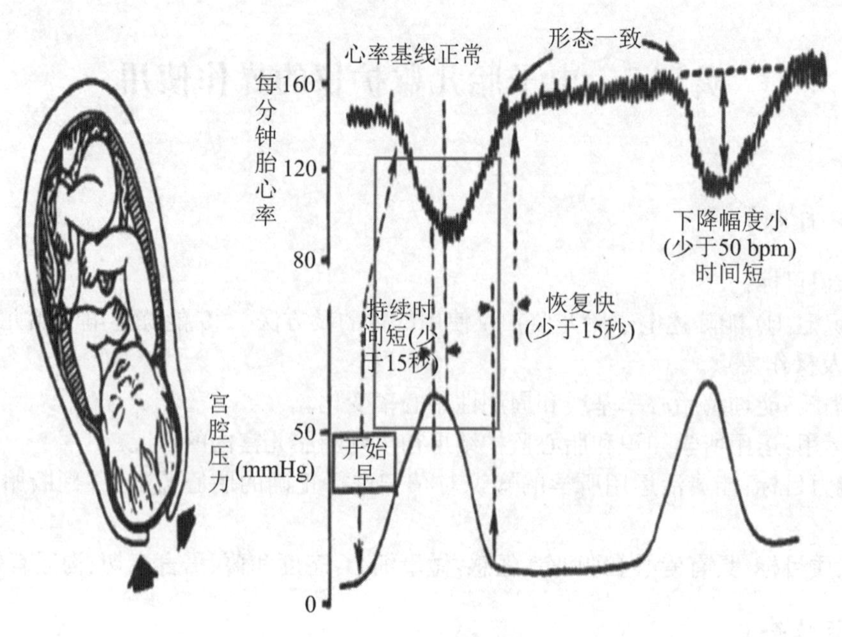

图 7.1 胎心率早期减速

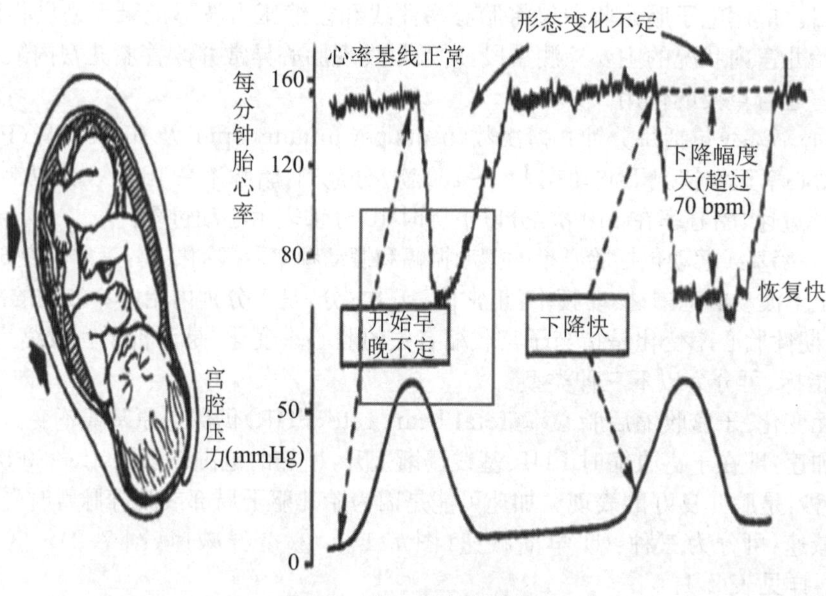

图 7.2 胎心率变异减速

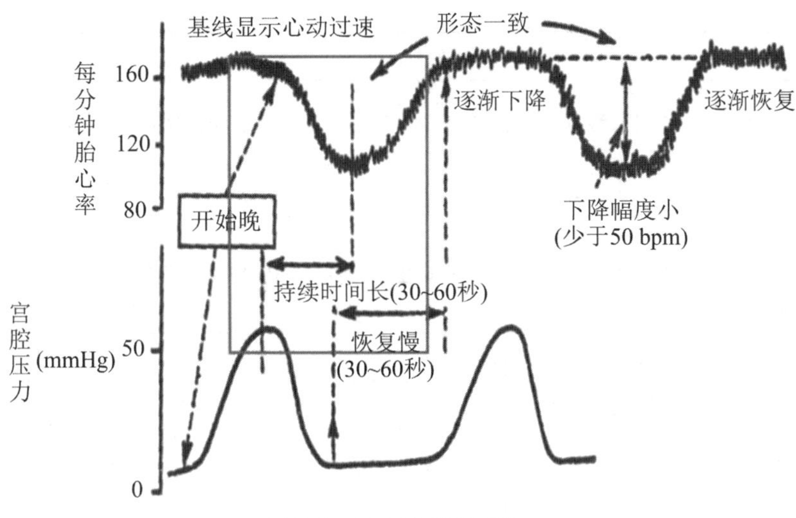

图 7.3　胎心率晚期减速

【操作目的】

1. 通过连续观察胎心的变异及其与胎动、宫缩的关系，以便及早发现胎儿缺氧。
2. 预测胎儿在宫内的储备能力。
3. 了解宫缩的变化，评估胎儿宫内安危情况。

【典型案例】

王某，女，26 岁，主诉：停经 34^{+2}周，胎动减少 1 周。预产期：2021 年 10 月 8 日。妊娠期产前检查未见异常。体格检查无异常。来产科门诊要求做产前检查。

【操作步骤及要点】

操作步骤及要点见表 7.2。

表 7.2　操作步骤及要点

操作步骤	技术要点
1. 评估	
了解孕产史、末次月经、病情、意识、合作程度、自理能力、腹部外形大小、有无妊娠纹、有无手术瘢痕及水肿；嘱排空膀胱；了解胎儿胎动情况、子宫收缩情况。	
2. 准备	
(1) 评估孕妇：排空膀胱，知晓操作的目的、意义、配合要点。	
(2) 助产士准备：着装规范，佩戴口罩，修剪指甲，清洁双手，寒冷季节应注意温暖双手。	
(3) 环境准备：安静、整洁、温湿度适宜(调节室内温度为 22～24 ℃、湿度为 50%～60%)，私密性好。	
(4) 用物准备：胎儿电子监护仪、耦合剂、擦手纸或纱布、孕产妇保健手册，必要时备吸氧装置。	

续表

操作步骤	技术要点
3. 备齐物品,携至孕妇床旁,再次核对信息,解释说明取得合作,嘱孕妇手机关机	排空膀胱。
4. 协助孕妇仰卧于床上,充分暴露腹部,使腹肌放松,注意保暖	注意温暖双手。
5. 腹部触诊:检查者站在孕妇右侧进行四步触诊,确定胎位,判断胎背位置,进而找到胎心最强处	
6. 胎儿电子监护仪的使用步骤(图 7.4)	
(1) 将胎儿电子监护仪接上电源。	
(2) 开机。	
(3) 分别将两条腹带穿过孕妇腰背部。	
(4) 胎心探头涂耦合剂,放置胎心最强处,一条腹带固定;宫缩探头放置宫底处宫缩最明显部位,另一条腹带固定;无应激试验不要放置宫缩探头,嘱孕妇自觉有胎动时手按胎动按钮。腹带松紧适度。 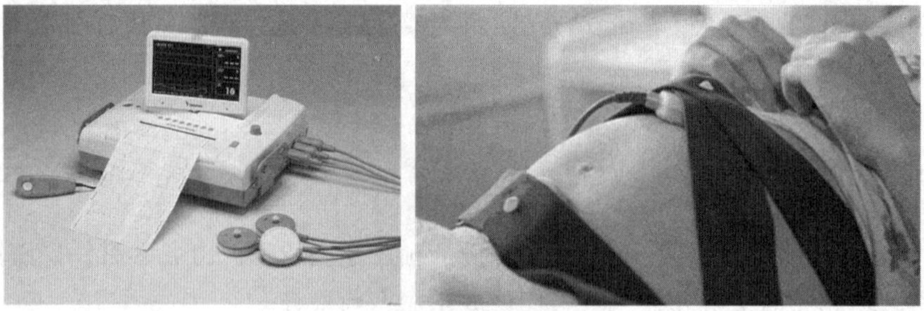 图 7.4 胎心监测	需将宫缩压力调零,监护过程中注意孕妇腹部保暖。
(5) 打印监护走纸。	
(6) 观察胎心、宫缩与胎动的变化。	监护时间为 20 分钟。
(7) 停纸、停机,断开电源。	
(8) 解开两条腹带,用卫生纸擦净腹部的耦合剂。	
7. 操作后的处理	
(1) 协助孕妇穿衣,取合适体位,整理床单位,有屏风者撤去屏风。	
(2) 用 75%乙醇擦拭探头,并妥善放置。	
(3) 告知孕妇检查结果,交代有关注意事项。	
(4) 洗手,做好记录,并在打印走纸上写上孕妇的住院号和姓名,粘贴在病历上。	

【评分标准】

胎心监护评分标准见表 7.3。

表7.3 胎心监护评分标准

班级:________ 学号:________ 姓名:________ 得分:________

项目	具体内容	标准分	实得分
操作前准备(20分)	评估与准备	20	
	(1) 评估孕妇:核对孕妇的姓名、住院号及腕带信息(2分);解释胎心监护的目的,取得同意配合(4分);了解病情、孕周大小、膀胱充盈情况,检查腹部外形及局部皮肤情况(4分)。 (2) 助产士准备:衣帽整洁(2分),修剪指甲,洗手,戴口罩(2分)。 (3) 环境准备:温湿度适宜、光线适中、干净整洁(2分)。 (4) 用物准备:胎儿电子监护仪、耦合剂、擦手纸或纱布、孕产妇保健手册、吸氧装置(必要时备)(4分)。		
总体评价(70分)	1. 孕妇准备及体位的选择	6	
	(1) 备齐物品,携至孕妇床旁,再次核对信息,解释说明取得合作(2分),嘱孕妇手机关机,排空膀胱(2分)。 (2) 协助孕妇半卧位于床上,充分暴露腹部,使腹肌放松,注意保暖(2分)。		
	2. 检查者腹部触诊	6	
	检查者站在孕妇右侧进行四步触诊,确定宫底及明确胎位(2分),判断胎背位置,进而找到胎心最强处(4分)。		
	3. 胎儿电子监护操作步骤	40	
	(1) 将胎儿电子监护仪接上电源,开机等待自检显示正常(2分)。 (2) 分别将两条腹带穿过孕妇腰背部(2分)。 (3) 胎心探头涂耦合剂,放置胎心最强处,一条腹带固定(6分);宫缩探头放置宫底处宫缩最明显部位,另一条腹带固定(6分);无应激试验不要放置宫缩探头,嘱孕妇自觉有胎动时手按胎动按钮(4分)。 (4) 调整腹带,松紧适度(2分)。 (5) 宫缩压力调零(4分)。 (6) 打印监护走纸(2分)。 (7) 观察胎心、宫缩与胎动的变化(口述监护时间20分钟已到)(4分)。 (8) 停纸、停机,断开电源(4分)。 (9) 解开两条腹带,用卫生纸擦净腹部的耦合剂(2分)。 (10) 75%乙醇擦拭探头(2分)。		
	4. 整理床单位,健康教育	10	
	(1) 检查结束,协助孕妇穿衣,取合适体位(2分)。 (2) 整理床单位(2分),有屏风者撤去屏风(2分)。 (3) 告知孕妇检查结果,交代有关注意事项(4分)。		
	5. 操作后处理	8	
	(1) 整理用物(2分),洗手(2分)。 (2) 在打印走纸上写上孕妇的住院号和姓名(2分),粘贴在病历上(2分)。		

续表

项目	具体内容	标准分	实得分
总体评价（10分）	1. 操作质量	4	
	动作正确规范(2分)，操作熟练，沉稳有序(2分)。		
	2. 人文关怀	2	
	(1) 操作中动作轻柔，与孕妇有沟通交流，态度和蔼，关心爱护孕妇(1分)。 (2) 操作中注意保暖，注意保护孕妇隐私(1分)。		
	3. 理论回答	4	
	理论回答正确 (4分)。		
总分	100	总得分	

【注意事项】

1. 操作时注意保暖，关好门窗，操作者双手保持温暖，避免诱发宫缩。

2. 胎心听诊需与腹主动脉音、子宫杂音和脐带杂音相鉴别。

3. 注意胎心的变化，若胎心过快、过慢或节律不齐要延长听诊时间，有异常情况需给予氧气吸入，左侧卧位，并及时汇报医生。

4. 胎心监护的时间通常会持续20分钟左右，所以孕妇在进行胎心监护前应避免饥饿状态，排空膀胱；并且选择一个最舒服的姿势，可采取半卧位或坐位，避免仰卧位。

【健康教育指导】

1. 告知孕妇胎动计数的重要性和方法。

2. 告知孕妇定期进行胎心监护的重要性。

【思考题】

1. 胎心监护的目的是什么？

2. 胎心监护的注意事项有哪些？

实训8　胎动计数

【学习目标】

1. 知识目标：

(1) 识记：① 能陈述胎动计数的目的及方法。② 能陈述胎动计数的操作要点。

(2) 理解：能理解胎动计数的意义和注意事项。

(3) 运用：运用所学知识和胎动的频次，初步判断胎儿宫内状况。

2. 能力目标：能运用所学的知识指导孕妇进行胎动计数，并自我评价胎儿宫内状况。

3. 素质目标：具有高度的责任心和爱心，做事细心，理解母亲的伟大和辛勤的付出。

【知识准备】

1. 胎动是指胎儿在子宫腔里的活动冲击到子宫壁的动作。胎动的次数多少、快慢强弱等能表现胎儿的安危。胎动计数是孕妇自我评价胎儿宫内状况最简便、有效、经济的检查方法之一。正常情况下，一昼夜胎动强弱及次数有一定的变化，一天之中以早晨次数少，下午6点以后增多，晚上8～11点胎动最为活跃。这就是说胎儿有自己的睡眠规律，称之为胎儿生物钟。

2. 数胎动时一般在正餐后，可以坐位或侧卧位，双手轻放于腹壁，静心体会胎儿的活动。正确数胎动的方法如下：

(1) 每天数：每天留意胎动的数目，只要一直保持大致不变，那就没有问题，这种数胎动适用于绝大部分孕妇，并不需要特意数得很清楚。

(2) 定时数：可以数某个小时以内的胎动，通常某小时不少于3～5次，如果某小时不达标，可以再监测一个小时。

(3) 总量数：取早、中、晚各一个小时数胎动，将3个小时胎动之和相加乘以4，应该大于30次。胎动的次数并非恒定不变，在妊娠28～38周，是胎动活跃的时期，以后稍减弱，直至分娩。孕妇的运动、姿势、情绪以及强声、强光和触摸腹部等，都可引起胎动的变化。由于胎动次数个体差异较大，因此胎动次数应与各人平时的胎动水平进行比较，若明显增加如翻倍，或明显减少如减半，则应及时就医，以防发生胎儿宫内缺氧等不良后果。

【操作目的】

通过胎动计数评价胎儿宫内状况，初步判断胎儿宫内安危。

【典型案例】

王某，女，26岁，主诉：停经28^{+2}周。预产期：2021年10月8日。产前检查未见异常。体格检查均无异常。胎动计数<6次/2小时。今天来产科门诊检查。

【操作步骤及要点】

操作步骤及要点见表 8.1。

表 8.1 操作步骤及要点

操作步骤	技术要点
1. 评估	
核对孕妇信息;了解孕产史、末次月经、意识、合作程度、自理能力、腹部外形大小、有无妊娠纹、有无手术瘢痕及水肿;了解胎儿胎动情况。	
2. 准备	
(1) 孕妇准备:知晓操作的目的、意义、配合要点。	
(2) 环境准备:安静、整洁、温湿度适宜(调节室内温度为 22~24 ℃、湿度为 55%~65%)。	
(3) 护士准备:着装规范,佩戴口罩,修剪指甲,清洁双手,寒冷季节应注意温暖双手。	
(4) 用物准备:计数硬币或纽扣、计时器、孕妇腹部触诊模型、孕产妇保健手册、屏风(必要时备)。	
3. 备齐物品,携至孕妇床旁,再次核对孕妇,解释说明取得合作	
4. 协助孕妇穿衣,取合适体位,卧于床上,或坐于舒适的椅子上,使腹肌放松(图 8.1) **图 8.1 孕妇坐位**	
5. 检查者站在孕妇右侧进行检查,面向患者头侧	
6. 胎动计数	
孕妇在每天早、中、晚相对固定时间内各测 1 小时胎动,一般餐后 1~2 小时计算胎动次数,将 3 次胎动数相加乘以 4 即得出 12 小时的胎动计数。可用一些小巧物品(如硬币或纽扣等)(图 8.2)做标记或记录于纸上,以免遗漏。	胎动计数每小时 3~5 次,12 小时一般 ≥30 次。如果胎动次数每小时小于 3 次或 12 小时小于 10 次,提示胎儿宫内缺氧。

续表

操作步骤	技术要点
图8.2　胎动计数物品	
7. 操作后处理	
(1) 告知孕妇检查结果，交代有关注意事项。 (2) 整理用物，洗手，做好记录。	

【评分标准】

胎动计数评分标准见表8.2。

表8.2　胎动计数评分标准

班级：________　学号：________　姓名：________　得分：________

项目	具体内容	标准分	实得分
操作前准备(20分)	评估与准备	20	
	(1) 评估孕妇：核对孕妇姓名及信息(2分)；向孕妇解释胎动计数的目的，取得同意配合(4分)；了解病情、孕周大小和膀胱充盈情况，检查腹部外形及局部皮肤情况(4分)。 (2) 护士准备：衣帽整洁，修剪指甲，洗手，戴口罩(2分)。 (3) 环境准备：整齐、明亮，私密性良好、温湿度适宜(4分)。 (4) 物品准备：软皮尺、计数硬币或纽扣、计时器、孕妇腹部触诊模型(4分)。		
操作过程(70分)	1. 孕妇准备及体位的选择	6	
	(1) 备齐物品，携至患者床旁，再次核对孕妇，解释说明取得合作，嘱其排尿(2分)。 (2) 协助孕妇卧于床上，或坐于舒适的椅子上，注意保暖(2分)。 (3) 腹肌放松(2分)。		
	2. 操作者站位	2	
	检查者站在孕妇右侧进行检查，面向孕妇的头侧(2分)。		
	3. 胎动计数方法	50	
	(1) 孕妇在餐后1～2小时，平静心情，舒适体位(10分)。 (2) 测1小时胎动的次数(10分)。 (3) 连续的胎动算作一次，有停顿之后的另一次胎动则算作两次(10分)。 (4) 通常12小时内可以累积大于或等于30次胎动(10分)。 (5) 如果12小时内胎动数小于10次，表示胎儿有缺氧的可能，需进一步检查(10分)。		

续表

项目	具体内容	标准分	实得分
	4. 操作后处理	12	
	(1) 检查结束,协助孕妇取合适体位(2分)。 (2) 整理床单位,有屏风者撤去屏风(2分)。 (3) 告知孕妇检查结果,交代有关注意事项(4分)。 (4) 整理用物(2分),洗手,记录(2分)。		
总体评价(10分)	1. 操作质量	4	
	动作正确规范(2分),操作熟练,沉稳有序(2分)。		
	2. 人文关怀	2	
	(1) 操作中动作轻柔,注意与孕妇的沟通交流,态度和蔼,关心爱护孕妇(1分)。 (2) 操作中注意孕妇保暖,保护孕妇隐私(1分)。		
	3. 理论回答	4	
	理论回答正确(4分)。		
总分	100	总得分	

【注意事项】

1. 正常胎动为每小时3～5次,12小时大于10次。

2. 若连续胎动或在同一时刻感到多处胎动,只能算作一次,需等胎动完全停止后,再接着计数。

3. 若胎儿长时间持续胎动,也应提高警惕,必要时及时就医。胎动的强弱和次数,个体间存在一定的差异。孕妇自数一段时间后会得出一个常数,以后便可以此为标准,进行自我监测胎儿的安危。

【健康教育指导】

1. 告知孕妇胎动计数的目的及方法。

2. 指导孕妇掌握自我监测胎动的重要性及方法。

【思考题】

1. 胎动计数的目的是什么?

2. 胎动计数的注意事项有哪些?

实训9　自由体位运动

【学习目标】

1. 知识目标：

(1) 识记：① 能陈述自由体位运动的目的及方法。② 能陈述自由体位运动在孕晚期及产程中的运用及意义。

(2) 理解：能理解自由体位运动的适应证、禁忌证及自由体位的动作要领。

(3) 运用：用所学的知识和护理程序，在孕晚期及产程中指导孕产妇学会运用自由体位缓解疼痛和不适，调整胎方位，促进阴道自然分娩。

2. 能力目标：能运用所学的知识在孕晚期及产程中指导孕产妇选择合适的体位，减轻孕产妇身体不适，加速产程进展，促进自然分娩及降低母婴并发症的发生率。

3. 素质目标：具有爱心和耐心，做事细心，鼓励产妇，给予其足够信心，促进阴道分娩；态度和蔼，沟通有效，具有专业认同感和职业责任感。

【知识准备】

1. 自由体位是指在分娩过程中孕产妇身体姿势的自由状态。传统的平卧位待产，由于产程时间长，增大的子宫压迫下腔静脉极易造成低血压，引起产妇头晕、恶心、呕吐等不适。近几年，自由体位待产与分娩正是顺应了时代的发展提出的，它不仅可以消除产妇的紧张与恐惧，提高其顺产的信心，还可以提高分娩的舒适度，让产妇享受分娩过程。

2. 自由体位运动的作用：

(1) 适当的运动可增强骨盆、会阴部肌肉的坚韧性和弹性，帮助减轻产时宫缩痛，缩短产程，促进自然分娩。

(2) 在第一产程中，使疲劳的孕妇得到休息。

(3) 对抗重力(在第一、第二产程进展快速时采用)。

(4) 缓解痔疮。

(5) 能够缓解由于脐带受压或仰卧位低血压造成的胎心率问题。

(6) 与步行交替应用能促进产程进展。

(7) 在第二产程中，由于没有压力作用在骶骨上，当胎儿下降时有利于骶骨向骨盆后方移位。

(8) 促进枕后位胎儿旋转。

【操作目的】

1. 能够协助孕妇在孕晚期及产程中合理运用自由体位。

2. 能够掌握产时常用自由体位的方法。

3. 通过自由体位运动，在指导孕妇自由舒适体位时，给予鼓励并与孕妇进行良好沟通，从而减少孕妇的紧张、焦虑，增加其分娩自信心，增加满意度。

【典型案例】

周某,女,29岁,主诉:停经39周,G_1P_0,预产期:2021年7月18日。妊娠期的产前筛查未见异常。体格检查:均无异常。已临产,宫口2 cm,现宫缩规律,30秒/5～6分钟,胎膜未破,先露头:－1,现住院待产。

【操作步骤及要点】

操作步骤及要点见表9.1。

表9.1 操作步骤及要点

操作步骤	技术要点
1. 评估	
核对孕妇姓名、住院号、腕带信息;了解孕产史、末次月经、意识、合作程度、自理能力、腹部外形大小。	
2. 准备	
(1) 孕妇准备:排空膀胱,知晓操作的目的、意义、配合要点。	
(2) 环境准备:安静、整洁、温湿度适宜(调节室内温度为22～24 ℃、湿度为50%～60%),遮挡孕妇,播放舒缓的轻音乐。	
(3) 护士准备:着装规范,佩戴口罩,修剪指甲,清洁双手,寒冷季节应注意温暖双手。	
(4) 用物准备:导乐球/架(图9.1)、导乐移步车(图9.2)、瑜伽垫(图9.3)靠垫数个、胎心听诊器、孕产妇保健手册。 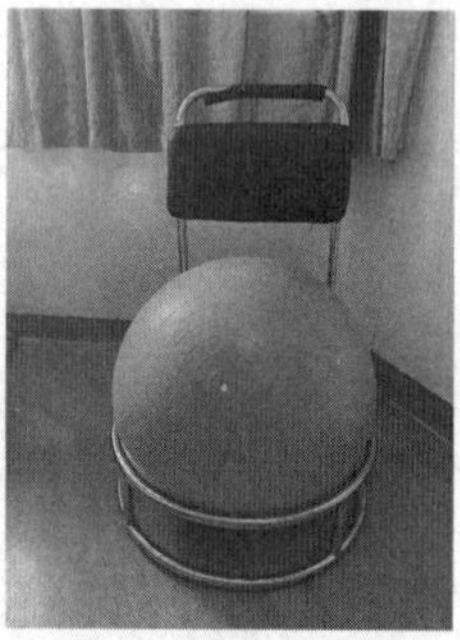 图9.1 导乐球/架 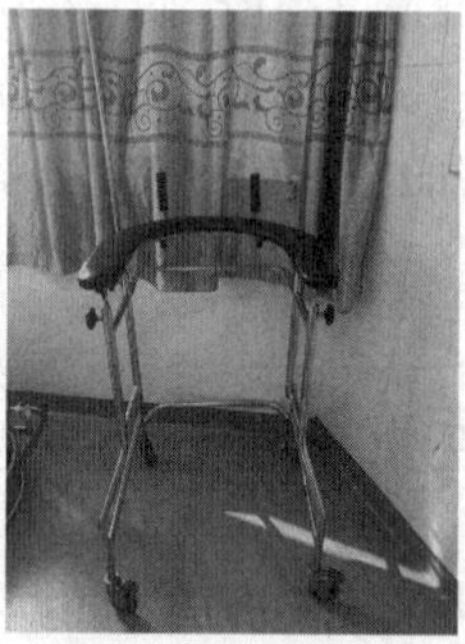 图9.2 导乐移步车 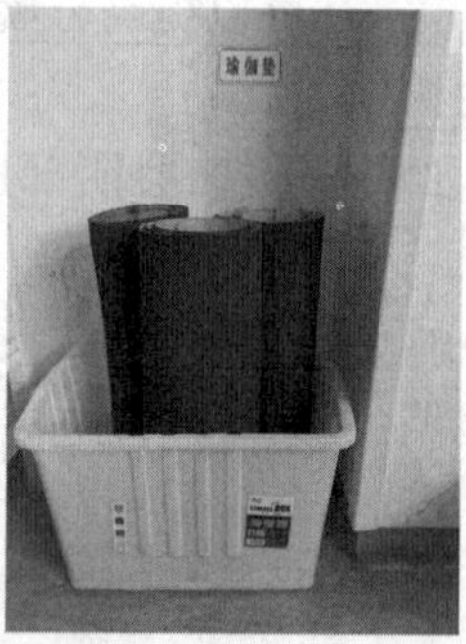 图9.3 瑜伽垫	
3. 备齐物品,携至孕妇身旁,再次核对孕妇,解释说明取得合作	
4. 指导孕妇舒适体位,给予按摩、安抚,防止发生意外,做好沟通、饮食指导和隐私护理	
5. 助产人员陪同左右,随时监测胎心变化	
6. 体位选择	

续表

<table>
<tr><th>操作步骤</th><th>技术要点</th></tr>
<tr><td>(1) 侧卧位(图 9.4)、侧俯卧位(图 9.5)。
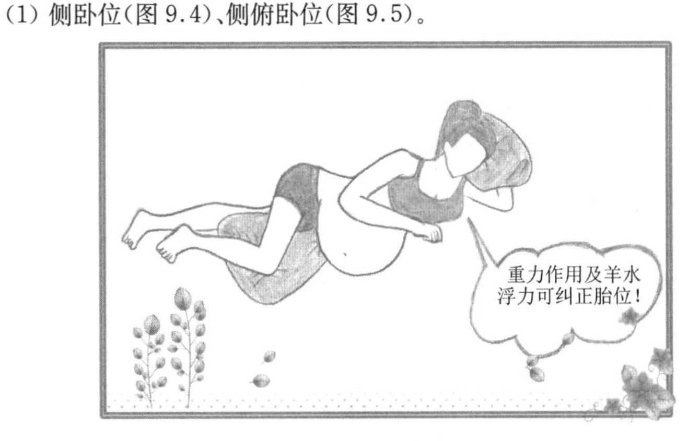

图 9.4　侧卧位
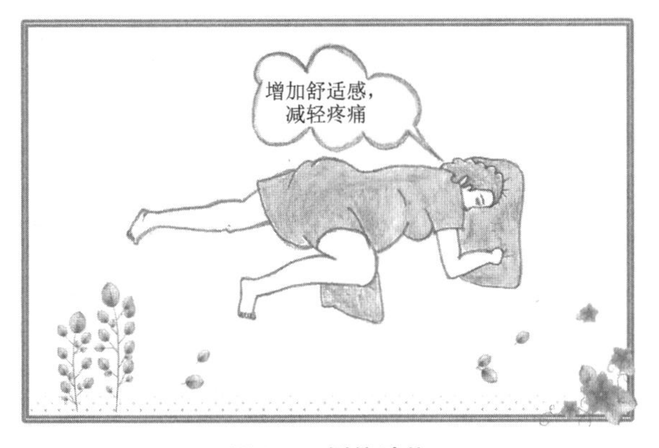

图 9.5　侧俯卧位
具体方法:孕妇侧卧于床上,双腿和双膝放松,在两腿之间放一个枕头,或将上面的腿放在腿架上支撑起来,或孕妇面向一边侧躺,下面的上肢放在体后(或体前)。下面的腿尽可能伸直,上面的腿弯曲呈 90°,并用一两个枕头垫起来,身体就像一个转轴,不完全地转向前方。</td><td></td></tr>
<tr><td>(2) 半卧位(图 9.6)。
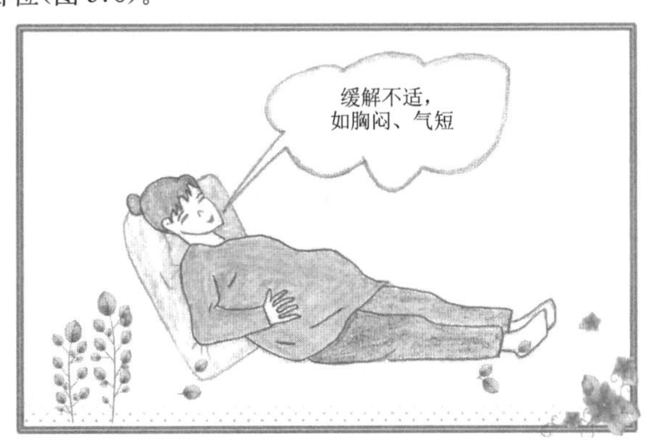

图 9.6　半卧位
具体方法:孕妇坐着,上身与床的夹角大于 45°。</td><td>优势:
1. 与仰卧位相比,可以更好地利用重力优势。
2. 可以增大骨盆入口径线,提高胎儿的血氧供应。</td></tr>
</table>

续表

<table>
<tr><th>操作步骤</th><th>技术要点</th></tr>
<tr><td>(3) 垂直坐位(图 9.7)。
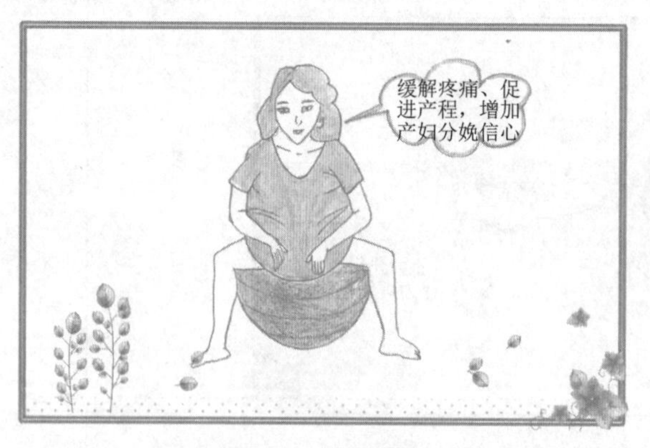

图 9.7　垂直坐位
具体方法：孕妇上身垂直于床上、椅子或凳子、分娩球上。</td><td>优势：
1. 便于在肩背、骶部、下腹部冷热敷。
2. 能使孕妇在摇椅或分娩球上晃动或摇摆身体。</td></tr>
<tr><td>(4) 手膝位(图 9.8)。
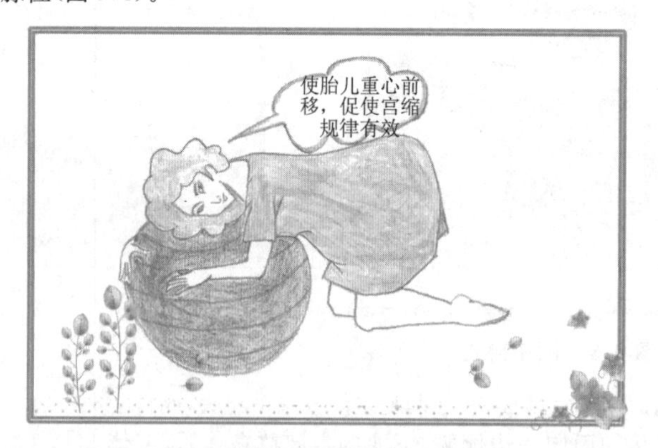

图 9.8　手膝位
具体方法：孕妇跪下身体向前趴，用双膝及双手掌或拳头支持身体(戴上护膝或垫上垫子)。为了减轻劳累，孕妇可以把上身和头部放在一叠枕头上、椅子上或分娩球上休息。</td><td>优势：
1. 有利于枕后位胎儿的旋转。
2. 第一产程晚期有助于宫颈前唇消退。
3. 允许摇摆、爬行或摇晃，能促进胎儿旋转，增进孕妇舒适感。</td></tr>
<tr><td>(5) 慢舞(图 9.9)。
具体方法：孕妇站着倚靠在陪伴者身上，从一边到另一边慢慢摇摆身体。孕妇与陪伴者面对面站立，将头放在陪伴者肩膀或胸前，双手放松地置于陪伴者身体两侧或将拇指插入陪伴者裤袋或腰带里；陪伴者双手拥抱孕妇腰骶部，可随着自己喜欢的音乐摇摆，并随着摇摆的韵律呼吸。因为孕妇得到部分支持，这是保持站立最放松和最省力的方法。</td><td>优势：
1. 陪伴者的支持和拥抱可以减少孕妇的情感压力与儿茶酚胺的分泌，从而增强子宫收缩。
2. 有节律的摇摆运动会使孕妇感到很舒服，它能使孕妇放松身体和骨盆肌肉。</td></tr>
</table>

续表

操作步骤	技术要点
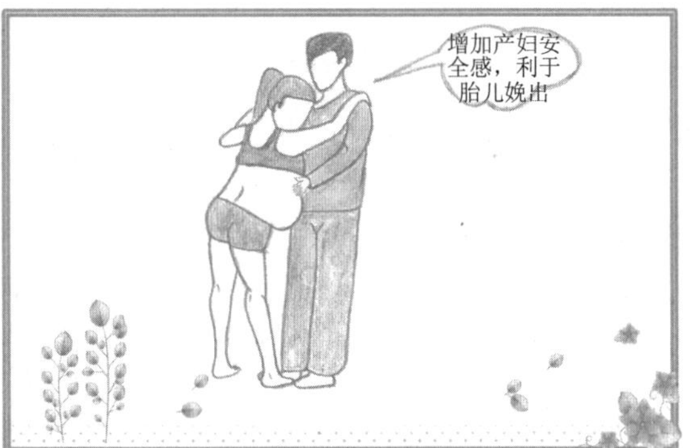 **图 9.9　慢舞站位**	3. 陪伴者可以在孕妇骶部按压，减轻骶部疼痛。
(6) 蹲位(图 9.10)。 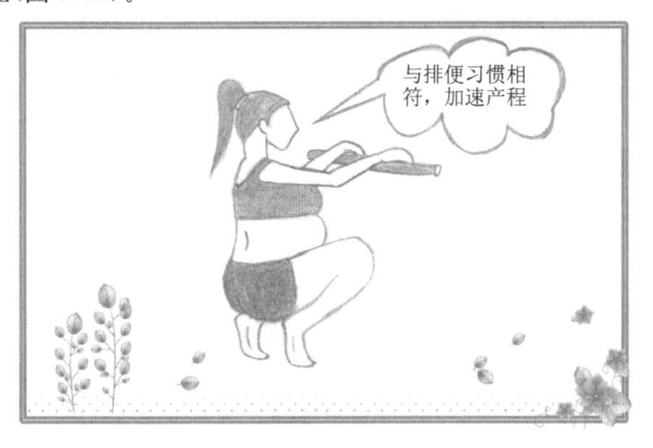 **图 9.10　蹲位** 具体方法：孕妇由站位变为蹲位，双脚平放在地板或床上，同时有同伴或栏杆的协助，或有其他方法能维持身体平衡。一两次宫缩后让孕妇站立一会儿，可以避免发生神经性麻木。	注意：胎头位置较高、头盆倾斜不均时，蹲位可能有助于胎头自然矫正。如果产程继续延长，蹲位对腘窝内血管和神经受压持续存在，会阻碍血液循环，可能造成神经性麻木。
(7) 不对称直立位(站位、坐位、跪位)(图 9.11)。 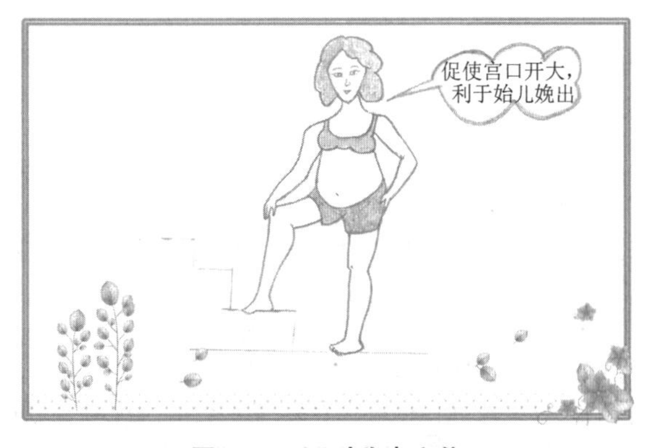 **图 9.11　不对称直立位** 具体方法：孕妇坐着、站着或跪着，一侧膝盖和臀部放松，一只脚抬高，与另一脚不在同一水平面上。孕妇知道自己抬起哪只脚更舒服。	优势： 1. 大腿抬高时，其内收肌群的弹力作用可使坐骨产生横向运动，从而增大骨盆出口径线。 2. 有助于枕后位胎儿旋转。 注意： 产妇腿部无力时不采取此体位。

续表

操作步骤	技术要点
(8) 站立位(图 9.12)。 图 9.12　站立位 具体方法:孕妇用双手抱住丈夫的脖子或腰部,并靠在他身上或步行车上,站立行走。	优势: 1. 可以分散孕妇的注意力,增加舒适感,减轻产痛。 2. 有利于借助重力优势。 3. 校正胎轴,使胎轴与骨盆入口一致。
7. 注意监测胎心,观察产程进展,告知孕妇产程进展情况	根据产程进展做好接产准备。
8. 操作后处理	
(1) 在自由体位过程中,适当补充热量及水分。 (2) 运动结束,协助孕妇取舒适体位。 (3) 整理床单位,交代注意事项。 (4) 用物处置,洗手,记录。	

【评分标准】

自由体位运动评分标准见表 9.2。

表 9.2　自由体位运动评分标准

班级:________　学号:________　姓名:________　得分:________

项目	具体内容	标准分	实得分
操作前准备(20 分)	评估与准备	20	
	(1) 评估孕妇:核对孕妇的姓名、住院号及腕带信息(2 分);向孕妇解释自由体位待产的目的,取得同意配合(4 分);了解孕周、胎儿大小、产程进展、宫口开大情况;评估会阴条件,有无水肿,会阴长度及膀胱是否充盈等(4 分)。 (2) 助产士准备:着装规范,洗手,正确戴好口罩、帽子(2 分)。 (3) 环境准备:光线明亮,私密性好,温湿度适宜(4 分)。 (4) 用物准备:导乐垫、导乐球/架、导乐移步车、靠垫数个、胎心听诊器(4 分)。		

续表

项目	具体内容	标准分	实得分
操作过程（70分）	1. 孕妇准备	8	
	(1) 备齐物品，携至患者床旁，再次核对孕妇（2分），解释说明取得合作，嘱其排尿（2分）。 (2) 协助孕妇取舒适体位，注意保暖，防止跌倒，注意隐私（2分）。 (3) 孕妇整体放松，全程可放舒缓音乐（2分）。		
	2. 自由体位选择	46	
	(1) 检查者根据孕妇妊娠月份及产程进展情况、孕妇配合度及有无使用镇痛药物，指导孕妇使用合适体位（4分）。 (2) 检查者站于孕妇身旁，根据所选体位，帮助安置孕妇，使孕妇放松、舒适（4分）。 (3) 侧卧位：可在孕妇两腿之间放一个枕头，或将上面的腿放在腿架上支撑起来；或者产妇面向一边侧躺，下面的上肢放在体后（或体前）（4分）。 (4) 半坐位：孕妇坐位，上身与床的夹角大于45°（4分）。 (5) 垂直坐位：孕妇坐于床上，摇高床头，或者坐于椅子上或分娩球上（4分）。 (6) 手膝位：孕妇跪下身体向前趴，用双膝及双手掌或拳头支持身体（戴上护膝或垫上垫子）（4分）。 (7) 慢舞：孕妇站着倚靠在陪伴者身上，从一边到另一边慢慢摇摆身体。陪伴者双手拥抱孕妇腰骶部，伴随节律的摇摆进行韵律呼吸（5分）。 (8) 蹲位：孕妇由站位变为蹲位，双脚平放在地板或床上，同时有同伴或栏杆的协助（5分）。 (9) 不对称直立位（站位、坐位、跪位）：孕妇坐着、站着或跪着，一侧膝盖和臀部放松，一只脚抬高，与另一脚不在同一水平面上（4分）。 (10) 站立位：孕产妇用双手抱住陪伴者（或丈夫）的脖子或腰部，并靠在其身上缓慢移步行走和左右摆动身体（4分）。 (11) 检查者在孕产妇能接受时可给予适当按摩，防止孕产妇跌倒等意外事件发生，保证母婴安全（4分）。		
	3. 操作后处置	16	
	(1) 协助孕产妇穿衣，取舒适体位，适当饮水（4分）。 (2) 其间要注意胎心听诊，临产时在宫缩间歇期听取胎心音（4分）。 (3) 整理床单位（2分），交代孕产妇相关注意事项（2分）。 (4) 处理用物（2分），洗手，记录（2分）。		
总体评价（10分）	1. 操作质量	4	
	动作正确规范（2分），操作熟练，沉稳有序（2分）。		
	2. 人文关怀	2	
	(1) 操作中动作轻柔，注意与孕产妇的沟通交流，态度和蔼，关心爱护孕产妇（1分）。 (2) 操作中注意孕产妇保暖，保护隐私（1分）。		
	3. 理论回答	4	
	理论回答正确（4分）。		
总分	100	总得分	

【注意事项】

1. 自由体位姿势的选择，应依从孕产妇的意愿。

2. 不同的体位，骨盆的形状和胎方位都可能发生细微的变化，但没有哪一种体位对于任何情况和任何时候都合适，应鼓励孕产妇多尝试不同的体位，建议每30分钟更换一次体位。

3. 自由体位活动需有人陪护，保证母婴安全，胎心音异常应报告医生及时处理。

【健康教育指导】

1. 告知孕产妇自由体位的目的及方法。

2. 告知孕产妇选择自由体位对分娩的意义。

【思考题】

1. 自由体位、产前运动的好处是什么？

2. 如何根据体位的选择及早纠正胎方位？

3. 产程中，胎心异常的鉴别及处理原则是什么？

实训10　分娩球的使用

【学习目标】

1. 知识目标：

(1) 识记：① 能陈述孕产妇使用分娩球的目的及方法。② 能陈述孕产妇使用分娩球的操作要点。

(2) 理解：① 能理解使用分娩球的禁忌证和注意事项。② 能理解使用分娩球活动给孕产妇带来的益处，利用分娩球可以缓解疼痛，加速产程的进展。

(3) 运用：能运用所学知识指导孕产妇正确使用分娩球，并确保孕产妇安全。

2. 能力目标：能运用所学的知识对孕产妇运用分娩球进行正确指导，促进产程进展，提高自然分娩率。

3. 素质目标：具有爱心和责任心，做事细心，态度和蔼，关心体贴孕产妇，具有职业责任感和专业认同感。

【知识准备】

1. 分娩球的优势

(1) 分娩球是导乐助产工具之一。分娩球运动可以改善孕产妇的呼吸和循环，协调骨盆底肌肉韧带，增加母体的柔韧性和力量，帮助孕妇应付身体承受的额外负担，使身体逐渐适应妊娠和分娩的需要，在自然分娩的时候，这些肌群的韧性、耐力、弹性就会发生作用，生产时再加上呼吸配合、力量分配使用以及与助产士的良好配合，能有助于顺利地自然分娩。

(2) 产前使用导乐分娩球可以增加血液流量到子宫、胎盘、胎儿，减少骨盆部肌肉压力，提供舒适的承托予膝盖、脚踝的作用，提高孕产妇的身体平衡、协调能力，改善孕产妇的身体形态，维持足够的腹部和背部力量。有研究证实孕期每天在分娩球上活动两个小时能有效降低会阴的侧切率。产程中使用分娩球可以分散注意力，减少对宫缩痛的敏感性，使身体肌肉放松，促使宫口扩张，胎头下降，加速产程，减轻疼痛，维持良好的姿势，使肌肉避免过分拉紧，还可以通过转换姿势及摆动盆腔，减轻腰背部不适。

2. 分娩球使用的禁忌证

(1) 母亲因素：高血压、癫痫症、心脏病等。

(2) 胎儿异常：胎心异常、羊水污染。

(3) 妊娠并发症：前置胎盘、胎盘早剥、多胎妊娠、早产、不稳定的胎位。

(4) 其他：如使用盐酸哌替啶、硬膜外麻醉等。

【操作目的】

1. 通过使用分娩球，减轻孕产妇疼痛，缓解腰部不适，避免肌肉紧张，促进宫口扩张，加速产程进展。

2. 通过使用分娩球，分散孕产妇的注意力，稳定重心，保持良好的平衡力，配合助产人员的工作，提高满意度。

3. 通过使用分娩球，保持会阴柔韧性，降低侧切率，利于产后恢复。

【典型案例】

周某，女，29岁，主诉：停经39周，G_1P_0，妊娠期的产前筛查未见异常。体格检查：均无异常。现临产，宫口1 cm，宫缩规律30～35秒/5～6分钟，胎膜未破，先露头：-2。助产士该如何陪伴周女士实施分娩球活动？

【操作步骤及要点】

操作步骤及要点见表10.1。

表10.1 操作步骤及要点

操作步骤	技术要点
1. 评估	
了解孕产史、末次月经、病情、意识、合作程度、自理能力、腹部外形大小，同时嘱孕产妇排空膀胱；了解胎儿情况、孕妇使用镇静剂及硬膜外麻醉的情况。	
2. 准备	
(1) 评估孕产妇：排空膀胱，知晓操作的目的、意义、配合要点，穿舒适衣服。	
(2) 助产士准备：着装规范，佩戴口罩，修剪指甲，清洁双手，寒冷季节应注意温暖双手。	
(3) 环境准备：安静、整洁，温湿度适宜(调节室内温度为22～24 ℃、湿度为50%～60%)，可配置柔和音乐、暖色灯光。	
(4) 用物准备：导乐分娩球(分娩球充气至95%)(图10.1)、分娩球支撑架(图10.2)、防滑垫。 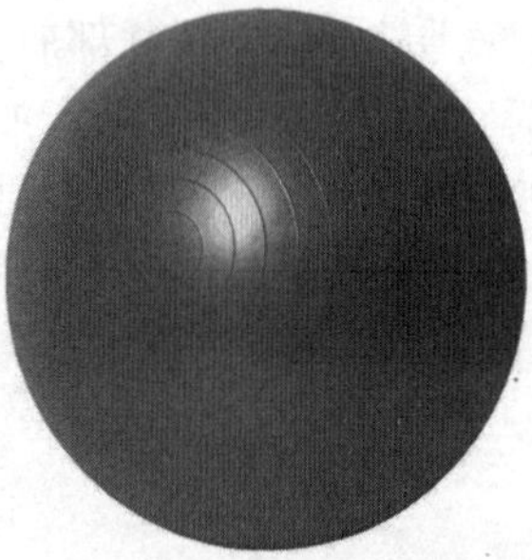 图10.1 分娩球 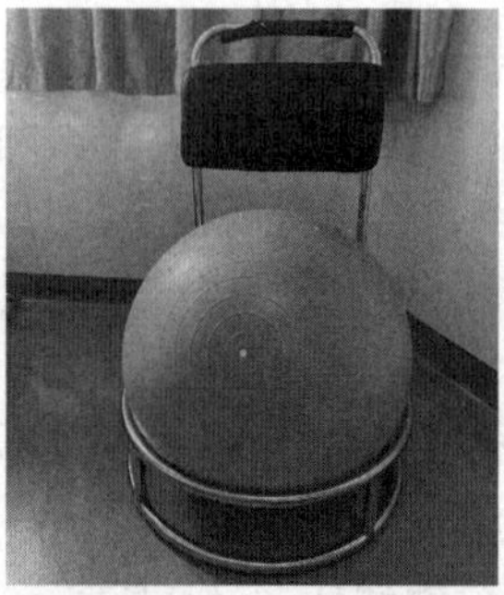　　图10.2 分娩球支撑架	
3. 备齐物品，携至孕产妇身旁，再次核对孕妇，解释说明取得合作，嘱其排尿	
4. 指导孕产妇舒适体位，给予按摩、安抚，防止意外，做好沟通和饮食指导	注意保护隐私。
5. 助产人员陪同左右，随时监测胎心变化、产程进展	
6. 操作步骤	

续表

<table>
<tr><th>操作步骤</th><th>技术要点</th></tr>
<tr><td>(1) 第一步：根据身高正确选择分娩球。
(2) 第二步：再次评估孕产妇，排除禁忌证，解释。
(3) 第三步：再次检查球的充气状态，检查球的表面，使用防滑软垫。</td><td>孕产妇着舒适衣服，移走危害的物件，上下球须加倍小心，避免扭曲动作。</td></tr>
<tr><td>(4) 第四步：分娩球的使用方法。
① 骨盆摇摆：助产士扶孕产妇坐于分娩球上，双腿张开撑地，膝关节呈 90°保持平衡，慢慢旋转髋关节，前后左右摇摆，防止摔倒(图 10.3、图 10.4)。
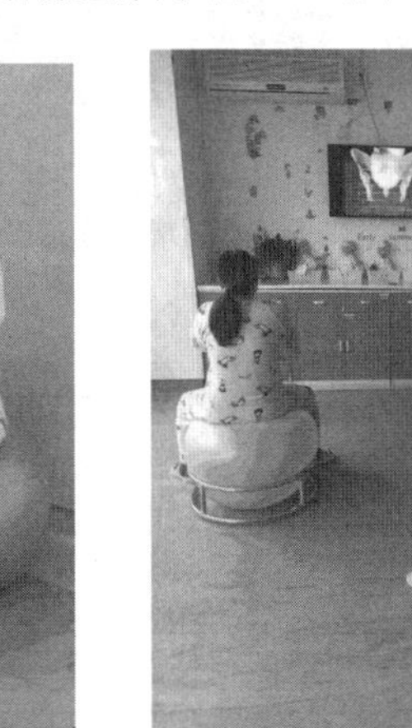
图 10.3　双人分娩球　　图 10.4　单人分娩球
② 背部按摩：协助孕产妇取坐位于分娩球上，依靠着球或者趴在上面，让陪伴者按压后背不适之处，提高舒适度(图 10.5)。
③ 手膝位：把分娩球放在床上或地上，依靠并用双臂环抱着分娩球，左右摇摆髋关节(图 10.6)。
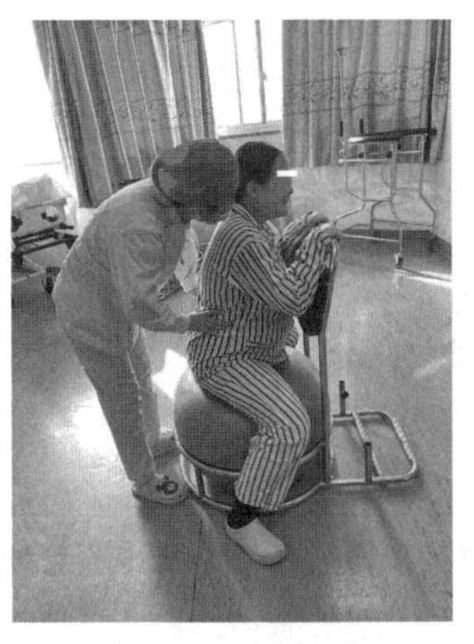
图 10.5　背部按摩
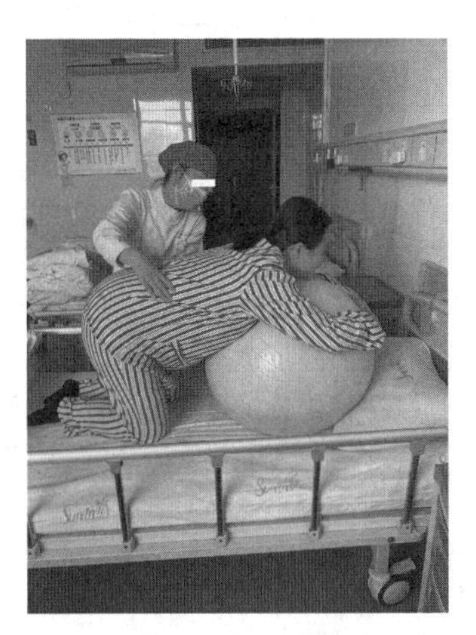
图 10.6　手膝位</td><td>要保证孕产妇安全，留意孕产妇因坐分娩球而产生疲劳感，可以分散注意力，有效缓解背部疼痛。

可以缓解手腕的压力，鼓励孕产妇进食进饮。</td></tr>
<tr><td>(5) 第五步：助产士陪伴左右，适时指导孕产妇调整姿势及配合呼吸，保证安全(图 10.7、图 10.8)。</td><td>鼓励导乐陪产。</td></tr>
</table>

续表

操作步骤	技术要点
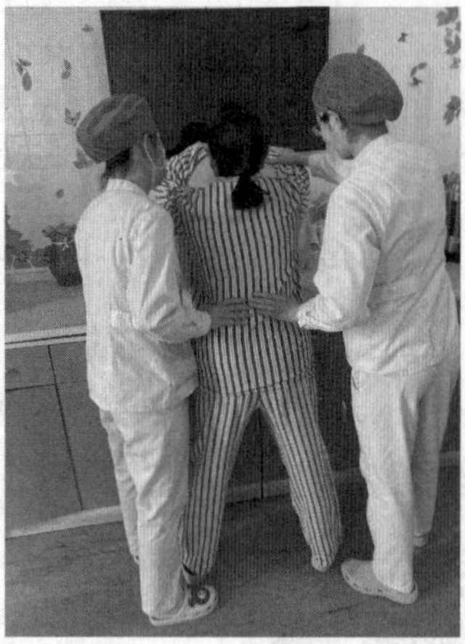 图 10.7 前倾位 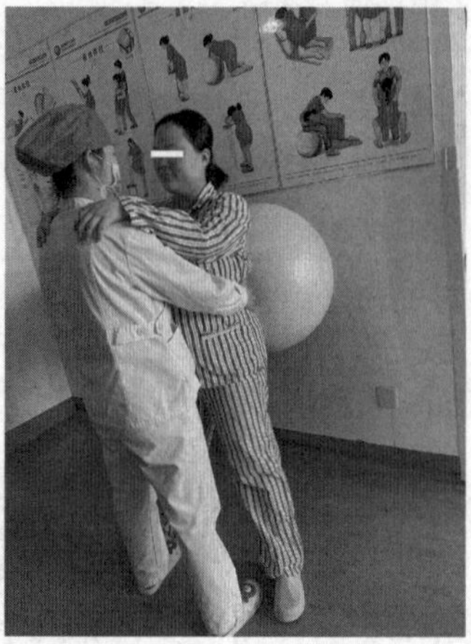　　图 10.8 站立位	
7. 胎心听诊	
8. 根据孕产妇需求，使用分娩球结束，协助孕产妇取舒适体位	
9. 告知孕产妇产程进展情况，交代有关注意事项	
10. 整理用物，洗手，做好记录	

【评分标准】

分娩球使用的评分标准见表 10.2。

表 10.2 分娩球使用的评分标准

班级：_______　学号：_______　姓名：_______　得分：_______

项目	具体内容	标准分	实得分
操作前准备(20 分)	评估与准备	20	
	(1) 评估孕产妇：核对姓名、住院号及腕带信息(2 分)；解释使用分娩球的目的，取得同意配合(4 分)；了解病情、孕周大小和膀胱充盈情况，检查腹部外形及局部皮肤情况(4 分)。 (2) 助产士准备：操作者正确戴好口罩、帽子(2 分)，洗手(2 分)。 (3) 环境准备：温湿度适宜，光线适中，私密性良好(2 分)。 (4) 用物准备：导乐分娩球(分娩球充气至 95%)、分娩球支撑架、防滑垫(4 分)。		
操作过程(70 分)	1. 孕产妇准备	8	
	(1) 备齐物品，携至孕产妇身旁，移除周边障碍物(2 分)，再次核对信息，解释说明取得合作，嘱其排尿(2 分)。 (2) 协助孕产妇取舒适体位，注意保暖，防止跌倒，注意隐私(2 分)。 (3) 嘱孕产妇全身放松，室内播放舒缓音乐(2 分)。		
	2. 操作者	2	

续表

项目	具体内容	标准分	实得分
	鼓励助产士陪伴孕产妇(2 分)。		
	3. 分娩球使用步骤	48	
	(1) 根据身高正确选择分娩球(4 分)。 (2) 再次评估孕产妇,排除禁忌证,解释使用分娩球的优点及安全注意事项,取得配合(4 分)。 (3) 再次检查球的充气状态,检查球的表面,使用防滑软垫(4 分)。 (4) 分娩球的使用: ① 骨盆摇摆:助产士扶孕产妇坐于分娩球上,双腿张开撑地(2 分),膝关节呈 90°保持平衡(2 分),慢慢旋转髋关节(2 分),前后左右摇摆,防止摔倒(2 分)。 ② 背部按摩:协助孕产妇取坐位于分娩球上,依靠着球或者趴在上面(4 分),让陪伴者按压后背不适之处(4 分)。 ③ 手膝位:把分娩球放在床上或地上,依靠并用双臂环抱着分娩球(4 分),左右摇摆髋关节(4 分)。 (5) 助产士陪伴左右,适时指导孕产妇调整姿势及配合呼吸(2 分),观察孕产妇动作,保证安全(2 分)。 使用时随时关注主诉和产程进展情况(4 分),有进餐、如厕需求及时协助(4 分)。		
	4. 整理床单位,健康教育	6	
	(1) 使用分娩球结束,协助孕产妇取合适体位(2 分)。 (2) 整理床单位(2 分),交代有关注意事项(2 分)。		
	5. 操作后处理	6	
	整理用物(2 分),洗手(2 分),记录(2 分)。		
总体评价(10 分)	1. 操作质量	4	
	动作正确规范(2 分),操作熟练,沉稳有序(2 分)。		
	2. 人文关怀	2	
	(1) 操作中注意安全,关心爱护孕产妇,态度和蔼(1 分)。 (2) 操作中注意保暖,注意保护孕妇隐私(1 分)。		
	3. 理论回答	4	
	理论回答正确(4 分)。		
总分	100	总得分	

【注意事项】

1. 分娩球充气至 95%,应在防滑垫或分娩球架上进行,操作过程中,助产士陪伴在孕产妇身旁,或分娩球固定于分娩架上,保持平衡。要保证母胎安全,做好应急预案。

2. 避免方向、水平、速度突然变化,分娩球选择要根据孕妇的体力、配合度及自愿原则,排除禁忌证。

3. 告知孕妇分娩球的使用在孕晚期可以进行,产程中根据自己的舒适度可以选择宫缩时或宫缩间歇期摇晃分娩球。

4. 根据身高正确选择分娩球的尺码(表10.3)。

表10.3 身高与分娩球尺码对照表

身高(cm)	分娩球尺码(cm)
140～150	45
155～168	55
170～185	65
188～203	75

【健康教育指导】

1. 告知孕产妇使用分娩球的好处。
2. 指导孕产妇使用分娩球的方法。
3. 陪伴在孕产妇左右,适时指导其调整姿势及配合呼吸。
4. 活动中适量补充水分,一般每15分钟补充约100 mL。

【思考题】

1. 分娩球使用的禁忌证有哪些?
2. 使用分娩球的好处有哪些?

实训11　拉玛泽呼吸法

【学习目标】

1. 知识目标：

(1) 识记：能陈述拉玛泽呼吸法的指导技巧。

(2) 理解：能理解拉玛泽呼吸法的健康指导内容。

(3) 运用：能运用所学的知识指导孕产妇进行拉玛泽呼吸法。

2. 能力目标：能够运用所学的知识指导孕产妇进行拉玛泽呼吸法减痛，让孕产妇能积极面对分娩过程，做到身心放松。

3. 素质目标：具有爱心和责任心，做事细心，态度和蔼，关心体贴孕产妇，具有职业责任感、专业认同感。

【知识准备】

1. 拉玛泽呼吸法又称“精神预防法”，是法国医师拉玛泽提出的目前使用较广的预习分娩法，妊娠28周后的孕妇即可练习。拉玛泽呼吸法的基本原理是根据巴甫洛夫条件反射的原理，在分娩过程中训练孕产妇听到口令“开始收缩”或感觉收缩开始时，使自己自动放松；其次孕产妇要学习集中注意力于自己的呼吸，排斥其他现象，即利用优先占据大脑中用以识别疼痛的神经细胞，使痛的冲动无法被识别，从而达到减轻疼痛的目的。

2. 拉玛泽呼吸法可通过不断练习缓解分娩时的疼痛，还能在练习的过程中增进夫妻间的感情，帮助孕产妇顺利分娩，其中好处有以下几点：

(1) 避免使用药物：拉玛泽呼吸法可将分娩的疼痛降到人体可承受的最大阈值，一定程度上避免药物的使用。

(2) 增强孕产妇信心：孕产妇在不断练习后，逐渐增强分娩的信心，不再过分惧怕分娩，能够有信心迎接新生儿的来临。

(3) 增进夫妻感情：在练习的过程中，夫妻双方可提高默契度，更加亲密，增进夫妻感情。

(4) 有效控制分娩疼痛：在持续练习过程中，孕产妇会逐渐了解到分娩时的呼吸技巧，更有效地控制分娩疼痛，有利于其保存体力促进分娩。

【操作目的】

1. 通过拉玛泽呼吸法可以适度放松肌肉，以减少分娩时宫缩带来的疼痛感。

2. 通过拉玛泽呼吸法可以将孕产妇的注意力集中在自我呼吸的控制上，转移疼痛，减少孕产妇对分娩的恐惧，增强自然分娩的信心。

3. 通过拉玛泽呼吸法可减少快速呼吸而造成过度换气，从而保证胎儿的氧气供应。

【典型案例】

张某,女,28岁,孕30周,G_1P_0,来医院进行产前检查,助产士对其进行产前相关知识教育,指导其进行拉玛泽呼吸法练习。

【操作步骤及要点】

操作步骤及要点见表11.1。

表11.1 操作步骤及要点

操作步骤	技术要点
1. 评估	
核对孕妇姓名及信息,向孕妇及家属解释拉玛泽呼吸法的目的、意义、注意事项及配合要点。	评估孕妇精神状态,避免疲劳时进行;配偶或家人可一起陪同,同步进行。
2. 准备	
(1) 评估孕妇:排空膀胱,知晓操作的目的、意义、配合要点。	
(2) 助产士准备:仪表端庄,着装整洁,洗手。	
(3) 环境准备:环境清洁,光线充足,温湿度适宜(调节并保持产房温度为22~24℃),条件允许的情况下可播放轻柔音乐。	注意保护孕妇隐私及安全。
(4) 物品准备:洗手、戴口罩,软硬适中平坦的床或铺有瑜伽垫(或地毯)的地板。	
3. 操作步骤	
(1) 廓清式呼吸:所有呼吸运动开始和结束前均需做此呼吸。孕妇坐、躺在瑜伽垫或床上练习,全身放松,眼睛注视一个定点,用鼻子慢慢吸气至腹部,用嘴唇像吹蜡烛样慢慢呼气。 ① 子宫收缩开始时喊口令(下文中的"收缩"均指"子宫收缩")。 ② 收缩开始,廓清式呼吸。 ③ 吸气、吐气。 ④ 收缩结束。	
(2) 胸式呼吸:放松身体,眼睛注视一定点,由鼻子吸气,由口吐气,腹部保持放松,每分钟进行6~9次吸吐,每次速度平稳,气量均匀。 ① 收缩开始时喊口令。 ② 收缩开始,廓清式呼吸。 ③ 吸二三四,吐二三四(重复动作)。 ④ 收缩结束,廓清式呼吸。	(1) 适用时间:宫口开大0~3 cm,每次需练习45~60秒。 (2) 吸进的气和呼出的气需均匀,才能达到平衡。助产士或配偶提醒孕妇做廓清式呼吸。

续表

操作步骤	技术要点
(3) 浅而慢地加速呼吸:完全放松,眼睛注视一定点,由鼻子吸气,由口吐气,随宫缩增强而加速,反之则减慢。吸入及吐出的气量相等。 ① 收缩开始时喊口令。 ② 收缩开始,廓清式呼吸。 ③ 吸二三四、吐二三四。 ④ 吸二三吐二三。 ⑤ 吸二吐二。 ⑥ 吸、吐、吸、吐(重复以上动作)。 ⑦ 收缩结束,廓清式呼吸。	(1) 适用时间:宫口开到 4～8 cm,练习 60 秒。 (2) 呼吸时,应同时想象随宫缩的增强而增强呼吸的速度,或随宫缩的减弱而减慢呼吸的速度。
(4) 浅的呼吸法:完全放松,眼睛注视一定点,微微张嘴吸吐,发出“嘻嘻嘻”的声音,保持高位呼吸,在喉咙处发音,呼吸速度根据宫缩强度调整,吸气和吐气的量一样,避免过度换气,连续进行 4～6 次快速吸吐再大力吐气,重复至子宫收缩结束。 ① 收缩开始时喊口令。 ② 嘻嘻嘻吐(重复动作)。 ③ 收缩结束,廓清式呼吸。	适用时间:宫口开至 8～10 cm,练习 60～90 秒。
(5) 闭气用力运动:在地板上练习时,指导产妇双手握住膝窝处,手肘保持向外,两膝抬起并分开,大口吸气后憋气,向下用力,头略抬高向肚脐看,下巴向前缩,尽可能憋气 20 秒,吐气后马上再憋气用力,直至子宫收缩结束放松。产程中深吸一口气后憋住气,往下用力,同时抬高头部,将下巴贴近胸部,看肚脐,两手握住产床把手,双腿分开,然后往下用力,使肺部的空气压向下腹部,一直推向阴道口,就像解大便一样。当气不够用的时候,继续吸气、憋气、往下用力,直至子宫收缩结束放松。 ① 收缩开始时喊口令。 ② 收缩开始,廓清式呼吸。 ③ 吸气、憋气、往下用力、用力、用力、吐气(重复动作)。 ④ 收缩结束,廓清式呼吸。	(1) 适用时间:宫口开全,指导产妇用力时。 (2) 怀孕期间练习时,不要用力,只要练习呼吸方法。产程中做此运动只要收缩腹部肌肉,其他部位尽量放松。
(6) 哈气运动:全身放松,不要再用力了,嘴巴张开,开始做连续性且相当浅的喘息式的急促呼吸。 ① 收缩开始时喊口令。 ② 不要用力,哈、哈(重复动作)。	(1) 适用时间:宫口未完全扩张而有强烈便意时或当胎头娩出 2/3 时使用。 (2) 注意不要造成过度换气,不要用力,要哈气放松。
4. 操作结束后,嘱孕妇稍事休息再缓慢站起来,询问孕妇感受、有无不适等情况,将瑜伽垫等用物归放原处,洗手,记录	

【评分标准】

拉玛泽呼吸法评分标准见表 11.2。

表 11.2 拉玛泽呼吸法评分标准

班级:________ 学号:________ 姓名:________ 得分:________

项目	具体内容	标准分	实得分
评估与准备(20分)	评估与准备	20	
	(1) 评估孕妇:核对孕妇姓名及信息(2分);向孕妇及家属解释拉玛泽呼吸法的目的、意义、注意事项及配合要点(4分);排空膀胱(2分)。 (2) 助产士准备:仪表端庄,着装整洁,洗手(4分)。 (3) 环境准备:温湿度适宜,关闭门窗,光线充足(4分)。 (4) 物品准备:软硬适中、平坦的床或铺有瑜伽垫(或地毯)的地板(4分)。		
评估与准备(70分)	1. 孕妇准备及体位的选择	6	
	(1) 备齐物品,携至床旁,再次核对姓名及信息,解释说明取得合作(2分),嘱其排尿(2分)。 (2) 协助孕妇取合适体位(2分)。		
	2. 操作步骤	54	
	(1) 廓清式呼吸:所有呼吸运动开始和结束前均需做此呼吸。孕妇坐、躺在瑜伽垫或床上练习,全身放松,眼睛注视一定点,用鼻子慢慢吸气至腹部,用嘴唇像吹蜡烛样慢慢呼气(10分)。 (2) 胸式呼吸:放松身体,眼睛注视一定点,由鼻子吸气,由口吐气,腹部保持放松,每分钟进行6~9次吸吐,每次速度平稳,气量均匀(10分)。 (3) 浅而慢地加速呼吸:完全放松,眼睛注视一定点,由鼻子吸气,由口吐气,随宫缩增强而加速,反之则减慢。吸入及吐出的气量相等(8分)。 (4) 浅的呼吸法:完全放松,眼睛注视一定点,微微张嘴吸吐,发出"嘻嘻嘻"的声音,保持高位呼吸,在喉咙处发音,呼吸速度根据宫缩强度调整,吸气和吐气的量一样,避免过度换气,连续进行4~6次快速吸吐再大力吐气,重复至子宫收缩结束(8分)。 (5) 闭气用力运动:在地板上练习时,指导孕妇双手握住膝窝处,手肘保持向外,两膝抬起并分开,大口吸气后憋气,向下用力,头略抬高向肚脐看,下巴向前缩,尽可能憋气20秒,吐气后马上再憋气用力,直至子宫收缩结束放松。产程中深吸一口气后憋住气,往下用力,同时抬高头部,将下巴贴近胸部,看肚脐,两手握住产床把手,双腿分开,然后往下用力,使肺部的空气压向下腹部,一直推向阴道口,就像解大便一样。当气不够用的时候,继续吸气、憋气、往下用力,直至子宫收缩结束放松(10分)。 (6) 哈气运动:全身放松,不要再用力了,嘴巴张开,开始做连续性且相当浅的喘息式的急促呼吸(8分)。		
	3. 操作后处置	10	
	(1) 操作结束后,嘱孕妇稍事休息再缓慢站起来,询问孕妇感受、有无不适等情况(4分)。 (2) 将瑜伽垫等用物归放原处(3分),洗手(1分),记录(2分)。		

续表

<table>
<tr><th>项目</th><th colspan="3">具体内容</th><th>标准分</th><th>实得分</th></tr>
<tr><td rowspan="6">总体
评价
(10分)</td><td colspan="3">1. 操作质量</td><td>4</td><td></td></tr>
<tr><td colspan="5">时间把握合理(2分);操作熟练、稳重、有条理(2分)。</td></tr>
<tr><td colspan="3">2. 人文关怀</td><td>2</td><td></td></tr>
<tr><td colspan="5">(1) 操作中注意与孕妇的沟通交流,态度热情、和蔼、语气温和,关心爱护孕妇(1分)。
(2) 操作中注意孕妇保暖,注意保护孕妇隐私(1分)。</td></tr>
<tr><td colspan="3">3. 理论回答</td><td>4</td><td></td></tr>
<tr><td colspan="5">理论正确回答(4分)。</td></tr>
<tr><td colspan="2">总分</td><td>100</td><td colspan="2">总得分</td><td></td></tr>
</table>

【注意事项】

1. 具有外科合并症(摔伤、骨折、扭伤等)、内科合并症(心脏病、糖尿病、甲亢、肝病、肾病等)、高危妊娠者(妊娠高血压疾病、妊娠期糖尿病等)、医生明确禁止运动者及其他症状者(心跳异常、头疼、出血、腹痛等)不宜使用。

2. 练习时先调整情绪,保持愉快心情。

3. 练习时享受舒适环境,可选择在床上,也可选择在铺有瑜伽垫(或地毯)的地板上。

4. 练习时尽可能选择柔和的灯光,可以播放轻柔音乐,使孕妇放松沉静下来。

【健康教育指导】

1. 指导孕妇了解相关分娩概念,如“什么是分娩?”“分娩前有哪些相关征兆?”等,指导其配合呼吸进行练习。

2. 拉玛泽呼吸法练习前需咨询医生有无不宜练习的高危因素,了解胎位是否正常,征得医生同意后方可练习。

3. 指导孕妇满孕28周后开始练习,尤其指导其在分娩前增加练习频率。

4. 为避免意外,指导孕妇练习时最好有人陪同,如建议丈夫陪同一起练习,也可增强夫妻感情。

【思考题】

1. 拉玛泽呼吸法的步骤有哪些?

2. 拉玛泽呼吸法练习时有何注意事项?

实训12 缩宫素引产、催产术

【学习目标】

1. 知识目标:

(1) 识记:能陈述缩宫素引产、催产术的目的及方法。

(2) 理解:能理解缩宫素引产、催产术的适应证、禁忌证及注意事项。

(3) 运用:运用所学的知识和护理程序,正确使用缩宫素进行引产、催产。

2. 能力目标:能灵活运用所学的知识对孕产妇合理实施缩宫素引产和催产。

3. 素质目标:具有爱心,做事细心,对待孕产妇态度和蔼、语言亲切;具有良好的沟通能力,能落实保护隐私制度;具有强烈的职业责任感和使命感。

【知识准备】

1. 缩宫素是产科最常用的引产和催产药物。缩宫素引产是指在孕妇未临产的情况下,经评估若无明显禁忌证,静脉滴注缩宫素以诱发规律性的子宫收缩,发动临产的一种技术;缩宫素催产是指临产后在有自发宫缩但宫缩不理想的情况下,静脉滴注缩宫素从而加强子宫收缩,促进产程进展的一种技术。

2. 引产的适应证:① 妊娠已达41周或过期妊娠的孕妇。② 妊娠合并严重疾病需提前终止妊娠者,如糖尿病、高血压等能耐受阴道分娩者。③ 妊娠足月或近足月胎膜早破2小时以上未临产者。④ 胎儿自身因素:如严重的FGR、死胎及胎儿严重畸形等。⑤ 妊娠合并羊水过少、胎盘功能不良,但胎儿尚能耐受宫缩者。⑥ 宫颈Bishop评分大于7分者。⑦ 无明显头盆不称、骨盆狭窄者。⑧ 无明显阴道分娩禁忌证者。

3. 催产的适应证:① 无明显阴道分娩禁忌证者。② 无明显头盆不称、骨盆狭窄者。③ 协调性子宫收缩乏力者。④ 胎位正常、胎心正常、无胎儿宫内窘迫者。

4. 引产、催产术的禁忌证:① 不能耐受阴道分娩者。② 瘢痕子宫:主要是指有古典式剖宫产、不明子宫切口的剖宫产史,有子宫破裂史者。③ 有明显头盆不称、骨盆狭窄者。④ 有脐带先露、脱垂或者隐形脐带先露者。⑤ 有胎儿宫内窘迫者。⑥ 引产药物过敏者。

5. 缩宫素引产原则:是以最小浓度获得最佳宫缩,全程专人看护,按照使用缩宫素滴注的护理做好观察和记录。

【操作目的】

1. 能熟练掌握缩宫素引产、催产术的适应证及禁忌证。

2. 能熟练掌握缩宫素引产、催产术的观察和护理要点。

3. 能熟练掌握缩宫素引产、催产术的注意事项。

【典型案例】

张某,女,31岁,主诉:停经41^{+2}周,无产兆入院待产。预产期:2021年6月15日。妊娠期产前筛查未见异常。体格检查均无异常。要求入院待产。入院后完善相关检查未发现异常，胎心监护 NST 评分 8 分，宫颈 Bishop 评分 8 分。医嘱：5%GS 500 mL＋缩宫素 2.5 U 静脉滴注引产。

【操作步骤及要点】

操作步骤及要点见表 12.1。

表 12.1　操作步骤及要点

操作步骤	技术要点
1. 评估	
了解孕产史、孕周、生命体征、诊断、合作程度、自理能力、是否破膜、胎心、胎动、胎方位及有无宫缩等，了解其过敏史。	
2. 准备	
(1) 孕产妇准备：排空膀胱，体位舒适，知晓操作的目的、意义、配合要点。	
(2) 环境准备：安静、整洁，光线适宜，温湿度适宜(调节室温为 22～24 ℃、湿度为 50%～60%)，必要时遮挡患者。	
(3) 助产士准备：着装规范，佩戴口罩，修剪指甲，清洁双手，寒冷季节应注意温暖双手。	
(4) 用物准备：5%GS 500 mL、缩宫素 1 支、留置针及敷贴、输液器、胶布、输液泵、0.5%碘伏、棉签、超声多普勒。	
3. 备齐物品，携至孕产妇床旁，再次核对孕产妇，解释说明取得合作	
4. 协助孕产妇仰卧或左侧卧位于床上，头部稍垫高，双腿自然放松	
5. 连接好输液装置，排气备用	
6. 选取合适的血管，消毒待干，再次确认输液器排气到位，行留置针静脉穿刺，妥善固定，调节滴速	寒冷季节注意温暖双手。
(1) 剂量、浓度： ① 静脉滴注 5%GS 500 mL，调节初始滴速为 8 滴/分钟。 ② 缩宫素 0.25 mL(即 2.5 U)加入 5%GS 500 mL 中，摇晃均匀。	注意严格掌握浓度及剂量，操作正确。
(2) 调整滴速： ① 专人观察，根据宫缩及胎心情况，逐渐调整滴速，直至诱发有效宫缩(图 12.1)。 ② 从 8 滴/分钟开始，应用等差法调节(即从 8 滴/分钟调整至 16 滴/分钟，再增加至 24 滴/分钟、32 滴/分钟等，依次类推，最大滴速为 60 滴/分钟后不再增加)，每 15～30 分钟调整一次并记录(图 12.2)。 ③ 及时记录静滴缩宫素记录单，包括记录时间、血压、胎方位、宫缩、胎心、宫口扩张、胎头位置、胎膜是否破裂及检查方式等。 ④ 维持有效宫缩：宫缩达到 40～50 秒/2～3 分钟，宫缩时宫腔压力至少达 50～60 mmHg 即可。 ⑤ 行缩宫素引产、催产时需在产房观察，并尽量使用输液泵，以便准确控制缩宫素静脉滴注的速度。	如缩宫素敏感，有规律宫缩后也可 15～30 分钟增加 4 滴，直至调至有效宫缩。 调节至有效宫缩时行胎心监护并打印留存在病历中；根据医嘱增加缩宫素的剂量，切不可随意增加，增加缩宫素剂量后一定要做好监护及记录。

续表

操作步骤	技术要点
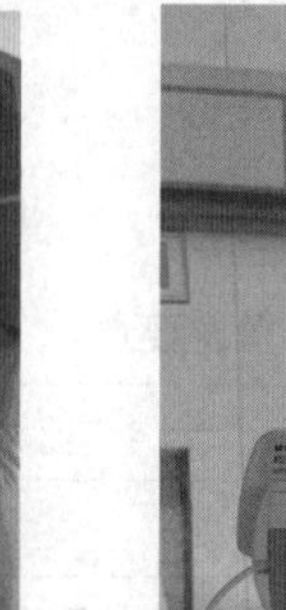 图 12.1 调节滴速 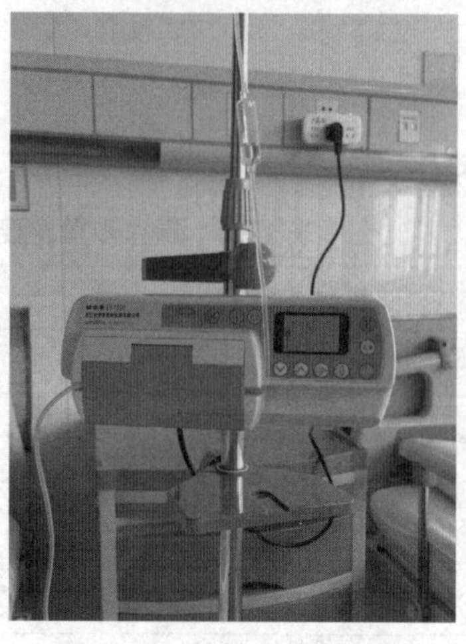 图 12.2 输液泵控制滴速 (3) 增加剂量和浓度: ① 如第一瓶缩宫素调至 60 滴/分钟仍无有效宫缩,可在输液结束后增加剂量和浓度,将 3 U 的缩宫素,加入 5%GS 500 mL 中静脉滴入。 ② 调节滴速:增加剂量后,首先将滴速减半(即将原来的 60 滴/分钟降至 30 滴/分钟),再根据宫缩情况进行调整。 ③ 增加浓度后,原则上滴速最大不能超过 60 滴/分钟。 ④ 及时、准确地记录静滴缩宫素记录单。	血压常规每 4 小时记录一次或遵医嘱。
7. 胎心听诊	
(1) 根据缩宫素的调整,每 15～30 分钟听诊一次并记录。	听诊时,注意胎心的频率、节律、强弱,并与腹主动脉音、子宫杂音、脐带杂音相鉴别。
(2) 必要时根据医嘱进行持续胎心监护并做好记录。	
8. 做好孕产妇的基础护理及生活护理	
9. 随时告知孕产妇催产及引产效果,交代有关注意事项,同时做好心理护理及分娩相关知识宣教	
10. 整理用物,洗手,做好记录	

【评分标准】

缩宫素引产、催产术评分标准见表 12.2。

表12.2　缩宫素引产、催产术评分标准

班级:________　学号:________　姓名:________　得分:________

<table>
<tr><th>项目</th><th>具体内容</th><th>标准分</th><th>实得分</th></tr>
<tr><td rowspan="2">操作前
准备
(20分)</td><td>评估与准备</td><td>20</td><td></td></tr>
<tr><td colspan="3">(1) 评估孕产妇与胎儿:核对孕产妇的姓名、住院号及腕带信息(2分);孕产妇知晓操作目的、意义、配合要点,能够合作(2分);了解孕产史、孕周、生命体征、是否破膜、胎心、胎动、胎方位及有无宫缩及宫缩情况等(4分);排空膀胱(2分)。
(2) 环境准备:安静、整洁,光线适宜、温湿度适宜(2分)。
(3) 助产士准备:着装规范,佩戴口罩,修剪指甲,清洁双手(2分)。
(4) 物品准备:5%GS 500 mL、缩宫素1支(10 U)、注射器(1 mL)、留置针及敷贴、输液器、胶布、输液泵、0.5%碘伏、棉签、超声多普勒(6分)。</td></tr>
<tr><td rowspan="8">操作
过程
(70分)</td><td>1. 体位的选择</td><td>10</td><td></td></tr>
<tr><td colspan="3">(1) 备齐物品,携至孕产妇床旁(3分),核对解释,取得配合(3分)。
(2) 协助仰卧或左侧卧位于床上,头部稍垫高,注意保暖(4分)。</td></tr>
<tr><td>2. 留置针静脉穿刺,调节缩宫素滴速</td><td>46</td><td></td></tr>
<tr><td colspan="3">(1) 床边妥善放置静脉输液泵,插上电源,并检查备用(5分)。
(2) 按照无菌原则进行静脉留置针穿刺,并妥善固定(5分)。
(3) 接静脉输液泵,调节各参数,调至8滴/分钟静脉泵入(8分)。
(4) 将备好的缩宫素2.5 U加入输液瓶内,并摇晃均匀(4分)。
(5) 专人观察(4分),根据宫缩调节缩宫素滴速,并密切观察胎心及宫缩情况(5分)。
(6) 最大给药剂量通常不超过20 mU(60滴/分钟)(4分)。
(7) 调至有效宫缩,行OCT检查(5分)。
(8) 若出现宫缩过强、过频或者胎心异常等情况,应立即停止缩宫素滴入并汇报医生,配合处理(6分)。</td></tr>
<tr><td>3. 生活护理和健康教育</td><td>8</td><td></td></tr>
<tr><td colspan="3">(1) 及时补充能量和水分,保持体力(2分)。
(2) 督促并协助排尿,避免膀胱充盈(2分)。
(3) 及时协助更换会阴垫,保持会阴清洁(2分)。
(4) 告知孕产妇催产及引产效果(2分)。</td></tr>
<tr><td>4. 操作后处置</td><td>6</td><td></td></tr>
<tr><td colspan="3">整理用物(2分),洗手(2分),做好记录(2分)。</td></tr>
<tr><td rowspan="6">总体
评价
(10分)</td><td>1. 操作质量</td><td>4</td><td></td></tr>
<tr><td colspan="3">动作正确规范,操作熟练(2分),在规定的时间内完成操作(2分)。</td></tr>
<tr><td>2. 人文关怀</td><td>2</td><td></td></tr>
<tr><td colspan="3">(1) 操作中注意与孕产妇的沟通交流,态度和蔼,关心爱护孕产妇(1分)。
(2) 操作中能及时满足孕产妇的合理需求,并做好生活护理(1分)。</td></tr>
<tr><td>3. 理论回答</td><td>4</td><td></td></tr>
<tr><td colspan="3">理论回答正确(4分)。</td></tr>
<tr><td>总分</td><td>100</td><td>总得分</td><td></td></tr>
</table>

【注意事项】

1. 严格掌握缩宫素引产、催产的禁忌证和适应证。
2. 严格掌握缩宫素的浓度及滴速,不可随意更改。
3. 密切观察胎心及宫缩情况,并及时做好记录。
4. 专人观察,并随时与孕产妇进行有效沟通。

【健康教育指导】

1. 告知孕产妇缩宫素引产、催产的目的及方法。
2. 指导孕产妇及时表达自己的真实感受。
3. 指导孕产妇知晓宫缩疼痛的过程及缓解疼痛的方法。

【思考题】

1. 缩宫素引产、催产的目的是什么?
2. 缩宫素引产、催产的观察要点有哪些?
3. 缩宫素引产、催产的注意事项有哪些?

实训13　宫颈成熟度评分

【学习目标】

1. 知识目标：

(1) 识记：① 能陈述宫颈评分的目的、适应证、禁忌证。② 能陈述Bishop评分的具体内容和评分标准。

(2) 理解：能理解宫颈评分的操作步骤及注意事项。

(3) 运用：能运用所学的知识和护理程序，对孕妇进行正确的产前评估，提高缩宫素催产效果，促进分娩，降低剖宫产率。

2. 能力目标：能运用所学知识对孕妇进行产前评估，正确实施宫颈评分，提高缩宫素的催产效果，促进分娩，降低剖宫产率。

3. 素质目标：具有爱心、职业责任感和专业认同感，做事细心，注重保护隐私、沟通有效。

【知识准备】

1. 可以利用Bishop宫颈成熟度评分法判断是否适合进行缩宫素引产(表13.1)。该评分满分为13分，若孕妇得分≤3分，缩宫素引产均失败，应该用其他方法；4～6分的成功率约为50%；7～9分的成功率约为80%；大于或等于10分的引产均成功。

表13.1　Bishop宫颈成熟度评分

参数	得分			
	0	1	2	3
宫颈扩张(cm)	0	1～2	3～4	5～6
宫颈管消退(%)	0～30	40～50	60～70	80～100
先露高低(坐骨棘水平=0)	−3	−2	−1～0	1～2
宫颈硬度	硬	中	软	
宫颈口位置	后	中	前	

2. 促宫颈成熟的方法分为两种：

(1) 药物方法：前列腺素制剂(常用的是可控释地诺前列酮栓和米索前列醇)。

(2) 机械性方法：低位水囊、Foley导管、海藻棒等。

【操作目的】

1. 通过操作使学生对阴道检查、宫颈评分有正确的感性认识。
2. 能正确掌握Bishop评分的具体内容和评分标准，正确评估宫颈情况。
3. 初步学会通过阴道检查正确评估宫颈情况。

【典型案例】

曹某,女,29岁,孕40^{+6}周,G_1P_0待产。入院准备行缩宫素引产,引产前行阴道检查,评估宫颈是否成熟,是否适合直接缩宫素引产。

【操作步骤及要点】

操作步骤及要点见表13.2。

表13.2 操作步骤及要点

操作步骤	技术要点
1. 评估	
了解孕妇心理状态、配合程度、有无宫缩、有无阴道流血,相关检查结果(胎心率、胎方位、胎儿大小、胎盘位置等),解释操作目的并取得合作。	
2. 准备	
(1) 孕妇准备:排空膀胱,知晓操作的目的、意义、配合要点。 (2) 环境准备:安静、整洁、温度适宜(调节室内温度为22~24℃),私密性良好。 (3) 助产士准备:着装规范,修剪指甲,佩戴口罩、帽子,外科洗手。 (4) 用物准备:无菌换药碗、镊子、无菌手套、棉球、0.5%碘伏、治疗巾。	
3. 助产士备齐物品,推治疗车到病床旁,站在孕妇右侧,核对床号、姓名、住院号,告知注意事项,取得配合,嘱无关人员回避,拉好床帘,关闭门窗	
4. 在孕妇臀下垫一治疗巾,协助孕妇脱下对侧裤腿盖于近侧裤腿上,对侧腿盖好被子,屈膝仰卧位,充分暴露外阴部	
5. 常规消毒外阴,注意观察外阴情况,有无水肿、瘢痕、破损、静脉曲张等异常情况	
6. 戴好手套,以右手食、中指蘸消毒液,掌面朝骶骨下压直肠缓缓伸入阴道,转动手指,评估内容:宫颈扩张程度、宫颈管消退情况(%)、先露高低、宫颈硬度、宫颈口位置,并逐项进行评分	Bishop≥6分提示宫颈成熟,评分越高,引产成功率越高。
7. 检查结束,脱手套,撤去治疗巾,协助孕妇擦净会阴后穿好裤子,取舒适体位,告知孕妇检查结果以及是否适合缩宫素引产,询问有无不适,交代注意事项	
8. 整理用物,洗手,记录阴道检查宫颈评分结果	

【评分标准】

宫颈成熟度评分的评分标准见表13.3。

表13.3　宫颈成熟度评分的评分标准

班级：________　学号：________　姓名：________　得分：________

<table>
<tr><th>项目</th><th>具体内容</th><th>标准分</th><th>实得分</th></tr>
<tr><td rowspan="2">操作前准备
(20分)</td><td>评估与准备</td><td>20</td><td></td></tr>
<tr><td colspan="3">(1) 评估孕妇:核对姓名、住院号及腕带(2分);了解孕妇是否知晓操作的目的、意义、配合要点(2分);评估有无宫缩、有无阴道流血、胎心率、胎方位、胎儿大小(4分);嘱排空膀胱(2分)。
(2) 环境准备:安静、整洁,温度适宜,私密性良好(2分)。
(3) 助产士准备:着装规范、佩戴口罩、修剪指甲、清洗双手(4分)。
(4) 物品准备:无菌换药碗、适量碘伏棉球、镊子、无菌手套、治疗巾(4分)。</td></tr>
<tr><td rowspan="10">操作过程
(70分)</td><td>1. 孕妇准备及体位选择</td><td>8</td><td></td></tr>
<tr><td colspan="3">(1) 助产士备齐物品,推治疗车到病床旁,核对姓名、住院号及腕带信息(2分);告知注意事项,取得配合(2分);嘱无关人员回避,拉好床帘,关闭门窗(2分)。
(2) 在孕妇臀下垫一治疗巾,协助孕妇脱下对侧裤腿盖于近侧大腿上,对侧腿盖好被子,屈膝仰卧位,充分暴露外阴部(2分)。</td></tr>
<tr><td>2. 操作者站位</td><td>2</td><td></td></tr>
<tr><td colspan="3">检查者站在孕妇右侧,面向患者头侧进行检查(2分)。</td></tr>
<tr><td>3. 宫颈评估操作过程</td><td>50</td><td></td></tr>
<tr><td colspan="3">(1) 常规消毒外阴(4分),注意观察外阴情况,有无破损,有无静脉曲张,有无外阴赘生物等异常情况(4分)。
(2) 戴好手套(2分),以右手食、中指蘸消毒液,掌面朝骶骨下压直肠缓缓伸入阴道(6分),转动手指(4分)。
(3) 评估内容包括:宫颈扩张程度(6分)、宫颈管消退情况(%)(6分)、先露高低(6分)、宫颈硬度(4分)、宫颈口位置(4分),逐项进行评分(4分)。</td></tr>
<tr><td>4. 整理床单位,健康教育</td><td>6</td><td></td></tr>
<tr><td colspan="3">(1) 检查结束,撤去治疗巾,协助孕妇擦净会阴后穿好裤子,取舒适体位(2分)。
(2) 告知孕妇检查结果以及是否适合缩宫素引产,询问有无不适(2分)。
(3) 交代注意事项(2分)。</td></tr>
<tr><td>5. 操作后处理</td><td>4</td><td></td></tr>
<tr><td colspan="3">整理用物(1分),洗手(1分),记录(2分)。</td></tr>
<tr><td rowspan="6">总体评价
(10分)</td><td>1. 操作质量</td><td>4</td><td></td></tr>
<tr><td colspan="3">动作正确规范(2分),操作熟练,沉稳有序(2分)</td></tr>
<tr><td>2. 人文关怀</td><td>2</td><td></td></tr>
<tr><td colspan="3">(1) 操作中动作轻柔,注意与孕妇的沟通交流,态度和蔼,关心爱护孕妇(1分)。
(2) 操作中注意孕妇保暖,注意保护孕妇隐私(1分)。</td></tr>
<tr><td>3. 理论回答</td><td>4</td><td></td></tr>
<tr><td colspan="3">理论回答正确(4分)。</td></tr>
<tr><td>总分</td><td>100</td><td>总得分</td><td></td></tr>
</table>

【注意事项】

1. 严格消毒外阴，注意无菌操作，预防感染。
2. 严格掌握阴道检查禁忌证：异常的阴道流血，可疑前置胎盘等。
3. 胎膜已破者应注意观察羊水的性状。
4. 操作应轻柔，积极与孕妇沟通，了解有无不适主诉，关爱孕妇，注意保护孕妇隐私。

【健康教育指导】

1. 告知孕妇引产前评估宫颈的重要性。
2. 告知孕妇经阴道检查后可能会有少量阴道流血等情况。
3. 告知孕妇做好外阴的清洁卫生。

【思考题】

1. 请简述 Bishop 评分的具体内容有哪些。
2. 缩宫素引产前为什么需要进行宫颈评分？
3. 阴道检查评估宫颈时应注意哪些问题？

第3章　产时护理操作实训

实训14　分 娩 机 制

【学习目标】

1. 知识目标：

(1) 识记：① 能陈述分娩机制的过程。② 能陈述骨盆各平面的重要径线。③ 能陈述分娩机制与骨盆各平面重要径线的关系。

(2) 理解：能理解分娩机制与接生技巧的关系。

(3) 运用：运用所学的知识和护理程序，用骨盆和胎儿模型分步骤演示枕左前位的分娩机制，并对孕妇顺产进行接生。

2. 能力目标：能运用所学知识，充分了解分娩机制，掌握接生技巧。

3. 素质目标：具有爱心和高度的责任心，做事细心，对待产妇态度和蔼、语言亲切，具有良好的沟通能力，能落实保护隐私制度。

【知识准备】

1. 分娩机制：是指胎儿先露部通过产道时，为了适应骨盆各平面的不同形态以及骨盆轴的走向，被动地进行一系列适应性转动，以其最小径线通过产道的全过程。包括衔接、下降、俯屈、内旋转、仰伸、复位及外旋转、胎肩及胎儿娩出等动作。

2. 骨盆平面及径线

(1) 入口平面：真假骨盆的分界线，呈横椭圆形，有4条径线(图14.1)。

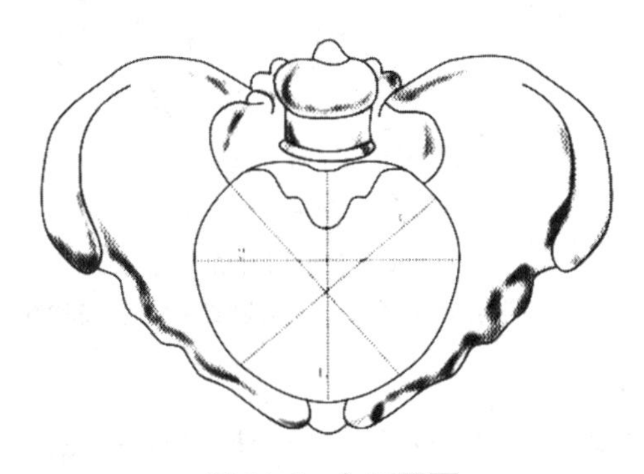

图14.1　入口平面

① 前后径：耻骨联合上缘中点至骶岬前缘正中的距离，平均为 11 cm。

② 横径：左右髂耻缘之间的最宽处长度，平均为 13 cm。

③ 斜径：左右各一条，左侧骶髂关节上缘至右侧髂耻隆突之间的距离为左斜径；右侧骶髂关节上缘至左侧髂耻隆突之间的距离为右斜径，平均为 12.75 cm。

(2) 中骨盆平面：呈纵椭圆形，为最小平面(图 14.2)。

① 前后径：耻骨联合下缘中点通过坐骨棘连线中点至第四、五骶椎之间的距离，平均为 11.5 cm。

② 横径：两侧坐骨棘之间的距离，也称坐骨棘间径，平均为 10 cm。

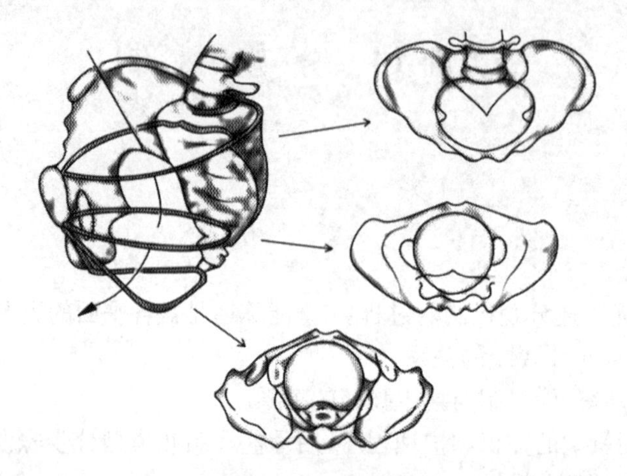

图 14.2　中骨盆平面

(3) 出口平面(图 14.3)：由两个不在同一个平面的三角形组成。

① 前后径：耻骨联合下缘至骶尾关节的距离，平均为 11.5 cm。

② 横径：两坐骨结节间的距离，也称坐骨结节间径，平均为 9 cm。

③ 前矢状线：耻骨联合下缘中点到坐骨结节间径中点的距离，平均为 6 cm。

④ 后矢状线：骶尾关节到坐骨结节间径中点的距离，平均为 8.5 cm。

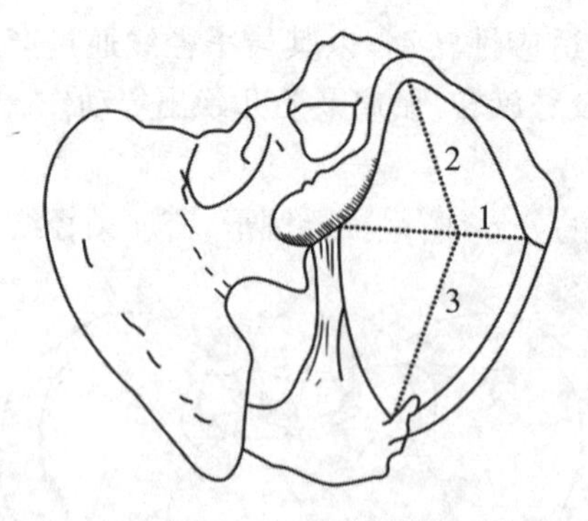

图 14.3　出口平面

注：1. 坐骨结节间径；2. 前矢状线；3. 后矢状线

3. 胎头径线(图 14.4)

(1) 双顶径：为两顶骨隆突间的距离，是胎头的最大横径，足月时平均值约为 9.3 cm。

(2) 枕额径：为鼻根上方至枕骨隆突下方的距离，足月时平均值约为 11.3 cm。

(3) 枕下前囟径:为前囟中央至枕骨隆突下方的距离,足月时平均值约为 9.5 cm。
(4) 枕颏径:为颏骨下方中央至后囟顶部的距离,足月时平均值约为 13.3 cm。

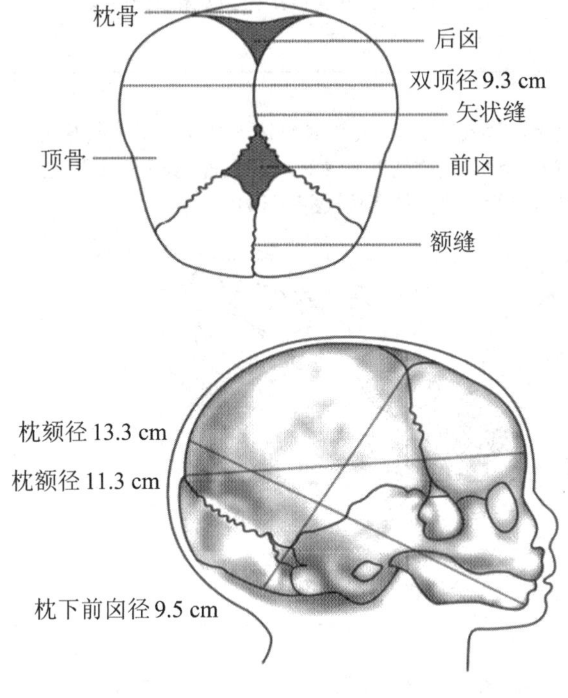

图 14.4　胎头径线

【操作目的】

1. 熟练掌握枕先露的分娩机制,接生工作顺利进行。
2. 学会在骨盆和胎儿模型上演示分娩机制动作。
3. 能够判断胎产式、胎先露、胎方位。

【典型案例】

李某,女,28 岁,住院号 A105238,孕 40 周,G_1P_0,待产。因预产期已到仍无产兆,产妇和婆婆非常着急,向助产士询问胎儿是否入盆以及胎儿的整个娩出过程。

【操作步骤及要点】

操作步骤及要点见表 14.1。

表 14.1　操作步骤及要点

操作步骤	技术要点
1. 评估与准备	
(1) 孕妇评估:胎先露、胎方位。	
(2) 环境准备:模拟产房环境温度适宜、清洁干净、光线充足。	
(3) 助产士准备:洗手,戴口罩,衣帽整洁。	

续表

操作步骤	技术要点
(4) 物品准备:女性骨盆模型、胎儿模型、分娩机制模型及相关物品。	
2. 操作过程	
(1) 衔接(入盆) 胎头俯屈以枕额径进入骨盆入口平面,矢状缝衔接于骨盆入口右斜径上,枕骨位于骨盆入口的左前方。胎头双顶径进入骨盆入口平面,颅骨最低点接近或达到坐骨棘水平,称衔接,一般以枕额径衔接(图 14.5)。 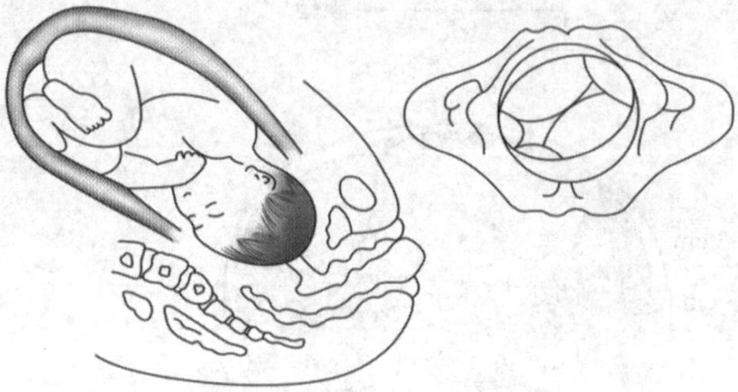 **图 14.5 分娩机制:胎头衔接**	初产妇一般在预产期前 1～2 周入盆;经产妇可在临产后入盆。
(2) 下降 胎头沿骨盆轴前进的动作,称为下降。下降贯穿于整个分娩过程中,是产程进展的重要标志。	胎头下降程度是以颅骨最低点与坐骨棘水平位置相对而言的。
(3) 俯屈 胎头下降遇到盆底阻力,使下颏部更贴近胸部,称俯屈,胎头由枕额径 11.3 cm 俯屈为枕下前囟径 9.5 cm,以最小径线适应骨盆腔继续下降(图 14.6)。 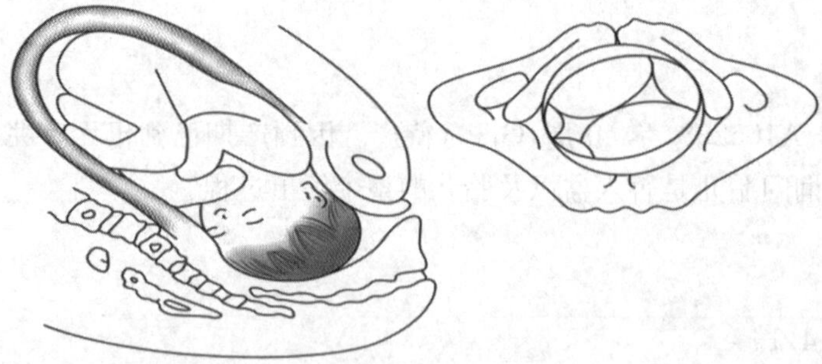 **图 14.6 分娩机制:俯屈下降**	
(4) 内旋转 当胎头俯屈下降时,枕部最先与盆底肛提肌接触,肛提肌收缩,促使胎头枕部向前逆时针旋转 45°,使胎头矢状缝与中骨盆和骨盆出口前后径一致,以适应中骨盆和骨盆出口前后径大于横径的特点。胎头围绕骨盆纵轴内旋转的动作,称为内旋转(图 14.7)。	

续表

操作步骤	技术要点
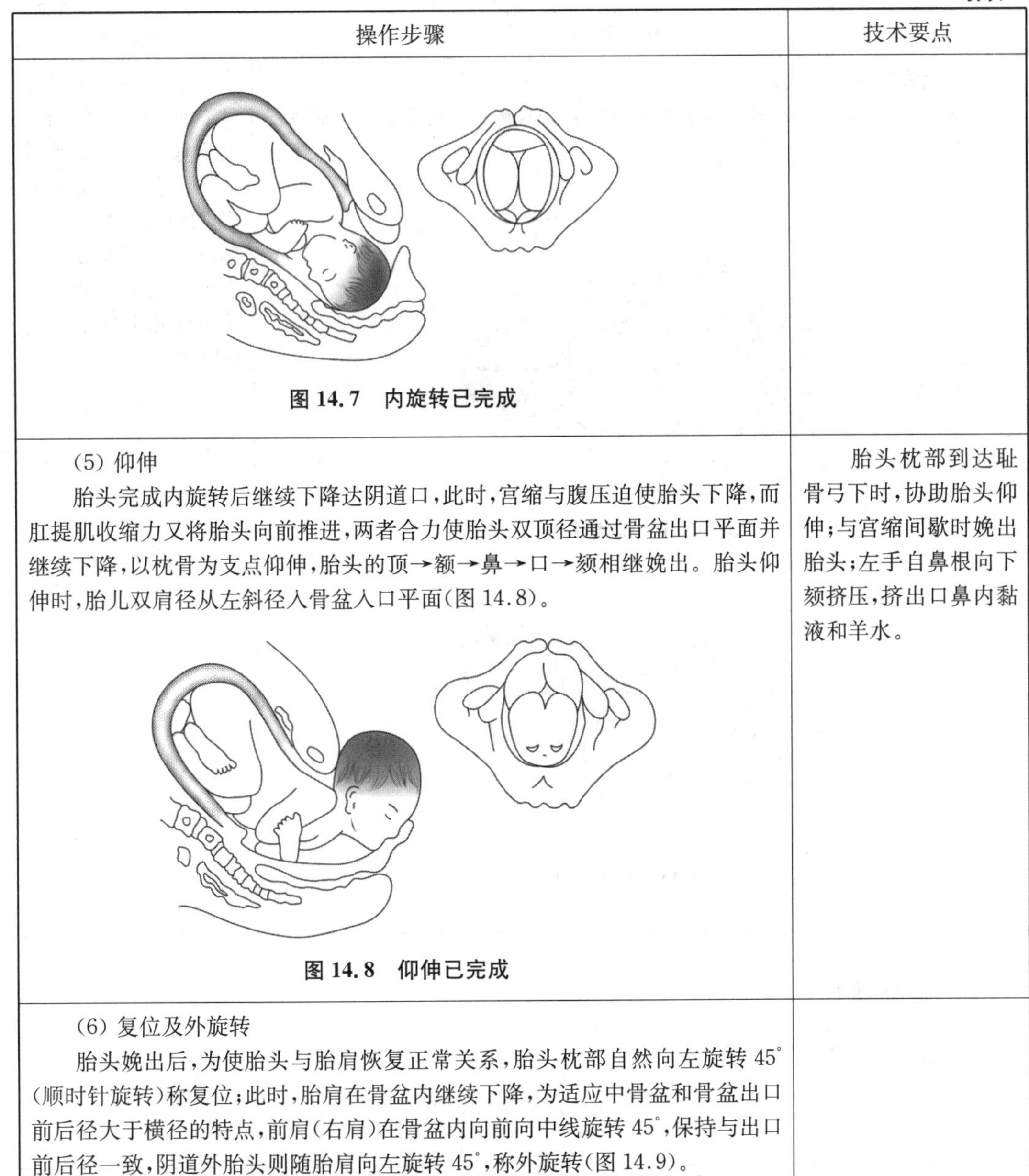 图 14.7　内旋转已完成	
（5）仰伸 胎头完成内旋转后继续下降达阴道口，此时，宫缩与腹压迫使胎头下降，而肛提肌收缩力又将胎头向前推进，两者合力使胎头双顶径通过骨盆出口平面并继续下降，以枕骨为支点仰伸，胎头的顶→额→鼻→口→颏相继娩出。胎头仰伸时，胎儿双肩径从左斜径入骨盆入口平面(图 14.8)。 图 14.8　仰伸已完成	胎头枕部到达耻骨弓下时，协助胎头仰伸；与宫缩间歇时娩出胎头；左手自鼻根向下颏挤压，挤出口鼻内黏液和羊水。
（6）复位及外旋转 胎头娩出后，为使胎头与胎肩恢复正常关系，胎头枕部自然向左旋转 45°(顺时针旋转)称复位；此时，胎肩在骨盆内继续下降，为适应中骨盆和骨盆出口前后径大于横径的特点，前肩(右肩)在骨盆内向前向中线旋转 45°，保持与出口前后径一致，阴道外胎头则随胎肩向左旋转 45°，称外旋转(图 14.9)。 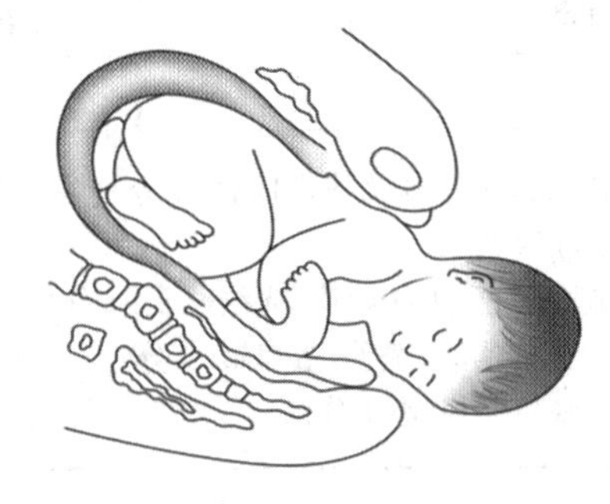 图 14.9　外旋转	

续表

操作步骤	技术要点
(7) 胎肩及胎体娩出 外旋转后胎儿前肩在耻骨弓下娩出(图 14.10),接着后肩及胎体四肢娩出(图 14.11)。 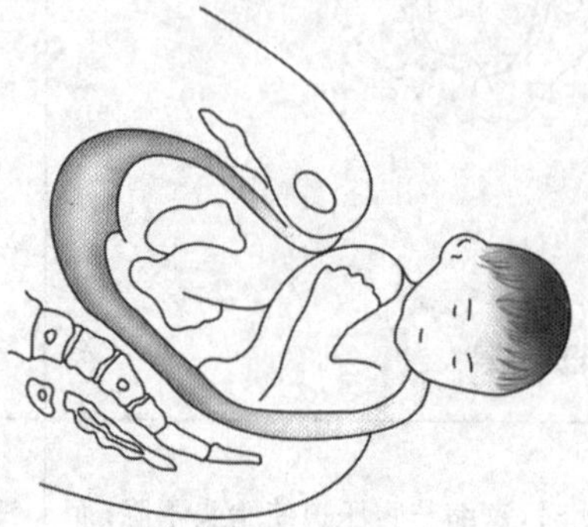 图 14.10　前肩娩出 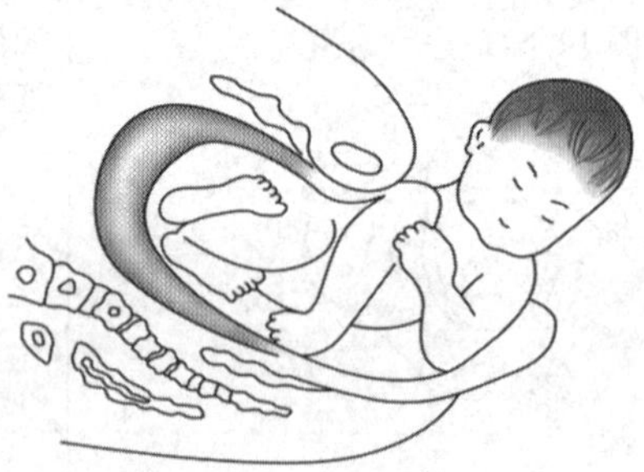 图 14.11　后肩娩出	协助前肩在耻骨弓下娩出(左手将胎儿颈部向下轻压,右手适度保护会阴);协助后肩娩出(左手托胎儿颈部向上,右手适度保护会阴);双手协助胎体及下肢相继娩出并记录时间。

【评分标准】

分娩机制评分标准见表 14.2。

表 14.2　分娩机制评分标准

班级:________　学号:________　姓名:________　得分:________

评分内容	具体内容	标准分	实得分
操作前准备(20 分)	评估与准备	20	
	(1) 评估孕妇:核对孕妇的姓名、住院号及腕带信息(2 分);解释操作的目的,取得同意配合(2 分);了解胎先露、胎方位(4 分)。 (2) 环境准备:调节室温,温度适宜,关闭门窗,光线充足(4 分)。 (3) 助产士准备:仪表端庄,着装整洁,洗手,戴口罩(4 分)。 (4) 用物准备:胎儿模型、分娩机制模型(4 分)。		

续表

<table>
<tr><th>评分内容</th><th colspan="2">具体内容</th><th>标准分</th><th>实得分</th></tr>
<tr><td rowspan="6">操作
过程
（70分）</td><td colspan="2">1. 判断胎方位</td><td>10</td><td></td></tr>
<tr><td colspan="4">（1）分娩机制：是指胎儿先露部分通过产道时，为了适应产道的形状和大小被动地进行一系列适应性转动，以其最小径线通过产道的过程（4分）。
（2）胎产式：胎体纵轴与母体纵轴的关系（2分）。
（3）胎先露：最先进入母体骨盆入口的胎儿部分（2分）。
（4）胎方位：胎儿先露部的指示点与母体骨盆的关系（2分）。</td></tr>
<tr><td colspan="2">2. 分娩机制（以枕左前为例）在模型上完成分娩机制演示与口述</td><td>56</td><td></td></tr>
<tr><td colspan="4">（1）衔接：胎头俯屈以枕额径进入骨盆入口平面，矢状缝衔接于骨盆入口右斜径上，枕骨位于骨盆入口的左前方。胎头双顶径进入骨盆入口平面，颅骨最低点接近或达到坐骨棘水平（10分）。
（2）下降：胎头沿骨盆轴前进（6分）。
（3）俯屈：胎头下降遇到盆底阻力进一步俯曲，使颏部更贴近胸部，以最小径线适应骨盆腔继续下降（4分）。
（4）内旋转：胎头为适应中骨盆及出口平面前后径大于横径的特点，逆时针旋转45°（8分）。
（5）仰伸：胎头下降达阴道口时，宫缩与腹压迫使胎头下降，而肛提肌收缩力又将胎头向前推进，两者合力使胎头双顶径通过骨盆出口平面并继续下降，以枕骨为支点仰伸，胎头的顶、额、鼻、口、颏相继娩出。胎头枕部到达耻骨弓下时，协助胎头仰伸；胎头仰伸时，胎儿双肩径从左斜径进入骨盆入口平面；与宫缩间歇时娩出胎头；左手自鼻根向下颏挤压，挤出口鼻内的黏液和羊水，右手仍保护会阴（8分）。
（6）复位及外旋转：胎头娩出后，为使胎头与胎肩恢复正常位置，枕部顺时针旋转45°复位，为使胎肩与出口前后径一致，阴道外胎头则随胎肩向左旋转45°以保持头与肩膀的垂直关系（8分）。
（7）胎肩及胎体娩出：协助前肩在耻骨弓下娩出（左手将胎儿颈部向下轻压，右手适度保护会阴）（4分）；协助后肩娩出（左手托胎儿颈部向上，右手适度保护会阴）（4分）；双手协助胎体及下肢相继娩出并记录时间（4分）。</td></tr>
<tr><td colspan="2">3. 操作后处置</td><td>4</td><td></td></tr>
<tr><td colspan="4">整理用物归位（1分），洗手（1分），记录（2分）。</td></tr>
<tr><td rowspan="6">总体
评价
（10分）</td><td colspan="2">1. 操作质量</td><td>4</td><td></td></tr>
<tr><td colspan="4">操作熟练、正确，有条不紊，无菌观念强（2分），时间把握得当（2分）。</td></tr>
<tr><td colspan="2">2. 人文关怀</td><td>2</td><td></td></tr>
<tr><td colspan="4">（1）操作中态度认真、严谨，沟通良好（1分）。
（2）操作中注意保护产妇的隐私并尊重产妇（1分）。</td></tr>
<tr><td colspan="2">3. 理论回答</td><td>4</td><td></td></tr>
<tr><td colspan="4">理论回答正确（4分）。</td></tr>
<tr><td colspan="2">总分</td><td>100</td><td>总得分</td><td></td></tr>
</table>

【注意事项】

1. 分娩机制动作的演示顺序。

2. 分娩机制是一个连续的过程,下降是贯穿于始终的动作,每个动作并没有截然的界限,在经产妇身上尤为明显。

3. 注意温柔接产。

【健康教育指导】

1. 助产士及时提供产程进展的正确信息,缓解产妇的紧张情绪。

2. 指导产妇合理有效屏气用力。

【思考题】

1. 什么是分娩机制?

2. 分娩机制包括哪几个过程?

3. 陈述衔接、下降、俯屈、内旋转及复位的概念。

4. 接产要领有哪些?

实训15　肛门指检

【学习目标】

1. 知识目标：

(1) 识记：能陈述肛门指检的目的及方法。

(2) 理解：能理解肛门指检的意义及注意事项。

(3) 运用：能运用所学知识和护理程序，通过肛门指检准确评估孕妇宫口扩张及先露部的情况。

2. 能力目标：能灵活运用所学的知识对孕产妇实施肛门指检，做到准确评估。

3. 素质目标：具有爱心和爱伤观念，做事细心，具有高度的职业责任感和专业认同感，保护产妇的隐私。

【知识准备】

1. 肛门指检是检查者经肛门评估宫颈、胎先露等产科要素的操作技术。

2. 肛门指检的意义：了解宫颈位置、质地、宫颈管消退及扩张情况；明确胎先露及其位置，评估产程的进展情况；了解骨盆有无狭窄。

【操作目的】

1. 通过肛门指检评估宫颈包括位置、质地、厚薄及宫颈管消退程度，宫口扩张程度，胎先露情况，胎膜是否破裂等。

2. 通过肛门指检了解尾骨活动度、坐骨棘间径及坐骨切记宽度等。

【典型案例】

周某，女，29岁，主诉：停经39^{+5}周，见红10小时，下腹坠胀2小时余。妊娠期产前筛查，未见异常。入院后行肛门指检了解宫口开大情况。

【操作步骤及要点】

操作步骤及要点见表15.1。

表15.1　操作步骤及要点

操作步骤	技术要点
1. 评估	
了解孕产史、本次妊娠情况(包括孕周、妊娠合并症和并发症)、合作程度、相关检查结果(B超等)、宫缩、宫口、胎膜是否破裂、产程进展情况等。	
2. 准备	

续表

操作步骤	技术要点
(1) 孕妇准备:取得知情同意,评估配合程度;评估会阴部及肛周情况。	
(2) 环境准备:安静、整洁、温湿度适宜(调节室内温度为 22～24 ℃、湿度为 50%～60%),光线适宜,私密性良好。	注意保护隐私,必要时用屏风遮挡。
(3) 助产士准备:着装整齐,修剪指甲,洗手,佩戴口罩、帽子。	
(4) 用物准备:一次性治疗巾或产妇垫、一次性薄膜 PE 手套、石蜡油(润滑剂)、卫生纸。	
3. 备齐物品,携至床旁,再次核对孕妇,解释说明取得合作	
4. 协助孕妇仰卧于检查床,两腿屈曲并分开,暴露外阴及肛门,消毒外阴	寒冷季节操作者应注意盖被或浴巾保暖。
5. 消毒卫生纸遮盖阴道口以免粪便污染	
6. 检查者站在孕妇的右侧进行检查	
7. 肛门指检	
检查者右手食指戴一次性薄膜手套蘸润滑剂伸入直肠内,拇指伸直,其余各指屈曲。 (1) 食指先后触及尾骨尖端,了解尾骨活动度,再触摸两侧坐骨棘是否突出并估计两侧坐骨棘间径大小,确定胎头高低,以坐骨棘平面为"0",坐骨棘平面以上表示为"－",坐骨棘平面以下表示为"＋",以此类推。 (2) 探查宫颈情况:用指腹部探查宫口开大情况,摸清宫颈四周边缘,判断宫颈管长度、宫颈管是否消失、宫颈软硬度、有无水肿,宫口的位置,宫口开全时摸不到宫口边缘(图 15.1～图 15.4)。 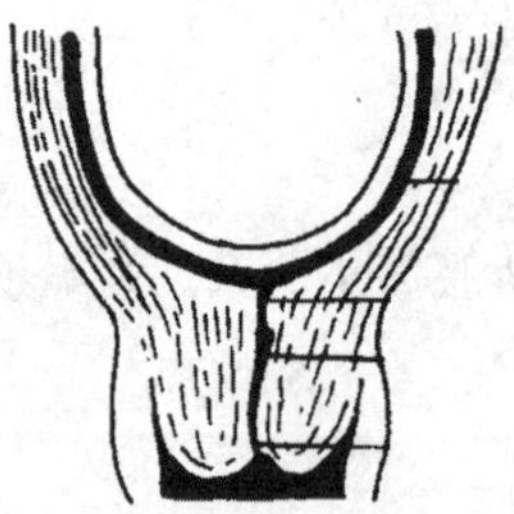 **图 15.1　宫颈管** 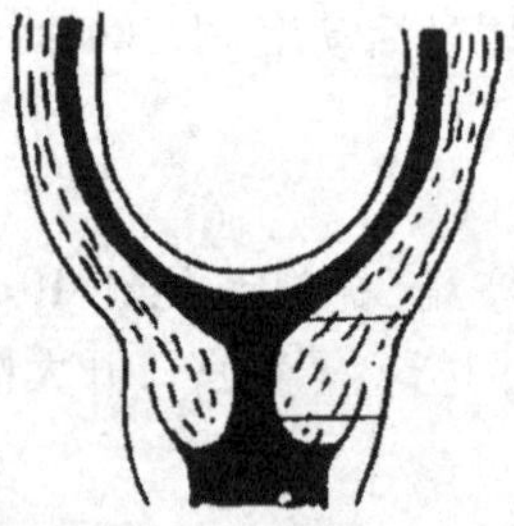　　**图 15.2　宫颈管缩短** 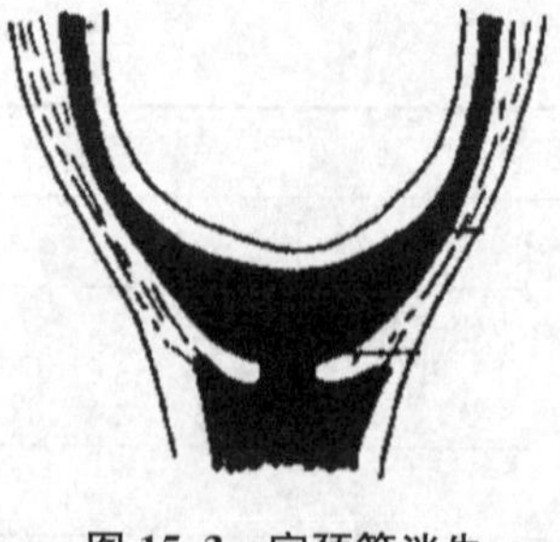 **图 15.3　宫颈管消失** 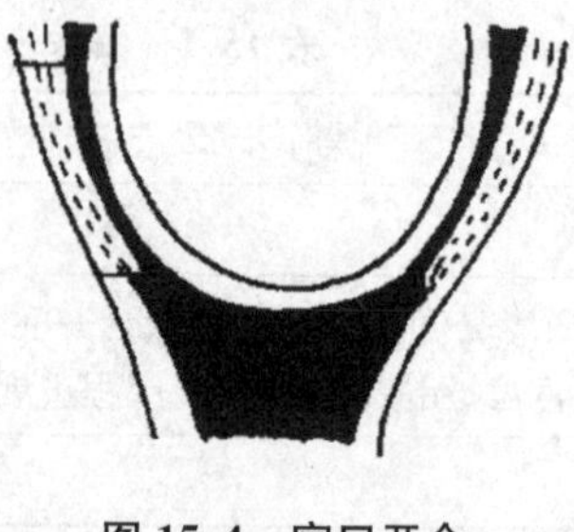　　**图 15.4　宫口开全**	嘱孕妇深呼吸,予以心理安慰,使其充分放松;肛门指检可适时在宫缩时进行。判断先露位置需先摸到坐骨棘的位置。

续表

操作步骤	技术要点
(3) 探查胎膜是否破裂：未破膜者在胎先露前方可触到有弹性的前羊膜囊；已破膜者可触到胎头。 (4) 若无胎头水肿，可扪及颅缝及囟门位置，有助于确定胎方位。	
8. 检查结束，协助孕妇穿好裤子，取舒适体位，整理床单位。有屏风者撤去屏风	
9. 告知孕妇检查结果，交代有关注意事项	
10. 用物处理，洗手，记录检查时间及检查结果	

【评分标准】

肛门指检评分标准见表15.2。

表15.2　肛门指检评分标准

班级：________　学号：________　姓名：________　得分：________

项目	具体内容	标准分	实得分
操作前准备 (20分)	评估与准备	20	
	(1) 评估孕妇：核对孕妇的姓名、住院号及腕带信息(2分)；向孕妇解释肛门指检的目的，取得同意配合(2分)；了解孕产史、本次妊娠情况(包括孕周、妊娠合并症和并发症)、合作程度、相关检查结果(B超等)、宫缩、宫口、胎膜是否破裂、产程进展情况等(4分)；评估会阴部及肛周皮肤情况(2分)。 (2) 环境准备：温湿度适宜，光线适中，私密性良好(2分)。 (3) 助产士准备：着装整齐，修剪指甲(2分)，洗手，戴好口罩、帽子(2分)。 (4) 物品准备：一次性治疗巾或产妇垫、一次性薄膜PE手套、石蜡油(润滑剂)、卫生纸(4分)。		
操作过程 (70分)	1. 孕妇准备及体位的选择	10	
	(1) 备齐物品，携至孕妇床旁，再次核对，解释说明取得合作，嘱其排尿(2分)。 (2) 协助孕妇仰卧于检查床上，臀下铺一次性治疗巾，取屈膝仰卧位，暴露外阴，注意保暖(4分)。 (3) 双腿屈曲分开，嘱其深呼吸放松(4分)。		
	2. 操作者站位	2	
	检查者站在孕妇右侧进行检查(2分)。		
	3. 肛门指检	44	
	(1) 检查者右手戴一次性薄膜手套，食指蘸石蜡油，轻轻放于产妇的肛周按摩片刻，嘱产妇深呼吸放松肛门，缓缓伸入直肠内，拇指伸直，其余各指屈曲以利食指伸入(6分)。 (2) 食指先触及尾骨尖端，了解尾骨活动度，再触摸两侧坐骨棘是否突出并估计坐骨棘间径大小，确定胎先露位置的高低(8分)。 (3) 探查宫颈情况：用指腹部触摸宫口，了解位置，并判断开大情况，摸清宫颈四周边缘，判断宫颈软硬度、厚薄度、有无水肿等(10分)。		

续表

项目	具体内容	标准分	实得分
	(4) 探查胎膜是否破裂:未破膜者在胎头前方可触到有弹性的前羊膜囊;已破膜者可触到胎先露(8分)。 (5) 胎头先露且无水肿时,可扪及颅缝及囟门的位置,初步确定胎方位(8分)。 (6) 检查动作一定要轻柔,避免孕妇不适和破膜,随时和孕妇沟通,询问其感受(4分)。		
	4. 整理床单位,健康教育指导	10	
	(1) 检查结束,脱去手套,撤去一次性治疗巾,协助孕妇穿好裤子,取舒适体位(4分)。 (2) 整理床单位,有屏风者撤去屏风(2分)。 (3) 告知孕妇检查结果,交代有关注意事项(4分)。		
	5. 操作后处置	4	
	处理用物(2分),洗手(1分),记录(1分)。		
总体评价(10分)	1. 操作质量	4	
	动作正确规范(2分),操作熟练,沉稳有序(2分)。		
	2. 人文关怀	2	
	(1) 操作中动作轻柔,注意与孕妇的沟通交流,态度和蔼,关心爱护孕妇(1分)。 (2) 操作中注意孕妇保暖,注意保护孕妇隐私(1分)。		
	3. 理论回答	4	
	理论回答正确(4分)。		
总分	100	总得分	

【注意事项】

1. 注意肛门指检禁忌证,如有产前阴道出血怀疑前置胎盘或前置血管者,禁止行肛门指检。
2. 操作时手法轻柔,检查前手指应涂抹液状石蜡,减少孕妇不适,防止破膜。
3. 操作中注意观察孕妇的反应及面色,询问其感受。
4. 注意保暖,保护隐私。

【健康教育指导】

1. 告知孕妇肛门指检的目的及方法。
2. 指导孕妇在肛门指检时深呼吸放松以缓解不适。

【思考题】

1. 肛门指检的目的是什么?
2. 肛门指检的内容包括哪些?
3. 肛门指检的注意事项有哪些?

实训16　阴道指检

【学习目标】

1. 知识目标：

(1) 识记：能陈述阴道检查的目的及适应证和禁忌证。

(2) 理解：能理解阴道检查的意义。

(3) 运用：运用所学知识和护理程序，正确掌握阴道检查的操作方法，并初步了解胎膜情况、胎先露及其下降程度、宫口扩张程度、软产道及骨盆情况等。

2. 能力目标：能运用所学的知识对孕产妇进行正确的阴道检查，并准确评估。

3. 素质目标：具有爱心和责任心，做事细心，具有高度的爱伤观念和职业责任感，专业认同感好，操作中动作轻柔并注意保护隐私。

【知识准备】

1. 阴道检查是助产士的基本操作之一，通过检查可动态观察产程，估计子宫颈口直径，其大小以"cm"计算或"横指"计算，每横指相当于1.5 cm，是检查者经阴道评估宫颈、胎先露等产科要素的操作技术。常用于分娩期，也可用于孕期。

2. 适应证：临产产妇，应行阴道检查，获取基础信息；产程进展的评估；产程进展不顺利时，采取干预措施并判断是否有效；妊娠期产道检查。

3. 禁忌证：完全性前置胎盘或不明原因的产前阴道流血的孕妇。

【操作目的】

1. 查清宫颈管长度、软硬度、厚薄度。

2. 评估胎先露类型、位置，有无产瘤及其大小，有无脐带脱垂。

3. 确定宫口扩张及胎先露的下降程度，判断产程进展情况。

4. 评估骨盆腔内径、骨盆的倾斜度、骶尾关节的活动度。

【典型案例】

王某，女，26岁，主诉停经38周，G_1P_0，阵发性腹痛2小时急诊入院，助产士行阴道检查判断产程进展情况。

【操作步骤及要点】

操作步骤及要点见表16.1。

表 16.1 操作步骤及要点

操作步骤	技术要点
1. 评估	
了解孕产史、本次妊娠情况(包括孕周、妊娠合并症和并发症)、相关检查结果(B超等)、宫缩、羊水、产程进展情况等。	
2. 准备	
(1) 产妇准备:向产妇及家属说明操作的目的,取得知情同意;评估会阴部及肛周情况;排空膀胱。	
(2) 环境准备:安静、整洁、温湿度适宜(调节室内温度为 24～26 ℃、湿度为 50%～60%),光线适宜,私密性良好。	注意保护产妇个人隐私,必要时用屏风或围帘遮挡。
(3) 助产士准备:着装整齐,修剪指甲,洗手,佩戴口罩。	
(4) 用物准备:0.5%碘伏棉球、一次性治疗巾或康复垫 1 块、无菌手套 2 副、大毛巾一块(保暖备用)。	
3. 备齐物品,携至产妇床旁,再次核对信息,解释说明取得合作	
4. 协助产妇仰卧于床上,两腿屈曲并分开,暴露外阴部,使腹肌放松	寒冷季节操作者应注意盖被或浴巾保暖。
5. 消毒会阴:消毒的顺序为阴道口→左侧小阴唇→右侧小阴唇→左侧大阴唇→右侧小阴唇→会阴→肛门。遵循从内到外、从上到下的原则	分泌物较多时,应增加擦拭的次数或会阴冲洗(温开水→肥皂水→消毒液各一遍),保证清洁。
6. 阴道检查内容	
操作者戴无菌手套,站在产妇右侧,将右手食指和中指轻轻伸入阴道内,拇指伸直,其余手指屈曲。 (1) 外阴阴道情况:观察外阴皮肤是否完整,会阴部色泽、有无红肿、瘢痕、皮疹、皮损;阴道是否通畅、有无阴道赘生物及黏膜情况(图 16.1)。 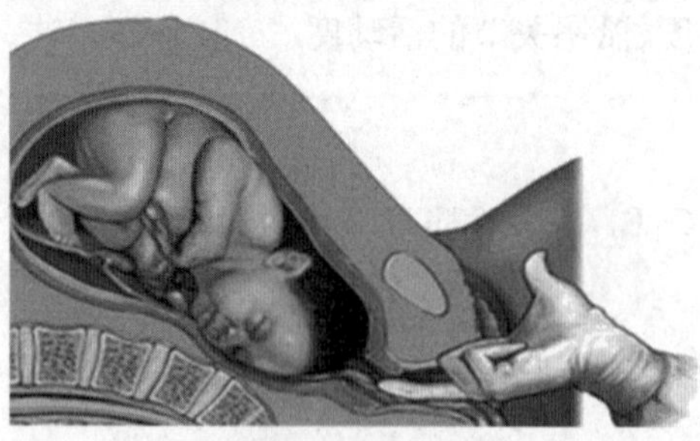 图 16.1 阴道指检 (2) 探查宫颈情况:检查宫颈位置、宫颈软硬度、厚薄、宫口大小、胎膜是否破裂。若宫口已扩张,先触及胎儿的先露部,然后由中心向外摸清宫颈的边缘,再沿边缘画圈并分别触诊宫颈口 3、6、9、12 点位置以估计宫颈扩张的程度以及有无宫颈水肿,如已触及不到宫颈边缘表示宫口已开全(图 16.2、图 16.3)。	操作者左手置于产妇宫底部,嘱孕妇腹部放松。 (1) 坐骨棘平面是判断胎头高低的标志。 (2) 坐骨棘平面以“0”表示,在坐骨棘平面上 1 cm 时,以“-1”表达,其余以此类推;在坐骨棘平面下 1 cm 时,以“+1”表达,其余以此类推。

续表

<table>
<tr><th>操作步骤</th><th>技术要点</th></tr>
<tr><td>
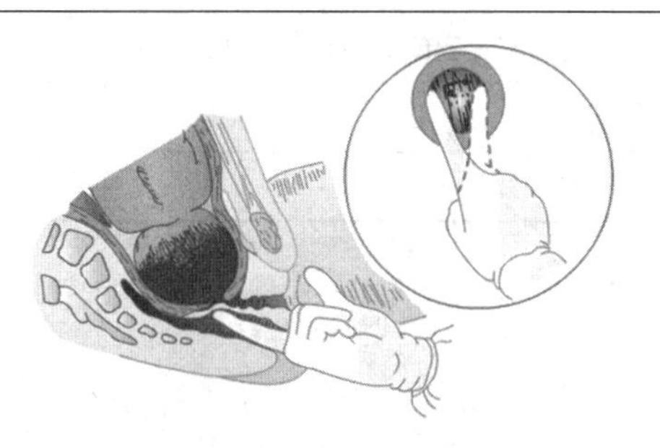

图 16.2　检查宫颈扩张

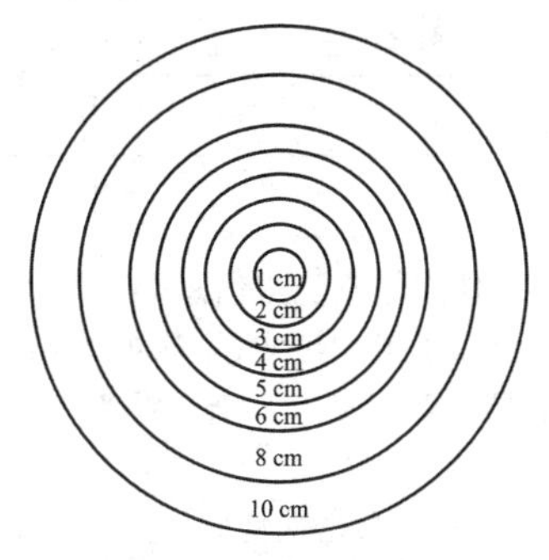

图 16.3　宫口扩张直径图

(3) 胎先露和坐骨棘情况：通过检查确定胎先露情况。若为头先露，可根据囟门、矢状缝或胎耳方向确定胎方位，并摸到坐骨棘确定胎先露位置，分别触及两侧坐骨棘，估计其间的距离，此径线是中骨盆最短的径线，过小会影响胎先露下降(图 16.4)。

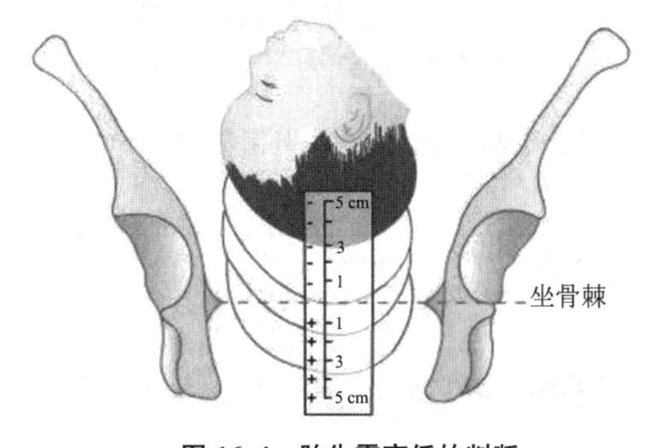

图 16.4　胎先露高低的判断

(4) 坐骨切迹宽度(sciatic notch width，SNW)：代表中骨盆后矢状径，其宽度为坐骨棘与骶骨下部间的距离，即骶棘韧带宽度。检查者将伸入阴道内的食指置于韧带上移动，如能容纳三横指(一般为 5.5～6 cm)为正常，否则为中骨盆狭窄。

(5) 尾骨活动度：与骨盆出口平面紧密相关，可增加出口后矢状径以利于胎儿娩出。骶尾关节至坐骨结节间径中点的距离为出口后矢状径，正常值平均约为 8.5 cm。若出口横径稍短，出口横径与出口后矢状径之和大于 15 cm 时，正常大小胎儿可通过后三角区经阴道娩出。
</td><td>(3) 临产后在宫缩时检查，检查时左手在宫缩来临时轻压宫底，不得反复进出阴道，控制检查的次数。</td></tr>
</table>

续表

操作步骤	技术要点
7. 检查结束,协助产妇穿好裤子,取舒适体位,整理床单位。撤去屏风或围帘	
8. 告知产妇检查结果,交代有关注意事项	
9. 整理用物,洗手,记录检查时间及检查结果	

【评分标准】

阴道检查评分标准见表16.2。

表16.2 阴道检查评分标准

班级:________ 学号:________ 姓名:________ 得分:________

项目	具体内容	标准分	实得分
操作前准备(20分)	评估与准备	20	
	(1) 产妇准备:核对产妇的姓名、住院号及腕带信息等(2分);了解病情,向产妇解释阴道检查的目的,取得同意配合(2分);了解孕产史、本次妊娠情况(包括孕周、妊娠合并症和并发症)、宫缩、羊水、产程进展情况等(4分);检查会阴部及肛周皮肤情况,排空膀胱(2分)。 (2) 环境准备:温湿度适宜、光线适中,私密性良好(2分)。 (3) 操作者准备:着装规范,修剪指甲(2分),正确戴好口罩、帽子,洗手(2分)。 (4) 物品准备:0.5%碘伏棉球、一次性治疗巾或康复垫一块、无菌手套2副、大毛巾一块(保暖备用)(4分)。		
操作过程(70分)	1. 产妇体位的选择	10	
	(1) 备齐物品,携至产妇床旁,再次核对信息,解释说明取得同意(2分)。 (2) 协助产妇仰卧于检查床上,臀下铺一次性治疗巾,取膀胱截石位,暴露外阴,注意保暖(4分)。 (3) 嘱产妇放松(1分),碘伏棉球按消毒顺序擦拭外阴两遍(3分)。		
	2. 操作者站位	2	
	检查者站在产妇的右侧,面向产妇进行检查(2分)。		
	3. 阴道检查	44	
	(1) 外科手消毒,戴无菌手套,食、中两指伸入阴道内进行检查,拇指伸直,其余各指屈曲(4分)。 (2) 检查外阴阴道情况:会阴部皮肤及阴道壁、黏膜情况(4分)。 (3) 探查宫颈情况:食指和中指指腹侧触摸宫口,了解宫颈的位置、宫口扩张程度。若宫口已扩张,先触及胎儿的先露部,然后由中心向外摸清宫颈的边缘,判断宫颈的软硬度、厚薄及有无宫颈水肿(14分)。 (4) 胎先露部及坐骨棘情况:触诊时摸清胎先露类型,根据颅缝和囟门的位置确定胎方位,再以先露部最低点与坐骨棘平面的距离确定先露位置高低(10分)。 (5) 坐骨切迹宽度:食指和中指置于韧带上移动,如能容纳三横指(一般为5.5~6 cm)为正常,否则为中骨盆狭窄(4分)。		

续表

项目	具体内容	标准分	实得分
	(6) 尾骨活动度：食指和中指触及骶尾关节，判断与坐骨结节间径中点的距离，正常值平均为8.5 cm(4分)。 (7) 检查过程中询问产妇感觉，征求产妇意见(4分)。		
	4. 整理床单位，健康教育	10	
	(1) 检查结束，脱去手套，撤去一次性治疗巾(2分)。 (2) 协助孕妇穿好裤子，取舒适体位(2分)。 (3) 整理床单位，撤去屏风或围帘(2分)。 (4) 告知孕妇检查结果，交代有关注意事项(4分)。		
	5. 操作后处理	4	
	处理用物(2分)，洗手(1分)，记录(1分)。		
总体评价(10分)	1. 操作质量	4	
	动作正确规范(2分)，操作熟练，沉稳有序(2分)。		
	2. 人文关怀	2	
	(1) 操作中动作轻柔，注意与产妇的沟通交流，态度和蔼，关心爱护产妇(1分)。 (2) 操作中注意产妇保暖，注意保护产妇隐私(1分)。		
	3. 理论回答	4	
	理论回答正确(4分)。		
总分	100	总得分	

【注意事项】

1. 检查前应严格消毒，注意无菌操作；应以一次检查清楚为原则，不得反复进出阴道，同时应控制检查的次数，防止感染。
2. 操作轻柔，注意保暖，保护产妇隐私。若为男性助产士或医生，应有一名女性护士在场。
3. 操作中注意观察产妇的反应及面色，与产妇交流，询问产妇感受。
4. 胎膜已破者应注意观察羊水的性状与气味。
5. 若有前置胎盘或不明原因的产前阴道流血者禁止阴道检查。
6. 如宫口扩张及胎头下降程度不明、疑有脐带先露或脐带脱垂、轻度头盆不称经试产4小时，产程进展缓慢时，阴道检查尤为重要。

【健康教育指导】

1. 告知产妇阴道检查的目的及方法。
2. 指导产妇腹部放松的重要性及方法。

【思考题】

1. 阴道检查的目的有哪些？
2. 骨盆内测量的径线名称、意义及正常值有哪些？
3. 阴道检查的注意事项有哪些？

实训17 产 程 观 察

【学习目标】

1. 知识目标：

(1) 识记：① 能陈述产程的分期。② 能陈述一、二、三产程的临床表现及助产要点。

(2) 理解：能理解影响产程进展的因素。

(3) 运用：运用所学的知识和护理程序，观察产程，能及时识别异常产程情况并配合处理。

2. 能力目标：能运用所学的知识，对产妇进行产程观察护理，学会识别异常产程并及时予以处理，促进自然分娩。

3. 素质目标：具有爱心和高度的责任心，做事细心，对待产妇态度和蔼、语言亲切，具有良好的沟通能力，能落实保护隐私制度。

【知识准备】

1. 产程是指整个分娩的过程，一般是指从规律的宫缩直到胎儿胎盘娩出的全过程。划分为三个产程，即第一产程(又称宫口扩张期)、第二产程(又称胎儿娩出期)、第三产程(又称胎盘娩出期)。临床上也有将产后2小时的产房观察称为第四产程。

2. 产程观察主要包括胎心监测、宫缩监测、宫口扩张和胎先露下降情况的监测、生命体征监测等。

3. 产程观察中操作者应具备一定的心理学知识和良好的沟通技巧，掌握一定的非药物减痛方法并指导产妇配合应用。

【操作目的】

1. 通过观察产程，了解产程进展情况。

2. 通过观察产程，及时发现异常情况并处理，确保母胎安全。

【典型案例】

周某，女，29岁，G_1P_0，主诉：停经40^{+5}周，规律性下腹痛3小时而入院。入院时检查：胎心135次/分，宫缩30秒/3～4分钟，强度中等，胎位：LOA，宫口开3 cm，胎头V_{-2}，胎膜未破，入产房待产。请问助产士该如何做好产时护理？

【操作步骤及要点】

操作步骤及要点见表17.1。

表 17.1　操作步骤及要点

操作步骤	技术要点
1. 评估	
(1) 孕产史、末次月经、预产期、本次妊娠经过，有无妊娠期合并症或并发症，产妇身体、心理状态及社会支持状况。 (2) 宫高、腹围，胎心、胎动、宫缩、胎位、胎膜是否破裂及羊水情况、会阴条件、膀胱是否充盈等。 (3) 妊娠期有关生化检查、B超检查结果等。	
2. 准备	
(1) 产妇准备：排空膀胱，知晓进入产程后的注意事项及配合要点。	
(2) 环境准备：安静、整洁、温湿度适宜(室温为 24～26 ℃)，光线适宜，私密性良好，关闭门窗。	
(3) 助产士准备：着装规范，戴口罩，修剪指甲，清洁双手。	
(4) 用物准备：产妇模型、产科病历、产程观察记录单、胎心多普勒、检查手套、润滑剂、一次性治疗巾(必要时备)。	
3. 备齐物品，携至床旁，再次核对产妇，解释说明取得合作，排空膀胱	
4. 协助产妇仰卧或左侧卧位于床上，头部稍垫高，适当暴露腹部及外阴部。(此处为初步评估阶段，为听胎心、触诊宫缩及阴道检查等做准备，本表第9点有自由体位的描述)	注意保护隐私。
5. 严密监测胎心(图 17.1、图 17.2)和宫缩	
(1) 第一产程：潜伏期，30～60 分钟听诊一次；活跃期，15～30 分钟听诊一次。 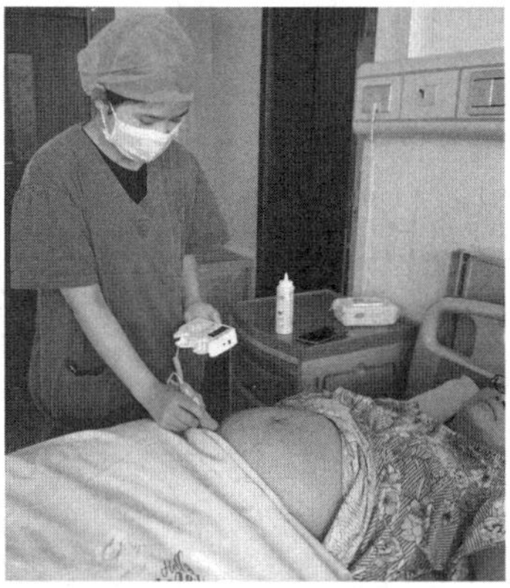 **图 17.1　胎心听诊** 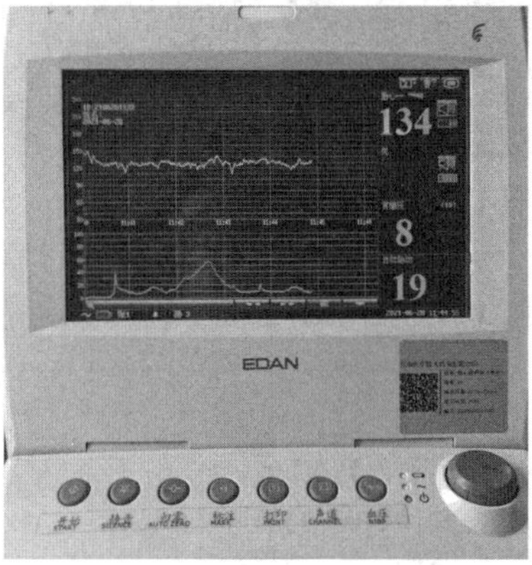　　**图 17.2　胎心监护** (2) 第二产程：5～10 分钟听诊一次。	在宫缩间歇期听诊胎心，每次大于或等于1分钟，必要时行胎心监护。
6. 密切观察宫口扩张及胎头下降情况	

续表

操作步骤	技术要点
(1) 检查方法:严格外阴消毒下行阴道检查。 (2) 检查频次:潜伏期,2～4 小时检查一次;活跃期,1～2 小时检查一次。 (3) 检查内容:准确评估宫颈管消退、宫口扩张、胎膜是否破裂、胎先露、胎方位及胎先露位置等情况。 (4) 若产妇出现会阴膨隆、阴道血性分泌物增多、排便感等可疑宫口开大的表现时应立即检查。	现肛门指检已经较少使用。
7. 监测生命体征:每 4 小时一次,必要时根据医嘱严密监测	高血压者遵医嘱严密监测血压。 血糖异常者定时监测血糖变化。
8. 排泄情况:每 2 小时协助产妇排尿一次,避免膀胱充盈	膀胱充盈易阻碍胎头下降。
9. 自由体位:根据情况,适当鼓励产妇采取自由体位,可使用分娩球、导乐车等(图 17.3),以促进产程进展 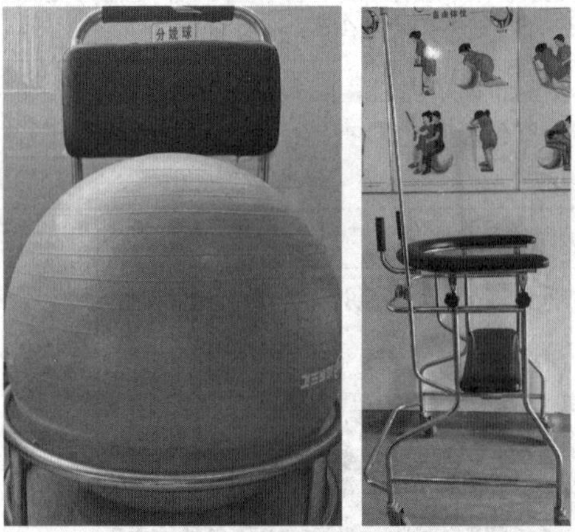 **图 17.3 分娩球及导乐车**	避免长时间仰卧位。
10. 指导产妇学会正确的呼吸减痛法并实施	也可以辅以其他非药物镇痛法。
11. 做好生活护理	
(1) 帮助产妇补充能量和水分,保持体力。 (2) 协助产妇更换会阴垫,保持会阴清洁。	
12. 评估心理状态,有效沟通	
13. 向产妇及家属交代有关注意事项	
14. 用物处理,助产士洗手,记录产程观察记录单	

【评分标准】

产程观察评分标准见表 17.2。

表17.2　产程观察评分标准

班级:________　学号:________　姓名:________　得分:________

<table>
<tr><th>项目</th><th>具体内容</th><th>标准分</th><th>实得分</th></tr>
<tr><td rowspan="2">操作前准备
(20分)</td><td>评估与准备</td><td>20</td><td></td></tr>
<tr><td colspan="3">(1) 评估产妇:核对产妇的姓名、住院号及腕带信息(2分);向产妇解释产程观察的目的,取得同意配合(2分);了解孕产史、末次月经、预产期,妊娠期合并症或并发症,产妇身心状态及社会支持状况(2分);了解宫高、腹围,胎心、胎动、宫缩、胎膜是否破裂及羊水情况、膀胱是否充盈、会阴条件、生命体征等(4分)。
(2) 助产士准备:衣帽整洁(2分),修剪指甲,洗手,戴口罩(2分)。
(3) 环境准备:安静整洁,温度适宜,光线适宜,私密性良好(2分)。
(4) 物品准备:产妇模型、产科病历、产程观察记录单、胎心多普勒、一次性检查手套、润滑剂、一次性治疗巾(4分)。</td></tr>
<tr><td rowspan="12">操作过程
(70分)</td><td>1. 产妇准备及体位的选择</td><td>12</td><td></td></tr>
<tr><td colspan="3">(1) 备齐物品,携至产妇床旁(3分),核对解释,取得产妇配合(3分)。
(2) 协助产妇仰卧或左侧卧位于床上,头部稍垫高,适当暴露腹部及外阴部(3分)。
(3) 指导自由体位,协助其排尿,排空膀胱(3分)。</td></tr>
<tr><td>2. 监测胎心</td><td>12</td><td></td></tr>
<tr><td colspan="3">(1) 在宫缩间歇期听诊胎心,每次大于或等于1分钟,必要时行胎心监护(3分)。
(2) 第一产程:潜伏期,30~60分钟听诊一次(3分);活跃期,15~30分钟听诊一次(3分)。第二产程:5~10分钟听诊一次(3分)。</td></tr>
<tr><td>3. 观察子宫收缩情况</td><td>8</td><td></td></tr>
<tr><td colspan="3">(1) 子宫收缩的规律性(2分)。
(2) 子宫收缩的间隔时间(2分)、持续时间(2分)及强度(2分)。</td></tr>
<tr><td>4. 阴道检查</td><td>12</td><td></td></tr>
<tr><td colspan="3">(1) 检查宫口扩张大小(2分),胎先露下降程度(2分),胎膜是否破裂(2分),胎方位(2分),首次检查应了解骨盆情况(2分)。
(2) 检查时机正确(2分)。</td></tr>
<tr><td>5. 产时观察,做好生活护理,保持有效沟通</td><td>20</td><td></td></tr>
<tr><td colspan="3">(1) 测量血压:每4小时一次,必要时根据医嘱严密监测(3分)。
(2) 根据情况,适当鼓励产妇下床活动,避免长时间卧床(3分)。
(3) 根据检查结果,及时发现异常产程并配合医生进行处理(3分)。
(4) 及时帮助产妇补充能量和水分,保持体力(2分)。
(5) 督促并协助排泄:每2~4小时协助产妇排尿一次,避免膀胱充盈(3分)。
(6) 及时协助产妇更换会阴垫,保持会阴清洁(2分)。
(7) 告知产妇检查结果及产程进展情况(2分),教会产妇缓解疼痛方法、保持良好的情绪(2分)。</td></tr>
<tr><td>6. 操作后处置</td><td>6</td><td></td></tr>
<tr><td colspan="3">处理用物(2分),洗手(2分),记录(2分)。</td></tr>
</table>

续表

项目	具体内容	标准分	实得分
总体评价（10分）	1．操作质量	4	
	操作正确规范，动作熟练（2分），产程进展顺利（2分）。		
	2．人文关怀	2	
	（1）操作中注意与产妇的沟通交流，态度和蔼，关心爱护产妇（1分）。 （2）产程中能及时满足产妇的合理需求，并做好生活护理（1分）。		
	3．理论回答	4	
	理论回答正确（4分）。		
总分	100	总得分	

【注意事项】

1．做好陪护，随时监测母儿病情变化。

2．严密观察产程进展情况，并做好记录。

3．及时发现和汇报异常情况，并积极协助医生处理。

4．随时与产妇沟通交流，态度和蔼，关心体贴产妇，做好基础护理。

【健康教育指导】

1．向产妇宣教自然分娩的好处，建立自然分娩的信心。

2．为产妇讲解分娩相关知识：分娩方式指导、产程中如何配合、药物或非药物镇痛方法的选择应用等。

3．告知产妇自由体位待产的目的及方法。

4．教会产妇舒缓紧张焦虑情绪的方法。

【思考题】

1．第一产程的临床表现是什么？

2．第一产程中胎膜破裂，应如何处理？

3．缓解宫缩痛的方法有哪些？

实训18　药物分娩镇痛的配合及监护

【学习目标】

1. 知识目标：

(1) 识记：① 能陈述药物分娩镇痛术的适应证和禁忌证。② 能陈述药物分娩镇痛术的注意事项。

(2) 理解：能理解药物分娩镇痛术的作用机制及不良反应。

(3) 运用：能应用所学的知识和护理程序，配合实施药物分娩镇痛术，识别分娩期母胎异常情况，降低剖宫产发生率。

2. 能力目标：能灵活运用所学知识，对药物分娩镇痛术的产妇进行观察和护理，促进自然分娩，确保母婴安全。

3. 素质目标：具有爱心、责任心，做事细心，对待产妇态度和蔼，语言温和，关心体贴产妇，具有高度的职业责任感和专业认同感。

【知识准备】

1. 分娩镇痛包括药物镇痛和非药物镇痛，目前最常用的就是椎管内分娩镇痛，也是迄今为止所有分娩镇痛方法中镇痛效果最确切的方法。

2. 椎管内阻滞镇痛由有经验的麻醉医师进行，在硬膜外腔置入一根细导管，在整个过程中，麻醉药的浓度较低，相当于剖宫产麻醉时的1/10～1/5，可控性强，安全性高，几乎不影响产妇的运动，产妇意识清醒，能主动配合、积极参与整个分娩过程。

3. 椎管内阻滞镇痛适应证：经评估可经阴道分娩的产妇，临产后依据自身意愿可采用椎管内分娩镇痛方法。

4. 椎管内阻滞镇痛禁忌证：

(1) 不能经阴道分娩的产妇。

(2) 产妇病情严重限制活动者或有其他医学情况需要特殊处理者。

5. 椎管内阻滞镇痛并发症：

(1) 低血压与心率异常。

(2) 局麻药中毒。

(3) 体温升高。

(4) 神经和血管损伤。

(5) 宫缩和胎心异常。

(6) 硬膜外出血和血肿。

(7) 头痛。

(8) 腰背痛。

(9) 感染等。

【操作目的】

1. 应用椎管内阻滞镇痛，可有效缓解疼痛，促进母体舒适。
2. 椎管内阻滞镇痛可能有利于增加子宫血流，减少产妇因过度换气引起的不良影响。

【典型案例】

周某，29岁，主诉：停经40^{+5}周，G_2P_0，规律性下腹痛半天。预产期：2023年6月20日。妊娠期产前检查未见异常。入院时检查：胎心135次/分，宫缩30秒/3～4分钟，强度中等，宫口开3 cm，胎头V_{-1}，胎膜未破，生命体征正常，产妇疼痛难忍，要求行药物镇痛。

【操作步骤及要点】

操作步骤及要点见表18.1。

表18.1　操作步骤及要点

操作步骤	技术要点
1. 评估	
(1) 孕产史、末次月经、预产期，妊娠合并症或并发症，产妇身体、心理及家庭支持状况。 (2) 胎心、胎儿大小、宫缩、宫口、胎位、胎膜是否破裂及羊水情况、膀胱是否充盈、会阴条件等。	
2. 准备	
(1) 产妇准备：签署分娩镇痛知情同意书，排空膀胱，生命体征正常，已临产，有开放的静脉通道。	
(2) 环境准备：安静、整洁、温度适宜(调节室温为24～26℃)，私密性好，光线适宜。	
(3) 操作者准备：着装规范，戴口罩，修剪指甲，清洁双手。	
(4) 物品准备：麻醉机、麻醉药、麻醉穿刺包、气道管理用品(喉镜、气管插管、口咽通气道、喉罩、困难气道器具等)、胎心监护仪、新生儿窒息复苏设备、心电监护仪、吸氧装置、吸痰装置、抢救车(抢救物品、药品)等。	
3. 根据产程进展和产妇意愿进行分娩镇痛	关心产妇，倾听主诉。
4. 产科医师、助产士评估产妇，无阴道分娩禁忌证，联系麻醉师	
5. 麻醉师入产房评估产妇，无分娩镇痛禁忌证，与产妇及家属沟通后，签订分娩镇痛知情同意书及相关医疗文件	
6. 助产士备齐物品、药品，再次核对产妇，解释说明取得合作	
7. 协助产妇排尿，开放静脉通道后，送入分娩镇痛室	
8. 协助产妇摆好穿刺体位	
9. 配合麻醉师完成椎管内穿刺操作(图18.1)	

续表

操作步骤	技术要点
图18.1　椎管内分娩镇痛的麻醉穿刺体位及部位	
10. 分娩镇痛室监护	
(1) 镇痛后保持呼吸道通畅，镇痛后1小时内严密监测呼吸、脉搏、血压及血氧饱和度的变化。 (2) 镇痛后给予氧气持续吸入2～4 L/min。 (3) 麻醉穿刺点敷料及镇痛导管妥善固定。 (4) 评估分娩镇痛效果，1小时后协助返回待产室。	注意麻醉平面过高和低血压的发生。
11. 镇痛后的观察	
(1) 返回待产室后，协助卧床休息，注意听取产妇主诉，观察镇痛效果，适量补充液体，防止低血压的发生。 (2) 严密监测胎心、胎动及宫缩、羊水情况，适时阴道检查了解产程进展，发现异常积极汇报处理。1小时后根据产妇情况，鼓励自由体位。 (3) 观察膀胱充盈情况，每2～4小时协助产妇排尿一次，以便及时排空膀胱，避免尿潴留的发生，必要时给予导尿。 (4) 生命体征监测。	药物分娩镇痛最常见的副作用有恶心、呕吐、头痛、皮肤瘙痒、下肢活动不便及尿潴留等。
12. 及时告知产妇及家属分娩镇痛及产程进展情况，交代有关注意事项	
13. 整理用物，洗手，记录	

【评分标准】

药物分娩镇痛评分标准见表18.2。

表18.2　药物分娩镇痛评分标准

班级：________　学号：________　姓名：________　得分：________

项目	具体内容	标准分	实得分
操作前准备(20分)	评估与准备	20	
	(1) 评估产妇：核对产妇的姓名、住院号及腕带信息(2分)；产妇自愿提出分娩镇痛，签署分娩镇痛知情同意书(2分)。评估产妇的孕产史、妊娠合并症或并发症(2分)；宫缩、宫口、胎位、胎膜是否破裂及羊水情况、膀胱是否充盈(2分)；静脉通道已开放(2分)。 (2) 操作者准备：衣帽整洁(2分)，修剪指甲，洗手，戴口罩、帽子(2分)。 (3) 环境准备：安静整洁、温度适宜，私密性好，光线适宜(2分)。		

续表

项目	具体内容	标准分	实得分
	(4) 物品准备:麻醉机、麻醉药、麻醉穿刺包、气道管理用品(喉镜、气管插管、口咽通气道、喉罩、困难气道器具等)、胎心监护仪及绑带、心电监护仪、吸氧装置、吸痰装置、抢救车(抢救物品、药品)等(4分)。		
操作过程(70分)	1. 汇报医生	12	
	(1) 根据产程进展和产妇意愿进行分娩镇痛(4分)。 (2) 产科医师、助产士评估产妇,无阴道分娩禁忌证,联系麻醉师(4分)。 (3) 麻醉师评估产妇,无分娩镇痛禁忌证,与产妇及家属沟通后,签订分娩镇痛知情同意书及相关医疗文件(4分)。		
	2. 穿刺前准备	10	
	(1) 助产士备齐物品、药品,再次核对产妇,解释说明取得合作(3分)。 (2) 协助产妇排尿,开放静脉通道后送入分娩镇痛室(3分)。 (3) 协助产妇摆好穿刺体位(4分)。		
	3. 配合麻醉师完成椎管内穿刺镇痛操作	2	
	4. 分娩镇痛室监护	16	
	(1) 镇痛后保持呼吸道通畅,镇痛后1小时内严密监测呼吸、脉搏、血压及血氧饱和度的变化(4分)。 (2) 镇痛后给予氧气持续吸入2～4 L/min(4分)。 (3) 麻醉穿刺点敷料及镇痛导管妥善固定(4分)。 (4) 评估分娩镇痛效果,1小时后协助返回待产室(4分)。		
	5. 镇痛后护理	20	
	(1) 返回待产室后,协助卧床休息,听取产妇主诉,观察镇痛效果,适量补充液体,防止低血压的发生(4分)。 (2) 严密监测胎心、胎动及宫缩、羊水情况,适时阴道检查了解产程进展(4分)。 (3) 1小时后根据产妇情况,鼓励自由体位(4分)。 (4) 严密监测生命体征,尤其是体温、血压、血氧饱和度的变化等(4分)。 (5) 观察膀胱充盈情况,每2～4小时协助产妇排尿一次,必要时给予导尿(4分)。		
	6. 及时告知产妇及家属分娩镇痛效果及产程进展情况,交代注意事项	4	
	7. 操作后处置	6	
	处理用物(2分),洗手(2分),记录(2分)。		
总体评价(10分)	1. 操作质量	4	
	动作正确规范,操作熟练(2分);专人观察产程进展,未发生意外(2分)。		
	2. 人文关怀	2	
	(1) 操作中注意与产妇的沟通交流,态度和蔼,关心爱护产妇(1分)。 (2) 操作中注意保护产妇隐私(1分)。		
	3. 理论回答	4	
	理论回答正确(4分)。		
总分	100	总得分	

【注意事项】

1. 专人守护,观察产程进展以及麻醉药物副作用。
2. 注意听取产妇主诉,随时评估产妇椎管内分娩镇痛效果。
3. 做好生活护理,及时排空膀胱,保证体力。
4. 保持与产妇沟通交流,关心体贴产妇。

【健康教育指导】

1. 告知椎管内分娩镇痛的目的及方法。
2. 向产妇宣教椎管内分娩镇痛可能会出现的副反应。
3. 鼓励产妇根据情况选取自由体位,促进产程进展。

【思考题】

1. 什么是椎管内穿刺镇痛术?
2. 椎管内穿刺镇痛会有哪些不良反应?
3. 椎管内穿刺镇痛的观察要点有哪些?

实训 19　会阴冲洗与消毒

【学习目标】

1. 知识目标：

(1) 识记：① 能陈述会阴冲洗与消毒的目的。② 能陈述产时会阴冲洗与消毒的时机、方法、顺序和范围。

(2) 理解：① 能理解会阴冲洗与消毒的适应证。② 能理解会阴冲洗与消毒的注意事项。

(3) 运用：运用所学的知识正确实施会阴冲洗和消毒操作。

2. 能力目标：能为产妇完成接产前的会阴消毒，达到预防感染的目的。

3. 素质目标：具有爱心和责任心，做事细心，和产妇交流态度和蔼、语言温和，注意保护患者隐私，具有人文关怀的职业素养。

【知识准备】

1. 会阴冲洗与消毒是经阴道手术和分娩前常用的消毒方法，通过会阴消毒，可保持会阴部清洁卫生，从而避免细菌上行感染。

2. 适应证：

(1) 经阴道分娩的产妇。

(2) 需行阴道检查、人工剥膜、人工破膜的产妇。

(3) 需经阴道实施手术者。

【操作目的】

1. 减少会阴分泌物，保持皮肤清洁，预防感染。

2. 为阴道操作、阴道分娩做准备。

【典型案例】

苏某，28 岁，孕 38^{+6} 周，G_1P_0，现宫口开全，自主屏气用力中，助产士于宫缩间歇期将其扶上产床，可见胎头拨露。请问助产士该如何进行产前的会阴冲洗与消毒？

【操作步骤及要点】

操作步骤及要点见表 19.1。

表19.1　操作步骤及要点

操作步骤	技术要点
1. 评估	
了解产妇的孕产史、有无碘过敏史、产程进展情况、会阴清洁度及外阴皮肤情况、配合能力。	
2. 准备	
(1) 评估产妇:排空膀胱,知晓操作的目的、意义、配合要点。	
(2) 助产士准备:着装规范,佩戴口罩和帽子,修剪指甲,清洁双手。	
(3) 环境准备:整洁明亮、温湿度适宜(温度为24~26℃、湿度为55%~65%)、私密性好。	
(4) 物品准备:无菌盘内备有无菌治疗碗2只(一只盛肥皂水棉球,另一只盛0.5%碘伏棉球)、温开水、无菌卵圆钳、一次性治疗巾、一次性手套、便盆。	温开水、碘伏均有较好的抑菌作用。
3. 备齐物品,携至产床旁,再次进行解释,取得理解及配合	
4. 协助产妇仰卧于产床上,脱去裤子,取膀胱截石位,暴露会阴部。将产床调节成床位稍向下倾斜的位置,将产妇腰下衣服向上拉,以免弄湿衣服,嘱产妇抬高臀部,垫一次性治疗巾和便盆于臀下	注意保暖及保护隐私。
5. 右手持无菌卵圆钳,夹取肥皂水棉球擦洗,按照小阴唇、大阴唇、阴阜、大腿内上1/3、会阴体、两侧臀部、肛周、肛门的顺序清洗,污染的棉球弃入黄色垃圾袋内。温开水冲洗,弃去卵圆钳(图19.1) 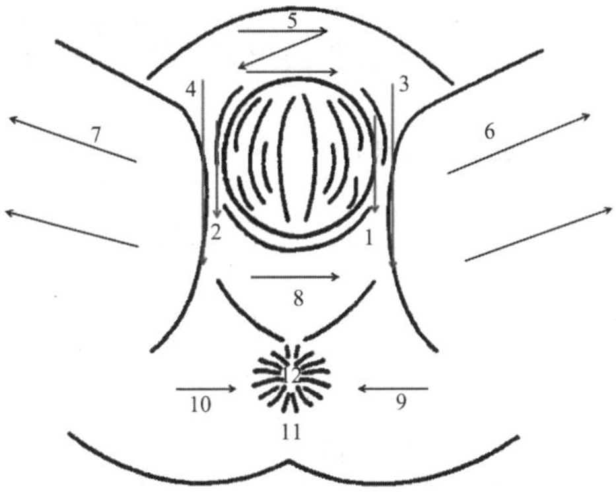 **图19.1　会阴擦洗的顺序(1→12)**	原则:由内到外、由上到下、由左侧到右侧。根据会阴部清洁度,适当增加清洗次数。
6. 更换卵圆钳,夹取碘伏棉球进行外阴消毒,顺序同上,消毒完毕弃去卵圆钳	原则:同擦洗原则。
7. 撤去便盆,垫一次性治疗巾,并向产妇交代注意事项。继续观察产程进展,适时铺产台	
8. 处理用物,洗手,记录	

【评分标准】

会阴冲洗与消毒评分标准见表19.2。

表 19.2 会阴冲洗与消毒评分标准

班级:________ 学号:________ 姓名:________ 得分:________

项目	具体内容	标准分	实得分
操作前准备(20分)	评估与准备	20	
	(1) 评估产妇:核对产妇的姓名、住院号及腕带信息(2分);向产妇解释会阴冲洗的目的和过程,取得产妇配合(4分);了解产妇的孕产史、产程进展情况、外阴皮肤情况和清洁度,协助产妇排空膀胱(4分)。 (2) 助产士准备:着装整洁,洗手,戴口罩(2分)。 (3) 环境准备:整洁明亮、温湿度适宜,私密性好(4分)。 (4) 物品准备:无菌盘内备有无菌治疗碗2只(一只盛肥皂水棉球,另一只盛0.5%碘伏棉球)、温开水、无菌卵圆钳、一次性治疗巾、便盆(4分)。		
操作过程(70分)	1. 产妇准备及体位的选择	15	
	(1) 备齐物品,携至患者床旁,再次核对产妇(5分),解释说明取得合作(5分)。 (2) 协助产妇仰卧于产床上,脱去裤子,取膀胱截石位,暴露会阴(5分)。		
	2. 清洁	25	
	(1) 将产床调节成床位稍向下倾斜的位置,将产妇腰下衣服向上拉,以免弄湿衣服(4分),嘱产妇抬高臀部,垫一次性治疗巾和便盆于臀下(6分)。 (2) 右手持无菌卵圆钳夹取肥皂水棉球,按照小阴唇、大阴唇、阴阜、大腿内上1/3、会阴体、两侧臀部、肛周、肛门的顺序清洗(10分)。 (3) 用过的棉球丢至黄色垃圾袋内,温开水冲洗,弃去卵圆钳(5分)。		
	3. 消毒	17	
	(1) 更换卵圆钳夹取碘伏棉球进行外阴消毒,顺序同上,消毒完毕弃去卵圆钳(15分)。 (2) 撤去便盆,垫一次性治疗巾(2分)。		
	4. 健康教育	8	
	(1) 向产妇交代注意事项(4分)。 (2) 指导产妇继续正确使用腹压,观察产程进展(4分)。		
	5. 操作后处置	5	
	用物处理(2分),洗手(1分),记录(2分)。		
总体评价(10分)	1. 操作质量	4	
	操作流程正确(2分),操作手法正确、熟练(2分)。		
	2. 人文关怀	2	
	(1) 操作中动作轻柔,注意与产妇的沟通交流,态度和蔼(1分)。 (2) 操作中关心爱护产妇,不要浸湿产妇衣服,注意保暖(1分)。		
	3. 理论回答	4	
	理论回答正确(4分)。		
总分	100	总得分	

【注意事项】

1. 注意保暖和保护产妇隐私。

2. 操作用物准备齐全,水温不宜过高,避免烫伤。

3. 外阴冲洗与消毒时机:初产妇宫口开全可见胎头拨露,经产妇宫口开 6 cm 且宫缩较为规律时。

4. 操作中注意观察产程进展,加强心理护理。

5. 遵循无菌操作原则,消毒顺序应自上而下、由内向外、由对侧到近侧,一个棉球一个部位,不得重复使用。

【健康教育指导】

1. 告知产妇会阴冲洗及消毒的目的及方法。

2. 指导产妇配合操作时正确的用力方式。

3. 嘱产妇勿触及消毒后的会阴皮肤。

【思考题】

1. 会阴冲洗与消毒的时机,初产妇和经产妇为何不同?

2. 会阴冲洗与消毒中应遵循的原则是什么?

实训20　无菌产包铺巾

【学习目标】

1. 知识目标：

(1) 识记：① 能陈述产包内各种无菌巾的数量及铺巾方法。② 能陈述产包内的器械名称、数量及摆放顺序。③ 能陈述产包灭菌合格的标准。

(2) 理解：能理解产包内物品的准备以及正确规范的打包方法。

(3) 运用：能运用所学知识和护理程序，为即将分娩的产妇建立无菌区域，减少医源性感染。

2. 能力目标：能够在遵循无菌操作的原则下，有序、准确并在规定的时间内铺好接产台。

3. 素质目标：具有高度的责任心和慎独精神，保护隐私，爱护产妇，沟通有效，亲和力强且乐于奉献。

【知识准备】

1. 产房的环境要求与手术室基本一致，符合无菌的原则。操作过程中加强无菌观念，无菌技术也是预防医院感染的一项基本而重要的技术。

2. 无菌物品和非无菌物品分别放置；无菌物品须存放于无菌包或无菌容器内；无菌包外应注明物品名称和灭菌日期，物品按灭菌日期先后放置，在未污染的情况下可保持7天，过期或包布受潮、破损应重新更换或灭菌。

3. 助产士应根据产程进展掌握洗手时机。洗手消毒时间过早可增加再度污染的概率，过迟可导致接产匆忙，易造成会阴裂伤、感染以及新生儿窒息的发生。

【操作目的】

通过铺无菌产台来建立无菌区，确保无菌的屏障，避免或减少医源性感染。

【典型案例】

吴某，女，30岁，G_2P_1，孕40^{+5}周，规律性下腹痛1小时入院。入院诊断：孕40^{+5}周G_2P_1，临产。现宫口6 cm，宫缩40秒/2～3分钟。进入分娩室后产妇羊水自破，20分钟后产妇有排便感，开始屏气用力，巡回助产士立刻行会阴冲洗消毒，请问接产助产士该作何准备？

【操作步骤及要点】

操作步骤及要点见表20.1。

表 20.1　操作步骤及要点

操作步骤	技术要点
1. 评估	
了解产妇孕产史、产程进展、产力、胎心、胎儿大小、胎先露、胎膜是否破裂及羊水性状、会阴条件、膀胱是否充盈、配合程度。	
2. 准备	
(1) 产妇准备:排空膀胱,会阴已经冲洗消毒完毕,知晓操作目的。	
(2) 环境准备:整洁明亮,温湿度适宜(室温为 24～26 ℃、湿度为 50%～60%),私密性良好,关闭门窗。	
(3) 助产士准备:着装规范,佩戴口罩、帽子、防护面屏,修剪指甲,外科洗手。	
(4) 用物准备:无菌产包(内有手术衣 2 件、大单 1 块、脚套 2 只、治疗巾 6 块、纱布 10 块、带尾纱布 1 块、接血器 1 个、大小换药碗各 1 个、弯盘 1 个、直尺 1 把、直血管钳 3 把、脐带剪 1 把)、无菌手套 1 副。	现不提倡常规侧切,故产包没有准备会阴侧切剪,根据需要增添。
3. 备齐物品,携至产床旁,核对产妇信息,解释铺台目的和过程,取得配合	
4. 安置体位,产妇仰卧于产床上,双脚置于产床脚踏凳上,调整其角度和高度以使产妇舒适,暴露会阴	根据产妇需要和评估情况,也可以选择其他分娩接产体位。
5. 再次检查产包,消毒标识清晰、灭菌有效,包布完整无潮湿。确认合格后,按无菌操作原则打开外包布	正确识别 3M 指示胶带的灭菌有效标识。
6. 接生者外科洗手后,打开产包内包布,于宽敞处穿无菌衣,戴无菌手套(助手协助)	
7. 按规范铺产台(图 20.1) (1) 接生者站在产妇右侧,取大单,抓住两角处,打开,并向上折出 1/3,将折叠的大单平铺于臀下,依次整理平铺剩下的部分。 (2) 穿脚套(先近侧后对侧),将腿套上口反折,双手置于反折内,嘱产妇轻抬右腿,双手抓住腿套上口顺势套到大腿根部,套好脚套的右脚放在产单上,并叮嘱产妇不能随意挪动,以确保无菌区不被污染。 (3) 同(2),穿对(左)侧脚套。 (4) 按近侧大腿、远侧大腿顺序,各铺治疗巾一块(注意要压住腿套),再由下向上铺一块治疗巾于产妇腹部。 (5) 将一块治疗巾平铺于预热的辐射台上面(助手协助)。 (6) 另取一块治疗巾,折成长条状,作为保护会阴使用。	(1) 铺大单时,注意手法,这也是最易污染的环节。 (2) 铺巾完毕,除了会阴暴露外,各消毒巾之间无皮肤裸露。

续表

操作步骤	技术要点
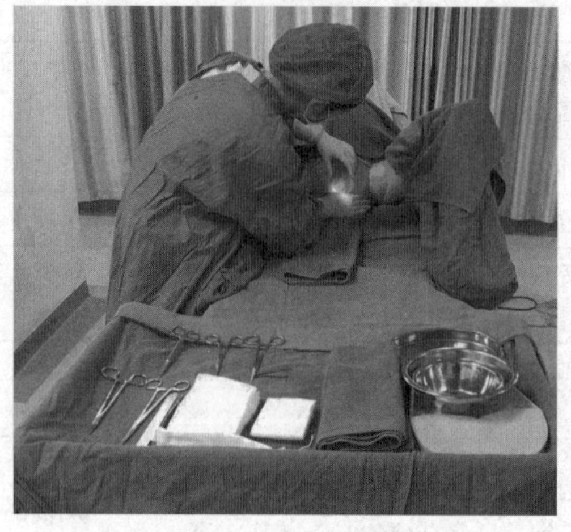 图 20.1 铺巾效果图	
8. 整理产台用物(图 20.2) (1) 和巡回助产士共同清点核对产包内用物并记录。 (2) 将器械按接生使用顺序依次摆放:弯盘、接血器、血管钳(其中一把套好 2 个气门芯)、脐带剪、纱布、棉球等。 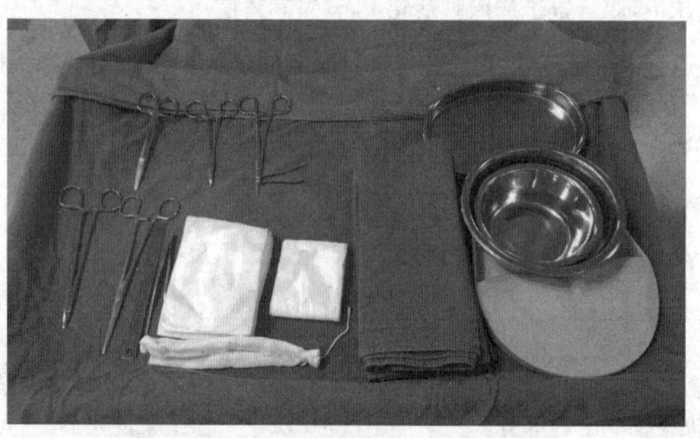 图 20.2 铺台后接产器械和用物摆放	(1) 递送用物勿跨越无菌区。 (2) 助手将护脐包拆开,递至产台上;碘伏倒入换药碗内。 (3) 结扎脐带除使用气门芯外,也可使用脐带夹。
9. 准备新生儿用物(巡回助产士完成) (1) 提前开启新生儿辐射台,设置温度为 32～34 ℃。 (2) 治疗巾预热、新生儿衣被预热。 (3) 检查新生儿吸痰器(连接负压吸引器,压力约为 100 mmHg)。 (4) 备齐新生儿腕带、新生儿病历、印泥等。 (5) 新生儿窒息复苏用品齐全。	
10. 操作后处理 (1) 接产者与巡回助产士双人清点核对物品并记录。 (2) 叮嘱产妇身体不要随意挪动,双手不要触碰无菌区域。 (3) 向产妇交代接产中的配合要点,适时准备接产。	

【评分标准】

无菌产包铺台评分标准见表20.2。

表20.2　无菌产包铺台评分标准

班级：________　学号：________　姓名：________　得分：________

项目	具体内容	标准分	实得分
操作前准备（20分）	评估及准备	20	
	（1）评估产妇：核对产妇的姓名、住院号及腕带信息（2分）；解释操作目的，以取得配合（2分）；了解孕周、产次、有无妊娠合并症及并发症、产力、胎先露下降情况，会阴条件、膀胱是否充盈，产妇外阴已冲洗消毒（4分）。 （2）环境准备：环境安静整洁，温湿度适宜，光线明亮（2分）。 （3）助产士准备：着装规范，修剪指甲，戴口罩、圆帽子、防护面屏，外科洗手、消毒（5分）。 （4）物品准备：无菌产包1个、无菌手套（5分）。		
操作过程（70分）	1. 安置体位	5	
	（1）解释操作目的和配合时的注意事项（2分）。 （2）协助取膀胱截石位，将两腿置于产床脚托上，调整脚托于舒适角度和高度，暴露会阴（3分）。		
	2. 铺产台	42	
	（1）取消毒产包，检查并按无菌原则打开外层包布（3分）。 （2）接生者外科洗手后，站在产妇右侧，按无菌要求打开内包布（5分），查看灭菌指示卡以及变色带（2分）。 （3）穿手术衣，戴无菌手套（10分）。 （4）铺大单于产妇臀下，大单铺台平整（5分）。 （5）穿脚套，先近侧后对侧（5分）。 （6）在产妇两侧大腿（先近侧后对侧）、腹部各铺治疗巾一块（5分）。 （7）取一块治疗巾平铺于预热的台面上（助手完成）（2分）。 （8）取一块治疗巾，折成长条状，保护会阴使用（5分）。		
	3. 整理接产台用物（助手协助完成）	8	
	（1）与助手共同清点核对产包内物品并记录（2分）。 （2）按接产使用顺序，依次摆放器械（2分）。 （3）助手打开无菌护脐包放置产台上（2分） （4）助手向换药碗内倾倒适量消毒液（2分）。		
	4. 准备新生儿辐射台用物（助手协助完成）	10	
	（1）提前开启新生儿辐射台，设置温度为32～34℃（2分）。 （2）治疗巾预热、新生儿衣被预热（2分）。 （3）检查新生儿吸痰器（连接负压吸引器，压力约为100 mmHg）（2分）。 （4）备齐新生儿腕带、新生儿病历、印泥等（2分）。 （5）新生儿窒息复苏用品齐全（2分）。		
	5. 操作后处理	5	
	清点物品及处置用物（2分），洗手（1分），记录（2分）。		

续表

项目	具体内容	标准分	实得分
总体评价（10分）	1. 操作质量	4	
	物品齐全，摆放合理（2分），操作熟练，沉稳有序，严格执行无菌原则（2分）。		
	2. 人文关怀	2	
	（1）操作中动作轻柔，注意与产妇的沟通交流，态度和蔼，关心爱护产妇（1分）。 （2）操作中注意产妇保暖，保护产妇隐私（1分）。		
	3. 理论回答	4	
	理论回答正确（4分）。		
总分	100	总得分	

【注意事项】

1. 操作时注意隐私保护和保暖。
2. 铺巾顺序和方法正确，符合无菌原则。
3. 产包内用物摆放合理，性能完好。
4. 铺产台时注意观察产程进展情况。
5. 沟通有效，语言简明，态度和蔼。

【健康教育指导】

1. 告知产妇如何配合铺台。
2. 叮嘱产妇身体不要随意挪动，手不能触碰无菌区，以确保无菌区域不被污染。
3. 给予正确的产时用力指导，如如何屏气用力等。

【思考题】

1. 接产前铺无菌巾的顺序是什么？为什么？
2. 请简述产包内接产器械名称及铺台后摆放顺序。

实训21　正常分娩接产术

【学习目标】

1．知识目标：

(1) 识记：① 能陈述保护会阴的目的及方法。② 能陈述胎儿娩出的步骤、方法，协助胎儿顺利娩出。

(2) 理解：① 能理解枕先露分娩的机制，指导产妇正确运用腹压。② 能理解以枕先露为例的接产操作步骤及处理要点。

(3) 运用：运用所学的知识和护理程序为即将分娩的产妇接产，保障母婴安全。

2．能力目标：能够正确保护会阴，协助胎儿顺利娩出。

3．素质目标：具有爱心、耐心和同理心，分娩时给予产妇充分的信心和鼓励，态度和蔼，语言温和，尊重和关爱产妇，保护其隐私。

【知识准备】

1．会阴撕裂的诱因：会阴水肿、会阴过紧缺乏弹性、耻骨弓过低、胎儿过大、胎儿娩出过快等均易造成会阴撕裂。助产士在接产前，应做出正确判断，必要时行会阴侧切术。

2．接产要领：保护会阴并协助胎头俯屈，让胎头以最小径线(枕下前囟径)在宫缩间歇时，缓慢通过阴道口，这是预防会阴撕裂的关键。产妇屏气必须与接产者配合。胎肩娩出时，也是预防会阴撕裂伤的重要环节。

3．指导产妇屏气：正确使用腹压，是缩短第二产程的关键。可以指导产妇双足蹬在产床上，两手握住产床把手，宫缩时深吸气屏住，然后如同排便样向下屏气增加腹压。宫缩间歇时，产妇呼气并使全身肌肉放松，如此反复屏气能加速产程进展。

【操作目的】

1．产妇情绪稳定，有信心配合分娩。

2．产妇能正确使用腹压，顺利完成分娩过程。

3．避免母亲发生会阴严重裂伤等并发症，避免新生儿产伤。

【典型案例】

吴某，女，30岁，因停经40^{+5}周，规律性下腹痛3小时入院。入院诊断：孕40^{+5}周，G_1P_0，LOA，临产。入院检查：胎位LOA，先露头，测量宫高腹围符合孕周大小，生命体征正常。现产妇宫缩40～50秒/2～3分钟，胎心135次/分，宫口开全，胎膜已破，可见胎头拨露，此时巡回助产士已行会阴冲洗与消毒，请助产士准备接生。

【操作步骤及要点】

操作步骤及要点见表21.1。

表 21.1 操作步骤及要点

操作步骤	技术要点
1. 评估	
(1) 产妇:了解孕产史、本次妊娠经过、有无合并症或并发症等;产程进展情况、骨盆条件、会阴条件、产力、宫口情况、胎膜是否破裂、产妇精神及心理状况、膀胱是否充盈。 (2) 胎儿:胎心音、胎儿大小、胎方位、胎先露位置、胎儿头部有无产瘤。	分娩前对产妇实施全面评估,及时识别高危因素。
2. 准备	
(1) 产妇准备:排空膀胱,已行会阴冲洗与消毒,知晓接产的目的、意义、配合要点。	
(2) 环境准备:整洁明亮,私密性好,关闭门窗,温湿度适宜(室温为 22~24 ℃、湿度为 55%~65%),调节产床角度。	
(3) 助产士准备:着装规范,佩戴口罩、帽子,修剪指甲,外科洗手。	
(4) 用物准备:无菌产包 1 个、灭菌手套 2 副、无菌护脐包 1 个、0.5%碘伏、可吸收缝线(2-0、3-0 根据需要选用)、10 mL 注射器 1 支、宫缩剂数支、新生儿窒息复苏用物。	新生儿窒息复苏用物详见实训 26。
3. 备齐物品,携至产床旁,再次核对产妇,解释说明取得合作,协助产妇取舒适分娩体位	注意保暖及保护产妇隐私。
4. 外科手消毒、铺台,合理摆放用物,指导产妇用力及休息	
5. 接产	
(1) 适度保护会阴(图 21.1):胎头着冠,在会阴后联合紧张时,开始保护会阴。接产者右肘支撑在产床上,垫治疗巾于会阴体处。右手拇指与其余四指分开,利用大鱼际肌顶住会阴部,在宫缩时向内上方托住会阴部,宫缩间歇期放松,以免压迫过久引起会阴水肿。或者接产者可只用一只手(一般为左手),在宫缩时控制胎头娩出速度,慢慢扩张娩出,另一只手不压迫和托举会阴体。 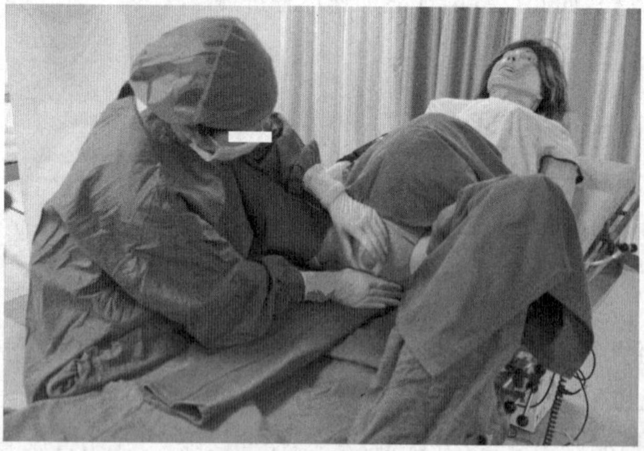 **图 21.1 保护会阴**	治疗巾勿完全遮盖会阴部,露出会阴体约 1 cm。
(2) 指导产妇正确运用腹压:宫缩时屏气用力,间歇期放松休息,指导产妇正确行拉玛泽呼吸法减痛。	宫缩间歇期,协助产妇进食补充能量。

续表

操作步骤	技术要点
(3) 协助胎头俯屈(图21.2):左手持无菌纱布,轻轻下压胎头枕部,协助胎头俯屈。同时注意控制胎头娩出速度。 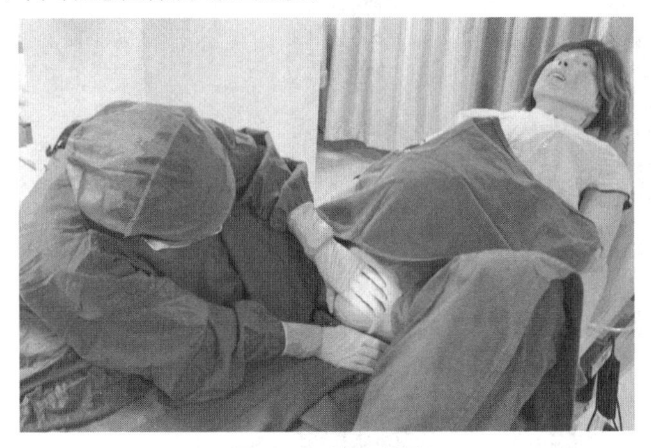 **图21.2　胎头俯屈**	
(4) 协助胎头仰伸(图21.3):当胎头枕部在耻骨弓下露出时,左手协助胎头仰伸,若此时宫缩过强,可嘱产妇张口哈气,在宫缩间歇期稍向下屏气,使胎头缓慢顺势娩出。 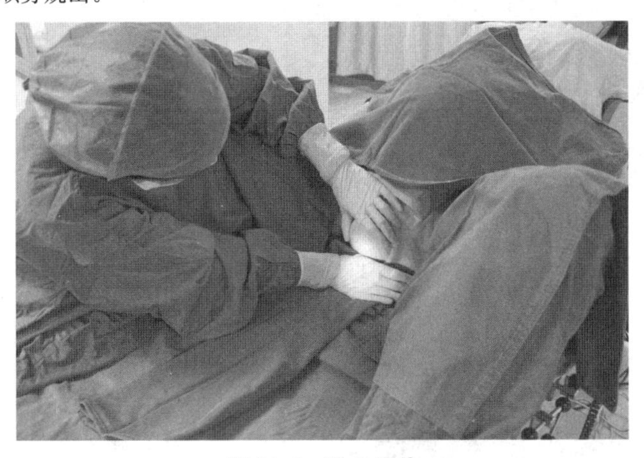 **图21.3　胎头仰伸**	
(5) 清理口鼻腔羊水:胎头娩出后,以左手自鼻根部向下颏挤压,轻轻挤压口鼻腔内的羊水和黏液。	右手仍要注意保护会阴。
(6) 协助胎肩、体娩出(图21.4、图21.5):协助胎头复位及外旋转,使胎儿双肩径与骨盆出口前后径一致。左手轻轻下压胎颈,使前肩自耻骨联合下方娩出。前肩娩出后,接产者左手绕到胎儿颈部后方并向上托,使后肩自会阴前缘娩出。双肩娩出后,保护会阴的右手方可离开会阴部,然后双手扶住双肩,协助胎体及下肢相继娩出。将新生儿轻柔地放在产台上。记录新生儿娩出时间。	接产过程中,不可使用暴力,要使胎儿顺势娩出。 胎儿娩出后,巡回助产士为产妇注射缩宫素,预防产后出血。

续表

<table>
<tr><th>操作步骤</th><th>技术要点</th></tr>
<tr><td>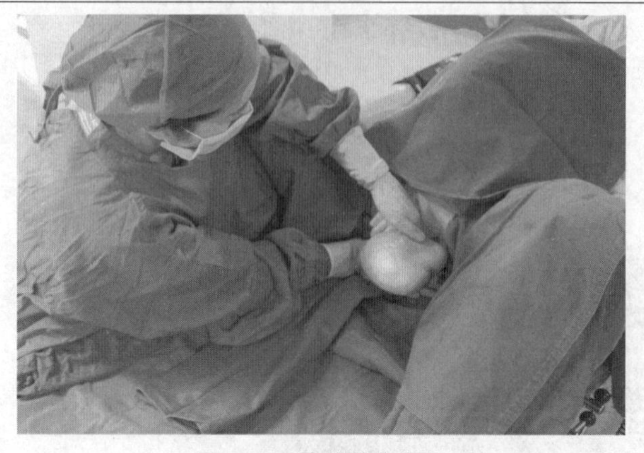
图 21.4　协助前肩娩出
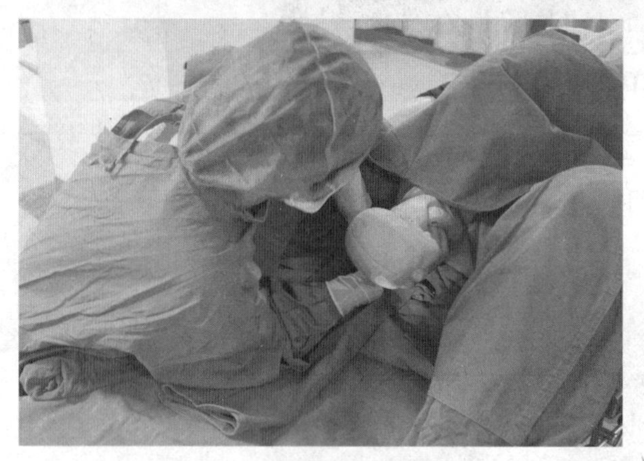
图 21.5　协助后肩娩出</td><td></td></tr>
<tr><td>6. 新生儿即时处理</td><td></td></tr>
<tr><td>(1) 擦干保暖:用棉布擦干新生儿全身的羊水和血迹。
(2) 清理呼吸道(图 21.6):用吸痰管或吸耳球吸出新生儿口腔及鼻腔的分泌物和羊水(先吸口腔,后吸鼻腔)。
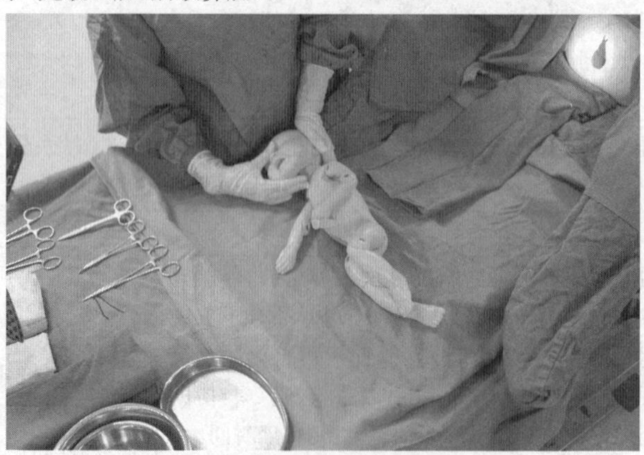
图 21.6　挤压口鼻分泌物</td><td>对于出生时羊水清亮且出生后已建立自主呼吸的新生儿,或存在羊水污染但有活力的新生儿,不推荐采用口鼻吸引的方式常规清理呼吸道。</td></tr>
</table>

续表

操作步骤	技术要点
(3) Apgar评分:以心率、呼吸、肌张力、喉反射和皮肤颜色5项体征为依据,每项0～2分,满分10分。	
(4) 新生儿晚断脐和早接触(图21.7):检查新生儿外观,并和其母亲一起核对性别后,裸体放置于母亲腹部,并覆盖温暖的浴巾,系上安全带,行皮肤接触。脐带搏动停止后(生后1～3分钟),用两把血管钳平行夹住脐带,两钳相隔2～3 cm,在其中剪断。 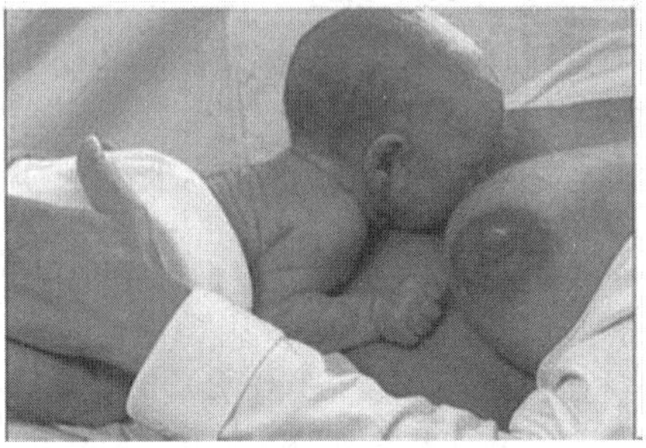 **图21.7　早接触**	(1) 准确填写新生儿腕带信息,并双人核对后佩戴。 (2) 新生儿头部偏向一侧,防止窒息,注意安全。
(5) 新生儿脐带结扎:详见实训23脐带处理。	夹第二把血管钳时,先将脐带的血挤向远端,防止断脐时脐血溅出。
7. 放置积血器:将积血器放置于产妇臀下,计量产后出血量	
8. 协助胎盘娩出	
胎盘剥离征象: (1) 子宫变硬呈球形,宫底升高达脐上。 (2) 阴道口外露的脐带自行延长。 (3) 阴道少量流血。 (4) 用手掌尺侧在产妇耻骨联合上方轻按,外露的脐带不回缩。 确认胎盘剥离后,左手握住宫底并按压,右手轻轻牵拉脐带,协助胎盘娩出。待胎盘娩至阴道口时,双手捧住胎盘往一个方向旋转,并缓慢向外牵拉,将胎盘胎膜完整娩出。	胎盘需在胎儿娩出后5～15分钟娩出,不应超过30分钟。如果胎盘娩出前阴道流血较多,需人工剥离胎盘。
9. 检查、缝合软产道	
更换无菌手套,常规检查宫颈、阴道、会阴有无裂伤和血肿,如有裂伤,由内向外按解剖结构逐层缝合。组织对应的缝线原则:皮肤为3-0或4-0可吸收缝线内缝,其余组织选用2-0可吸收缝线。如有血肿,需切开清除后再缝合。缝合完毕,再次肛门或阴道检查有无血肿或缝线穿破直肠	对会阴深部裂伤或有体液传播疾病风险的产妇,应使用防刺伤针。皮肤也可选用丝线间断外缝。
10. 操作后处理	
(1) 再次双人清点缝针、纱布及器械数目无误。 (2) 协助产妇卧于休息床,保暖,监测产妇生命体征。 (3) 观察子宫收缩、阴道流血、会阴水肿及膀胱充盈情况。 (4) 胎盘处置。 (5) 处理用物,洗手,填写分娩相关记录单。	下台前,清点台上物品数目必须和物品清单吻合;如果操作过程中补充的,需在添加时做好记录。

【评分标准】

正常分娩接产评分标准见表21.2。

表21.2 正常分娩接产评分标准

班级：________ 学号：________ 姓名：________ 得分：________

项目	具体内容	标准分	实得分
操作前准备(20分)	评估与准备	20	
	(1) 评估产妇及胎儿：核对产妇的姓名、床号及腕带信息(2分)；向产妇说明会阴冲洗的目的和过程，取得产妇配合(2分)；了解孕产史、诊断、产程进展情况、产力、骨盆条件、会阴条件，膀胱是否排空，精神状况(4分)；评估胎儿大小、胎心音、胎方位、胎先露位置等(2分)。 (2) 助产士准备：接产小组成员到位，有一名熟练掌握新生儿复苏技术的人员在场(2分)，着装规范，洗手，正确戴好口罩、帽子(2分)。 (3) 环境准备：光线明亮，私密性好，温湿度适宜(2分)。 (4) 物品准备：无菌产包1个、灭菌手套2副、无菌护脐包1个、0.5%碘伏、可吸收缝线(2-0、3-0根据需要选用)、10 mL注射器1支、宫缩剂数支、新生儿窒息复苏用物(4分)。		
操作过程(70分)	1. 产妇准备及体位的选择	8	
	(1) 备齐物品，携至患者床旁，再次核对产妇(2分)，解释说明取得合作(2分)。 (2) 产妇取舒适分娩体位(2分)。 (3) 接产者外科洗手要求、铺台，合理摆放用物，指导产妇用力正确(2分)。		
	2. 协助胎儿娩出	24	
	(1) 保护会阴的时机与方法(4分)。 (2) 指导产妇正确使用腹压(3分)。 (3) 协助胎头俯屈、完成内旋转(4分)。 (4) 协助胎头仰伸、复位(4分)。 (5) 胎头娩出后，清理口鼻腔内的羊水(3分)。 (6) 协助胎肩内旋转、胎体娩出(4分)。 (7) 将积血器放于产妇臀下(2分)。		
	3. 新生儿护理	12	
	(1) 查看新生儿娩出时间(2分)。 (2) 擦干保暖(2分)。 (3) 清理呼吸道并保持通畅(2分)。 (4) 新生儿Apgar评分(2分)。 (5) 和母亲核对性别后，放置母亲腹部，进行早接触、早吸吮，盖上毛巾，系上安全带(2分)。 (6) 脐带停止搏动后，剪断脐带并消毒包扎(2分)。		
	4. 协助胎盘娩出	6	

续表

项目	具体内容	标准分	实得分
	(1) 观察胎盘剥离征象(2分)。 (2) 协助胎盘娩出(2分)。 (3) 检查胎盘胎膜有无异常(2分)。		
	5. 检查软产道	8	
	(1) 探查宫颈有无裂伤(2分)。 (2) 检查阴道及会阴有无裂伤及程度，如有裂伤及时缝合(4分)。 (3) 缝合完毕，再次行肛门或阴道检查有无血肿或缝线穿破直肠(2分)。		
	6. 操作后处理	12	
	(1) 再次双人清点缝针、纱布及器械数目无误(2分)。 (2) 协助产妇卧于休息床，保暖，监测产妇生命体征(2分)。 (3) 观察子宫收缩、阴道流血、膀胱充盈情况(2分)。 (4) 做好胎盘处置(2分)。 (5) 处理用物(2分)，洗手，填写分娩相关记录单(2分)。		
总体评价(10分)	1. 操作质量	4	
	操作流程正确(2分)，操作手法正确、熟练，母婴安全(2分)。		
	2. 人文关怀	2	
	(1) 操作中动作轻柔，注意与产妇的沟通交流，态度和蔼(1分)。 (2) 操作过程中关心爱护产妇，注意保暖，保护产妇隐私(1分)。		
	3. 理论回答	4	
	理论回答正确(4分)。		
总分	100	总得分	

【注意事项】

1. 保护会阴的方法正确，避免持续压迫会阴部，以免产后会阴水肿。
2. 记录胎儿娩出时间。
3. 操作中遵循无菌原则。
4. 产时密切关注产妇的情绪，有效沟通，提高配合度。

【健康教育指导】

1. 产后饮食和活动指导。
2. 指导产妇保持会阴部清洁卫生。

【思考题】

1. 枕先露的分娩机制有哪些？
2. 如何判断胎盘剥离征象？
3. 助产士什么时候应开始接产准备？什么时候应洗手上台接产？
4. 接产要领有哪些？

实训 22 侧卧位分娩接产术

【学习目标】

1. 知识目标：

(1) 识记：① 能陈述侧卧位分娩的目的及方法。② 能陈述侧卧位分娩的准备及流程。

(2) 理解：① 能理解并准确评估侧卧位分娩的适应证。② 能理解侧卧位分娩中与产妇的配合要点及注意事项。

(3) 运用：运用所学的知识和护理程序，协助产妇进行侧卧位分娩，降低会阴侧切率，保护母婴安全。

2. 能力目标：通过学习能逐步掌握侧卧位分娩接产，胎儿顺利娩出，母亲未发生严重的会阴撕裂伤口。

3. 素质目标：具有爱心，做事细心，对待产妇态度和蔼、语言亲切；具有良好的沟通能力，能落实保护隐私制度；具有强烈的职业责任感和使命感。

【知识准备】

1. 侧卧位分娩(图 22.1)：分娩时，产妇侧卧位(左侧卧位多见)，屈髋屈膝，足部支靠于大腿上或手抱住大腿靠近臀部的地方。

2. 优点：有利于产妇休息，减轻疼痛，防止仰卧位综合征。侧卧位可以纠正枕横位、枕后位，提高顺产率。侧卧位能使盆底肌放松，减轻腰背部受压引起的不适，缩短第一产程。此体位骶骨不受压，盆骨出口相对较大，可降低会阴侧切率和会阴撕裂伤，减少产后出血，是一个常用的接产体位。

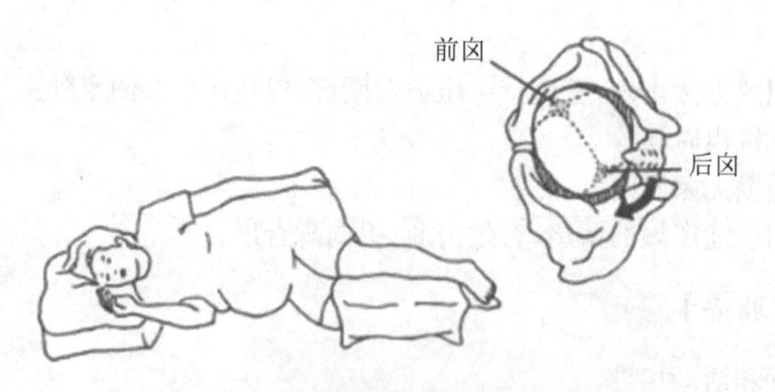

图 22.1 通过侧卧位 ROP 转成 ROT

注：产妇正确侧卧"胎背朝床"，如果胎儿是 ROP 位，
产妇右侧卧位，重力将胎儿枕骨及躯干拉向 ROT 位

3. 适应证：无头盆不称者、产程正常、无胎心异常、无精神异常、沟通能力良好，自愿采取侧卧位分娩的产妇。

4. 下列情况不宜采用：产妇不愿意；第二产程进展缓慢，需要重力作用(纵产式)加速胎头下降时；侧卧 1 小时以上产程无进展。

【操作目的】

1. 通过侧卧位分娩调整胎位，加速产程进展，减轻产妇的疼痛。
2. 通过侧卧位分娩减少会阴损伤，降低会阴侧切率，降低母婴并发症的发生率。
3. 助产人员给予鼓励并与产妇进行良好沟通，从而减轻产妇分娩紧张、焦虑的情绪，增加分娩的自信心，增加满意度。

【典型案例】

李某，女，孕40周，G_2P_1，规律腹痛4小时入院。产前评估无阴道分娩禁忌证。现已进入产程，阴道检查：宫口开全，胎膜已破，ROT，胎先露S= +1，请问作为助产士，你可以采取何种自由体位进行接产？

【操作步骤及要点】

操作步骤及要点见表22.1。

表22.1　操作步骤及要点

操作步骤	技术要点
1. 评估	
了解孕产史、孕周、胎儿大小，腹部外形及局部皮肤情况；评估膀胱充盈情况、会阴条件。	
2. 准备	
(1) 产妇准备：排空膀胱，知晓操作的目的、意义、配合要点。	
(2) 环境准备：安静、整洁、温湿度适宜(室温为24～26 ℃、湿度为50%～60%)、私密性好。	
(3) 接产者准备：着装规范，佩戴口罩，修剪指甲，清洁双手，寒冷季节应注意温暖双手。	
(4) 用物准备：产包、一次性护脐贴、无菌手套、一次性康护垫、胎心监护仪、低负压吸痰器、氧气装置、新生儿辐射台、新生儿复苏用物。	
3. 备齐物品，再次核对产妇，解释说明取得合作	
4. 指导产妇采取侧卧位或侧俯卧位(图22.2)，调整胎位，防止坠床。给予按摩、安抚，做好沟通、饮食指导和隐私护理 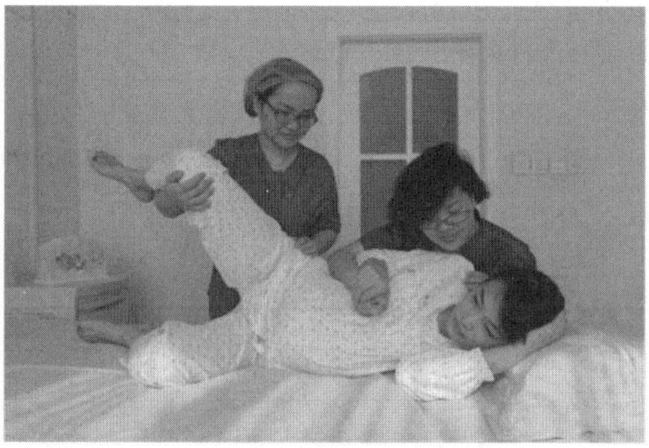 图22.2　侧卧位待产	体位摆放要点：产妇侧卧于床上，双腿和双膝放松，在两腿之间放一个枕头，或者产妇面向一边侧躺，下面的上肢放在体后(或体前)，上腿弯曲呈90°，身体就像一个转轴，不完全地转向前方。

续表

操作步骤	技术要点
5. 助产人员陪同左右，随时监测胎心变化	
6. 侧卧位接产主要步骤： (1) 取仰卧位消毒会阴。 (2) 双人清点器械、纱布。 (3) 铺巾，足部套腿套，腿部用治疗巾遮挡，将洞巾铺于会阴部，暴露会阴。 (4) 协助产妇取侧卧位(图 22.3)，双膝和膝盖放松，面向胎枕侧躺，胎背指向床面，在两腿之间放一个软枕(或用护腰枕)，或将上面的腿放在腿架上支撑起来，充分自然弯曲；下面的腿自然伸直或稍屈膝，会阴暴露在接产者视野内。一般需要侧卧 30 分钟。 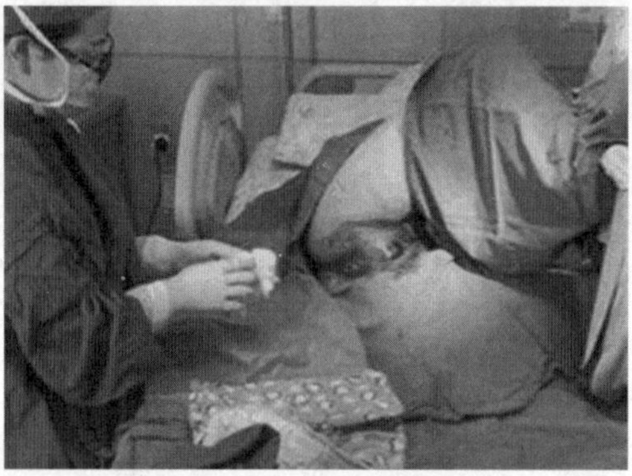 **图 22.3 侧卧位接产** (5) 再次消毒会阴：小阴唇、大阴唇、阴阜、大腿内上 1/3、会阴及肛门周围。 (6) 接产时，指导产妇呼吸及用力的方法，分娩时单手控制胎头娩出速度，在宫缩间歇期缓慢娩出胎头，胎头娩出后不要着急娩肩，等待一阵宫缩后，胎头自然旋转再顺势协助娩肩、胎体娩出(不可强行牵拉)。	(1) 接产过程中指导产妇用力不可过猛，在宫缩间歇期用力，宫缩期张嘴哈气。胎头在宫缩间歇期缓慢娩出。 (2) 不可过度保护会阴，防止尿道口或阴蒂裂伤。 (3) 助产者可单手控制胎头娩出速度。
7. 新生儿保持呼吸道通畅，必要时吸痰。如有窒息则立即按新生儿复苏进行抢救	
8. 向产妇确认新生儿性别，早接触、早吸吮。待脐动脉搏动消失后进行断脐，检查新生儿外观有无畸形及异常，进行新生儿护理	
9. 协助取膀胱结石位，观察胎盘剥离征象，确认胎盘剥离后，协助胎盘的娩出，检查胎盘胎膜的完整性，有无异常，如有残留，进行宫腔探查	
10. 检查软产道及会阴，如有裂伤需逐层进行会阴缝合	
11. 双合诊检查，缝线有无穿透直肠，下台前双人清点器械、纱布数量无误后，撤下敷料	接产过程中，如有增加纱布需记录数量。
12. 协助产妇取合适体位，整理床单位，交代产后注意事项	
13. 处理用物，洗手，记录	

【评分标准】

侧卧位分娩实验评分标准见表 22.2。

表22.2　侧卧位分娩实验评分标准

班级：________　学号：________　姓名：________　得分：________

项目	具体内容	标准分	实得分
操作前准备(20分)	评估和准备	20	
	(1) 评估产妇：核对产妇的姓名、住院号及腕带信息(2分)；解释侧卧位分娩的目的，取得同意配合(2分)；了解孕产史、孕周、胎儿大小、腹部外形及局部皮肤情况(2分)；评估膀胱充盈情况、会阴条件(4分)。 (2) 接产者准备：正确戴好口罩、帽子(2分)；外科手消毒，穿手术衣，戴无菌手套(4分)。 (3) 环境准备：温湿度适宜、光线适中、私密性好(2分)。 (4) 用物准备：产包、一次性护脐贴、无菌手套、一次性康护垫、胎心监护仪、低负压吸痰器、氧气装置、新生儿辐射台、新生儿复苏用物(2分)。		
操作过程(70分)	1. 消毒会阴，清点器械、纱布	5	
	(1) 备齐物品，再次核对产妇，解释说明取得合作，嘱其排尿(1分)。 (2) 消毒会阴：小阴唇、大阴唇、阴阜、大腿内上1/3、会阴及肛门周围(1分)。 (3) 铺巾，足部套腿套，腿部用治疗巾遮挡，将洞巾铺于会阴部，暴露会阴(1分)。 (4) 双人清点核对器械、纱布等(2分)。		
	2. 取侧卧位，胎心监测	10	
	(1) 协助产妇取侧卧体位(5分)，注意保暖，防止坠床，注意保护隐私(2分)。 (2) 胎心监测(3分)。		
	3. 再次消毒会阴，接产	20	
	(1) 0.5%碘伏消毒会阴：小阴唇、大阴唇、阴阜、大腿内上1/3、会阴及肛门周围(5分)。 (2) 与产妇保持良好沟通，指导呼吸及用力的方法，防止尿道口或阴蒂裂伤(5分)。 (3) 分娩时，单手控制胎头娩出速度(5分)。 (4) 宫缩间歇期缓慢娩出胎儿(5分)。		
	4. 观察新生儿面色、反应	4	
	(1) 保持新生儿呼吸道通畅，必要时吸痰(2分)。 (2) 出生1分钟后行Apgar评分，如有窒息立即按新生儿复苏流程进行抢救(2分)。		
	5. 确认性别，断脐，新生儿护理	6	
	(1) 和产妇一起确认新生儿性别，早接触、早吸吮(2分)。 (2) 待脐动脉搏动消失后进行断脐(2分)。 (3) 检查新生儿外观有无畸形及异常，进行新生儿护理(2分)。		
	6. 协助胎盘的娩出	10	
	(1) 协助产妇膀胱结石位，观察胎盘剥离征象(5分)。 (2) 协助胎盘的娩出，检查胎盘胎膜的完整性(5分)。		
	7. 检查软产道及会阴，若有裂伤则逐层缝合会阴	5	
	8. 操作后处置	10	

续表

项目	具体内容	标准分	实得分
	(1) 缝合结束后，常规阴道检查，双人核对清点器械、纱布(2分)。 (2) 取产妇舒适的体位，保暖，整理床单位(2分)，交代产后注意事项(1分)。 (3) 处理用物(2分)，洗手(1分)，记录(2分)。		
总体评价(10分)	1. 操作质量	4	
	操作熟练、动作规范(1分)；遵循无菌操作原则(1分)；未发生安全事故(2分)。		
	2. 人文关怀	2	
	(1) 操作中动作轻柔，注意与产妇的沟通交流，态度和蔼，关心爱护产妇(1分)。 (2) 操作中注意产妇保暖，注意保护产妇隐私(1分)。		
	3. 理论回答	4	
	理论回答正确(4分)。		
总分	100	总得分	

【注意事项】

1. 根据产程进展、母胎身体状况及产妇意愿，选择适合的卧位。
2. 助产士陪伴分娩，防止坠床，要保证母婴安全，做好应急预案。
3. 产程中，注意聆听产妇的主诉，体位不适时及时改变。
4. 宫缩时指导产妇呼气，间歇期指导用力，可单手控制胎头。根据产妇的用力情况选择保护会阴时机。

【健康教育指导】

1. 告知产妇侧卧位接产的目的及方法。
2. 和产妇讲解侧卧位分娩的配合要点。

【思考题】

1. 侧卧位接产对母婴有哪些益处？
2. 如何根据胎方位采取合适的侧卧方式？

实训23　脐 带 处 理

【学习目标】

1. 知识目标：

(1) 识记：① 能陈述脐带处理的目的及方法。② 能陈述脐带的组织结构及功能。

(2) 理解：能理解延迟断脐的意义及方法。

(3) 运用：运用所学的知识和护理程序对新生儿脐带进行正确的处理。

2. 能力目标：能运用所学的知识正确规范地进行断脐处理，断端无渗血，包扎松紧度适宜。

3. 素质目标：具有爱心和高度的责任心，做事细心，动作轻柔规范，语言亲切，爱护母婴。

【知识准备】

1. 脐带是连接胎儿与胎盘的纽带，一端连接胎儿腹壁脐轮，另一端附着于胎盘的胎儿面。内含一条脐静脉、两条脐动脉，血管周围有华通胶保护。

2. 胎儿通过脐带循环与母体进行气体交换、营养物质供应、物质代谢。

3. 新生儿出生后结扎脐带利于新生儿循环系统的建立，防止新生儿脐部出血，规范护理可防止新生儿脐部感染。

4. 延迟断脐的好处：

(1) 可以增加新生儿血容量，有利于稳定新生儿血流动力学及顺利建立有效呼吸功能。

(2) 降低贫血发生率及输血治疗率。

(3) 降低新生儿缺血缺氧性脑损害、新生儿坏死性小肠结肠炎等并发症的发生率。

(4) 不增加病理性黄疸的发生。

【操作目的】

1. 脐带血流终止后，剪断脐带，将新生儿与胎盘组织分离。

2. 正确规范地处理脐带，结扎血管，防止脐带断端感染。

【典型案例】

包某，女，28岁，孕38周，G_1P_0，无妊娠合并症，于19:00娩出一女婴，Apgar评分9～10分，羊水色清。接产助产士将新生儿俯卧在母亲的腹部行皮肤接触，脐带停止搏动后为新生儿处理脐带。

【操作步骤及要点】

操作步骤及要点见表23.1。

表 23.1　操作步骤及要点

操作步骤	技术要点
1. 评估	
产妇身体状况、新生儿 Apgar 评分，脐带颜色、长短、粗细等。	
2. 准备	
(1) 新生儿准备：擦干新生儿皮肤上的羊水与血迹。	
(2) 环境准备：产房安静、整洁、温湿度适宜(室内温度为 24～26 ℃、新生儿辐射台温度为 32～34 ℃)，光线充足，私密性良好。	
(3) 助产士准备：着装规范，佩戴口罩，修剪指甲，洗手，穿手术衣，戴无菌手套。	
(4) 用物准备：无菌婴儿护脐包(图 23.1)、无菌血管钳、无菌剪刀或脐带剪断器(图 23.2)、0.5%碘伏、无菌手套。 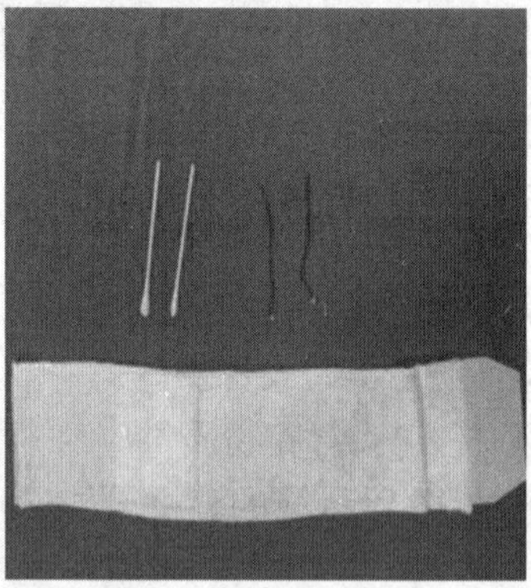 **图 23.1　婴儿护脐内容物** 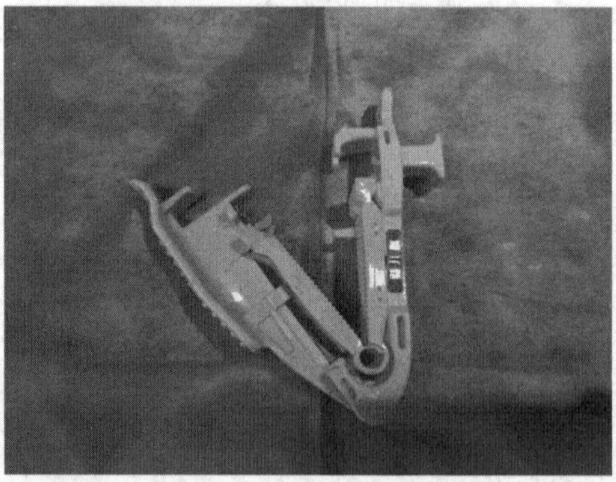 **图 23.2　脐带剪断器**	无菌婴儿护脐包内物：2 根棉签、两气门芯、一块护脐纱布贴。
3. 备齐物品，携至新生儿旁，再次核对信息	
4. 新生儿一般护理	
新生儿出生后立即擦干全身羊水和血迹，将新生儿俯卧在母亲的腹部行皮肤接触，注意保暖。	
5. 晚断脐	

续表

操作步骤	技术要点
等待脐带搏动停止后(或生后1～3分钟),用两把血管钳夹住脐带,两钳相隔2～3 cm,在其中剪断(图23.3)。再用一把套有气门芯的血管钳靠近脐轮根部2～3 cm处夹住,在其位置上0.5～1 cm处剪断脐带;或用脐带剪断器在靠近脐轮根部2～3 cm处夹住直接剪断。 手术钳　断口 图23.3　断开脐带	如新生儿需复苏抢救应立即断脐。
6. 结扎脐带	
(1) 拉动气门芯上的黑色丝线,缓慢轻柔地将其牵拉到距离脐带根部0.5～1 cm处。 (2) 消毒脐带断端,松开血管钳,查看脐带断端有无渗血、出血,确认没有后用护脐贴包扎。	气门芯勿结扎到皮肤,以免引起组织坏死。包扎时注意松紧适当。
7. 操作后处理	
(1) 继续协助母婴皮肤早接触和早吸吮。 (2) 告知产妇新生儿脐部状况,交代注意事项。 (3) 整理用物,洗手,记录。	

【评分标准】

脐带处理评分标准见表23.2。

表23.2　脐带处理评分标准

班级:________　学号:________　姓名:________　得分:________

项目	具体内容	标准分	实得分
操作前准备(20分)	评估及准备	20	
	(1) 评估:产妇身体状况、新生儿Apgar评分,脐带颜色、长短、粗细等(5分)。 (2) 助产士准备:着装规范,佩戴口罩,外科洗手,穿手术衣,戴无菌手套(5分)。 (3) 环境准备:符合产房要求,安静整洁,温湿度适宜(4分)。 (4) 用物准备:无菌婴儿护脐包、无菌血管钳、无菌剪刀或脐带剪断器、无菌手套、0.5%碘伏(6分)。		

续表

项目	具体内容	标准分	实得分
操作过程（70分）	1. 一般护理	5	
	(1) 新生儿出生后立即擦干全身羊水和血迹。 (2) 将新生儿俯卧在母亲的腹部行皮肤接触，注意保暖。		
	2. 剪断脐带	20	
	(1) 等待脐带搏动停止后（或生后1～3分钟）(5分)，用两把血管钳夹住脐带，两钳相隔2～3 cm，在其中剪断(5分)。 (2) 再用一把套有气门芯的止血钳靠近脐轮根部2～3 cm处夹住(5分)，在其位置上0.5 cm处剪断脐带；或用脐带剪断器在靠近脐轮根部2～3 cm处夹住直接剪断(5分)。		
	3. 结扎脐带	30	
	(1) 将双气门芯套入直血管钳上(5分)。右手持血管钳(5分)，左手拉动气门芯上黑色丝线(5分)，缓慢轻柔地将其牵拉到距离脐带根部0.5～1 cm处(5分)。 (2) 用碘伏消毒脐带断端，松开血管钳(5分)。 (3) 查看脐带断端有无渗血，再次确认无结扎皮肤，用护脐贴包扎(5分)。		
	4. 母婴皮肤早接触，健康宣教	10	
	(1) 继续协助新生儿母婴皮肤早接触和早吸吮(5分)。 (2) 告知产妇新生儿脐部状况，交代注意事项(5分)。		
	5. 操作后处置	5	
	处理用物(2分)，洗手(2分)，记录(1分)。		
总体评价（10分）	1. 操作质量	4	
	动作正确规范，操作熟练(2分)，沉稳有序(2分)。		
	2. 人文关怀	2	
	操作中动作轻柔，关心爱护新生儿(1分)，注意新生儿保暖(1分)。		
	3. 理论回答	4	
	理论回答正确(4分)。		
总分	100	总得分	

【注意事项】

1. 注意无菌操作。等待脐带搏动消失后断脐。
2. 消毒脐带残端时不可接触到新生儿皮肤，避免灼伤皮肤。
3. 结扎脐带要使脐带不出血且不能造成脐带断裂。
4. 结扎脐带时注意不可误扎皮肤，男婴要注意保护外生殖器，不能误伤。

【健康教育指导】

1. 告知产妇新生儿脐部护理的方法。
2. 告知产妇脐部脱落的时间。

【思考题】

1. 若结扎脐带时气门芯断裂应如何处理?
2. 结扎脐带时注意哪些事项?

实训 24 胎盘的处理

【学习目标】

1. 知识目标:

(1) 识记:① 能陈述胎盘剥离的征象。② 能陈述胎盘娩出的方法。

(2) 理解:① 能理解胎盘的组成结构及不同形态的胎盘。② 能理解胎盘的功能作用。

(3) 运用:通过所学知识,掌握协助胎盘娩出的操作方法,正确检查胎盘,识别异常胎盘,严格落实胎盘处置及交接制度。

2. 能力目标:能灵活运用所学的知识协助胎盘娩出并检查胎盘是否完整。

3. 素质目标:具有爱心和高度的责任心,做事细心,具有强烈的爱伤观念和职业责任感,尊重生命,关爱生命。

【知识准备】

1. 胎盘由羊膜、叶状绒毛膜及底蜕膜组成,前两者构成胎盘的胎儿部分,后者构成胎盘的母体部分。足月胎盘呈盘状,多为圆形或椭圆形,重 450～650 g,直径为 16～20 cm,厚 1～3 cm,中央部位厚约 3 cm,中央厚,边缘薄。

2. 胎盘的功能:物质交换功能、防御功能、排泄功能、合成功能、免疫功能等。

3. 胎盘成熟度:胎盘成熟度共分四级:0 级、Ⅰ级、Ⅱ级和Ⅲ级。Ⅰ级标志胎盘基本成熟;Ⅱ级标志胎盘接近成熟或基本成熟;Ⅲ级标志胎盘已成熟并趋向衰老,由于钙化和纤维素沉着,胎盘输送氧气及营养物质的能力降低,胎儿随时有危险。妊娠中期(14～27 周末)胎盘 0 级;妊娠晚期(30～32 周)胎盘Ⅰ级;36 周以后胎盘Ⅱ级(比较成熟)。如果 37 周以前发现胎盘Ⅲ级应考虑胎盘早熟,警惕发生胎儿宫内发育迟缓的可能。38 周的胎盘进入Ⅲ级,标志胎儿成熟。

4. 常见胎盘异常

(1) 前置胎盘:正常情况下,胎盘应附着在子宫的前、后及侧壁上。但是在某种情况下,胎盘可能附着在子宫颈内口的上方,或全部覆盖宫颈内口,这种情况称为前置胎盘。根据前置胎盘的位置,可分为四种类型:完全性(或中央性)前置胎盘;部分性前置胎盘;边缘性(或低位性)前置胎盘;低置胎盘。

(2) 胎盘早剥:正常位置的胎盘,在胎儿还没出生以前,是紧贴子宫壁的。如果胎儿尚未娩出,胎盘已经从子宫壁剥离,称为胎盘早剥。在临床上推荐按照胎盘早剥的 Page 分级标准评估病情的严重程度,分为四级:0 级、Ⅰ级、Ⅱ级和Ⅲ级。0 级为分娩后回顾性产后诊断;Ⅰ级外出血,子宫软,无胎儿窘迫;Ⅱ级胎儿宫内窘迫或胎死宫内;Ⅲ级产妇出现休克症状,伴或不伴弥散性血管内凝血。胎盘早剥和胎盘前置都是妊娠晚期阴道出血的主要原因。

(3) 异常形态胎盘:受孕时,如果孕卵植入在子宫角部,可能形成双重胎盘、肾形胎盘、马蹄形胎盘,或在胎盘上形成深沟。如果叶状绒毛膜沿着孕卵周围发育,就会形成长而薄的胎盘,称为膜样胎盘。孕卵植入部位正确,但植入部位的子宫黏膜有炎症病变,就会形成副胎盘。这些形态各异的胎盘，分娩时很容易残留在子宫腔内，是造成产时、产后出血和感染的重要原因之一。

(4) 胎盘植入：根据胎盘绒毛侵入子宫肌层深度分为胎盘粘连、胎盘植入和穿透性胎盘。无论是粘连性胎盘，还是植入性胎盘，在分娩时都可以使胎盘剥离困难，易造成大出血。

(5) 胎盘白色梗塞：胎盘白色梗塞是因为胎盘发生病变，即在胎盘胎儿面的羊膜下，有白色或黄白色的结节状变性组织，较坚硬。如果变性较多、较深，就能使胎盘功能受损，使胎儿在宫腔内死亡，并且容易发生胎盘早剥。

5. 胎盘要求按照《医疗废物管理条例》《传染病防治法》等相关规定进行管理，严格落实产妇分娩后胎盘处理知情权。

【操作目的】

1. 通过正确地处理胎盘减少产后出血。
2. 通过对产后胎盘的检查，可以对产程中发生的一些异常出血以及胎心异常改变做出解释。

【典型案例】

李某，女，30岁，孕40周，无合并症及并发症，第一产程顺利，现胎儿娩出后15分钟，阴道有少量流血，宫底变硬呈球形，上升达脐平，阴道口可见外露的一段脐带自行延长，请问接产助产士该如何正确处理胎盘？

【操作步骤及要点】

操作步骤及要点见表24.1。

表24.1　操作步骤及要点

操作步骤	技术要点
1. 评估	
评估孕周、孕产次，产妇有无妊娠合并症及并发症，孕期有无保胎及用药情况，有无清宫史，胎儿娩出时间，阴道流血情况等。	
2. 准备	
(1) 产妇准备：躺卧于产床，取膀胱截石位，会阴部已消毒，做好心理准备。	
(2) 助产士准备：着装规范，佩戴口罩，修剪指甲，外科洗手，穿手术衣并戴无菌手套。	
(3) 环境准备：安静整洁、私密性良好、关闭门窗，温湿度适宜(室温为24～26 ℃、湿度为55%～65%)。	
(4) 物品准备：分娩模型、胎盘模型、胎盘交接登记本、手术衣、无菌手套、尺、秤等。	
3. 备齐物品，操作前核对产妇，向产妇解释操作目的，协助产妇取膀胱截石位，注意保暖和隐私	
4. 胎盘出现以下征象，判定胎盘已剥离：	

续表

操作步骤	技术要点
(1) 阴道少许出血。 (2) 外露的脐带自行延长。 (3) 子宫变硬呈球形,子宫底升高可达到脐上水平。 (4) 用手掌的尺侧,在产妇耻骨联合上方轻轻地下压子宫下段会出现宫体上升,但外露的脐带不会再出现回缩。	
5. 协助胎盘娩出	
(1) 助产士左手握住宫底,拇指在子宫前壁,其余四指在子宫后壁并按压,右手同时牵住脐带向外轻拉,胎盘胎膜降至阴道口时,助产士用双手握住胎盘向一个方向旋转向外缓慢牵拉,使整个胎盘胎膜完全剥离、娩出(图 24.1、图 24.2)。 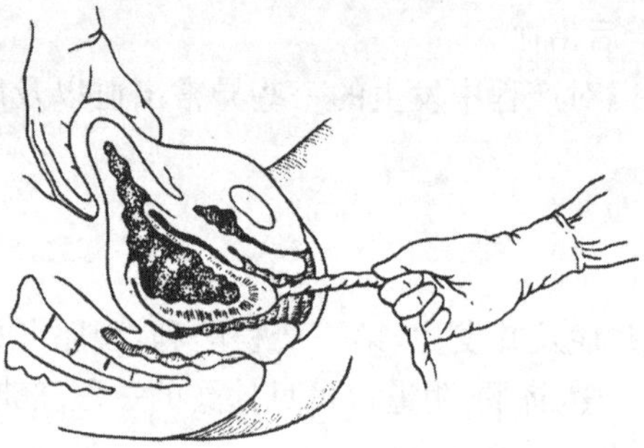 **图 24.1　牵住脐带向外牵拉** 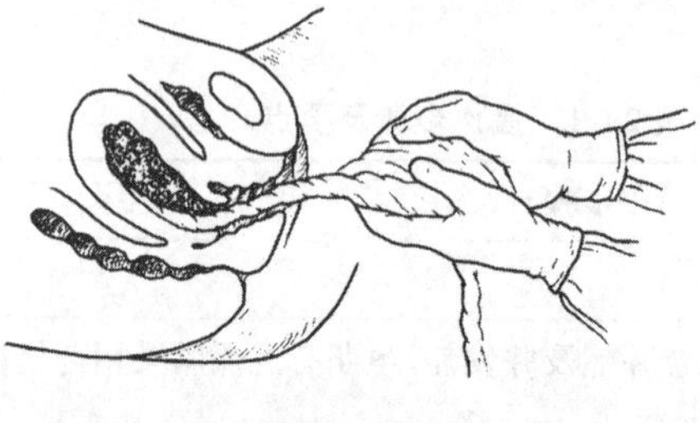 **图 24.2　双手握住胎盘旋转牵拉** (2) 如果在胎膜娩出过程中,发生胎膜部分断裂,可用血管钳夹住断裂上段的胎膜再继续向同一方向旋转,直至胎膜完全娩出。	胎盘未剥离前如果阴道流血达 200 mL,应人工剥离胎盘;若胎盘超过 30 分钟仍无剥离,判断胎盘不能剥离的原因,无禁忌证时汇报医生行人工剥离胎盘。
6. 检查胎盘胎膜(图 24.3)	
(1) 将胎盘铺平轻轻拭去母体面的血迹。 (2) 观察胎盘的形状、大小、有无钙化、梗死灶,胎盘小叶是否完整及胎盘边缘是否有断裂的血管,及时发现副胎盘。 (3) 将胎盘提起观察胎膜是否完整、胎膜破口的位置。 (4) 观察脐带的长度、附着部位,有无脐带水肿,看脐带断端血管分布,判断是否为单脐动脉等。 (5) 发现有副胎盘、胎盘部分缺损或有胎膜大部分残留时,助产士更换无菌手套,行宫腔探查并取出残留的组织,仅有少量胎膜残留,产后可给予缩宫剂等待自然排出,必要时应汇报医生行清宫。	

续表

操作步骤	技术要点
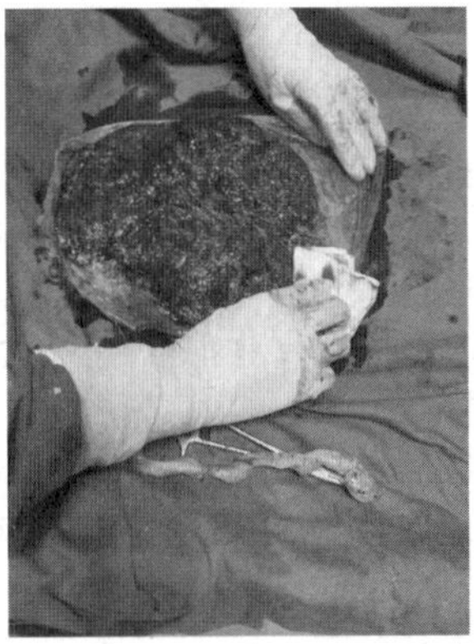 图 24.3　检查胎盘	
7. 测量胎盘体积和重量(图 24.4) 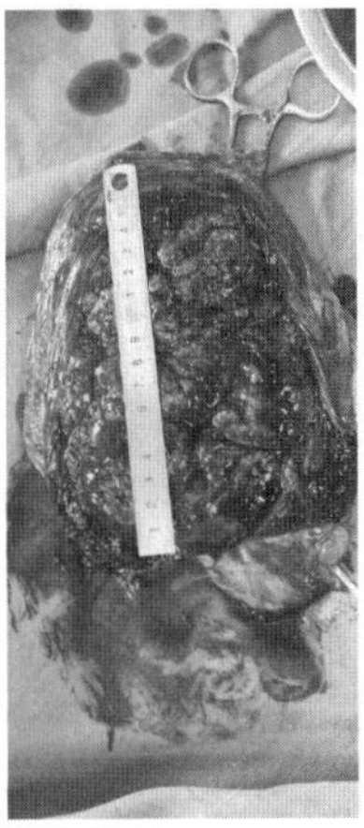 图 24.4　测量胎盘	
8. 告知产妇胎盘胎膜娩出情况并交代注意事项,签署胎盘处置知情同意书	
9. 将胎盘置于密封的袋子里,防止血液污染并贴上标签	
(1) 交医院处理:将胎盘放置于黄色垃圾袋内,贴上标签后放置于胎盘暂时储存桶内。 (2) 产妇自行处理:将胎盘放置于黑色垃圾袋内,贴上标签,产妇在胎盘交接本上再次签字后,将胎盘交予产妇自行处理(有传染性疾病的必须交医院处理)。	
10. 胎盘去向登记和交接	
11. 处理用物,洗手,记录	

【评分标准】

胎盘处理评分标准见表 24.2。

表 24.2 胎盘处理评分标准

班级：________ 学号：________ 姓名：________ 得分：________

<table>
<tr><th>项目</th><th>具体内容</th><th>标准分</th><th>实得分</th></tr>
<tr><td rowspan="2">操作前准备（20分）</td><td>评估与准备</td><td>20</td><td></td></tr>
<tr><td colspan="3">(1) 评估产妇：核对产妇的姓名、住院号及腕带信息(2分)，向产妇解释操作目的(2分)；了解孕周、产妇有无妊娠合并症及并发症，孕期有无保胎及用药情况，有无清宫史，胎儿娩出时间，阴道流血情况(8分)。
(2) 助产士准备：着装规范(2分)，修剪指甲，符合接产要求，穿手术衣，戴手套(2分)。
(3) 环境准备：安静、整洁(1分)，关闭门窗，私密性良好，温湿度适宜(1分)。
(4) 物品准备：分娩模型、胎盘模型、手术衣、无菌手套、尺、秤、胎盘交接登记本(2分)。</td></tr>
<tr><td rowspan="9">操作过程（70分）</td><td>1. 胎盘娩出前产妇体位和会阴准备</td><td>5</td><td></td></tr>
<tr><td colspan="3">(1) 产妇躺卧于产床，膀胱截石位(2分)，会阴部已消毒(1分)。
(2) 助产士与产妇沟通将协助娩胎盘(2分)。</td></tr>
<tr><td>2. 胎盘出现以下征象，判定胎盘已剥离</td><td>5</td><td></td></tr>
<tr><td colspan="3">(1) 阴道少许出血(1分)。
(2) 外露的脐带自行延长(1分)。
(3) 子宫变硬呈球形，子宫底升高可达到脐上水平(1分)。
(4) 用手掌的尺侧，在产妇耻骨联合上方轻轻地下压子宫下段会出现宫体上升，但外露的脐带不会再出现回缩(2分)。</td></tr>
<tr><td>3. 协助胎盘娩出</td><td>15</td><td></td></tr>
<tr><td colspan="3">(1) 助产士左手握住宫底，拇指在子宫前壁，其余四指在子宫后壁并按压(5分)。
(2) 右手同时牵住脐带向外轻拉(5分)。
(3) 胎盘胎膜降至阴道口时，助产士用双手握住胎盘向一个方向旋转向外缓慢牵拉，使整个胎盘、胎膜完全剥离娩出(5分)。</td></tr>
<tr><td>4. 检查胎盘胎膜</td><td>25</td><td></td></tr>
<tr><td colspan="3">(1) 将胎盘铺平轻轻拭去母体面的血迹(5分)。
(2) 观察胎盘的形状、大小、有无钙化、梗死灶，胎盘小叶是否完整及胎盘边缘是否有断裂的血管，及时发现副胎盘(5分)。
(3) 将胎盘提起观察胎膜是否完整、胎膜破口的位置(5分)。
(4) 观察脐带的长度、附着部位，有无脐带水肿，看脐带断端血管分布，判断是否为单脐动脉等(5分)。
(5) 发现有副胎盘、胎盘部分缺损或有胎膜大部分残留时，助产士更换手套，行宫腔探查并取出残留的组织，仅有少量胎膜残留，产后可给予缩宫剂等待自然排出，必要时应汇报医生行清宫(5分)。</td></tr>
<tr><td>5. 胎盘娩出后处理</td><td>15</td><td></td></tr>
</table>

续表

项目	具体内容	标准分	实得分
	(1) 测量胎盘的体积和重量(2分)。 (2) 签署胎盘处置知情同意书(3分)。 (3) 按照胎盘处置知情同意书签字结果处理胎盘: ① 医院处理:将胎盘放置于黄色垃圾袋内,贴上标签后放置于胎盘暂时储存桶内(2分)。 ② 产妇自行处理:将胎盘放置于黑色垃圾袋内,贴上标签,产妇在胎盘交接本上再次签字后将胎盘交予产妇(有传染性疾病的必须医院处置)(3分)。 (4) 履行双人签字交接,胎盘去向规范、合法(5分)。		
	6. 用物处置	5	
	用物处置(2分),洗手(2分),记录(1分)。		
总体评价(10分)	1. 操作熟练	4	
	动作正确规范(2分),操作熟练,沉稳有序(2分)。		
	2. 人文关怀	2	
	(1) 操作中动作轻柔,与产妇有沟通交流,态度和蔼,关心爱护产妇(1分)。 (2) 操作中注意保护产妇隐私(1分)。		
	3. 理论回答	4	
	理论回答正确(4分)。		
总分	100	总得分	

【注意事项】

1. 观察胎盘剥离征象,勿在胎盘剥离前强行按压子宫、牵拉脐带和胎盘,如果胎盘未剥离前出血达200 mL,或胎儿娩出后30分钟胎盘仍未娩出,应行人工剥离胎盘术。
2. 认真检查胎盘,防止胎盘胎膜残留导致产后出血或感染。
3. 正常分娩胎盘胎膜检查完整,产后出血不多者,不必常规进行宫腔内探查。
4. 操作中注意无菌原则。
5. 严格遵守胎盘处置规范。

【健康教育指导】

1. 告知产妇及时处理胎盘的目的。
2. 告知产妇产后适量活动对排出宫腔积血及恶露的重要性。

【思考题】

1. 简述胎盘剥离的征象。
2. 简述胎盘娩出的方式和检查完整性的注意事项。

实训 25 新生儿出生时护理

【学习目标】

1. 知识目标:

(1) 识记:① 能陈述母婴早接触的意义。② 能陈述新生儿出生时的护理内容。

(2) 理解:① 能理解新生儿 Apgar 评分的临床意义。② 能理解新生儿交接的主要内容,以及新生儿体检、标识、早吸吮和早接触各项操作的意义。

(3) 运用:运用所学的知识正确护理新生儿,完成新生儿相关文书的书写。

2. 能力目标:能运用所学的知识对新生儿进行护理,帮助新生儿由宫内平稳过渡到宫外,并适应宫外环境,促进新生儿身心健康发展。

3. 素质目标:具有爱心和高度的责任心,做事细心,态度和蔼可亲,爱护婴儿,呵护生命。

【知识准备】

1. 新生儿的处理主要包括:新生儿娩出后清理呼吸道、擦干保暖、Apgar 评分、母婴接触、断脐、核对信息、采集脚印、系腕带、外观检查。需要注意的是,《中国新生儿复苏指南》(2021 年修订)中提出:不建议常规进行口鼻咽部及气道吸引,以免增加心动过缓或呼吸抑制的风险。

2. 新生儿护理的意义

(1) 通过即时护理减少新生儿体温散失,保持体温恒定。

(2) 母婴早接触能促进母乳喂养的成功,帮助宝宝实现从胎儿到婴儿的转变,强化稳定性更适应外部世界和新环境,还有利于帮助新生儿建立免疫屏障。

(3) 通过晚断脐提高新生儿出生时的血红蛋白水平,增加出生后最初几个月内的铁贮存。

3. 新生儿 Apgar 评分的具体内容见表 25.1。

表 25.1 新生儿 Apgar 评分

体征	0 分	1 分	2 分
心率(次/分)	无心跳	<100	>100
呼吸	无	慢,不规则	哭声响亮,有力
肌张力	松弛	四肢稍屈曲	四肢活动良好
皮肤颜色	青紫或苍白	身体红,四肢青紫	全身红润
刺激反应	无反应	稍有反应	哭闹

【操作目的】

1. 学会正确清理新生儿呼吸道、新生儿出生后擦干羊水与保温的方法,能正确与产妇核对母婴信息，安全实施母婴皮肤接触。

2. 学会延迟断脐、新生儿体格检查方法，系新生儿腕带、采集新生儿脚印的正确方法。

3. 通过体格检查第一时间评估新生儿有无外观畸形等异常情况并及时报告。

【典型案例】

张某，女，30岁，孕40周，单胎，孕期正常产检，无合并症及并发症，产程进展顺利，现羊水清，胎心正常，宫口已开全，助产士已做好上台接产准备，新生儿即将娩出，台下巡回助产士准备进行新生儿护理。

【操作步骤及要点】

操作步骤及要点见表25.2。

表25.2　操作步骤及要点

操作步骤	技术要点
1. 评估	
了解孕周、产妇有无妊娠合并症及并发症，产程有无特殊情况，胎心情况，羊水情况等。	
2. 准备	
(1) 环境准备：安静、整洁、关闭门窗，温湿度适宜(调节室内温度为24～26℃、湿度为50%～60%)，私密性好。	
(2) 助产士准备：着装规范，佩戴口罩，修剪指甲，洗手并戴手套。	
(3) 物品准备：新生儿衣物一套、治疗巾、预热的干毛巾、印泥、腕带两个、新生儿复苏用物。	
3. 备齐物品，操作前核对产妇，向产妇解释操作目的	
4. 新生儿护理	
(1) 新生儿娩出，记录出生时间。	
(2) 快速评估：羊水情况、有无呼吸或哭声，肌张力是否好。	只要有一项为“否”，应将其迅速移至预热的复苏区启动新生儿复苏。
(3) 清理呼吸道：	
① 立即将新生儿仰卧并盖上干治疗巾，根据情况必要时清理呼吸道。 ② 口腔鼻腔内的分泌物可用纱布擦去，或用吸引球或吸引管吸引干净。 ③ 如果口腔内有大量分泌物，可将头转向一侧，将分泌物聚集在颊部，便于吸出。 ④ 先吸口腔后吸鼻腔，防止吸引鼻腔时新生儿发生深呼吸，将口腔内的分泌物吸入。	吸引器的负压为80～100 mmHg。吸引口腔时，使用吸引管吸引时，不可吸力过大或过深。通常用吸引球做短暂的、轻轻的吸引。
(4) 擦干保温，新生儿1分钟时Apgar评分及辨认新生儿性别。	

续表

操作步骤	技术要点
① 在5秒内开始擦干新生儿，擦干顺序为眼睛、面部、头、躯干、四肢，再侧卧位擦干背部。 ② 新生儿1分钟时Apgar评分。 ③ 撤除湿毛巾，暴露新生儿臀部，让产妇正确辨认新生儿性别。	接产者与产妇共同辨认新生儿性别。
(5) 断脐及新生儿5分钟时Apgar评分。	
等待脐带搏动停止后(生后1～3分钟)，更换无菌手套，结扎脐带，新生儿5分钟时Apgar评分。	
(6) 新生儿皮肤早接触早吸吮(图25.1)。	
将新生儿置于俯卧位，且头偏向一侧，开始母婴皮肤接触至少90分钟。取另一已预热的清洁干毛巾遮盖新生儿身体，并为新生儿戴上帽子，严密观察母亲和新生儿的生命体征及觅乳征象，指导母亲开始母乳喂养。 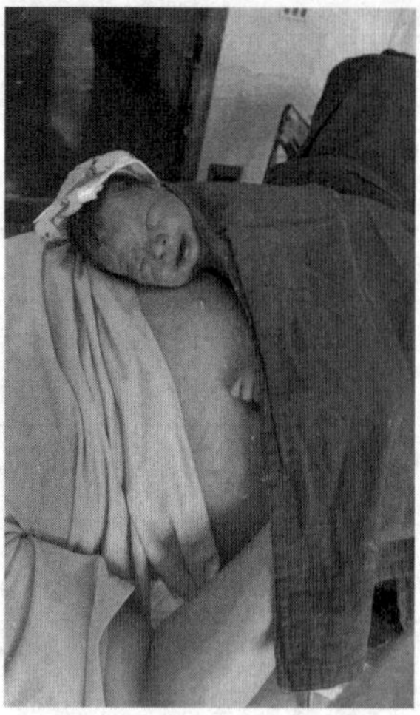 **图25.1　新生儿母婴早接触**	新生儿放置于产妇腹部，注意安全，由第二个助产士在旁协助，擦干动作快、轻柔。
(7) 眼部预防用药：出生1小时内用红霉素眼膏滴眼。	
(8) 新生儿体格检查及采集新生儿右脚印，填写、核对信息。	
① 新生儿体格检查：将新生儿放置在铺有无菌治疗巾的电子秤上称体重，将新生儿放置于新生儿辐射台上，测量身长，评估新生儿呼吸情况、活动和肌张力、皮肤颜色、脐带外观、有无产伤和畸形等。检查肛门，用肛表测定肛温。连接新生儿心电监护探头，监测心率及血氧饱和度。 ② 在新生儿记录单上逐项填写，包括产妇一般信息、新生儿体格检查信息等，采集新生儿左脚印、产妇右手大拇指印在新生儿记录单上。 ③ 根据手脚腕带填写要求完善相关信息，填写人员与产妇双向核对全部信息内容，并分别系于新生儿右手腕、右脚踝。	新生儿手、脚双腕带佩戴，松紧度适宜。
(9) 新生儿穿衣，尿不湿包裹臀部，外包被包裹新生儿。	
5. 告知产妇新生儿的相关信息，交代有关注意事项	
6. 处理用物，洗手，记录	

【评分标准】

新生儿处理评分标准见表25.3。

表25.3　新生儿处理评分标准

班级:________　学号:________　姓名:________　得分:________

项目	具体内容	标准分	实得分
操作前准备(20分)	评估与准备	20	
	(1) 评估产妇:核对产妇的姓名、住院号及腕带信息,向产妇解释操作目的(2分);评估孕周、有无妊娠合并症及并发症,产程有无特殊情况,羊水情况,胎心等(6分)。 (2) 助产士准备:着装规范,修剪指甲,戴口罩,洗手,戴手套(4分)。 (3) 环境准备:安静、整洁,关闭门窗,私密性良好,温湿度适宜(4分)。 (4) 物品准备:新生儿衣物、治疗巾、预热的干毛巾、印泥、腕带2个、新生儿复苏用物等(4分)。		
操作过程(70分)	1. 新生儿出生时护理	35	
	(1) 新生儿娩出,记录出生时间(2分)。 (2) 快速评估:羊水情况(1分)、有无呼吸或哭声(2分)、肌张力是否好(2分)。 (3) 清理呼吸道:立即将新生儿仰卧并盖上干治疗巾,根据情况必要时清理呼吸道(2分)。先吸口腔后吸鼻腔(2分)。口述Apgar评分低于8分者进行新生儿复苏抢救(2分)。 (4) 擦干保温:在5秒内开始擦干新生儿,擦干顺序为眼睛、面部、头、躯干、四肢,再侧卧位擦干背部(2分)。 (5) 判断新生儿1分钟时Apgar评分(2分)。 (6) 辨认新生儿性别:撤除湿治疗巾,让产妇正确辨认新生儿性别(2分)。 (7) 延迟断脐:等待脐带搏动停止后(生后1～3分钟)(2分),更换无菌手套,结扎脐带(2分)。 (8) 判断新生儿5分钟时Apgar评分(2分)。 (9) 新生儿皮肤早接触早吸吮:将新生儿俯卧位置于母亲胸前,且头偏向一侧,开始母婴皮肤接触至少90分钟(3分),另取一已预热的清洁干毛巾遮盖新生儿身体,并为新生儿戴上帽子(2分),严密观察母婴的生命体征及觅乳征象,指导母乳喂养(3分)。 (10) 眼部预防用药:出生1小时内用红霉素眼膏滴眼(2分)。		
	2. 新生儿体格检查及信息采集护理	25	
	(1) 将新生儿放置在铺有无菌治疗巾的电子秤上称体重(3分)。 (2) 将新生儿放置于新生儿辐射台上,测量身长(3分)。 (3) 评估新生儿呼吸情况(2分)、活动和肌张力、皮肤颜色、脐带外观、有无产伤和畸形等(2分)。 (4) 检查肛门,用肛表测量肛温(2分)。连接新生儿心电监护氧饱探头,监测心率及血氧饱和度(2分)。 (5) 在新生儿记录单上逐项填写,包括产妇一般信息、新生儿体格检查信息等(2分),采集新生儿左脚印、产妇右手大拇指印在新生儿记录单上(2分)。 (6) 根据手脚腕带填写要求完善相关信息,填写人员与产妇双向核对全部信息内容(2分),并分别系于新生儿右手腕、右脚踝上(2分)。 (7) 新生儿尿不湿包裹臀部,穿好衣裤,最后包被包裹(3分)。		

续表

项目	具体内容	标准分	实得分
	3. 健康教育	5	
	(1) 整理床单位,告知产妇新生儿出生时间、体重、身长、Apgar 评分及健康状况等信息(3 分)。 (2) 予以母乳喂养、母婴同室、早期保暖等产后相关知识健康教育指导(2 分)。		
	4. 操作后处理	5	
	清理用物(2 分),洗手(1 分),记录(2 分)。		
总体评价(10 分)	1. 操作质量	4	
	动作正确规范(2 分),操作熟练,沉稳有序(2 分)。		
	2. 人文关怀	2	
	(1) 操作中动作轻柔,沟通交流时态度和蔼,关心爱护母婴(1 分)。 (2) 操作中注意新生儿的保暖(1 分)。		
	3. 理论回答	4	
	理论回答正确(4 分)。		
总分	100	总得分	

【注意事项】

1. 新生儿娩出前了解新生儿孕周,出生后应快速评估羊水情况、有无呼吸或哭声,肌张力是否好,如有一项为“否”,立即按新生儿窒息复苏流程进行抢救。

2. 与产妇核对信息时要包括床号、姓名、住院号,新生儿出生时间、性别、体重等。

3. 如果新生儿口鼻黏液较多,应用左手按住新生儿胸部,控制其吸气,必须在第一口呼吸之前,清理上呼吸道,以免发生吸入性肺炎。

4. 新生儿手、脚双腕带佩戴松紧适宜。

【健康教育指导】

1. 应指导产妇及其家属注意手卫生和咳嗽礼仪等感染防控措施,接触新生儿前规范洗手。

2. 指导母乳喂养和早期识别新生儿危险征象,如呼吸、肤色等。告知产妇及家属,如发现异常,应及时通知医护人员。

3. 介绍有关新生儿其他保健内容和注意事项,如洗澡、脐部护理和疫苗接种等。

【思考题】

1. 请简述 Apgar 评分的具体内容。

2. 请简述新生儿窒息的分度。

实训26　新生儿复苏

【学习目标】

1. 知识目标：

(1) 识记：① 能陈述复苏相关抢救用品及器械的准备。② 能陈述新生儿复苏流程。

(2) 理解：① 能理解准确评估和报告复苏效果的意义。② 能理解复苏成功后需要继续进行病情观察、支持对症治疗。

(3) 运用：运用所学的知识和护理程序，对窒息的新生儿能正确及时地开展新生儿复苏技术，尽快促使新生儿呼吸的建立，挽救新生儿生命，减少残疾发生。

2. 能力目标：能运用所学的知识快速准确地识别新生儿窒息，并利用所学技能对窒息儿进行有效的复苏。

3. 素质目标：具有救死扶伤的急救精神和团结协作精神，有爱心，做事细心，培养学生时间就是生命的使命感和职业责任感。

【知识准备】

1. 胎儿娩出时以及出生后1分钟内，无呼吸或呼吸抑制者称新生儿窒息。它是一种由于产前、产时或产后的各种病因，使胎儿缺氧而发生宫内窘迫或娩出过程中发生呼吸、循环障碍，导致出生后1分钟内无自主呼吸或未能建立规律呼吸，以低氧血症、高碳酸血症和酸中毒为主要病理生理改变的疾病。

2. 新生儿窒息是新生儿围产期死亡的主要原因之一，发生窒息后，必须积极抢救和正确处理，因缺氧可对神经系统及各器官造成不利影响。做好新生儿复苏护理，是减少窒息儿并发症，降低围产儿死亡率和伤残率的关键之一。每次分娩时至少有1名熟练掌握新生儿复苏技术的医务人员在场，负责处理新生儿。如果有高危因素，则需多名医务人员在场，组成一个完整掌握新生儿复苏技术的团队。

3. 产前咨询：分娩前要问产科医务人员4个问题以识别高危因素：孕周是多少？羊水清吗？预期分娩的新生儿数目是多少？有何高危因素？根据这些问题的答案决定应该配备的人员及准备的复苏物品。

4. 新生儿有活力的定义为：规则呼吸或哭声响亮、肌张力好、心率大于100次/分。以上三项有一项异常者为无活力，应立即行气管插管吸引胎粪。

5. 我国现执行的是《中国新生儿复苏指南》(2021年修订)，其流程如图26.1所示。

【操作目的】

1. 准确快速地评估新生儿的情况，及时、正确地对窒息的新生儿进行急救，帮助新生儿迅速地完成生理过渡。

2. 为每一个即将分娩的新生儿做好窒息复苏相关抢救用品及器械准备，减少新生儿并发症，降低围生儿死亡率。

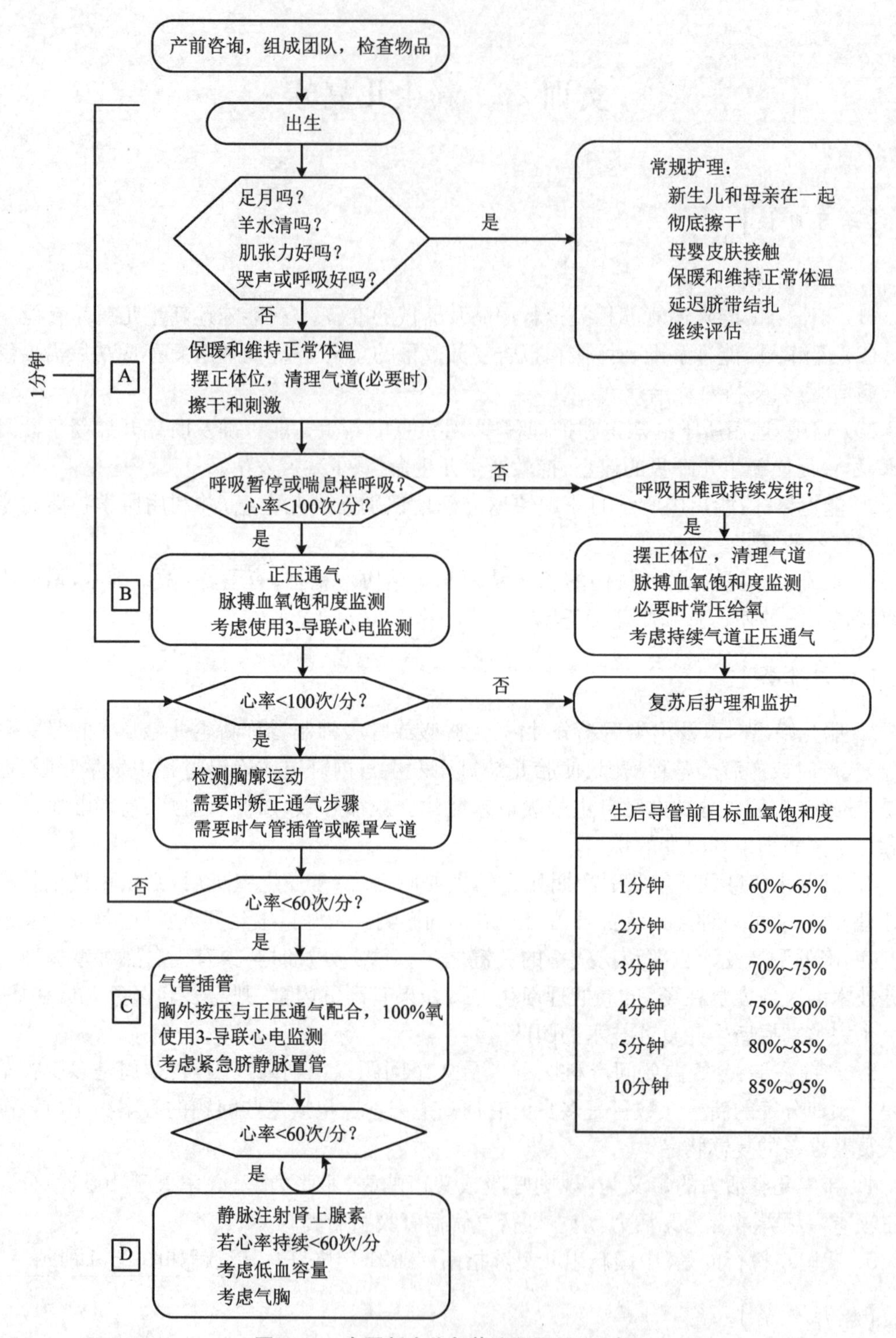

图 26.1 中国新生儿复苏流程图(2021 年)

【典型案例】

王某，女，G_1P_0，孕 38 周，4 床，摔倒后很快出现剧烈下腹痛遂急诊入院，急诊 B 超示：胎盘早剥，胎心90次/分，医嘱拟行即刻剖宫产术，估计新生儿体重3000 g，医护团队如何进行新生儿复苏准备？

【操作步骤及要点】

操作步骤及要点见表26.1。

表26.1　操作步骤及要点

操作步骤	技术要点
1. 评估	
(1) 产妇：了解孕产史、本次妊娠经过、有无合并症或并发症、羊水、有何高危因素等。 (2) 胎儿：胎心音、胎儿数目、孕周、胎儿大小。	
2. 准备	
(1) 环境准备：关闭门窗，减少人员走动，温度适宜(室温调为24～26 ℃)，调节辐射台温度为32～34 ℃，提前预热半小时。	
(2) 物品准备(图26.2)：连接氧源10 L/min，调节氧浓度(胎龄大于或等于35周的新生儿为21%，胎龄小于35周的新生儿为21%～30%)，吸痰器(调节负压至80～100 mmHg)、预热大毛巾两条、肩垫一块、胎帽一个、听诊器、吸耳球、弯盘、正压通气装置、面罩(足月儿选足月儿面罩，早产儿选早产儿面罩)、喉镜片(早产儿0号，足月儿1号)、气管导管、吸痰管、胎粪吸引管、胃管、各型号注射器、脐静脉穿刺包、配置好的1∶10000盐酸肾上腺素、脉搏血氧饱和度仪及传感器、生理盐水、塑料袋或保鲜膜(胎龄小于32周早产儿)。 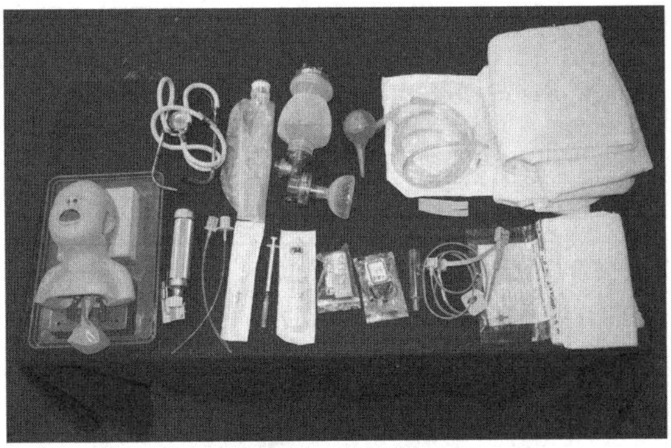 图26.2　复苏用物	
(3) 复苏人员准备：组成复苏团队，确定团队领导，衣帽整洁，洗手，戴口罩和手套。	
3. 出生后快速评估：足月吗？羊水清吗？有哭声或呼吸吗？肌张力好吗？	
4. 若有一项为“否”，羊水清时，立即开始初步复苏步骤(图26.3)	

续表

<table>
<tr><th>操作步骤</th><th>技术要点</th></tr>
<tr><td>(1) 将新生儿放在预热的辐射台上,摆正体位(鼻吸气位);清理呼吸道(必要时),先口后鼻。
(2) 擦干全身,拿开湿毛巾,给予刺激,重新摆正鼻吸气体位。
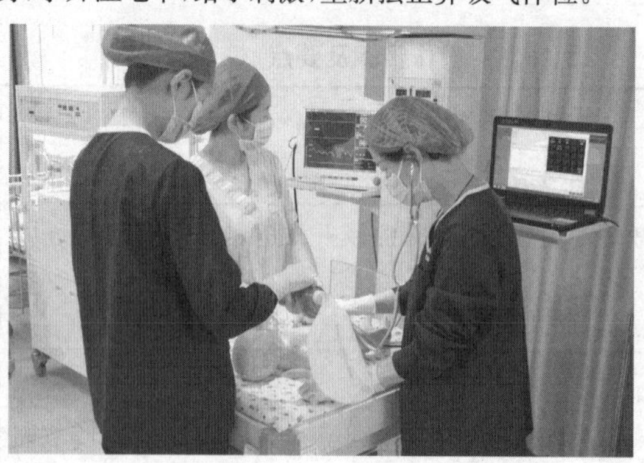
图 26.3 初步复苏</td><td>强调“必要时”吸引口鼻:即口鼻有分泌物,避免过度刺激。</td></tr>
<tr><td>5. 羊水胎粪污染时</td><td></td></tr>
<tr><td>(1) 评估新生儿是否有活力。
(2) 新生儿有活力时,继续初步复苏。
(3) 新生儿无活力时,应在 20 秒内完成气管插管及用吸引管吸引胎粪。再继续完成初步复苏中的其他操作。</td><td>新生儿有活力的指标是:强有力的呼吸、肌张力好、心率>100 次/分。</td></tr>
<tr><td>6. 评估:评估呼吸、心率(耗时 6 秒)</td><td></td></tr>
<tr><td>若新生儿呼吸暂停或喘息样呼吸或心率小于 100 次/分,开始正压通气。</td><td></td></tr>
<tr><td>7. 助手连接脉氧饱和度仪,记录复苏开始时间</td><td></td></tr>
<tr><td>8. 正压通气(图 26.4)</td><td></td></tr>
<tr><td>(1) 重新摆正鼻吸气体位。将面罩置于新生儿面部,遮盖口鼻,正压通气的频率为 40～60 次/分,压力为 20～25 cmH_2O,吸呼比为 1∶1.5～2.0。
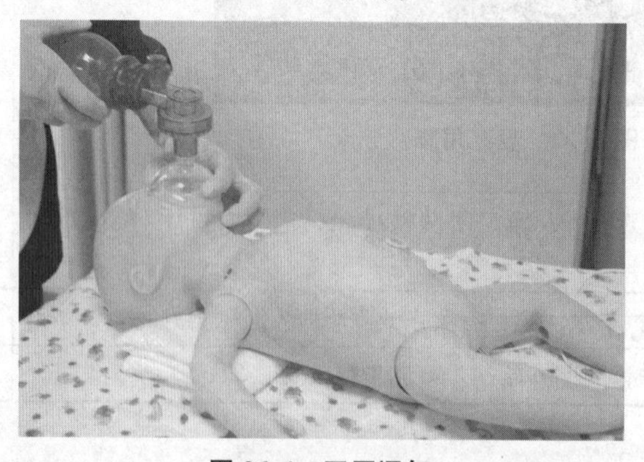
图 26.4 正压通气
(2) 开始正压通气后,首先观察胸廓是否有起伏,如胸廓无起伏,做矫正通气步骤;如胸廓有起伏,继续做正压通气 30 秒。</td><td>面罩不可压在面部,不可将手指或手掌置于患儿眼部,正压呼吸时间超过 2 分钟需插胃管。</td></tr>
</table>

续表

操作步骤	技术要点
9. 有效正压通气30秒后再评估	
（1）如果心率≥100次/分，逐渐减少正压通气的压力和频率，同时观察是否具有有效自主呼吸，如心率持续>100次/分，有有效自主呼吸，则停止正压通气，如氧饱和度未达到目标值，可常压给氧。 （2）如果心率为60～99次/分，再评估通气技术，必要时再MRSOPA矫正通气，可考虑气管插管正压通气。 （3）经过30秒有效正压通气（胸廓有起伏），心率<60次/分，再评估通气技术，必要时再做MRSOPA，如心率仍<60次/分，增加给氧浓度至100%，在气管插管下行正压通气配合胸外按压。	
10. 气管插管（图26.5）	
选择合适型号的镜片。选择正确的气管导管。 （1）摆体位：鼻吸气体位。 （2）找声门：右手稳住新生儿头部，左手握镜，喉镜叶片沿舌面右侧滑入，将舌头推至口腔左侧，推进镜片直至其顶端达会厌软骨谷；轻轻上抬，将舌头抬起，暴露声门。 （3）插入气管套管：右手持管沿口腔右侧导入管子，看准声门将管子推入，直到管子上的声带线达声门水平；右手将管子固定于患儿唇部，左手小心退出叶片及金属芯。 （4）判断插管位置是否正确。固定导管，记住唇缘厘米读数。 （5）正压给氧。 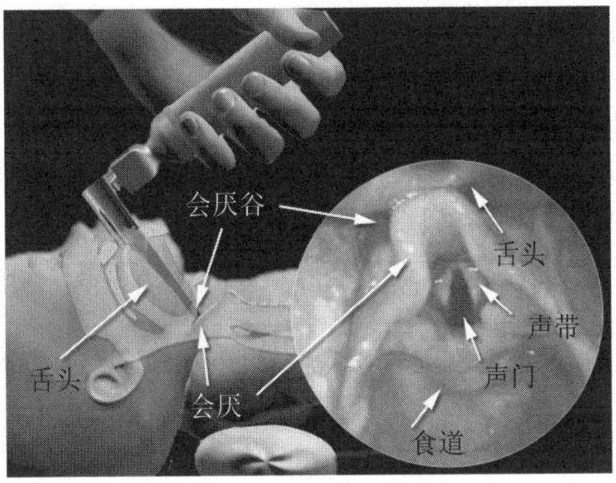 **图26.5　气管插管**	整个操作要求在20秒内完成并常规做一次气管吸引。
11. 胸外按压（图26.6）	
（1）按压位置：胸骨体下1/3处（两乳头连线中点下方），避开剑突。按压手法：双指法或拇指法（垂直压迫）。按压深度：胸廓前后径下陷1/3。 （2）按压与通气比例为3∶1，即按压90次/分，呼吸30次/分，2秒内进行3次胸外按压，1次正压通气。按压者大声喊出“1—2—3—吸”。胸外按压配合正压通气60秒。	

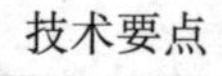
续表

操作步骤	技术要点
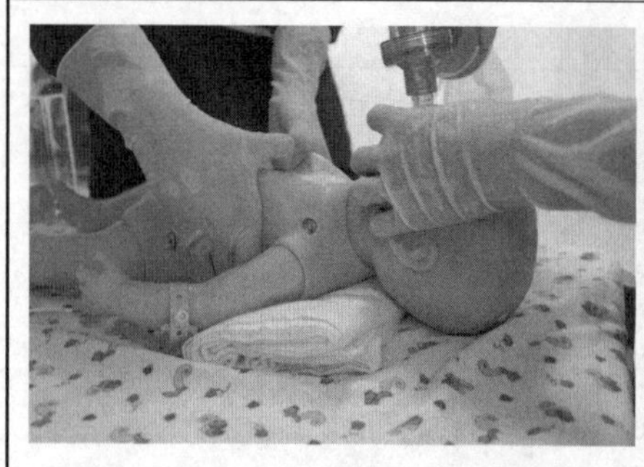 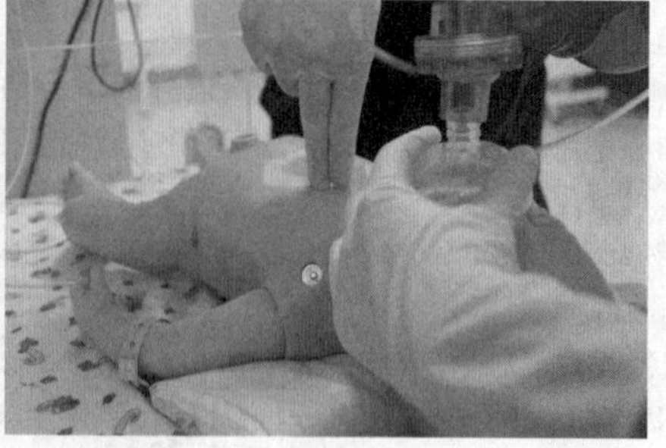 **图 26.6 胸外按压**	
12. 评估心率	
(1) 如心率≥60 次/分,停止胸外按压,以 40～60 次/分频率继续正压通气,给氧浓度可减至 40%。 (2) 如心率<60 次/分,检查正压通气和胸外按压操作是否正确,是否给予 100%浓度的氧,如正压通气和胸外按压操作皆正确,做紧急脐静脉插管,给予肾上腺素。	在脐静脉置管前可以气管套管给一次肾上腺素。
13. 脐静脉置管	
(1) 插管的准备:打开脐静脉切开包,戴无菌手套,用注射器(5～10 mL)连接三通和 3.5F 或 5F 单腔脐静脉导管,充以生理盐水。 (2) 消毒脐带,铺孔巾。沿脐根部用线打一个松结,如在切断脐带后出血过多,可将此结拉紧。在夹钳下离皮肤线 1～2 cm 处用手术刀切断脐带,切断脐带时短暂停止胸外按压,并告知团队成员手术刀已进入视野。 (3) 在 12 点的位置可以看到大的、壁薄的脐静脉,其下方是小而壁厚的脐动脉。导管插入脐静脉 2～4 cm(早产儿可稍短),抽吸有回血。	
14. 应用肾上腺素	
(1) 指征:至少 30 秒有效的正压通气(胸廓有起伏)和 60 秒胸外按压配合 100%浓度的氧正压通气后,新生儿心率仍<60 次/分,给予肾上腺素。 (2) 气管内给药剂量是 1∶10000 肾上腺素溶液 0.5～1 mL/kg。脐静脉给药剂量是 1∶10000 肾上腺素溶液 0.1～0.3 mL/kg。 (3) 脐静脉给药后用 1～2 mL 生理盐水冲管,气管内给药后要给几次正压通气,迅速将药物送入肺内。 (4) 评估心率:给予肾上腺素 60 秒后评估心率,给药后继续做正压通气(给 100%氧)和胸外按压,如果首剂肾上腺素应用后心率仍小于 60 次/分,3～5 分钟可重复应用。	
15. 使用扩容剂	
(1) 指征:如新生儿对有效的正压通气、胸外按压及肾上腺素无反应,有持续心率减慢、急性失血病史及低血容量表现可考虑扩容。 (2) 扩容的剂量和用法:生理盐水,推荐剂量:10 mL/kg,脐静脉给药。给药时间为 5～10 分钟,缓慢推入。	低血容量的新生儿可表现为皮肤苍白、毛细血管再充盈延迟(>3 秒)和脉搏微弱。

续表

操作步骤	技术要点
16. 评估心率	
(1) 心率≥60次/分,停止心脏按压,降低氧浓度,继续有效正压通气30秒。 (2) 评估心率≥100次/分,拔出气管导管,刺激,口述新生儿有有效的自主呼吸、心率持续大于100次/分,血氧饱和度在目标值以上。	
17. 复苏成功,记录抢救结束时间,穿衣、保暖,置复苏后体位,转复苏后处理	
18. 告诉产妇复苏结果,整理用物	
19. 处置用物,洗手,记录抢救经过	

【评分标准】

新生儿复苏实验评分标准见表26.2。

表26.2 新生儿复苏实验评分标准

班级:________ 学号:________ 姓名:________ 得分:________

项目	具体内容	标准分	实得分
操作前准备(20分)	评估与准备	20	
	(1) 评估产妇:孕周、羊水、预期分娩的新生儿数目、高危因素有否(4分)。 (2) 助产士准备:衣帽整洁,修剪指甲,洗手,戴口罩(4分)。 (3) 环境准备:关闭门窗,减少人员走动,温度适宜,调节辐射台温度为32~34℃,提前预热半小时(2分)。 (4) 物品准备:连接氧源10 L/min,调节氧浓度(胎龄≥35周的新生儿为21%,胎龄<35周的新生儿为21%~30%),连接吸痰器调节负压至80~100 mmHg(5分),预热的大毛巾两条、肩垫一块、胎帽一个、听诊器、吸耳球、弯盘、正压通气装置、面罩、喉镜、气管导管、吸痰管、胎粪吸引管、胃管、各型号注射器、脐静脉穿刺包、配置好的1∶10000盐酸肾上腺素、脉搏血氧饱和度仪及传感器、生理盐水、塑料袋或保鲜膜(胎龄<32周早产儿)(5分)。		
操作过程(70分)	1. 快速评估:孕周、羊水、呼吸、肌张力(2分)	2	
	2. 初步复苏	10	
	(1) 将新生儿放在预热的辐射保温台上(2分)。摆正体位(鼻吸气位)(3分)。 (2) 清理呼吸道,先口后鼻,擦干全身并拿开湿毛巾(3分)。 (3) 重新摆正体位,给予触觉刺激(2分)。		
	3. 评估呼吸、心率(耗时6秒)	2	
	4. 正压通气	15	
	(1) 摆正鼻吸气体位(3分)。助手连接脉氧饱和度仪(2分)。 (2) 正压通气的频率:40~60次/分,压力:20~25 cmH_2O(5分)。有效正压通气持续30秒(5分)。		
	5. 评估心率	2	
	6. 气管插管	6	

续表

项目	具体内容	标准分	实得分
	(1) 选择合适型号的镜片、气管导管(4分)。 (2) 整个操作要求在20秒内完成(2分)。		
	7. 胸外按压	12	
	(1) 正压通气的给氧浓度增加至100%(3分)。 (2) 胸外按压和正压通气的比例为3∶1(3分)。按压的位置、手法、深度正确(4分)。胸外按压与正压通气持续60秒(2分)。		
	8. 评估心率	2	
	9. 药物治疗	6	
	(1) 1∶10000肾上腺素给药剂量:气管内给药是0.5～1 mL/kg,脐静脉给药是0.1～0.3 mL/kg(2分)。 (2) 扩容剂:生理盐水,推荐剂量:10 mL/kg,脐静脉注射,给药时间为5～10 min,缓慢推入(2分)。 (3) 给药后继续做正压通气(给100%氧)和胸外按压60秒(2分)。		
	10. 评估心率	2	
	11. 继续操作	5	
	根据评估结果,采取正确的措施(5分)。		
	12. 复苏后管理	2	
	(1) 复苏成功,记录复苏结束的时间(1分)。 (2) 穿衣、保暖,置复苏后体位,持续监测,尽快安全转运至NICU(1分)。		
	13. 操作后处置	4	
	终末处置(1分),洗手(1分),记录(2分)。		
总体评价(10分)	1. 操作质量	4	
	能根据评估结果,采取正确的措施,动作正确规范(2分),操作熟练,沉稳有序(2分)。		
	2. 人文关怀	2	
	(1) 操作中动作轻柔,关心爱护患儿(1分)。 (2) 操作中注意与患儿母亲沟通,做好母亲的心理支持(1分)。		
	3. 理论回答	4	
	理论回答正确(4分)。		
总分	100	总得分	

【注意事项】

1. 初步复苏:置新生儿于已经预热的新生儿复苏台上,使热源直接照射到新生儿身上,不要盖毯子或毛巾。胎龄小于32周早产儿不擦干,直接套上塑料袋或保鲜膜保暖。

2. 摆正体位:新生儿采取鼻吸气位,颈部轻度仰伸到使咽后壁、喉和气管成直线,肩部用肩垫垫高2～3 cm。

3. 复苏后管理:复苏后的新生儿可能有多器官损害的危险,应继续监护,转 NICU 继续治疗。

4. 清理气道:如羊水有胎粪污染时,评估新生儿有无活力。

5. 吸引负压不应超过 100 mmHg,吸引时间不超过 10 秒。

6. 用新生儿吸痰管(12F 或 14F)或洗耳球吸净口鼻腔内的黏液和羊水(先口咽后鼻腔)。

【健康教育指导】

1. 加强孕期保健,定期产检。
2. 指导孕妇自我监测的重要性及方法。
3. 窒息复苏后转 NICU 继续治疗,给予母亲心理安慰。

【思考题】

1. 新生儿窒息复苏评估哪些内容?
2. 如何进行新生儿窒息复苏?

实训27 子宫按摩

【学习目标】

1. 知识目标:
(1) 识记:能陈述子宫按摩的方法及适应证。
(2) 运用:运用所学知识,正确实施子宫按摩,减少产后出血。
(3) 理解:能理解子宫按摩的目的和识别子宫收缩乏力的征象。
2. 能力目标:能灵活运用所学的知识对产妇进行子宫按摩,从而促进子宫收缩,减少产后出血,保障产妇安全。
3. 素质目标:具有爱心和高度的责任心,做事细心,具有强烈的急救意识和职业责任感,尊重生命,保护隐私,具有良好的团队协作精神。

【知识准备】

1. 产后出血的最常见原因是子宫收缩乏力,针对宫缩乏力需要加强宫缩,除了药物外,最简单快速有效的方法就是徒手按摩子宫。通过均匀有节律地按摩子宫,产生机械性刺激,促使子宫收缩,压迫宫壁血窦而有效止血,同时还可以通过按摩挤压出宫腔内的积血,使得子宫体积有效缩小,明显促进子宫复旧,从而减少产后出血。
2. 正确有效的按摩能达到迅速止血的作用。
3. 常见子宫按摩的方法有腹壁单手按摩宫底、腹壁双手按摩子宫法、腹壁-阴道双手按摩子宫法,其中腹壁单手按摩宫底是最常用的方法。

【操作目的】

1. 能准确掌握子宫按摩的方法。
2. 学会评估子宫底高度和子宫收缩的质地。
3. 学会评估阴道出血的量、色和性状。

【典型案例】

刘某,女,40岁,G_2P_1,孕39周,不规则腹痛1小时入院。入院后在会阴保护下助娩一重4000 g男婴,评分10分,5分钟后胎盘自然剥离,胎盘胎膜完整,胎盘娩出后从阴道内涌出大量鲜血,触摸腹部,子宫轮廓不清,质软,请立即予以子宫按摩。

【操作步骤及要点】

操作步骤及要点见表27.1。

表 27.1　操作步骤及要点

操作步骤	技术要点
1. 评估	
评估孕周、孕产史、子宫收缩情况，产后宫底高度、质地、阴道出血量及性质、膀胱充盈程度、产妇的配合度。	
2. 准备	
(1) 评估产妇：排空膀胱，知晓操作的目的、意义、配合要点。	
(2) 助产士准备：着装规范，佩戴口罩，修剪指甲，外科洗手，穿手术衣并戴无菌手套。	
(3) 环境准备：宽敞明亮、温湿度适宜(温度为 24～26 ℃、湿度为 55%～65%)，遮挡患者。	
(4) 物品准备：会阴垫、无菌手套、0.5%碘伏棉球、屏风(必要时备)、一次性康护垫(必要时备)。	
3. 备齐物品，携至产妇床旁，再次核对产妇，解释说明取得合作，排空膀胱，必要时导尿	
4.产妇仰卧于床上，头部稍垫高，双腿略屈曲充分外展分开，暴露外阴部，使腹肌放松	寒冷季节关闭门窗，温暖双手。
5. 助产士站在产妇的右侧进行操作	
6. 按摩方法	
(1) 腹壁单手按摩子宫法：操作者单手置于产妇腹部，摸到宫底位置，拇指在子宫前壁，另外四指握于子宫后壁，如同握球一般掌心握住子宫底部，均匀有节律地向耻骨联合方向按摩子宫，按摩子宫的同时间断下压，使子宫内的积血排出。若效果不佳，可换用以下两种方式。 (2) 腹壁双手按摩子宫法(图 27.1)：操作者一手从耻骨联合上缘的腹壁按压，向上托起子宫，一手握住宫体，使其高出盆腔，向耻骨联合方向有节律地按摩子宫。 (3) 腹壁-阴道双手按摩子宫法(图 27.2)：① 碘伏棉球消毒外阴两遍，遵循从内到外、从上到下的原则。② 左手如腹部单手按摩子宫法按压子宫后壁，右手握拳伸入产妇阴道前穹隆按压子宫前壁下段，两手相对均匀有节律地按摩挤压子宫。 **图 27.1　腹壁双手按摩子宫法** 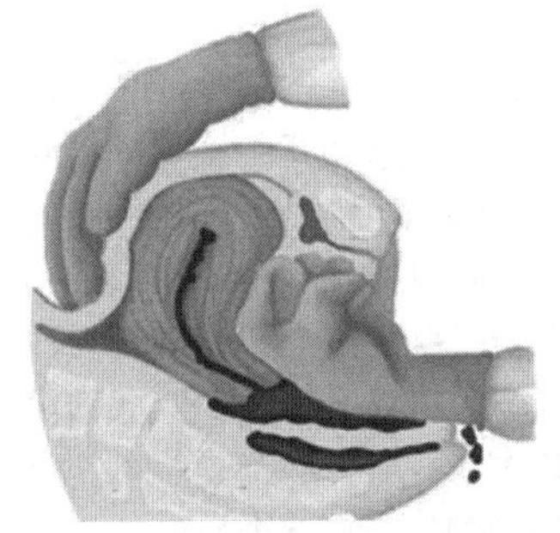 **图 27.2　腹壁-阴道双手按摩子宫法**	(1) 按摩子宫的同时间断挤压，使子宫内的积血排出，腹壁-阴道双手按摩子宫法要严格无菌操作。 (2) 评价有效的标准：子宫轮廓清楚，收缩有皱褶，阴道出血减少。 (3) 按摩子宫需配合宫缩剂应用。

续表

操作步骤	技术要点
7. 子宫恢复正常收缩并能保持收缩状态,无明显活动性出血,停止按摩子宫	产后24小时仍要定时评估子宫收缩情况。
8. 准确记录出血量,将结果报告医生	
9. 协助产妇更换会阴垫及康护垫,取舒适体位,注意保暖,安慰关心产妇并交代有关注意事项	
10. 处理用物,洗手,做好记录	

【评分标准】

子宫按摩评分标准见表27.2。

表27.2 子宫按摩评分标准

班级:________ 学号:________ 姓名:________ 得分:________

项目	具体内容	标准分	实得分
操作前准备(20分)	评估与准备	20	
	(1) 评估产妇:核对产妇的姓名、住院号及腕带信息(2分);解释操作目的和方法,取得配合(4分);了解孕周、孕产史、子宫收缩情况、产后宫底高度、质地、阴道出血量及性质、膀胱充盈程度、产妇的配合度,必要时导尿(4分)。 (2) 助产士准备:着装规范,佩戴口罩,修剪指甲,外科洗手,穿手术衣并戴无菌手套。 (3) 环境准备:宽敞明亮,温湿度适宜,私密性良好(2分)。 (4) 物品准备:一次性会阴垫、无菌手套、0.5%碘伏棉球、计量型产妇垫(4分)。		
操作过程(70分)	1. 产妇准备及体位的选择	10	
	(1) 备齐物品,携至患者床旁,再次核对,解释说明取得合作(4分)。 (2) 协助产妇仰卧于床上,双腿略屈曲充分外展分开,暴露外阴部(4分)。 (3) 臀下垫一接血器或会阴垫(2分)。		
	2. 操作者站位	2	
	检查者站在产妇右侧,面对产妇(2分)。		
	3. 按摩子宫	36	
	(1) 腹壁单手按摩子宫法:操作者单手置于产妇腹部,摸到宫底位置(3分),拇指在子宫前壁,另外四指置于子宫后壁,如同握球一般掌心握住子宫底部(4分),均匀有节律地向耻骨联合方向按摩子宫,按摩的同时间断挤压子宫,使宫内积血排出(4分)。 (2) 腹壁双手按摩子宫法:操作者一手从耻骨联合上缘的腹壁按压,向上托起子宫(4分),一手握住宫体,使其高出盆腔(3分),向耻骨联合方向按压,有节律地按摩子宫(3分)。 (3) 腹壁-阴道双手按摩子宫法:碘伏棉球消毒外阴两遍(4分),遵循从内到外、从上到下的原则(4分),左手如腹部单手按摩子宫法按压子宫后壁,右手握拳伸入产妇阴道前穹隆按压子宫前壁下段,两手相对均匀有节律地按摩挤压子宫(5分)。		
	4. 子宫收缩良好,按摩结束	8	

续表

项目	具体内容	标准分	实得分
	（1）子宫恢复正常收缩并能保持收缩状态，无明显活动性出血，停止按摩子宫（2分）。 （2）准确计量阴道出血量（4分），将结果报告医生（2分）。		
	5. 整理床单位，健康教育	10	
	（1）协助产妇更换会阴垫及康护垫（2分）。 （2）协助产妇取合适体位，保暖（4分）。 （3）安慰产妇，交代有关注意事项（4分）。		
	6. 操作后处置	6	
	处理用物（2分），洗手（2分），记录（2分）。		
总体评价（10分）	1. 操作质量	4	
	动作正确规范（2分），操作熟练，沉稳有序（2分）。		
	2. 人文关怀	2	
	（1）操作中动作轻柔，注意与产妇的沟通交流，态度和蔼，关心爱护产妇（1分）。 （2）操作中注意保暖，注意保护产妇隐私（1分）。		
	3. 理论回答	4	
	理论回答正确（4分）。		
总分	100	总得分	

【注意事项】

1. 操作时注意保暖，和产妇沟通解释，做好人文关怀。
2. 及时正确有效地按摩子宫，避免暴力操作，严格无菌观念。
3. 停止按摩子宫需根据子宫的轮廓、质地、阴道流血的量、色等综合评判。

【健康教育指导】

1. 告知产妇子宫按摩的目的及重要性。
2. 告知产妇子宫按摩的方法，提高产妇配合度。
3. 指导产妇定时排空膀胱，保留更换的会阴垫以便医护人员及时记录出血量，出血较多、有肛门坠胀感等不适随时按铃呼叫。

【思考题】

1. 产后出血的主要原因是什么？
2. 进行子宫按摩前为什么需要排空膀胱？
3. 按摩子宫的方法有哪些？
4. 评价子宫按摩的有效指标有哪些？

实训28　产后出血量评估

【学习目标】

1. 知识目标:

(1) 识记:① 能陈述产后出血的定义。② 能陈述评估产后出血量的常用方法。

(2) 理解:① 能理解产后出血的病因。② 能理解识别产后出血的高危因素并采取有效的预防措施。

(3) 运用:运用所学的知识,正确评估产后出血量,为产后出血的救治提供依据。

2. 能力目标:能灵活运用所学的知识,选择合适的评估方法正确评估产后出血量。

3. 素质目标:具有爱心、同理心和高度的责任心,具有强烈的爱伤观念和职业责任感,具有团队合作精神。

【知识准备】

1. 产后出血是胎儿娩出后24小时内,阴道分娩出血量≥500 mL,剖宫产出血量≥1000 mL,大多发生在产后2小时内。产后出血是分娩期严重的并发症,是导致孕产妇死亡的四大原因之一,居于我国孕产妇死亡原因的首位。由于测量和估计出血量的主观因素较多,临床实际发病率更高。

2. 准确估计出血量,有利于预防产时、产后出血,尽早做出诊断决策,积极处理,减少严重产后出血的发生,减少孕产妇死亡。

3. 产后出血可致贫血、器官衰竭等并发症,严重可致死亡。因此客观正确评估产后出血量尤为重要。

4. 产后出血的主要原因有子宫收缩乏力、胎盘因素、软产道裂伤及凝血功能障碍。会出现阴道流血、低血压症状,严重时会出现失血性休克等临床表现。处理原则:针对病因,快速止血、扩容,纠正休克,预防感染,对症处理。

5. 常用评估产后出血方法有称重法、容积法、面积法、休克指数法、血红蛋白水平测定法:① 称重法:失血量(mL)=[胎儿娩出后接血敷料湿重(g)-接血前敷料干重(g)]/1.05(血液比重g/mL)。② 容积法:用产后接血容器收集血液后,放入量杯测量失血量。③ 面积法:可按纱布血湿面积估计失血量,一般而言,10 cm×10 cm面积约失血液10 mL。④ 休克指数法(shock index,SI):休克指数=脉率/收缩压(mmHg),当SI=0.5时,血容量正常;当SI=1.0时,失血量为全身血容量的10%～30%(500～1500 mL);当SI=1.5时,失血量为30%～50%(1500～2500 mL);当SI=2.0时,失血量为50%～70%(2500～3500 mL)。⑤ 血红蛋白水平测定法:血红蛋白每下降10 g/L,失血量为400～500 mL,血细胞比容下降3%相当于失血500 mL。但是在产后出血的早期,由于血液浓缩,血红蛋白值常无法准确地反映实际的出血量。

【操作目的】

1. 根据实际情况正确选择产后出血量的评估方法。
2. 正确评估产后出血量。

【典型案例】

刘某，女，40岁，G_2P_1，孕39周，不规则腹痛1小时入院。入院后在会阴保护下助娩一重4000 g男婴，Apgar评分9～10分，请你准确评估该产妇的产后出血量。

【操作步骤及要点】

操作步骤及要点见表28.1。

表28.1　操作步骤及要点

操作步骤	技术要点
1. 评估	
评估产妇的生命体征、意识状态、面色、出血的颜色、性状、量、宫缩情况、软产道有无活动性出血、凝血功能。	
2. 准备	
(1) 产妇准备：告知操作的目的、意义、配合要点。	
(2) 环境准备：宽敞明亮、温湿度适宜（调节室内温度为24～26 ℃、湿度为50%～60%），私密性良好，关闭门窗。	
(3) 助产士准备：着装规范，佩戴口罩，修剪指甲，清洁双手，寒冷季节应注意温暖双手。	
(4) 用物准备：计量型会阴垫（图28.1）、接血器、刻度量杯、婴儿电子秤（图28.2）、一次性康护垫（必要时备），检查手套。	
3. 备齐物品，携至床旁，再次核对产妇，解释说明取得合作	
4. 协助产妇仰卧于床上，头部稍垫高，双腿略屈曲外展分开；臀下垫积血器或产妇垫。	寒冷季节操作者关闭门窗，温暖双手。
5. 检查者按摩产妇子宫，促进子宫收缩，直至无阴道流血及血块排出	
6. 计量方法	
(1) 称重法：将使用前后的接血产妇垫分别称重，读出刻度数再除以1.05，即实际失血量。 (2) 容积法：胎儿娩出后，接产人员即可用带有刻度的接血器（图28.3）放入产妇臀下接血，侧边有刻度显示，读出刻度数即实际的失血量，若没有刻度则倒入量杯（图28.4）内计量。	

续表

操作步骤	技术要点
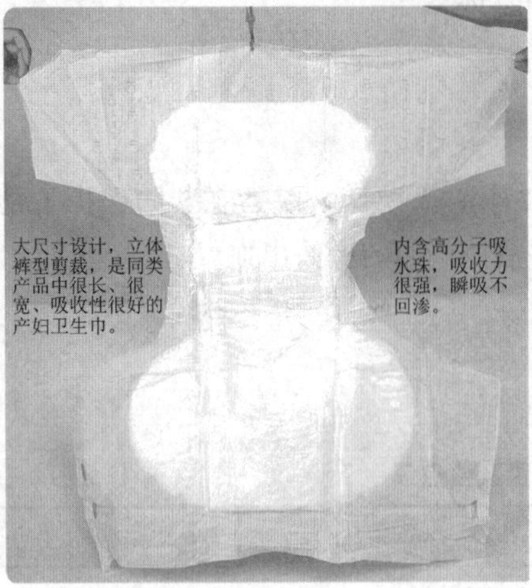 图 28.1　计量型会阴垫 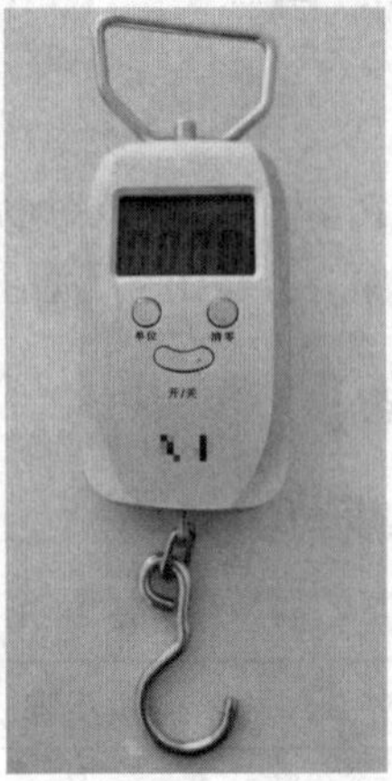　　图 28.2　电子秤 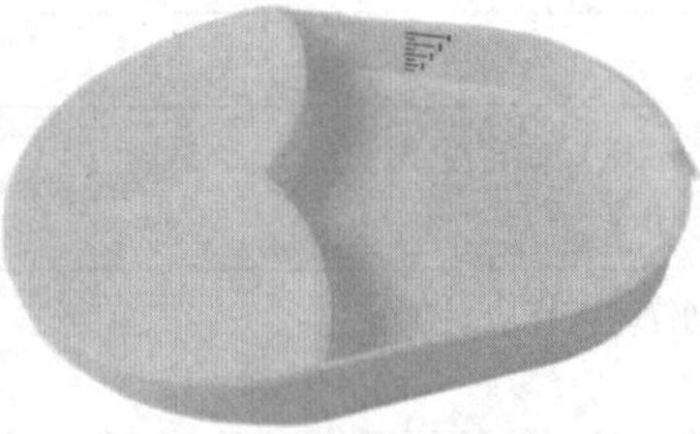 图 28.3　接血器 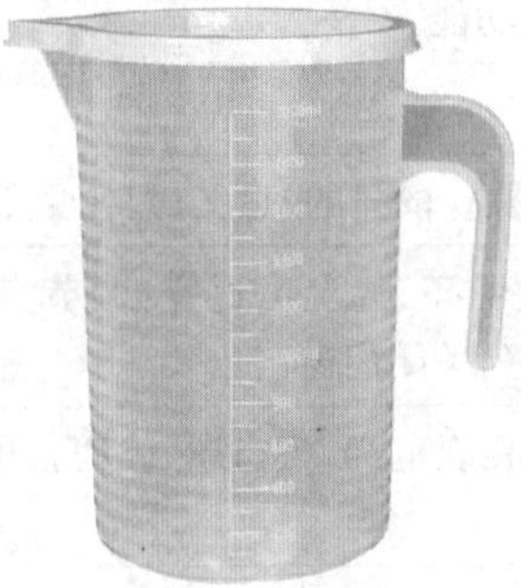　　图 28.4　量杯	
(3) 面积法：接产人员做好纱布数量的清点，使用血液浸湿纱布的面积粗略估计，10 cm×10 cm(4 层纱布)为 10 mL，故 1 cm^2 为 0.1 mL，接产结束后，接产人员清点纱布数量，并评估实际使用的纱布数量，初步估算失血量。	面积法误差较大，不够精确，计量往往低于实际出血量。
(4) 休克指数法(shock index，SI)：休克指数＝脉率/收缩压(mmHg)。 (5) 血红蛋白水平测定法：血红蛋白每下降 10 g/L，失血量一般为 400～500 mL。	休克指数法一般使用于外院转诊或产时未进行失血量监测的病人。
7. 协助产妇更换计量型会阴垫，穿衣，取合适体位，整理床单位	
8. 交代有关注意事项。若出血多，汇报医生及时处理	
9. 处理用物，洗手，做好记录	

【评分标准】

产后出血量评分标准见表 28.2。

表 28.2　产后出血量评分标准

班级:________　学号:________　姓名:________　得分:________

<table>
<tr><th>项目</th><th>具体内容</th><th>标准分</th><th>实得分</th></tr>
<tr><td rowspan="2">操作前准备
(20分)</td><td>评估与准备</td><td>20</td><td></td></tr>
<tr><td colspan="3">(1) 评估产妇:核对产妇姓名、住院号、腕带信息(2分);了解产妇的生命体征、意识状态、面色,出血的颜色、性状、量,子宫收缩情况,软产道有无活动性出血及凝血功能(6分)。
(2) 助产士准备:衣帽整洁,指甲修剪,洗手,戴口罩(4分)。
(3) 环境准备:宽敞明亮,温湿度适宜,遮挡患者(4分)。
(4) 物品准备:计量型产妇垫、接血器、量杯、电子秤、一次性康护垫(必要时备)、检查手套(4分)。</td></tr>
<tr><td rowspan="10">操作过程
(70分)</td><td>1. 产妇准备及体位的选择</td><td>10</td><td></td></tr>
<tr><td colspan="3">(1) 备齐物品,携至产妇床旁,再次核对产妇,解释说明取得合作,嘱其排尿(4分)。
(2) 协助产妇仰卧于床上,头部稍垫高,双腿略屈曲充分外展分开(4分)。
(3) 臀下垫一积血器或产妇垫(2分)。</td></tr>
<tr><td>2. 检查者站在产妇右侧</td><td>2</td><td></td></tr>
<tr><td>3. 测量出血量</td><td>38</td><td></td></tr>
<tr><td colspan="3">(1) 选择合适的计量工具(4分),检查者温暖双手,左手向耻骨联合方向持续按摩子宫,判断宫底高度、质地,直至无阴道流血及血块排出(4分)。
(2) 称重法:协助产妇抬高臀部,撤去计量产妇垫,将使用前后的接血产妇垫分别称重(5分)。出血量(mL)=[使用后重量(g)-使用前重量(g)]/1.05(2分)。
(3) 容积法:用带有刻度的积血器放入产妇臀下接血(一般多用于产时),协助产妇抬高臀部,撤去积血器(5分)。若没有积血器刻度则倒入量杯内计量(2分)。
(4) 面积法:观察产妇垫上的出血面积,根据用血液浸湿纱布的面积估算(8分)。
(5) 休克指数法(shock index,SI):需监测生命体征,正确测算休克指数值,第一时间粗略估计出血量(4分)。
(6) 血红蛋白水平测定法:根据血红蛋白值初步估算出血量(4分)。</td></tr>
<tr><td>4. 记录出血量,将测量结果汇报医生</td><td>4</td><td></td></tr>
<tr><td>5. 健康教育</td><td>10</td><td></td></tr>
<tr><td colspan="3">(1) 检查结束,协助产妇穿衣,取合适体位(2分)。
(2) 整理床单位,拉开床帘(2分)。
(3) 告知产妇测量结果,安慰产妇,交代有关注意事项(6分)。</td></tr>
<tr><td>6. 操作后处置</td><td>6</td><td></td></tr>
<tr><td colspan="3">处理用物(2分),洗手(2分),记录(2分)。</td></tr>
<tr><td rowspan="4">总体评价
(10分)</td><td>1. 操作质量</td><td>4</td><td></td></tr>
<tr><td colspan="3">动作正确规范(2分),操作熟练,沉稳有序(2分)。</td></tr>
<tr><td>2. 人文关怀</td><td>2</td><td></td></tr>
<tr><td colspan="3">(1) 操作中动作轻柔,注意与产妇的沟通交流,态度和蔼,关心爱护产妇(1分)。
(2) 操作中注意产妇保暖,注意保护产妇隐私(1分)。</td></tr>
</table>

续表

项目	具体内容	标准分	实得分
	3. 理论回答	4	
	理论回答正确(4 分)。		
总分	100	总得分	

【注意事项】

1. 操作时注意保暖,关好门窗,保护隐私。
2. 要尽量客观准确地评估出血量,避免主观臆断,延误诊治。
3. 若阴道出血多,及时汇报处理。
4. 产后 2 小时重点监测。
5. 联合应用测量方法,持续评估出血量。

【健康教育指导】

1. 告知产妇评估出血量的目的及重要性。
2. 指导产妇及家属在出血多时及时告知医务人员。
3. 告知产妇及家属正常产后的出血量和出血的颜色以及性质,识别异常出血。

【思考题】

1. 产后出血的定义及产后出血的主要原因有哪些?
2. 产后出血的临床表现有哪些?
3. 如何正确、有效地评估产后出血量?

第 4 章　阴道助产实训

实训 29　人工破膜术

【学习目标】

1. 知识目标：

(1) 识记：能陈述人工破膜的适应证和禁忌证。

(2) 理解：能理解人工破膜的目的及意义。

(3) 运用：运用所学的知识和护理程序，对符合人工破膜适应证的产妇，正确实施人工破膜术。

2. 能力目标：能与产妇有效沟通，并顺利完成操作，无并发症的发生。

3. 素质目标：具有爱心和爱伤观念，做事细心，尊重产妇，保护其隐私，保持慎独精神。

【知识准备】

1. 人工破膜即人为方式干预撕破宫口处羊膜，以便观察羊水颜色、加强宫缩、加速产程进展，是自然分娩过程中较为常见的一种引产方式。

2. 人工破膜术的适应证：

(1) 头位顺产，无明显头盆不称者，因母胎身体状况异常，需要终止妊娠。宫颈条件成熟，宫颈可容一指以上者。

(2) 产程中宫缩不协调导致产程停滞、产程延长或前羊膜囊阻挡胎先露下降时。

(3) 准备自然分娩、羊水过多的孕妇，宫腔内压力过大，可以行人工破膜，减轻宫腔内压力。

(4) 宫口开全后胎膜仍未自然破裂者。

(5) 怀疑胎儿宫内窘迫时，需根据羊水量、颜色、性状判断胎儿宫内状况并予以处理者。

(6) 产程中需要进行胎儿内置电子监护仪时，或胎儿监护异常需要进行胎儿头皮血样本采集时。

3. 人工破膜术的禁忌证：

(1) 有明显头盆不称、产道梗阻者。

(2) 胎先露异常，横位、初产妇臀位估计阴道分娩有困难者。

(3) 脐带先露或脱垂者。

(4) 前置血管者。

(5) 生殖道严重感染者。

【操作目的】

1．引产，宫缩欠佳时破膜可以加强宫缩，加速产程。

2．观察羊水量、颜色及性状。

3．宫腔内减压。

4．促进胎先露下降。

【典型案例】

王某，女，29岁，G_1P_0，孕40周，阵发性下腹部疼痛10小时入院，现宫缩规律30～40秒/2～3分钟，宫口近开全，胎膜未破，先露头，S＝＋1，医嘱予以人工破膜。

【操作步骤及要点】

操作步骤及要点见表29.1。

表29.1　操作步骤及要点

操作步骤	技术要点
1．评估	
(1) 产妇：姓名、住院号及腕带信息；孕产史、孕周，有无妊娠合并症和并发症；胎心、宫缩、羊水量及产程进展情况；有无阴道分娩禁忌证，膀胱充盈度。 (2) 胎儿：胎心音、胎儿大小、胎方位、胎先露位置。	
2．准备	
(1) 产妇准备：向产妇及家属说明操作的目的，取得知情同意。评估会阴部及肛周情况；排空膀胱。	
(2) 环境准备：光线明亮，温湿度适宜(温度为22～24℃、湿度为55%～60%)，私密性良好。	
(3) 助产士准备：着装规范，戴口罩，洗手，戴手套。	
(4) 用物准备：会阴冲洗用物、胎心监护仪(多普勒胎心仪)、无菌手套、0.5%碘伏、无菌棉球、一次性治疗巾、无菌洞巾、血管钳。	
3．备齐物品，携至产妇床旁，再次核对产妇，解释说明取得合作	
4．听诊胎心	正常胎心率为110～160次/分。
连接胎心监护或多普勒听诊胎心，确认胎心正常。	
5．会阴冲洗消毒	
(1) 协助产妇双腿屈曲分开，取膀胱截石位，臀下垫一次性垫巾。	
(2) 协助脱下一侧裤腿，暴露外阴。	
(3) 按正确顺序进行会阴冲洗消毒。	
6．破膜(图29.1)	
(1) 操作者戴无菌手套，铺无菌洞巾。	
(2) 阴道检查：检查软产道及骨盆有无异常，了解宫口扩张程度、胎先露高低，判断宫颈口有无脐带、血管、胎盘，检查前羊膜张力。	

续表

操作步骤	技术要点
(3) 先用手指进入扩张的宫颈内，触到前羊膜囊，稍扩张宫颈口，一手持破膜钳，在另一手食、中指指引下，将钳端触及胎膜，在宫缩间歇期，钳破胎膜，无明显羊膜囊时，为避免伤及胎儿头皮，可在窥阴器直视下钳破胎膜，取出血管钳，检查的手暂时停留在阴道内，以免羊水流出过速。如羊水流出不多，可用手指扩大胎膜破口或将先露部稍向上推，使羊水流出。 图29.1　人工破膜	
(4) 等待一阵宫缩，检查宫口大小、胎方位，先露与宫颈是否衔接、先露有无下降，确认无脐带脱垂，手退出阴道。	
7. 操作后护理	
(1) 胎心监护监测20分钟或多普勒听诊胎心，观察胎心及宫缩情况。 (2) 观察产妇体温、面色、呼吸、血压情况。 (3) 再次消毒会阴部，擦干，协助产妇穿好裤子，取舒适体位。 (4) 做好人工破膜后健康宣教，保持会阴部清洁。先露未完全入盆者，暂卧床。 (5) 处理用物，洗手，记录破膜情况。	

【评分标准】

人工破膜术评分标准见表29.2。

表29.2　人工破膜术评分标准

班级:________　学号:________　姓名:________　得分:________

项目	具体内容	标准分	实得分
操作前准备 (20分)	评估与准备	20	
	(1) 评估产妇及胎儿:核对产妇姓名、住院号及腕带信息(2分);解释人工破膜的目的，取得同意配合(2分);了解孕产史、孕周，胎儿大小、有无妊娠合并症和并发症，宫缩、胎心、胎方位、胎先露位置、产程进展情况(4分)，膀胱充盈度(4分)。 (2) 助产士准备:正确戴好口罩、帽子，洗手(2分)。 (3) 环境准备:光线明亮，温湿度适宜，私密性良好(2分)。 (4) 用物准备:会阴冲洗用物、胎心监护仪(或多普勒胎心仪)、无菌手套、碘伏、无菌棉球、一次性垫巾、无菌洞巾、血管钳或破膜勾(4分)。		

续表

<table>
<tr><th>项目</th><th>具体内容</th><th>标准分</th><th>实得分</th></tr>
<tr><td rowspan="6">操作
过程
(70分)</td><td>1. 产妇准备及体位的选择</td><td>16</td><td></td></tr>
<tr><td colspan="3">(1) 备齐物品,携至产妇床旁,再次核对,解释说明取得合作,嘱其排尿(4分)。
(2) 连接胎心监护或多普勒听诊胎心,确认胎心正常(4分)。
(3) 协助产妇取膀胱截石位,臀下垫一次性垫巾(4分)。
(4) 按正确顺序进行会阴冲洗消毒(4分)。</td></tr>
<tr><td>2. 破膜,观察羊水性状,确认无脐带脱垂</td><td>40</td><td></td></tr>
<tr><td colspan="3">(1) 助产士戴无菌手套,铺无菌洞巾(4分)。
(2) 阴道检查:检查软产道及骨盆有无异常,了解宫口扩张程度、胎先露高低,判断宫颈口有无脐带、血管、胎盘,检查前羊膜张力(8分)。
(3) 先用手指进入扩张的宫颈内,触到前羊膜囊,稍扩张宫颈口,一手持血管钳,在另一手食、中指指引下,将钳端触及胎膜,避免损伤阴道(6分)。在宫缩间歇期,钳破胎膜,取出血管钳,检查的手暂时停留在阴道内,以免羊水流出过速(6分)。如羊水流出不多,可用手指扩大胎膜破口或将先露部稍向上推,使羊水流出(6分)。观察羊水颜色、性质、量(5分)。
(4) 等待一阵宫缩,检查宫口大小、胎方位,先露与宫颈是否衔接、先露有无下降,确认无脐带脱垂,手退出阴道(5分)。</td></tr>
<tr><td>3. 操作后护理</td><td>14</td><td></td></tr>
<tr><td colspan="3">(1) 胎心监护监测20分钟或多普勒听诊胎心,观察胎心及宫缩情况(4分)。
(2) 观察产妇体温、面色、呼吸、血压情况(2分)。
(3) 再次消毒会阴部,擦干,协助产妇穿好裤子,取舒适体位(2分)。
(4) 做好人工破膜后健康宣教,保持会阴部清洁,先露未完全入盆者,暂卧床(2分)。
(5) 处理用物(2分),洗手、记录破膜情况(2分)。</td></tr>
<tr><td rowspan="6">总体
评价
(10分)</td><td>1. 操作质量</td><td>4</td><td></td></tr>
<tr><td colspan="3">动作正确规范(2分),操作熟练,沉稳有序(2分)。</td></tr>
<tr><td>2. 人文关怀</td><td>2</td><td></td></tr>
<tr><td colspan="3">(1) 操作中动作轻柔,注意与产妇的沟通交流,态度和蔼,关心爱护产妇(1分)。
(2) 操作中注意保暖和保护隐私(1分)。</td></tr>
<tr><td>3. 理论回答</td><td>4</td><td></td></tr>
<tr><td colspan="3">理论回答正确(4分)。</td></tr>
<tr><td>总分</td><td>100</td><td>总得分</td><td></td></tr>
</table>

【注意事项】

1. 破膜前后及时监测胎心,观察胎心率变化,注意宫颈口有无胎盘组织、脐带、前置血管,以免引起母胎出血或脐带脱垂。

2. 破膜的血管钳不要扣合,不能用暴力钳夹,以免损伤胎儿头皮。

3. 破膜操作应在宫缩间歇期进行。

4. 羊水大量涌出时，应将手堵住宫口，使羊水缓慢流出，防止急骤流出而引起的腹压骤降性休克、胎盘早剥、脐带脱垂或胎儿肢体脱出等。

5. 注意消毒外阴，防感染。

6. 一般破膜后 2～6 小时可出现宫缩，如破膜达 12 小时仍未临产，应减少阴道检查次数，可使用缩宫素引产，尽可能在 24 小时内结束分娩，并汇报医生使用抗生素预防感染。

【健康教育指导】

1. 告知产妇人工破膜的目的和方法。

2. 告知产妇人工破膜后注意会阴部卫生，羊水若流出过多或胎头未完全入盆，应暂卧床。

3. 指导产妇自我监测胎动，观察羊水颜色。

【思考题】

1. 人工破膜的禁忌证有哪些?

2. 人工破膜的目的是什么?

3. 简述人工破膜术的注意事项。

实训30　会阴切开及缝合术

【学习目标】

1. 知识目标：

(1) 识记：① 能陈述会阴切开的适应证和禁忌证。② 能陈述会阴阻滞和局麻的相关知识。

(2) 理解：① 能理解会阴切开的时机与方法。② 能理解会阴组织解剖。

(3) 运用：运用所学的知识和技能，正确实施会阴切开及缝合技术。

2. 能力目标：能正确把握会阴切开指征和时机，实施会阴阻滞或局部麻醉，并按解剖的层次结构逐层进行会阴伤口缝合。

3. 素质目标：爱护关心产妇，具有爱伤观念和职业责任感，具有高度的责任心和同理心，保护产妇隐私。

【知识准备】

1. 会阴切开的适应证：会阴组织弹性差：过紧(充分扩张仍不足以娩出胎头)、水肿或脆性增加、瘢痕等，估计分娩时会阴撕裂不可避免者；因母婴有病理情况急需结束分娩者；产钳或胎头负压吸引器助产者(视母胎情况和手术者经验决定)；初产臀位经阴道分娩者；早产、胎儿宫内发育迟缓或胎儿宫内窘迫需减轻胎头受压并尽早娩出者；各种原因所致头盆不称，估计切开后能阴道分娩者。

2. 会阴切开的禁忌证：死胎分娩，不能经阴道分娩者。

3. 会阴切开时机：以胎头拨露后、着冠前，会阴高度扩张变薄时，于宫缩开始会阴部张力增加时切开，切开后1～2次宫缩即能娩出胎儿为宜。若切开过早，易导致创面出血多、切口暴露时间长，增加感染发生的可能；若切开过迟，可能会阴裂伤已发生。

4. 会阴侧切麻醉选择

(1) 阴部神经阻滞麻醉：将麻醉药注入阴部神经结周围，阻断其冲动向中枢传导，达到镇痛效果。

(2) 会阴局部浸润麻醉：将麻醉药注入会阴切开部位的皮肤及皮下组织，阻断神经末梢冲动向中枢传导，达到镇痛效果。

【操作目的】

1. 扩大产道。

2. 缩短第二产程。

3. 加速分娩。

4. 预防自然分娩和手术助产造成的严重会阴撕裂伤。

【典型案例】

李某,女,35岁,G_1P_0,孕41周,胎心138次/分。根据B超及宫高腹围评估:胎儿体重大于4000 g,会阴组织弹性一般,现宫口开全已达1.5小时,宫缩时头先露可见到2 cm×3 cm,助产士洗手上台准备助产。

【操作步骤及要点】

操作步骤及要点见表30.1。

表30.1　操作步骤及要点

操作步骤	技术要点
1. 评估	(1) 充分评估产妇和胎儿情况。 (2) 严格把握会阴切开术的指征,除非存在明确的指征,不主张常规应用会阴切开术。
(1) 产妇情况:核对产妇姓名、住院号及腕带信息,评估产程进展情况、会阴体长度及组织弹性,会阴部及肛周皮肤有无异常情况。 (2) 胎儿情况:孕周、胎儿大小、胎方位及头盆是否相称等情况。	
2. 准备	如果需要会阴阻滞麻醉,需备长麻醉穿刺针。
(1) 产妇准备:取屈膝仰卧位或膀胱截石位,会阴消毒。	
(2) 环境准备:环境安静,光线充足,温湿度适宜(调节并保持产房温度为24～26 ℃),减少人员走动。	
(3) 助产士准备:着装规范、外科洗手、穿手术衣、铺产台。	
(4) 用物准备:产包1个、无菌手套2副、可吸收缝线2根(2-0、3-0根据需要用)、10 mL注射器1支、0.5%利多卡因5 mL及生理盐水5 mL,必要时备缝合针(3号三角针2枚、2号圆针2枚)、约20 cm长的1号丝线1团。	
3. 备齐物品,携至产床旁,再次核对产妇,解释说明取得合作	
4. 外科手消毒、铺台,合理摆放用物	
5. 会阴切开	
(1) 麻醉:根据产妇情况选择阴部神经阻滞麻醉或会阴局部浸润麻醉。 (2) 会阴切开: ① 会阴侧斜切开(图30.1):一般采用会阴左侧斜切开术。左手食、中两指深入阴道左侧壁与胎先露之间,保护胎儿并指示侧切的部位。右手持剪刀,一叶位于皮肤上,另一叶放入阴道内。当先露可见3～4 cm大小时,在宫缩时自会阴后联合中线向左旁开45°切开会阴。如会阴高度膨隆时,切开角度应增大至60°,以防伤及直肠。切口长一般为3～5 cm。注意剪刀口应与皮肤垂直,尽量保持切口内外整齐一致,并用纱布压迫止血,必要时结扎小动脉。 ② 会阴正中切开(图30.2):沿会阴后联合正中线,垂直切开2～3 cm。切开的组织包括处女膜、会阴中心腱、皮肤及皮下组织、阴道黏膜、球海绵体肌。此法出血少,易于缝合。	注意:正中切开需要评估会阴体长度、接产者技术能力和产妇配合程度,因为容易引发会阴重度撕裂伤。

续表

<table>
<tr><th>操作步骤</th><th>技术要点</th></tr>
<tr><td>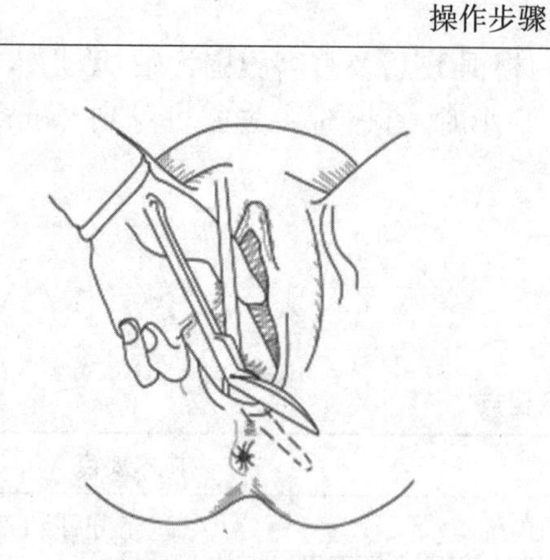
图 30.1 会阴侧斜切开
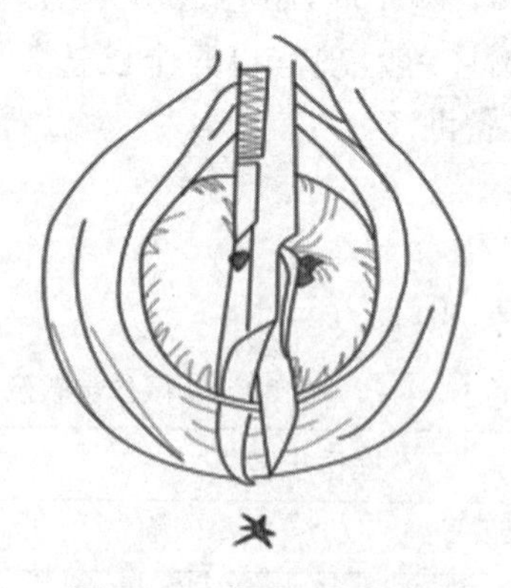
图 30.2 会阴正中切开</td><td></td></tr>
<tr><td>6. 会阴缝合(图 30.3、图 30.4)</td><td></td></tr>
<tr><td>(1) 检查软产道,评估组织损伤或行直肠指检帮助诊断裂伤程度。
(2) 用可显影有尾纱布填塞阴道,暴露视野,并确定伤口顶端。
(3) 用 0.9% 生理盐水冲洗伤口。
(4) 会阴切开缝合:
① 用 2-0 可吸收缝线在顶端上方 0.5 cm 处缝合第一针以结扎回缩的血管,防止阴道壁血肿形成。
② 用 2-0 可吸收缝线连续或间断缝合阴道黏膜及黏膜下组织至处女膜缘打结。
③ 用 2-0 可吸收缝线连续或间断缝合会阴肌层及皮下组织。
④ 用 3-0 可吸收缝线皮内连续缝合至阴道口打结。或用 1 号丝线间断缝合皮肤(此法需拆线)。必要时使用阴道拉钩暴露伤口。皮内缝合皮肤注意缝合时不留死腔,防止积血引起感染。缝线松紧度适宜,切口对合整齐。
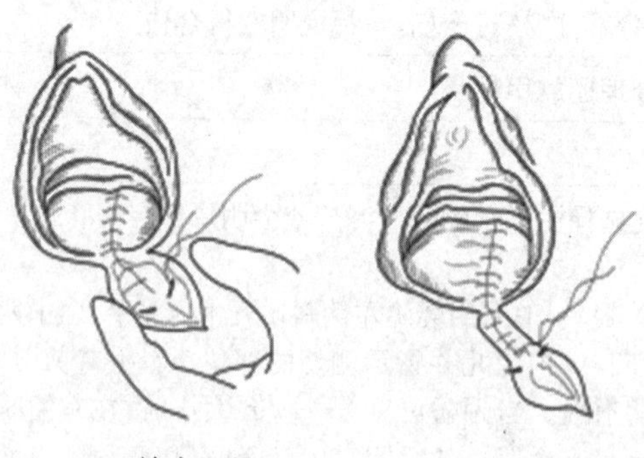
(a) 缝合阴道黏膜 (b) 缝合肌层 (c) 缝合皮层
图 30.3 会阴侧切伤口缝合方法</td><td>缝合原则:
(1) 止血。
(2) 逐层缝合,恢复损伤组织解剖关系。
(3) 充分暴露,直视下操作。
(4) 尽量缩短缝合时间,减少进出针次数及缝线在组织中的留存。</td></tr>
</table>

续表

操作步骤	技术要点
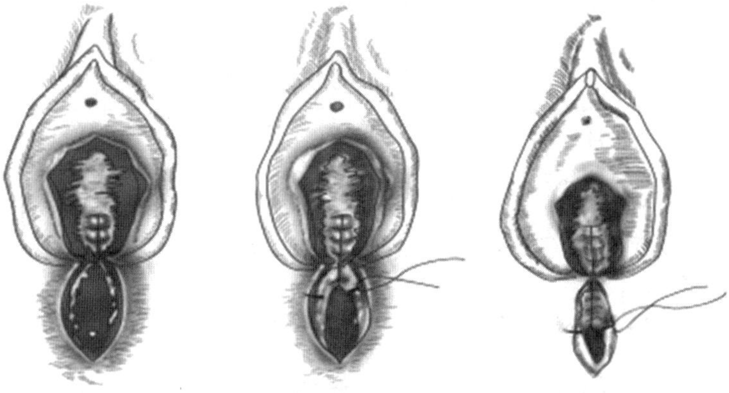 (a) 缝合阴道黏膜　(b) 缝合肌层　(c) 缝合皮层 **图 30.4　会阴正中切开伤口缝合方法**	
7. 缝合后处理	
(1) 取出带尾线纱布，阴道检查或肛门指检，了解有无缝线穿过直肠黏膜以及有无阴道血肿。 (2) 双人清点缝针、纱布及器械数目无误。 (3) 协助产妇取舒适体位，交代注意事项。 (4) 处理用物，洗手，记录。	

【评分标准】

会阴切开及缝合方法评分标准见表 30.2。

表 30.2　会阴切开及缝合方法评分标准

班级：________　学号：________　姓名：________　得分：________

项目	具体内容	标准分	实得分
操作前准备（20 分）	评估与准备	20	
	(1) 评估产妇：核对姓名、住院号及腕带信息（2 分），解释会阴侧切的目的，取得同意配合（4 分），评估会阴切开指征及切开时机（4 分）。 (2) 助产士准备：着装规范，外科洗手，穿手术衣，铺产台（4 分）。 (3) 环境准备：光线明亮，私密性好，温湿度适宜，减少人员走动（2 分）。 (4) 物品准备：产包 1 个、无菌手套 2 副、可吸收缝线 2 根（2－0、3－0 根据需要用）、10 mL 注射器 1 支、0.5%利多卡因 5 mL 及生理盐水 5 mL、缝合针（3 号三角针 2 枚、2 号圆针 2 枚）、约 20 cm 长的 1 号丝线 1 团（4 分）。		
操作过程（70 分）	1. 产妇准备及体位选择	6	
	(1) 备齐物品，携至产妇床旁，再次核对，解释说明取得合作，排空膀胱（2 分）。 (2) 摆好体位，两腿屈曲分开（2 分），暴露外阴部（注意保暖）（2 分）。		

续表

项目	具体内容	标准分	实得分
	2. 口述外阴冲洗消毒，铺接产台、检查接产器械完好(2分)	2	
	3. 会阴侧切	26	
	(1) 再次评估侧切的部位、角度(2分)。 (2) 再次消毒外阴皮肤(2分)。 (3) 抽取适量麻醉药(2分)。 (4) 宫缩间歇期行会阴神经阻滞麻醉或会阴部皮下浸润麻醉，同时可局部皮肤按摩促进药液吸收(4分)。 (5) 左手食、中两指深入阴道左侧壁与胎先露之间，保护胎儿并指示侧切的部位(4分)。 (6) 右手持剪刀，一叶位于皮肤上，另一叶放入阴道内，刀叶垂直皮肤(4分)。 (7) 当先露可见3～4 cm大小时，在宫缩时自会阴后联合处，向左下方与正中线成45°剪开，若会阴高度膨隆时，夹角呈60°，以防伤及直肠(4分)。 (8) 切口长一般为3～5 cm。注意剪刀口应与皮肤垂直，尽量保持切口内外整齐一致，并用纱布压迫止血，必要时结扎小动脉(4分)。		
	4. 会阴缝合	22	
	(1) 胎盘娩出后，检查宫颈和阴道有无撕裂伤(宫颈裂伤先缝合)(2分)。 (2) 将带尾线纱布塞入阴道内，尾线用血管钳夹住并固定于耻骨联合上方，以防将纱布遗忘于阴道内(2分)。 (3) 暴露切口，用2-0可吸收缝线在顶端上方0.5 cm处缝合第一针(4分)。 (4) 用2-0可吸收缝线连续或间断缝合阴道黏膜及黏膜下组织至处女膜缘打结(4分)。 (5) 用2-0可吸收缝线连续或间断缝合会阴肌层及皮下组织(4分)。 (6) 用3-0可吸收缝线皮内连续缝合至阴道口打结，或用1号丝线间断缝合皮肤(丝线需拆线)(4分)。 (7) 取出带尾线纱布，阴道检查或肛门指检，了解有无缝线穿过直肠黏膜以及有无阴道血肿(2分)。		
	5. 操作后处理	14	
	(1) 整个缝合过程时间短，手法轻柔，动作连贯，注意产妇的主诉，如有异常及时处理(2分)。 (2) 清点所有物品、器械及敷料(2分)。 (3) 协助产妇穿衣，保暖，补充能量，取合适体位(2分)。 (4) 整理产床，交代会阴伤口护理注意事项(2分)。 (5) 观察伤口有无异常并询问产妇有无会阴肛门不适感(2分)。 (6) 用物处置(2分)，洗手，记录(2分)。		
总体评价(10分)	1. 操作质量	4	
	动作正确规范(2分)，操作熟练，沉稳有序(2分)。		
	2. 人文关怀	2	

续表

项目	具体内容	标准分	实得分
	(1) 操作中动作轻柔，注意与产妇的沟通交流，态度和蔼，关心爱护产妇(1分)。 (2) 操作中注意产妇保暖，注意保护隐私(1分)。		
	3. 理论回答	4	
	理论回答正确(4分)。		
总分	100	总得分	

【注意事项】

1. 严格执行无菌操作原则。

2. 行阴部神经阻滞麻醉或局部浸润麻醉时，注药前应常规回抽注射器，确定无回血方可注入麻醉剂，以防麻醉剂误入血管，导致毒性反应；普鲁卡因等局麻药会导致过敏性休克，使用前应做皮试。

3. 严格把握会阴切开指征和时机，避免不必要的切开和因切开时间过久导致失血和感染。做好产前宣教工作，教会产妇运用腹压及深呼吸运动，配合接产者保护会阴。

4. 会阴切开缝合和裂伤修复，应按解剖结构逐层缝合，松紧适宜，不留死腔。

5. 缝合与修复最好选在胎盘娩出且检查其完整性后进行，以免因人工剥离胎盘、检查软产道等手术操作导致缝合的伤口裂开而再次修复。

6. 软产道检查及缝合时，应充分暴露损伤部位，尽量在直视下操作，避免因盲目操作致缝线穿透直肠壁。

7. 缝合完毕，应常规做直肠指检，如有缝线穿透直肠壁，应拆除后重新缝合。

8. 缝合前、后均需要清点缝针、纱布及器械数目，避免遗留于体腔。

【健康教育指导】

1. 向产妇讲解会阴切开的目的，消除其心理顾虑，取得产妇的合作。

2. 术后宜向健侧卧位，以利于伤口的恢复。

3. 在产房观察两小时，应监测生命体征、子宫收缩及阴道流血、有无肛门坠胀情况并记录。

4. 术后保持会阴部清洁、干燥，及时更换会阴垫，每天擦洗会阴两次，每次大便后应清洗会阴及肛周。

5. 注意观察会阴伤口有无红肿、水肿、硬结、渗血、脓性分泌物等，如有异常及时通知医生处理；伤口若肿胀疼痛严重者，可用95%酒精或50%硫酸镁湿热敷，也可配合红外线理疗等。

6. 皮内缝合的伤口无需拆线。采用外缝的会阴侧切伤口，一般术后4～5天拆线，正中伤口三天拆线。

7. 产妇饮食上宜食用富营养、易消化、富含纤维素的少渣食物，保持大便通畅。若有便秘，可用开塞露，防止屏气。

8. 指导产妇进行缩肛运动50～100次/天，抬腿运动左右各30次/天，提臀运动30次/天，促进阴道及会阴部肌纤维弹性的恢复。

【思考题】

1. 会阴侧切的指征有哪些？
2. 会阴切开术的手术方式有几种？
3. 会阴切开术后，盆底功能的恢复训练方式有几种？

实训31　臀位助产术

【学习目标】

1. 知识目标：

(1) 识记：① 能陈述臀位助产术的适应证和禁忌证。② 能陈述臀位助产术的配合要点。

(2) 理解：能理解臀位助产术的注意事项。

(3) 运用：运用所学的知识和护理程序，协助医生对臀位产妇进行接产，保障母婴安全。

2. 能力目标：能运用所学的知识，配合医生完成臀位助产术，能及时识别母婴异常情况并积极处理。

3. 素质目标：具有爱伤观念、职业责任感、专业认同感和急救意识，对产妇有爱心，做事细心，态度和蔼，尊重和关爱产妇，保护隐私，沟通有效。

【知识准备】

1. 臀位助产术是指臀位分娩时，胎臀及胎足自然娩出后，胎肩及胎头由助产者协助娩出。

2. 臀位助产术的适应证：

(1) 孕周大于或等于34周，单臀先露或完全臀先露，估计胎儿体重2000～3500 g(尤适用于经产妇)，胎头无仰伸，产道及软产道无异常，无其他剖宫产指征。

(2) 死胎或估计胎儿于出生后难以存活者。

3. 臀位助产术的禁忌证：

(1) 骨盆狭窄或软产道异常。

(2) 估计胎儿体重大于3500 g或胎头双顶径大于9.5 cm。

(3) 胎头过度仰伸，B超见胎头呈“望星式”者。

(4) B超示脐带先露或隐性脐带脱垂，脐带脱垂而胎心尚好、宫口未开全者。

(5) 产妇有严重合并症或并发症，如重度妊娠期高血压疾病、糖尿病未控制等。

(6) 既往有难产史或新生儿产伤史者。

(7) 足先露者。

【操作目的】

1. 将胎臀堵于阴道口，使软产道充分扩张，避免后出胎头困难。

2. 协助胎肩及胎头娩出，缩短臀位分娩的第二产程。

3. 避免母婴损伤。

【典型案例】

王某，女，29岁，诊断：G_2P_1，孕37^{+2}周，臀位，临产。孕期正常产检，B超示完全臀先露，其余未见异常，骨盆测量正常。于早上 8:30 临产，产程进展顺利，生命体征正常，预计胎儿体重 2900 g。于 15:00 宫口开大 4 cm，宫缩 40～50 秒/2～3 分钟，胎心 138 次/分，胎膜已破，胎位：RSA，产妇宫缩时有便意感，准备接产。

【操作步骤及要点】

操作步骤及要点见表 31.1。

表 31.1 操作步骤及要点

操作步骤	技术要点
1. 评估	
核对产妇姓名、住院号及腕带信息；了解产妇的孕周、诊断、生命体征，宫缩、宫口大小、胎心、胎儿大小、胎方位、羊水、产程进展情况，膀胱是否充盈、会阴体条件、配合程度。	
2. 准备	
(1) 产妇准备：排空膀胱（必要时导尿），知晓操作的目的、意义及配合要点。	
(2) 环境准备：安静、安全、温湿度适宜（调节室内温度为 24～26 ℃、湿度为50%～60%），符合无菌操作原则，关闭门窗，私密性良好。	
(3) 接产者准备：熟练掌握臀位助产的技能，着装规范，佩戴口罩、圆帽，修剪指甲，外科洗手法洗手，戴无菌手套。接产时，必须 2 人上台，其中有 1 名是经验丰富的医师，另有 1 名新生儿复苏经验的儿科医师或产科医师在场。	
(4) 用物准备：无菌产包，无菌治疗巾，无菌手套，无菌新生儿护脐，2-0/3-0 可吸收缝合线，10 mL 注射器，0.5%利多卡因，0.9%氯化钠溶液，0.5%碘伏溶液，新生儿窒息复苏用物，一次性无菌导尿包（必要时）。	
3. 备齐物品，携至产床旁，再次核对，向产妇说明臀位助产术的目的和过程，取得配合	
4. 协助产妇取膀胱截石位，巡回助产士为产妇常规消毒会阴	
5. 堵臀（图 31.1）	
(1) 接产者坐立，面向产妇会阴部。 (2) 当宫口扩张至 4～5 cm，阴道口可见胎臀或混合先露，用一无菌巾覆盖阴道口，宫缩时，助产者用手掌堵住阴道口，使软产道充分扩张。 (3) 当手掌感觉冲力相当大，会阴膨起，全部胎臀显露于阴道口时，行阴道检查确认宫口已开全，准备助产。 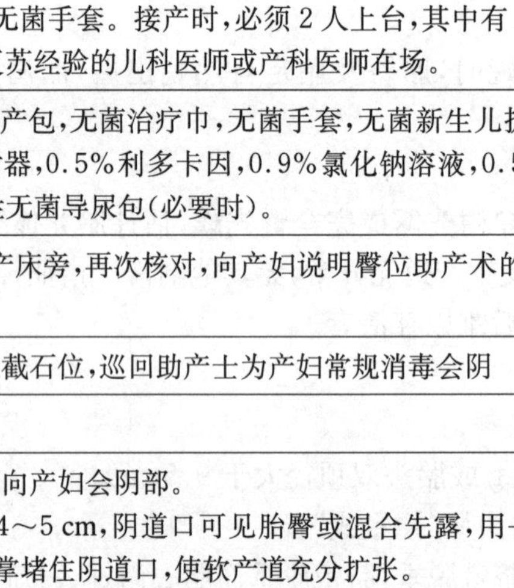 图 31.1 堵臀	(1) 每 5～10 分钟听胎心一次。 (2) 堵臀的时候，宫缩间歇期，手可以松开但不离开，避免长时间压迫。

续表

操作步骤	技术要点
6. 接产准备	
(1) 巡回助产士重新消毒会阴。 (2) 接产者按照外科洗手法洗手，穿手术衣、戴无菌手套、铺产台。 (3) 行会阴部神经阻滞麻醉，必要时行会阴侧斜切开术。	
7. 娩出臀部、下肢、胎体(图31.2、图31.3)	
(1) 宫缩时嘱产妇屏气用力，接产者放开手，胎臀及下肢可自行顺利娩出至脐部，拉松脐带。 (2) 用治疗巾包裹胎臀，双手拇指放在骶部，其余各指握住胎儿髋部，随着子宫收缩轻轻向下缓慢牵拉并旋转，使胎背转向母体侧方，胎儿双肩径与骨盆前后径一致。 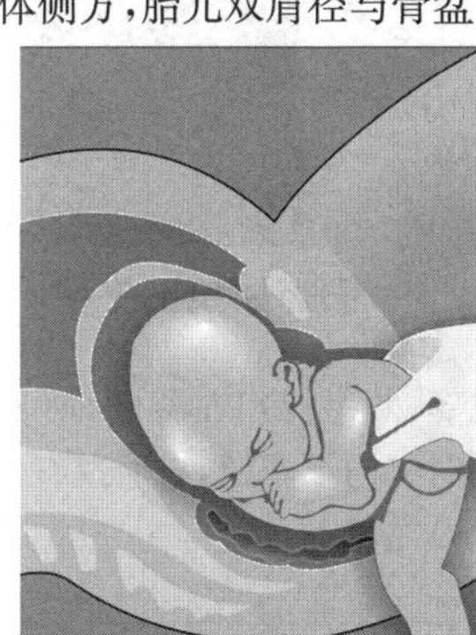 **图31.2　娩出双腿的手法** 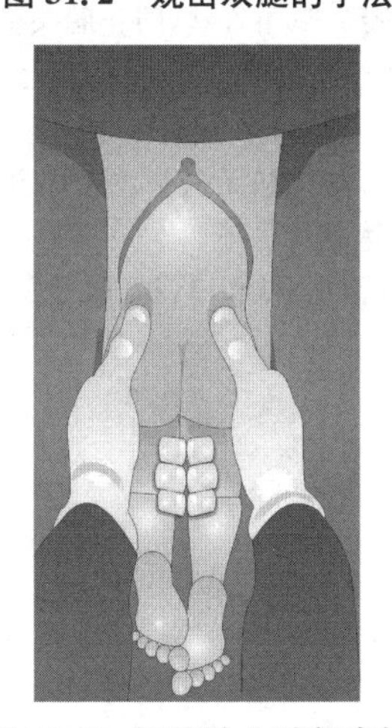 **图31.3　握住胎儿髋部牵拉**	(1) 注意宫口开全时间。操作过程中注意保护会阴。 (2) 治疗巾包裹胎儿下肢及臀部，避免胎儿受冷空气刺激而引起呼吸以致吸入羊水及黏液。
8. 娩出胎肩、上肢	
娩出胎肩有两种方法： (1) 滑脱法(图31.4)：右手握住双足，向前上方提，使后肩暴露于会阴前缘。左手食指、中指伸入阴道内，顺胎儿后肩及上臂滑行至肘关节处，下压肘关节使其屈曲，使上举的胎手按洗脸样动作，顺胸前滑出阴道，同时后肩娩出，再将胎体放低使前肩自然由耻骨弓下娩出。	(1) 牵引时用力应均匀，以防胎儿和产妇损伤。

续表

<table>
<tr><th>操作步骤</th><th>技术要点</th></tr>
<tr><td>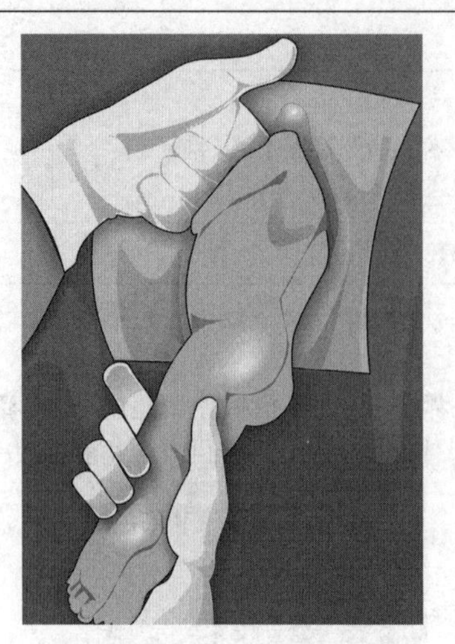
图 31.4 滑脱法:娩出前臂

(2) 旋转法:双手紧握胎儿臀部,两手拇指在背侧,两手另 4 指在腹侧(不可压腹部),将胎体按逆时针方向旋转,同时稍向下牵拉,右肩及右臂自然从耻骨弓下娩出,再将胎体顺时针方向旋转,娩出左肩及左臂。</td><td>(2) 娩上肢时切勿钩住肱骨、尺骨和桡骨,以免造成胎儿上肢骨折。</td></tr>
<tr><td>9. 娩出胎头(图 31.5、图 31.6)</td><td></td></tr>
<tr><td>(1) 将胎背转至母体前方,使胎头矢状缝与骨盆出口前后径一致。
(2) 助手迅速在母体耻骨联合上方施压,使胎头俯屈入盆,防止胎头仰伸。
(3) 将胎体骑跨在助产者左前臂上,同时助产者左手中指伸入胎儿口中,食指和无名指扶于两侧上颌骨,协助胎头俯屈。
(4) 助产者右手中指压低胎头枕骨助其俯屈,食指和无名指置于胎儿两侧锁骨上(避开锁骨上窝),先向下方牵拉至胎儿枕骨结节达耻骨弓下。
(5) 以耻骨弓为支点,将胎体上举,相继娩出胎儿下颏、口、鼻、眼及额。
(6) 记录胎儿娩出时间。
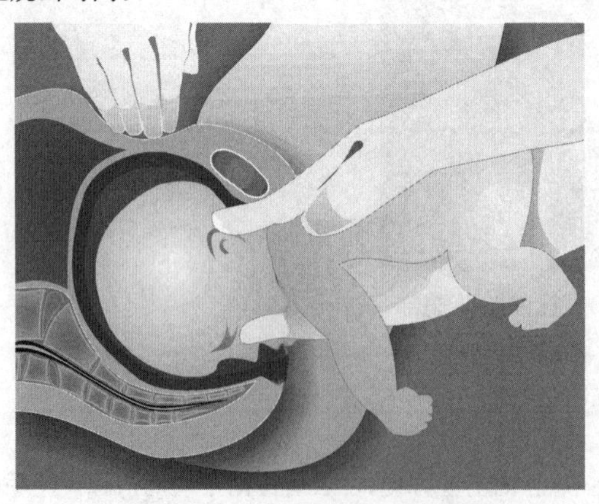
图 31.5 胎头牵出法之侧面图</td><td></td></tr>
</table>

续表

操作步骤	技术要点
图 31.6　胎头牵出法之俯面图	
10. 新生儿处理	
(1) 检查新生儿有无产伤。 (2) 进行新生儿早期保健。 (3) 新生儿窒息者按新生儿窒息复苏流程抢救。	
11. 协助娩出胎盘并检查	
12. 检查软产道并按解剖结构进行缝合	
13. 操作后处理	
(1) 核对、清点用物，整理产床。 (2) 协助产妇取舒适体位，交代有关注意事项，进行健康教育。 (3) 处理用物，洗手，填写分娩记录。	

【评分标准】

臀位助产术见表 31.2。

表 31.2　臀位助产术

班级：________　学号：________　姓名：________　得分：________

项目	具体内容	标准分	实得分
操作前准备(20 分)	评估与准备	20	
	(1) 评估产妇：核对产妇姓名、住院号及腕带信息(2 分)；向产妇说明臀位助产术助产的目的和过程，取得产妇配合(4 分)；了解孕周大小、心理状态、宫缩、胎心、胎儿大小、胎方位、羊水情况、产程进展情况及会阴体条件，协助产妇排尿(必要时导尿)(4 分)。 (2) 接产者准备：着装规范，修剪指甲，佩戴口罩、圆帽，外科洗手法洗手，戴无菌手套(2 分)。接产时必须 2 人上台，其中有 1 名是经验丰富的医师，另有 1 名有新生儿复苏经验的儿科医师或产科医师在场(2 分)。 (3) 环境准备：安静、安全，温湿度适宜，关闭门窗、私密性良好(2 分)。 (4) 物品准备：无菌产包，无菌治疗巾，外科手套，无菌新生儿护脐，2－0、3－0 可吸收线，10 mL 注射器，新生儿窒息复苏物品，一次性无菌导尿包(必要时)，药物准备：0.5%利多卡因，0.9%氯化钠溶液，0.5%碘伏溶液(4 分)。		

续表

项目	具体内容	标准分	实得分
操作过程（70分）	1. 产妇准备及体位的选择	6	
	(1) 备齐物品，携至产妇床旁，再次核对(2分)，解释说明取得合作(2分)。 (2) 协助产妇取膀胱截石位，暴露会阴，巡回助产士为产妇常规消毒会阴，注意保暖(2分)。		
	2. 堵臀	8	
	(1) 堵臀的时机、方法正确(4分)。 (2) 宫口开全，停止堵臀，做好接生和新生儿抢救准备(4分)。		
	3. 接产准备	6	
	(1) 巡回助产士重新消毒会阴(2分)。 (2) 接产者按照外科洗手法洗手，穿手术衣，戴无菌手套，铺产台(2分)。 (3) 行会阴部神经阻滞麻醉，必要时行会阴侧斜切开术(2分)。		
	4. 娩出胎臀、下肢、胎体	6	
	(1) 宫缩时协助胎臀及下肢自然娩出至脐部，拉松脐带(2分)。 (2) 用治疗巾包裹胎臀，随着子宫收缩轻轻向下缓慢牵拉并旋转，使胎背转向母体侧方(4分)。		
	5. 娩出胎肩、上肢	10	
	使用滑脱法或旋转法娩出胎肩及上肢(6分)，手法正确(4分)。		
	6. 娩出胎头	16	
	(1) 将胎背转至母体正前方，使胎头矢状缝与骨盆出口前后径一致(4分)。 (2) 术者按分娩机制先向下方牵拉至胎儿枕骨结节达耻骨弓下(4分)。 (3) 再以耻骨弓为支点，将胎体上举，相继娩出胎儿下颏、口、鼻、眼及额(6分)。 (4) 记录胎儿娩出时间(2分)。		
	7. 操作后处置	18	
	(1) 新生儿处理正确(2分)。 (2) 协助娩出胎盘并检查(2分)。 (3) 检查软产道并按解剖结构逐层进行缝合(2分)。 (4) 核对、清点用物(2分)，整理产床(2分)。 (5) 协助产妇取舒适体位(2分)，交代产后注意事项，并进行健康教育(2分)。 (6) 处理用物(2分)，洗手，填写分娩记录(2分)。		
总体评价（10分）	1. 操作质量	4	
	操作流程正确(2分)，操作手法正确、熟练(2分)。		
	2. 人文关怀	2	
	(1) 操作中动作轻柔，注意与产妇的沟通交流，态度和蔼(1分)。 (2) 操作中关心爱护产妇，尽量减轻产妇痛苦(1分)。		
	3. 理论回答	4	
	理论回答正确(4分)。		
总分	100	总得分	

【注意事项】

1．术前评估产妇情况，正确掌握臀位助产的指征及禁忌证。

2．压迫法可使软产道充分扩张。宫缩间歇期适当放松“堵”的力量，避免长时间压迫致会阴水肿。当胎臀到达阴道口时，宫缩时助产者感到较大冲击力，阴道外口可见或触及胎儿的外生殖器、肛门或臀部时，应及时进行助产。

3．臀位助产过程中，须按臀位分娩机制进行，不能操之过急，牵引时用力应均匀，以防胎儿和产道损伤，胎臀及胎体娩出之前，为避免造成宫颈、阴道扩张不全或脐带受压，切忌先取出下肢。

4．助娩过程中应注意：自胎儿脐部娩出至胎头娩出的时间不应超过8分钟。应按分娩机制娩出胎头。后出胎头娩出困难可由多种失误造成，应针对不同的原因进行相应处理。

5．术前必须排空膀胱，必要时导尿。

6．做好新生儿复苏抢救准备。

【健康教育指导】

1．告知产妇臀位助产术的目的及配合方法。

2．指导产妇产后会阴护理的方法。

3．指导产后饮食及活动的注意事项。

4．指导母乳喂养。

【思考题】

1．臀位分娩的适应证和禁忌证有哪些？

2．臀位分娩的注意事项有哪些？

实训 32 胎头吸引术

【学习目标】

1. 知识目标：

(1) 识记：① 能陈述胎头吸引术的适应证和禁忌证。② 能陈述胎头吸引术的配合要点。

(2) 理解：① 能理解胎头吸引术的注意事项。② 能理解胎头吸引术的目的。

(3) 运用：运用所学的知识和护理程序，协助医生完成胎头吸引术，保障母婴安全。

2. 能力目标：能运用所学的知识配合医生完成胎头吸引术。

3. 素质目标：具有爱心、耐心和同理心，给予产妇充分的信心和鼓励，态度和蔼，语言温和，尊重和关爱产妇，保护隐私，动作轻柔，爱护胎儿。

【知识准备】

1. 胎头吸引术是将胎头吸引器置于胎头之间形成一定负压后吸住胎头，按胎头娩出机制，通过牵引以协助娩出胎头的方法。目前常用的胎头吸引器有喇叭形、牛角形和扁圆形三种。

2. 胎头吸引术的适应证

(1) 产妇有妊娠期高血压疾病、心脏病、严重贫血、肺结核或哮喘等疾病，胎儿窘迫，需缩短第二产程者。

(2) 因为持续性枕横位或枕后位、宫缩乏力造成第二产程延长者。

(3) 有剖宫产史或子宫有瘢痕，不宜在分娩时过度增加腹压用力屏气者。

(4) 轻度头盆不称，胎头内旋转受阻者。

3. 胎头吸引术的禁忌证

(1) 胎儿不能或不宜从阴道分娩者，如严重头盆不称、产道畸形或阻塞、子宫脱垂手术后、子宫颈癌、尿瘘修补术后。

(2) 异常胎位，如颜面位、额位、横位。

(3) 宫口未开全或胎膜未破者。

(4) 胎头未衔接者。

(5) 早产(<36 周)，疑胎儿凝血功能异常，最近进行过头皮采血者。

4. 实施胎头吸引术应具备的条件

(1) 宫口必须开全或接近开全、胎心存在、阴道检查产道无异常、明确胎方位。

(2) 胎膜已破，无明显头盆不称。

(3) 胎儿最大横径应达坐骨棘水平以下。

(4) 胎头位置异常应矫正后，将胎头吸引器置于胎头顶先露部位。

(5) 术前与产妇及其委托人充分沟通，告知实施胎头吸引助产术的原因及可能导致的母胎并发症，征得产妇及家属的知情同意选择及签字后方能实施。

(6) 实施者具备胎头吸引助产术的熟练技能。

【操作目的】

1. 缩短第二产程,如产妇有高血压、心脏病以及胎儿宫内窘迫等时采用胎头吸引助产可缩短第二产程。

2. 避免第二产程过度用力,瘢痕子宫者(有剖宫产史或子宫手术史)使用胎头吸引助产,可避免产妇在第二产程过度用力。

3. 协助胎头旋转,第二产程延长且持续性枕横位或枕后位者,使用胎头吸引器可旋转胎头并牵引助产。

【典型案例】

王某,女,30岁,诊断:G_1P_0,孕38^{+6}周,LOA,临产。孕期正常产检,未见异常,骨盆测量正常,于上午10:00临产,产程进展顺利,生命体征正常,预计胎儿体重为3200 g,宫口开全后30分钟,宫缩40～50秒/2～3分钟,胎膜已破,胎先露S=+2,胎位:LOA,电子胎儿监护显示频发晚期减速,为尽快结束分娩,拟行胎头吸引术。

【操作步骤及要点】

操作步骤及要点见表32.1。

表32.1 操作步骤及要点

操作步骤	技术要点
1. 评估	
评估产妇的孕周、病情、心理状态、配合程度、宫缩、胎心、胎儿大小、胎方位、膀胱充盈情况、产程进展情况及会阴体条件。	
2. 准备	
(1) 产妇准备:排空膀胱(必要时导尿),知晓操作的目的、意义、配合要点。	
(2) 环境准备:安静、安全,温湿度适宜(调节室内温度为24～26 ℃、湿度为50%～60%),关闭门窗,私密性良好。	
(3) 接产者准备:具备胎头吸引术的熟练技能,着装规范,修剪指甲,洗手,佩戴口罩、圆帽。接产时,必须2人上台,其中有1名是经验丰富的医师,另有1名有新生儿复苏经验的儿科医师或产科医师在场。	
(4) 用物准备:无菌产包、无菌手套、胎头吸引器、橡皮管连接管、新生儿低压吸引器或50 mL注射器、无菌护脐、无菌液状石蜡,会阴阻滞麻醉穿刺用物及麻醉药物、新生儿窒息复苏用物。	
3. 备齐物品,携至产床旁,再次核对产妇,向产妇说明胎头吸引术助产的目的和配合要点,取得产妇配合	
4. 协助产妇取膀胱截石位,巡回助产士为产妇常规消毒会阴	
5. 接产者按照外科洗手法洗手,穿手术衣,戴无菌手套,铺产台	
6. 阴道检查:判断是否符合胎头吸引条件	

续表

操作步骤	技术要点
7. 行会阴部神经阻滞麻醉，必要时行会阴侧斜切开术	
8. 放置吸引器(图 32.1)	(1) 适当放置胎头吸引器是胎头吸引器助产成功最重要的决定因素。
(1) 吸引器胎头端外侧涂以石蜡油润滑。 (2) 用左手分开两侧小阴唇，暴露阴道口，以中、食指掌侧向下，撑开阴道后壁，右手持吸引器将胎头端下缘向下压入阴道后壁前方。 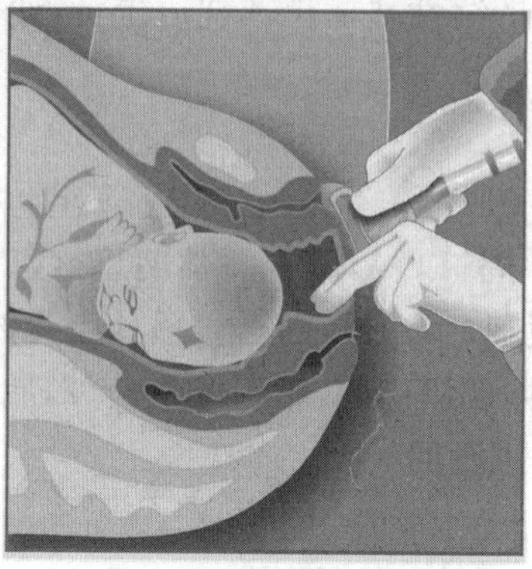 **图 32.1　放置吸引器** (3) 左手中、食指掌侧向上，撑开阴道右侧壁，使吸引器胎头端右侧缘滑入阴道内，继而右手指转向上，提拉阴道前壁，将胎头端上缘滑入阴道内。 (4) 以右手食指撑开阴道左侧壁，使胎头端完全滑入阴道内并与胎头顶部紧贴。	(2) 胎头吸引器胎头端应置于胎头顶部，不可置于囟门处。负压杯后缘达到后囟，并超过俯屈点，杯前缘和前囟之间应有 3 cm 的间隔。
9. 检查吸引器	
(1) 一手扶持吸引器并稍向内推压，另一手食、中指伸入阴道沿吸引器胎头端与胎头衔接处摸一周，以排除有阴道组织或宫颈组织嵌入。 (2) 检查无误后调整吸引器横柄，使之与胎头矢状缝方向一致，作为旋转胎头的标记。	
10. 形成吸引器内负压	
(1) 在 2～3 分钟内逐渐缓慢形成所需负压。 (2) 注射器抽气法：用 50 mL 注射器逐渐缓慢抽吸，其中金属吸引器抽吸 150～180 mL，硅胶吸引器抽吸 60～80 mL 即可达所需负压。 (3) 电动吸引器抽气法：将吸引器牵引柄气管上的橡皮接管与吸引器的橡皮接管相接，然后开动吸引器抽气，所需负压为 40～66.7 kPa(300～500 mmHg)。 (4) 负压形成后以血管钳夹紧橡皮接管。	要正确掌握负压，负压过小，吸引力弱，胎吸容易滑脱；负压过大，胎头容易损伤。
11. 牵引吸引器(图 32.2、图 32.3)	
(1) 牵引前轻轻缓慢适当用力试牵，了解吸引器与胎头是否衔接或漏气。 (2) 沿产轴方向在宫缩时牵引，宫缩间歇时停止牵引，按头位的分娩机制协助胎头娩出，并保护好会阴。	(1) 吸引时间以不超过 10 分钟为佳，若胎吸助产不顺利或滑脱，可重新放置，一般不超过 2 次。

续表

操作步骤	技术要点
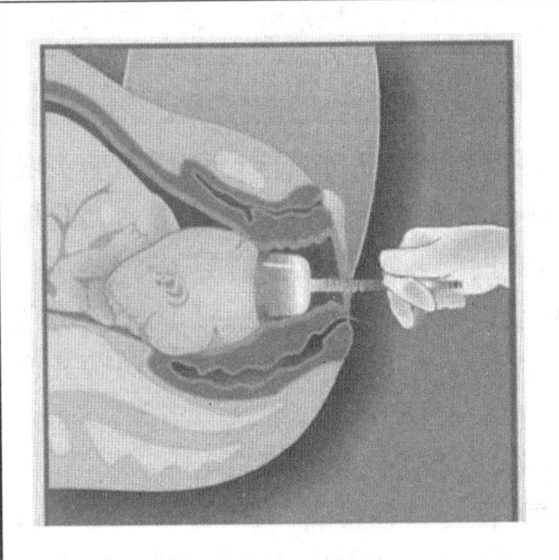 图32.2　试牵 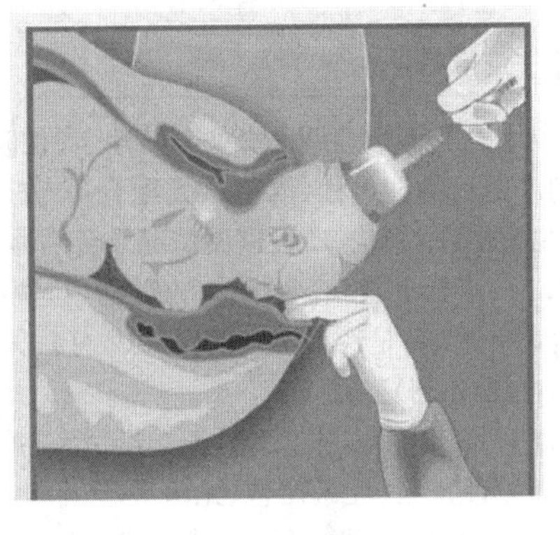 图32.3　牵拉	(2) 牵引应是间歇性的，应于宫缩配合产妇用力时一起牵引，而且牵引时应避免扭转吸引器，否则容易导致胎头血肿或头皮撕裂。 (3) 若为枕横位或枕后位，先旋转后牵引。
12. 取下吸引器(图32.4)：胎头娩出后，应松开夹橡皮管的血管钳，解除负压，取下吸引器。按自然分娩机制协助娩出胎儿。 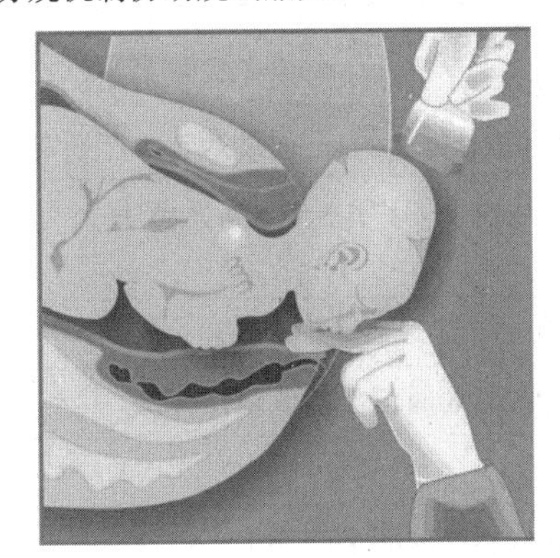 图32.4　取下吸引器	
13. 新生儿处理	
(1) 记录新生儿出生时间。 (2) 检查新生儿有无产伤，并做相应处理。 (3) 新生儿窒息者应积极抢救。	
14. 协助娩出胎盘并检查	
15. 检查软产道并按解剖结构进行缝合	
16. 操作后处理	
(1) 核对、清点用物，整理产床。 (2) 协助产妇取舒适体位，交代有关注意事项，进行健康教育。	
(3) 处理用物，洗手，填写分娩记录	

【评分标准】

胎头吸引术评分标准见表32.2。

表 32.2 胎头吸引术评分标准

班级：________ 学号：________ 姓名：________ 得分：________

项目	具体内容	标准分	实得分
操作前准备（20分）	评估与准备	20	
	(1) 评估产妇及胎儿：核对产妇姓名、住院号及腕带信息(2分)；向产妇说明胎头吸引术助产的目的和过程，取得产妇配合(2分)；了解孕周大小、诊断、心理状态、宫缩、胎心、胎儿大小、胎方位、产程进展情况及会阴体条件，协助产妇排尿(必要时导尿)(4分)。 (2) 接产者准备：着装规范，修剪指甲，洗手，佩戴口罩及圆帽(2分)；接产时，必须2人上台，其中1名是经验丰富的医师(2分)；另有1名有新生儿复苏经验的儿科医师或产科医师在场(2分)。 (3) 环境准备：安静、安全，温湿度适宜，关闭门窗，私密性良好(2分)。 (4) 物品准备：无菌产包、无菌手套、胎头吸引器、橡皮管连接管、新生儿低压吸引器或50 mL注射器、无菌护脐、无菌液状石蜡、会阴阻滞麻醉穿刺用物及麻醉药物、新生儿窒息复苏用物(4分)。		
操作过程（70分）	1. 产妇准备及体位的选择	6	
	(1) 备齐物品，携至床旁，再次核对产妇(2分)。 (2) 解释说明取得合作(2分)。 (3) 协助产妇取膀胱截石位，暴露会阴，巡回助产士为产妇常规消毒会阴(2分)。		
	2. 接产者按照外科洗手法洗手，穿手术衣，戴无菌手套，铺产台	3	
	3. 阴道检查，确定符合胎头吸引条件	3	
	4. 行会阴部神经阻滞麻醉，必要时行会阴侧斜切开术	2	
	5. 放置吸引器	10	
	(1) 吸引器胎头端外侧涂以石蜡油润滑(3分)。 (2) 吸引器胎头端放置手法、位置正确(4分)，并与胎头顶部紧贴(3分)。		
	6. 检查吸引器	7	
	(1) 检查是否连接紧密，有无阴道组织或宫颈组织嵌入中间(4分)。 (2) 调整吸引器横柄，使之与胎头矢状缝方向一致(3分)。		
	7. 形成吸引器内负压	10	
	(1) 电动吸引器抽气法或注射器抽气法形成负压(4分)。 (2) 在2～3分钟内逐渐缓慢形成所需负压(3分)。 (3) 负压形成后以血管钳夹紧橡皮接管(3分)。		
	8. 牵引吸引器	10	
	(1) 试牵引，了解是否衔接或漏气(2分)。 (2) 配合宫缩牵引，牵引方向、手法正确，力量得当(5分)。 (3) 牵引过程中，保护会阴手法正确(3分)。		
	9. 取下胎头吸引器	4	
	(1) 胎头娩出后，松开血管钳，取下吸引器(2分)。 (2) 按正常分娩机制转娩出胎儿(2分)。		

续表

项目	具体内容	标准分	实得分
	10. 新生儿处理	3	
	(1) 记录新生儿出生时间(1 分)。 (2) 检查新生儿有无产伤,并做相应处理(1 分)。 (3) 新生儿窒息者应积极抢救(1 分)。		
	11. 操作后处理	12	
	(1) 协助娩出胎盘并检查(1 分)。 (2) 检查软产道并按解剖结构进行缝合(1 分)。 (3) 核对、清点用物,整理产床(2 分)。 (4) 协助产妇取舒适体位(2 分),交代产后注意事项,并进行健康教育(2 分)。 (5) 处理用物(1 分),洗手,填写分娩记录(2 分)。		
总体评价(10 分)	1. 操作质量	4	
	操作流程正确(2 分),操作手法正确、熟练(2 分)。		
	2. 人文关怀	2	
	(1) 操作中动作轻柔,注意与产妇的沟通交流,态度和蔼(1 分)。 (2) 操作中关心爱护产妇,尽量减轻产妇痛苦(1 分)。		
	3. 理论回答	4	
	理论回答正确(4 分)。		
总分	100	总得分	

【注意事项】

1. 严格掌握胎头吸引术的适应证。

2. 胎头吸引器位置必须安放正确,抽吸负压达所需要求,待产瘤形成后再牵引。牵引应是间歇性的,应于宫缩配合产妇用力时一起牵引,而且牵引时应避免扭转吸引器,否则容易导致胎头血肿或头皮撕裂。

3. 整个实施过程中负压形成不宜过快过大,吸引时间以不超过 10 分钟为佳。

4. 在牵引中胎头吸引器发生漏气或滑脱时,其原因可能是:① 负压不足或牵引过早,产瘤尚未形成。② 牵引力过大或牵引方向不当。③ 骨盆狭窄、胎方位不正、先露部过高或产力不足,而导致胎头下降受阻。

5. 如滑脱要仔细检查是否不适于经阴道分娩,经检查无明显禁忌证,可第二次重新放置吸引器,一般不超过两次。

6. 产后应注意观察产妇和新生儿有无并发症。产妇可能出现的并发症有产道损伤、产后出血等。新生儿可能出现头皮损伤、胎头血肿、颅内出血和颅骨骨折等并发症。

【健康教育指导】

1. 告知产妇胎头吸引术的目的及配合方法。

2. 指导产妇产后会阴护理的方法。

3. 指导产后饮食及活动的注意事项。
4. 指导产妇母乳喂养。
5. 指导产妇新生儿观察及护理要点。

【思考题】

1. 胎头吸引术的适应证是什么?
2. 行胎头吸引术应具备哪些条件?
3. 胎头吸引术的注意事项有哪些?

实训33　低位产钳术

【学习目标】

1. 知识目标：

(1) 识记：① 能陈述产钳的构造和使用方法。② 能陈述低位产钳术的目的、适应证及禁忌证。

(2) 理解：能理解产钳助产术的操作流程以及低位产钳术的手术配合。

(3) 运用：运用所学的知识对产妇进行第二产程的产钳助产，促进分娩，降低剖宫产率，降低母婴的风险。

2. 能力目标：能运用所学知识，配合医师完成产钳术助产，手术顺利，母婴安全。

3. 素质目标：具有爱心、耐心和同理心，给予产妇充分的信心和鼓励，态度和蔼，语言温和，尊重和关爱产妇，保护隐私；动作轻柔，保护胎儿。

【知识准备】

1. 产钳的结构：由左、右两叶组成，两产钳叶片之间最宽的距离为9 cm，每叶产钳分为四个部分：钳匙（钳叶）、钳胫、钳锁、钳柄。钳匙是长圆形，中央有卵圆形窗孔，是夹持胎儿的部分，两叶产钳交合部为钳锁，钳匙和钳锁间是钳胫，钳锁下方是钳柄，为术者握持牵拉的部分。主要分为出口产钳、低位产钳、中低位产钳、产钳。

2. 低位产钳术的适应证

(1) 因临界狭窄骨盆、持续性枕横位或枕后位、宫缩乏力及巨大胎儿等因素导致第二产程延长。

(2) 缩短第二产程：产妇有心脏病、妊娠期高血压疾病等，不宜过多用力。

(3) 胎儿宫内窘迫，需短时间内结束分娩。

(4) 胎头吸引术失败确认无明显头盆不称，胎头已入盆并通过坐骨棘平面。

(5) 宫缩乏力估计胎头吸引术会失败或产妇昏迷不能增加腹压。

(6) 臀位后出胎头娩出困难。

3. 产钳术的禁忌证

(1) 严重的胎儿窘迫，估计产钳术不能立即结束分娩。

(2) 绝对和相对头盆不称，胎头没有衔接。胎方位异常，如额先露、高直位或其他胎位异常。

(3) 骨盆狭窄或头盆不称，胎头最大横径未达坐骨棘水平，胎先露在－2 cm以上。

(4) 宫口未开全。

【操作目的】

1. 通过操作演练，对产钳的构造有清晰的感性认识。

2. 初步学会应用产钳牵拉胎头，进行助娩胎儿，缩短产程。

【典型案例】

曹某,女,29岁,G_1P_0,孕39周,宫口开全2小时,可见胎头拨露,胎位为枕左前,羊水Ⅲ度污染,胎心下降至80～100次/分,需尽快结束分娩,助产士做好接产准备,决定使用低位产钳助产。

【操作步骤及要点】

操作步骤及要点见表33.1。

表33.1 操作步骤及要点

操作步骤	技术要点
1. 评估	
评估产妇身心状态、配合程度、宫缩、胎心率、胎位、胎儿大小、产程进展情况及会阴体条件。	
2. 准备	
(1) 产妇准备:排空膀胱,知晓操作的目的、意义、配合要点。	
(2) 环境准备:安静、整洁、温湿度适宜(调节室内温度为22～24℃、湿度为55%～60%),隐私性良好。	
(3) 接产者准备:着装规范,佩戴口罩、帽子,修剪指甲。	
(4) 用物准备:无菌产包、无菌产钳包、无菌石蜡油、无菌手套、会阴麻醉药品和注射器、一次性导尿包、新生儿窒息复苏物品。	
3. 备齐物品到产床旁,核对产妇信息,再次说明行低位产钳术助产的必要性,告知注意事项,开放大静脉通道	
4. 取膀胱截石位,排空膀胱,暴露外阴部并消毒	
5. 接产者按外科洗手法洗手,穿手术衣,戴无菌手套,铺产台	器械摆放符合无菌原则和操作顺序。
6. 再次进行阴道检查,明确是否破膜、胎方位、先露位置、宫口开大情况等,判断是否符合手术条件	
7. 检查产钳两叶扣合是否顺利,用无菌石蜡油涂擦钳匙部外侧,备用(图33.1) 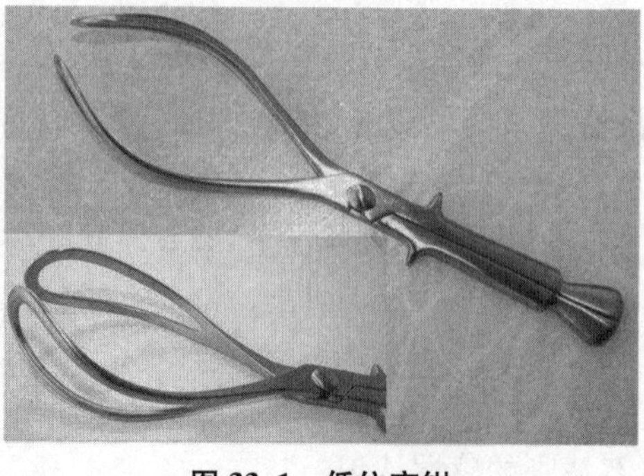 图33.1 低位产钳	

续表

操作步骤	技术要点
8．双侧阴部神经阻滞麻醉后，行会阴侧切术	可适当增加侧切口长度，减少撕裂伤。
9．放置产钳	
(1) 放置左叶产钳：术者左手以执笔式握左叶钳柄，使钳叶垂直向下，凹面朝前向会阴部；右手四指并拢，掌面向上，伸入胎头与阴道左后壁之间，将左钳叶沿右手掌面插入手掌与胎头之间，右手引导钳叶，缓缓向胎头左侧及深部推进，将左钳叶置于胎头左侧颞部，使钳柄与地面水平，由助手持钳柄固定。	
(2) 放置右叶产钳：术者右手持右叶钳柄，左手伸入胎头与阴道后壁之间，将右钳叶沿左手掌面，插入手掌与胎头之间，引导右钳叶(在左钳上面)缓缓滑向胎头右侧与左侧对应的位置。	
(3) 检查钳叶位置：两钳叶放置后行阴道检查，了解钳叶与胎头之间有无夹持阴道壁或宫颈组织，有无脐带夹入，胎头矢状缝是否在两钳叶正中。	
(4) 合拢产钳(图33.2)：左叶在下、右叶在上，合拢锁扣，钳柄自然对合；若钳柄对合不易，可移动右叶钳柄适应左叶，直到顺利合拢。 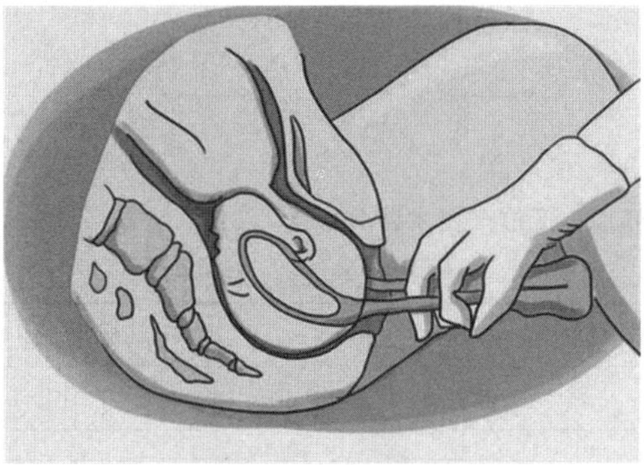 **图33.2　合拢产钳**	左叶在下、右叶在上，合拢锁扣，钳柄自然对合。
(5) 牵拉产钳(图33.3)：听取胎心，无异常时可行牵引。在宫缩时，术者握住合拢的钳柄，按产轴方向，向外向下缓慢牵拉，会阴稍膨隆时改为平行牵拉，明显膨隆时渐渐向上牵拉(胎头着冠)，使胎头仰伸娩出。 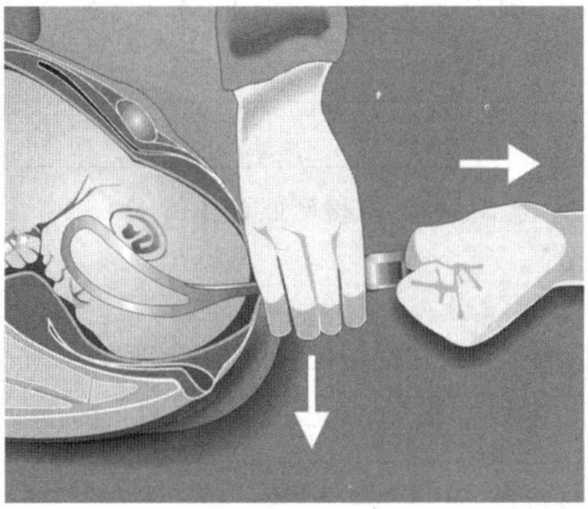 **图33.3　牵拉产钳**	(1) 牵拉过程中注意保护好会阴。宫缩间歇期，停止牵拉。 (2) 牵引困难时，要重新评估，不可暴力牵引。

续表

操作步骤	技术要点
(6) 取下产钳：当胎头额部外露、双顶径越过骨盆出口时，松开产钳，先右叶后左叶取出产钳，然后按分娩机制娩出胎儿。	(1) 取钳时动作轻柔，钳叶应顺胎头滑出。 (2) 按放置产钳相反顺序，先右叶后左叶取出钳叶。
10. 操作后处理	
(1) 新生儿处理：检查新生儿头面部有无损伤；进行 Apgar 评分；遵医嘱予以维生素 K_1 肌肉注射，预防颅内出血。 (2) 检查软产道：更换无菌手套，仔细检查宫颈、后穹隆、阴道、会阴有无撕裂伤，如有裂伤，按解剖结构逐层缝合。 (3) 正确处置胎盘。 (4) 双人清点器械、纱布及缝针等。 (5) 向产妇交代术后注意事项。 (6) 处置用物，洗手，填写分娩记录单。	(1) 观察新生儿面部神经、眼部、头部骨质等有无损伤，新生儿需禁动 3 天。 (2) 根据需要，产妇保留导尿。

【评分标准】

低位产钳术评分标准见表 33.2。

表 33.2 低位产钳术评分标准

班级：________ 学号：________ 姓名：________ 得分：________

项目	具体内容	标准分	实得分
操作前准备(20 分)	评估与准备	20	
	(1) 评估产妇：核对产妇姓名、住院号及腕带信息(2 分)；向产妇说明操作的目的、意义、配合要点(4 分)；评估产妇心理状态、配合程度、宫缩、胎心率、胎位、胎儿大小、产程进展情况及会阴体条件(4 分)；协助产妇排尿(必要时导尿)(4 分)。 (2) 接产者准备：着装规范，佩戴口罩、帽子，修剪指甲(2 分)。 (3) 环境准备：安静、整洁，温湿度适宜，私密性良好(2 分)。 (4) 物品准备：无菌产包、无菌产钳包、无菌石蜡油、无菌手套、会阴麻醉药品和注射器、导尿包、新生儿窒息复苏物品(6 分)。		
操作过程(70 分)	1. 产妇准备及体位的选择	10	
	(1) 备齐物品，携至产床旁，核对解释，取得产妇合作(2 分)。 (2) 开放大静脉通道(2 分)。 (3) 取膀胱截石位，排空膀胱(2 分)。 (4) 口述：操作者准备完毕，产台铺巾完毕，器械摆放合理，产钳性能完好(4 分)。		
	2. 操作者站位	2	
	检查者站在产妇右侧进行检查，面向产妇头侧(2 分)。		
	3. 低位产钳操作手法	42	

续表

项目	具体内容	标准分	实得分
	(1) 再次进行阴道检查,明确是否破膜、胎方位、先露位置、宫口开大情况等,判断是否符合手术条件(4 分)。 (2) 会阴麻醉后(2 分),行侧切术(4 分)。 (3) 放置产钳(左手拿左叶,右手拿右叶): ① 放置左叶产钳:术者左手以执笔式握左叶钳柄,使钳叶垂直向下,凹面朝前向会阴部(2 分);右手四指并拢,掌面向上,伸入胎头与阴道左后壁之间,将左钳叶沿右手掌面插入手掌与胎头之间,右手引导钳叶,缓缓向胎头左侧及深部推进,将左钳叶置于胎头左侧颞部,使钳柄与地面水平,由助手持钳柄固定(6 分)。 ② 放置右叶产钳:术者右手持右叶钳柄,左手伸入胎头与阴道后壁之间,将右钳叶沿左手掌面,插入手掌与胎头之间,引导右钳叶(在左钳上面)缓缓滑向胎头右侧与左侧对应的位置(6 分)。 ③ 查钳叶位置:两钳叶放置后行阴道检查,了解钳叶与胎头之间有无夹持阴道壁或宫颈组织,有无脐带夹入,胎头矢状缝是否在两钳叶正中(4 分)。 ④ 合拢产钳:左叶在下、右叶在上,合拢锁扣,钳柄自然对合;若钳柄对合不易,可移动右叶钳柄适应左叶,直到顺利合拢(4 分)。 ⑤ 拉产钳:听取胎心,无异常时可行牵引(2 分)。在宫缩时,术者握住合拢的钳柄,按产轴方向,向外向下缓慢牵拉,会阴稍膨隆时改为平行牵拉,明显膨隆时渐渐向上牵拉(胎头着冠),使胎头仰伸娩出(4 分)。 ⑥ 取下产钳:当胎头额部外露、双顶径越过骨盆出口时,松开产钳,先右叶后左叶取出产钳,然后按分娩机制娩出胎儿(4 分)。		
	4. 操作后处理	18	
	(1) 查新生儿有无产伤(4 分)。 (2) 检查软产道并缝合正确(4 分)。 (3) 胎盘处置妥当(2 分)。 (4) 器械、纱布、缝针等清点数量无误(2 分)。 (5) 向产妇交代术后注意事项(2 分)。 (6) 处理用物(2 分),洗手,填写分娩记录单(2 分)。		
总体评价(10 分)	1. 操作质量	4	
	动作正确规范(2 分),操作熟练,沉稳有序(2 分)。		
	2. 人文关怀	2	
	(1) 操作中动作轻柔,注意与产妇的沟通交流,态度和蔼,关心爱护产妇(1 分)。 (2) 操作中注意产妇保暖,注意保护产妇隐私(1 分)。		
	3. 理论回答	4	
	理论回答正确(4 分)。		
总分	100	总得分	

【注意事项】

1. 严格掌握手术适应证和禁忌证。

2. 实施产钳助产前，要充分评估产妇及胎儿情况。

3. 术前必须排空膀胱，必要时导尿。

4. 初产妇需做会阴侧切，牵拉胎头过程中应注意保护会阴。

5. 钳叶扣合正确后，再次检查有无宫颈、脐带、阴道壁等误夹。

6. 在宫缩时配合产妇用力，牵拉产钳，牵拉缓慢，用力均匀，不得左右晃动钳柄。

7. 如牵引2～3次，胎先露仍不下降时，需检查原因，必要时改为剖宫产，以免失去抢救胎儿的时机。

8. 做好新生儿抢救准备及肩难产、产后出血急救准备。

9. 进行个性化评估，根据评估结果进行治疗选择，术前征得产妇及其配偶的书面同意。

【健康教育指导】

1. 产钳术后可能发生的并发症及注意事项。

2. 新生儿产伤护理以及观察要点。

3. 产褥期护理有关知识。

【思考题】

1. 请说出产钳的构造。

2. 放置产钳时为什么先左后右？

3. 在产钳牵拉过程中应注意哪些问题？

实训34　肩难产的识别和配合

【学习目标】

1. 知识目标：

(1) 识记：① 能陈述肩难产诊断。② 能陈述HELPERR口诀要点。

(2) 理解：能理解HELPERR口诀处理目的及原理。

(3) 运用：运用所学的知识和护理程序，识别诊断肩难产，并对肩难产进行正确处理，减少母婴损伤，保障母儿安全。

2. 能力目标：能灵活运用所学知识，提高对肩难产的识别和处理技能，把母婴损伤降到最低。

3. 素质目标：具有救死扶伤的职业道德，分娩时给予产妇充分的信心和鼓励，关爱产妇、关爱生命。

【知识准备】

1. 肩难产是指胎头娩出后，胎儿前肩被嵌顿于耻骨联合上方，用常规助产方法不能娩出胎儿双肩。其发生率国外报道0.15%～0.6%，国内报道0.15%，肩难产的发生率：胎儿体重大于4000 g的为3%～12%，大于4500 g的为8.4%～14.6%。孕期控制体重是非常有必要的。

2. 发生肩难产的高危因素

(1) 产前高危因素包括：巨大儿、肩难产史、妊娠期糖尿病、过期妊娠、孕妇骨盆解剖结构异常。

(2) 产时高危因素包括：第一产程活跃期延长、第二产程延长伴“乌龟征”、使用胎头吸引器或产钳助产。

3. 肩难产对母儿的影响

(1) 对母亲的影响：产后出血是母体最主要的并发症，通常是由于子宫收缩乏力、宫颈和阴道撕裂伤所致，严重时造成会阴Ⅲ度及Ⅳ度裂伤、生殖道瘘、产褥感染等严重并发症。

(2) 对胎儿及新生儿的影响：可造成胎儿窘迫、胎死宫内、新生儿窒息、臂丛神经损伤、肱骨骨折、锁骨骨折、颅内出血、肺炎、神经系统异常，甚至死亡。

4. 肩难产的诊断：一旦胎头娩出后，胎颈回缩，胎儿颏部紧压会阴，胎肩娩出受阻，除胎儿畸形外，即可诊断为肩难产。

5. 肩难产紧急处理：HELPERR口诀

H：Help——呼救增援

E：Evaluate——评估是否需要会阴切开或加大侧切

L：Legs——屈大腿

P：Pressure——耻骨上加压

E：Enter——手进入阴道，使胎肩前收后展或后收前展

R：Remove——牵出后臂

R:Roll——转为手膝位

【操作目的】

1. 识别肩难产的高危因素,预防肩难产发生。
2. 应用 HELPERR 口诀处理肩难产。
3. 正确处理肩难产并发症,预防后遗症发生。

【典型案例】

童某,女,30 岁,G_1P_0,孕 39 周,宫口开全 1 小时,见胎头拨露,上台接生。胎头娩出后,胎颈回缩,胎儿颏部紧压会阴,出现"乌龟征",用常规手法不能娩出胎肩,请问此状态是否符合肩难产的诊断?作为接产者该采取哪些紧急处理措施?

【操作步骤及要点】

操作步骤及要点见表 34.1。

表 34.1 操作步骤及要点

操作步骤	技术要点
1. 评估	
评估孕周、骨盆情况、合并症及并发症、既往肩难产史、产程情况、胎儿大小。	
2. 准备	
(1) 产妇准备:告知产妇分娩过程中发生的突发状况,取得配合。	
(2) 环境准备:清洁、安静,光线明亮,温湿度适宜。	
(3) 助产士准备:着装规范,佩戴口罩、帽子,外科洗手,做好接产准备。	
(4) 用物准备:产包、分娩模型、新生儿模型、无菌手套、碘伏、新生儿窒息复苏器械及抢救药品。	
3. 备齐物品,携至床旁。协助产妇排空膀胱,摆好体位,两腿屈曲分开,暴露外阴部,双手握住产床两边把手	
4. 外阴冲洗消毒,上台接产,接产者注意掌握上台接生时机	严密观察胎心、宫缩和产程进展。
5. 胎头娩出后,出现"乌龟征"(图 34.1),常规手法不能娩出胎肩。立即停止使用腹压 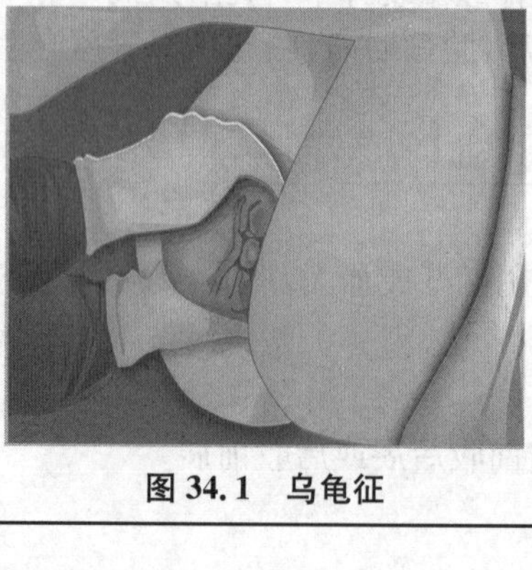 图 34.1 乌龟征	

续表

操作步骤	技术要点
6. 肩难产处理	
H：Help（呼救增援）：召集有经验的产科医生、助产士、儿科医生、麻醉师到场。 E：Evaluate（评估）：是否需要会阴切开或加大侧切，以增加阴道内操作空间。 L：Legs（屈大腿）：让产妇双腿极度屈曲贴近腹部，双手抱膝以抬高耻骨联合，减小骨盆倾斜度，使腰骶部前凹变直，骶骨位置相对后移，骶尾关节稍增宽，使嵌顿在耻骨联合上方的前肩自然松解（图34.2）。 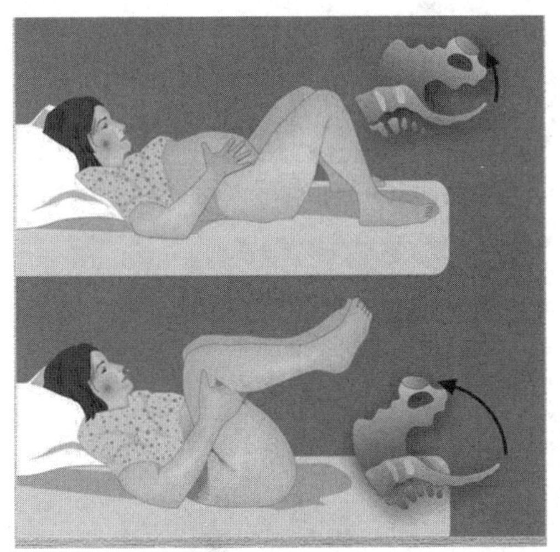 **图34.2　屈大腿** P：Pressure（耻骨上加压）：助产者在产妇耻骨联合上方触到胎儿前肩部位并向后下加压，使双肩径缩小，同时助产者轻柔牵拉胎头，两者相互配合（图34.3）。 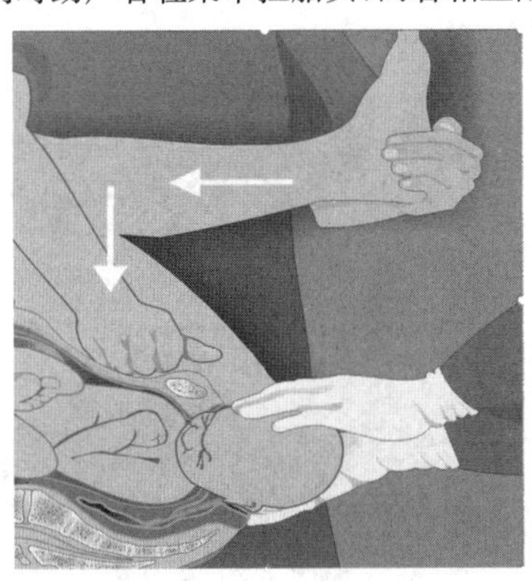 **图34.3　耻骨上加压** E：Enter（旋肩法，包括Rubin法和Woods法）：助产者以食、中指伸入阴道后置于胎儿前肩背侧，着力点在胎儿肩胛骨，将胎肩向胎儿胸侧推动，促使胎肩内收以缩小双肩径并旋转胎肩径至骨盆斜径上（Rubin法）（图34.4）。助产者以食、中指伸入阴道后置于胎儿后肩前方加压，将后肩向侧上旋转，同时助手协助将胎头同向旋转，致使后肩旋转至前肩位置时，胎儿双肩径旋转至骨盆斜径上娩出（Woods法）（图34.5）。 R：Remove（牵出后臂）：助产者一手沿骶骨伸入阴道，握住胎儿后上肢，使其肘关节屈曲于胸前，以洗脸的方式娩出后臂，从而协助后肩娩出（图34.6）。	切忌使用暴力。 切忌抓胎儿的上臂，以免肱骨骨折。

续表

<table>
<tr><th>操作步骤</th><th>技术要点</th></tr>
<tr><td>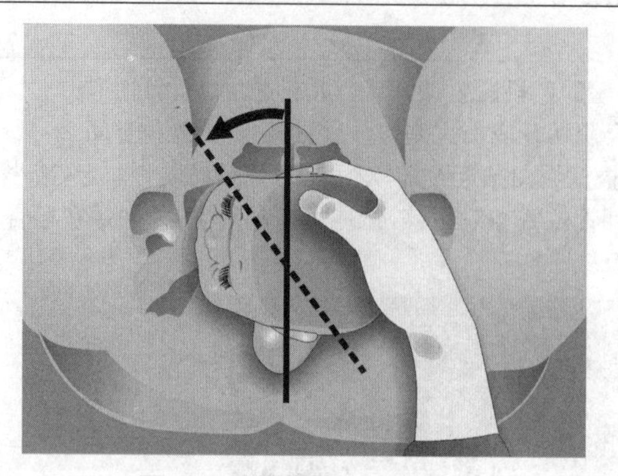
图 34.4 旋肩法(Rubin 法)
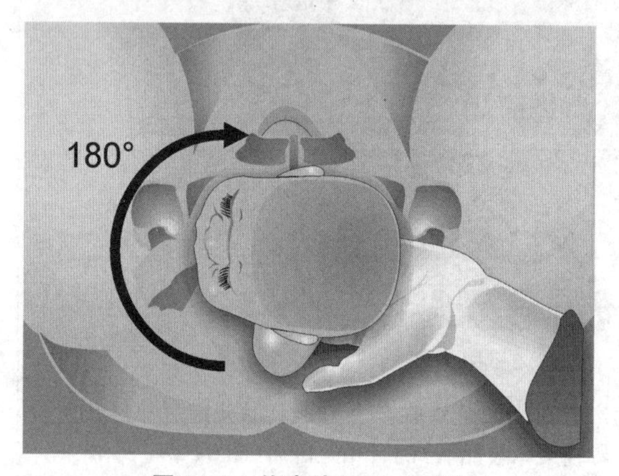

图 34.5 旋肩法(Woods 法)
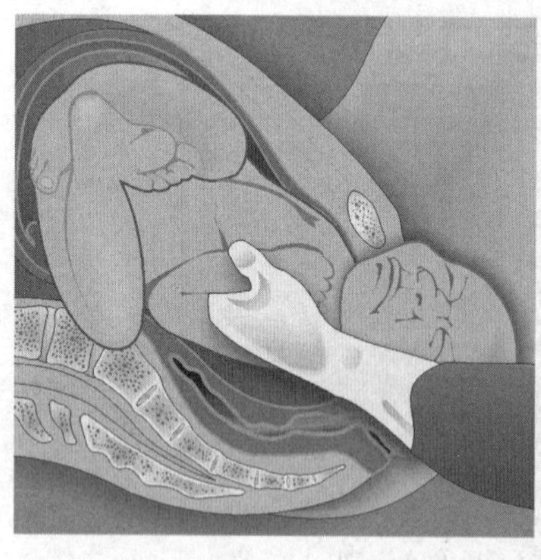 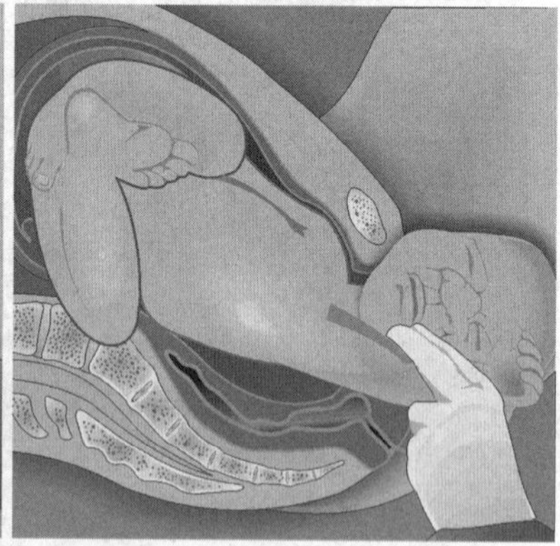
图 34.6 牵后臂娩后肩法
R:Roll(转为手膝位):产妇翻转至双手和双膝着地,重力作用或这种方法产生的骨盆径线的改变可能会解除胎肩嵌顿状态(图 34.7)。</td><td></td></tr>
</table>

续表

操作步骤	技术要点
图 34.7　手膝位	
7. 操作后处理	
(1) 检查新生儿,根据情况进行处理。 (2) 检查产妇软产道有无损伤。 (3) 观察产妇子宫收缩及阴道出血情况。 (4) 与产妇及时沟通,做好心理护理、健康宣教。 (5) 双人清点器械、纱布数目。 (6) 处理用物,洗手,填写分娩记录单,包括: ① 准确记录上台时间、胎头娩出时间、胎肩娩出时间。 ② 记录处理肩难产的手法、持续时间及顺序,准确的胎方位,分娩后母儿的情况以及参与急救的人员。	

【评分标准】

肩难产评分标准见表34.2。

表 34.2　肩难产评分标准

班级:________　学号:________　姓名:________　得分:________

项目	具体内容	标准分	实得分
操作前准备(20分)	评估与准备	20	
	(1) 评估产妇及胎儿:告知产妇分娩过程中发生的突发状况,取得配合(4分);了解产妇孕周、骨盆情况、合并症及并发症、既往肩难产史,产程情况,评估胎儿大小(4分)。 (2) 助产士准备:着装规范,佩戴口罩、帽子(2分),外科洗手,做好接产准备(2分)。 (3) 环境准备:分娩室清洁、安静、光线明亮、私密性良好、温湿度适宜(4分)。 (4) 物品准备:产包、分娩模型、新生儿模型、无菌手套、0.5%碘伏、新生儿窒息复苏用物及抢救药品(4分)。		
操作过程(70分)	1. 产妇准备及体位的选择	6	
	(1) 备齐物品,携至产妇床旁,产妇已排空膀胱(2分)。 (2) 帮助产妇摆好接生体位,两腿屈曲分开(2分)。暴露外阴部,双手握住产床两边把手(2分)。		

续表

项目	具体内容	标准分	实得分
	2. 外阴冲洗消毒，上台接产(2分)。看时间(2分)。	4	
	3. 胎头娩出后，出现“乌龟征”，常规手法不能娩出胎肩，立即停止使用腹压(4分)。	4	
	4. 肩难产紧急处理(HELPERR 口诀)	42	
	H：Help(呼救增援)：立即召集有经验的产科医生、助产士、儿科医生、麻醉师到场(5分)。 E：Evaluate(评估)：是否需要会阴切开或加大侧切，增加阴道内操作空间(5分)。 L：Legs(屈大腿)：正确帮助产妇屈大腿，让双腿极度屈曲贴近腹部(5分)。 P：Pressure(正确耻骨上加压)：手法同心肺复苏，作用力应能使前肩内收(5分)。 此时胎儿肩部仍未娩出，安慰产妇，做好心理护理，增加分娩的信心，呼叫医生上台操作(5分)。 E：Enter(旋肩法，包括 Rubin 法和 Woods 法)：一只手的食指和中指在胎儿前肩背侧向胸侧压肩(Rubin 法)(2分)，另一只手置于胎儿后肩前侧，向前压肩(Woods 法)，两手协同用力，使胎肩在耻骨联合下转动旋转(5分)。 R：Remove(牵出后臂)：手沿骶骨伸入阴道，握住胎儿后上肢，使其肘关节屈曲于胸前，以洗脸的方式娩出后臂(5分)。 R：Roll(转为手膝位)：协助产妇翻转至双手和双膝着地(注意保护胎头)(5分)。		
	5. 操作后处理	14	
	(1) 根据新生儿出生情况，给予处理(4分)。 (2) 检查软产道有无裂伤，予以逐层缝合(2分)。 (3) 与产妇及时沟通，做好心理护理、健康宣教(2分)。 (4) 协助产妇穿衣，整理产床，取合适体位(2分)。 (5) 清点器械，用物处置(2分)，洗手，记录(2分)。		
总体评价(10分)	1. 操作质量	4	
	动作正确规范(2分)，操作熟练，沉稳有序(2分)。		
	2. 人文关怀	2	
	(1) 操作中动作轻柔，注意与产妇的沟通交流，态度和蔼，关心爱护产妇(1分)。 (2) 操作中注意产妇保暖，注意保护产妇隐私(1分)。		
	3. 理论回答	4	
	理论回答正确(4分)。		
总分	100	总得分	

【注意事项】

1. 医务人员应沉着冷静，避免粗暴向下用力牵拉或者反向旋转胎头。
2. 一定要避免向腹部或宫底加压。
3. 要避免在体位调整好前让产妇屏气用力。
4. 建议导尿，排空膀胱，以增加阴道内手术操作空间。

5. 做好新生儿窒息复苏准备。

【健康教育指导】

1. 告知产妇发生肩难产可能的原因。
2. 给予产妇产后饮食宣教及会阴部护理指导。
3. 对于有产伤的新生儿，教会父母观察重点及注意事项，并教会其新生儿护理的方法。

【思考题】

1. 肩难产的高危因素有哪些？
2. 肩难产对母儿的影响有哪些？
3. 简述肩难产处理方法。

实训 35 人工剥离胎盘术

【学习目标】

1. 知识目标：

(1) 识记：① 能陈述人工剥离胎盘术的适应证。② 能陈述人工胎盘剥离术的目的。

(2) 理解：能理解胎盘不能自然剥离的原因及相应的处理方式。

(3) 运用：运用所学的知识和护理程序，掌握徒手剥离胎盘的方法和操作要点，对胎盘不能自然剥离或者胎盘娩出前出血多的产妇及时进行人工剥离胎盘，减少因胎盘原因导致的产后出血。

2. 能力目标：能运用所学的知识快速准确地识别人工剥离胎盘的指征，并利用所学技能对产妇进行徒手剥离胎盘。

3. 素质目标：具有爱心和高度的责任心，做事细心，爱伤观念强，对待产妇态度和蔼，具有职业责任感和专业认同感。

【知识准备】

1. 人工剥离胎盘术是指胎儿娩出后，术者用手剥离并取出滞留于宫腔内胎盘的手术。

2. 人工剥离胎盘的适应证：

(1) 阴道分娩，胎儿娩出后 30 分钟，胎盘仍未剥离。

(2) 胎儿娩出后，胎盘部分剥离，引起子宫出血(>100 mL)，经按摩子宫及应用宫缩剂等处理，胎盘仍不能完全剥离。

【操作目的】

1. 正确识别胎盘剥离的征象，并知晓胎盘不能自然剥离的常见原因。

2. 徒手剥离并取出滞留于子宫腔内的胎盘，减少产后出血。

【典型案例】

周某，女，29 岁，预产期为 2023 年 5 月 4 日，无妊娠合并症，入院时体格检查无异常，G_1P_0，于 2023 年 5 月 1 日在会阴保护下顺产一重为 3500 g 的女婴，30 分钟后胎盘无剥离征象，请问接产助产士该如何进行正确的处理？

【操作步骤及要点】

操作步骤及要点见表 35.1。

表 35.1　操作步骤及要点

操作步骤	技术要点
1. 评估	
评估产妇生命体征、出血情况、能否耐受手术、既往孕产史、有无保胎史、胎盘的位置、是否有局部剥离等。	
2. 准备	
(1) 产妇准备:产妇排空膀胱,安置在产床上,开放静脉通道,已进入第三产程。	
(2) 环境准备:环境舒适、温湿度适宜(调节室内温度为 24～26 ℃、湿度为 50%～60%),私密性好,关闭门窗。	
(3) 接产者准备:着装规范,佩戴口罩、帽子,外科手消毒,穿手术衣,戴无菌手套。	
(4) 用物准备:无菌包、注射器、手术衣、无菌手套、一次性治疗巾、无菌导尿包(需要时备)、药品准备(缩宫素、阿托品、盐酸哌替啶)。	
3. 备齐物品,携至床旁,再次核对产妇,解释说明取得合作	
4. 协助产妇取膀胱截石位,必要时导尿排空膀胱,重新消毒外阴,接产者更换手术衣和无菌手套,重新铺巾,并消毒外阴及外露脐带	
5. 通常不需要麻醉,但宫颈内口较紧、手不能进入宫腔时,应遵医嘱肌肉注射阿托品 0.5 mg 及哌替啶 50 mg	
6. 徒手剥离胎盘(图 35.1)	
(1) 将一手手指并拢呈圆锥状,沿着脐带伸入宫腔,手掌面向着胎盘母体面,手指并拢以手掌尺侧缘缓慢将胎盘从边缘开始逐渐从子宫壁分离,另一手在腹部按骨盆轴方向按压宫底。 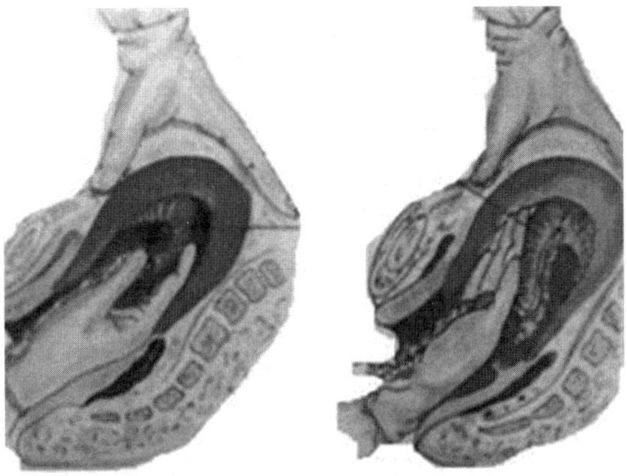 **图 35.1　人工剥离胎盘** (2) 待整个胎盘剥离后,用手掌拖住整个胎盘边旋转边向下缓慢牵拉,至阴道口外口时回转胎盘,以胎儿面娩出,继续缓慢牵拉,将胎膜完整带出,取出后立即遵医嘱肌注缩宫素。 (3) 取出的胎盘应立即检查是否完整,如有缺损,应再次徒手伸入宫腔,清除残留胎盘及胎膜。	(1) 若找不到疏松的剥离面无法分离者,可能是胎盘植入,不应强行剥离。 (2) 操作者必须轻柔,避免暴力强行剥离或用手指抓挖子宫壁,防止子宫破裂。 (3) 严格无菌操作,尽量减少进入宫腔操作的次数。

续表

操作步骤	技术要点
7. 操作后处理	
(1) 遵医嘱予以缩宫素、镇痛药和抗生素。 (2) 观察产妇的反应，注意有无突然剧烈腹痛。监测生命体征，观察宫底及阴道流血情况。 (3) 协助产妇取舒适体位，给予心理护理、健康宣教。 (4) 双人清点器械和敷料。 (5) 处理用物，洗手、详细记录胎盘剥离过程。	必要时术后复查B超，确定有无宫腔胎盘残留。

【评分标准】

人工剥离胎盘术的评分标准见表35.2。

表35.2 人工剥离胎盘术的评分标准

班级：________ 学号：________ 姓名：________ 得分：________

项目	具体内容	标准分	实得分
操作前准备(20分)	评估与准备	20	
	(1) 评估产妇：核对产妇的姓名、住院号及腕带信息(2分)；了解产妇既往孕产史、胎儿娩出后时间、生命体征、出血情况(3分)；评估产妇软产道、宫缩强度及宫颈口扩张情况、胎盘附着的部位、胎盘剥离及阴道出血情况等(3分)。排空膀胱，安置在产床上，已进入第三产程(2分)。 (2) 助产士准备：着装规范，佩戴帽子、口罩，外科洗手法洗手，穿手术衣，戴无菌手套(4分)。 (3) 环境准备：环境整洁，温湿度适宜，关闭门窗(2分)。 (4) 物品准备：无菌包、注射器、手术衣、无菌手套、一次性康护垫、无菌导尿包(必要时备)、药品(备缩宫素、阿托品、盐酸哌替啶)(4分)。		
操作过程(70分)	1. 产妇准备及体位的选择	6	
	(1) 备齐物品，携至产妇床旁，再次核对产妇，解释说明取得合作，嘱其排尿(2分)。 (2) 协助产妇取膀胱截石位，必要时导尿排空膀胱(2分)。 (3) 重新消毒外阴，接产者更换手术衣和无菌手套，重新铺巾，并消毒外阴及外露脐带(2分)。		
	2. 麻醉	2	
	通常不需要麻醉，但宫颈内口较紧、手不能进入宫腔时，应遵医嘱肌肉注射阿托品0.5 mg及哌替啶50 mg(2分)。		
	3. 徒手剥离胎盘	45	
	(1) 将一手手指并拢呈圆锥状，沿着脐带伸入宫腔，手掌面向着胎盘母体面，手指并拢以手掌尺侧缘缓慢将胎盘从边缘开始逐渐从子宫壁分离，另一手在腹部按着骨盆轴方向按压宫底(15分)。		

续表

项目	具体内容	标准分	实得分
	(2) 待整个胎盘剥离后,用手掌拖住整个胎盘边旋转边向下缓慢牵拉(4分),至阴道口外口时翻转胎盘(4分),以胎儿面娩出(4分),继续缓慢牵拉,将胎膜完整带出(4分),取出后立即遵医嘱肌注缩宫素(4分)。 (3) 应立即检查胎盘是否完整(5分),如有缺损,应再次徒手伸入宫腔,清除残留胎盘及胎膜(5分)。		
	4. 操作后处理	17	
	(1) 遵医嘱予以缩宫素、镇痛药和抗生素(3分)。 (2) 观察产妇的反应,监测生命体征,观察宫底及阴道流血情况(5分)。 (3) 协助产妇取舒适体位,给予心理护理、健康宣教(3分)。 (4) 清点器械和敷料(2分)。 (5) 用物处置(2分),洗手,详细记录人工剥离过程(2分)。		
总体评价(10分)	1. 操作质量	4	
	动作正确规范(2分),操作熟练,沉稳有序(2分)。		
	2. 人文关怀	2	
	(1) 操作中动作轻柔,注意与产妇的沟通交流,态度和蔼,关心爱护产妇(1分)。 (2) 操作中注意产妇保暖,注意保护产妇隐私(1分)。		
	3. 理论回答	4	
	理论回答正确(4分)。		
总分	100	总得分	

【注意事项】

1. 术前应向产妇说明行人工剥离胎盘术的目的。
2. 术前要开放静脉通道,做好输液、输血的准备。
3. 手术过程中要密切观察产妇的生命体征,重视产妇的主诉,注意阴道流血情况。
4. 严格执行无菌操作,动作轻柔,切忌粗暴,尽量一次进入宫腔,不可多次进出。如需清宫,必要时在超声监测下进行,动作轻柔,避免子宫穿孔。
5. 认真检查取出的胎盘、胎膜是否完整,必要时送病检或B型超声检查。
6. 术后注意观察有无发热、阴道分泌物异常等体征,遵医嘱应用抗生素预防感染。
7. 如有胎盘植入,不可强行剥离胎盘。

【健康教育指导】

1. 告知产妇术后注意观察子宫收缩及阴道流血情况。
2. 定时复查B超,了解宫腔是否残留以及子宫恢复情况。

【思考题】

1. 人工剥离胎盘的适应证有哪些?
2. 简述人工剥离胎盘的注意事项。

第5章　产后护理操作实训

实训36　产后会阴评估及护理

【学习目标】

1. 知识目标:

(1) 识记:① 能陈述产后会阴正常情况以及异常情况的表现。② 能陈述产后会阴的常规护理以及异常情况的特殊处理。

(2) 理解:① 能理解产后会阴护理的注意事项。② 能理解产后会阴异常情况的常见原因。

(3) 运用:能运用所学的知识和护理程序,正确评估产妇会阴部,给予有效护理,减轻产妇不适。

2. 能力目标:能运用所学的知识,对产妇进行正确的会阴护理,及时发现会阴的异常情况,进行有效的处理,提高产妇的舒适度和满意度。

3. 素质目标:具有爱心、责任心,做事细心,注重保护隐私,具有爱伤观念和同理心。

【知识准备】

1. 产后会阴评估的内容包括:会阴有无水肿、疼痛、红肿;切口有无渗血、红肿、硬结及脓性分泌物等感染征象;恶露情况(量、颜色、有无异味等)。

2. 会阴异常情况处理:

(1) 会阴水肿严重者局部可用红外线照射,亦可使用50%硫酸镁湿敷,每日2次,每次20分钟,可消肿消毒,促进伤口愈合。

(2) 若伤口疼痛剧烈或有肛门坠胀感应通知医生检查,排除外阴及阴道壁血肿。

(3) 若会阴伤口有硬结者,用95%乙醇湿热敷或大黄、芒硝外敷促进硬结消散吸收。

(4) 若会阴伤口有感染者,应提前拆线引流,并定时换药;感染控制后,进行二次缝合。

【操作目的】

1. 保持产后会阴的清洁、干燥、舒适。

2. 促使产后会阴伤口的愈合。

3. 防止产后生殖道的上行性感染。

【典型案例】

曹某，女，孕39周，G_1P_1，自然分娩一重为3500 g的男婴，产后第一天，产妇主诉会阴切口疼痛，责任护士该如何处理？

【操作步骤及要点】

操作步骤及要点见表36.1。

表36.1　操作步骤及要点

操作步骤	技术要点
1. 评估	
核对产妇姓名、住院号及腕带信息；评估产妇分娩方式、分娩时间、身体状况、会阴部卫生情况、自理能力、心理反应及合作程度。	
2. 准备	
(1) 产妇准备：排空膀胱，知晓操作的目的、意义、配合要点。	
(2) 环境准备：安静、整洁、温湿度适宜(调节室温为24～26 ℃、湿度为50%～60%)，光线适宜，有屏风遮挡，关闭门窗。	
(3) 助产士准备：着装规范，佩戴口罩，修剪指甲，清洁双手。	
(4) 用物准备：无菌盘内置换药碗2个、消毒棉球若干、无菌镊子2把、无菌干纱布1块、浴巾、一次性护理垫、弯盘、手套、0.5%碘伏，必要时备50%硫酸镁、95%乙醇、屏风、便盆。	
3. 备齐物品，携至产妇床旁，再次核对产妇信息，解释说明取得合作	
4. 协助其取合适体位(仰卧，屈膝外展)	注意保护隐私。
5. 观察会阴部情况	
6. 常规护理：每日2次，用0.5%碘伏棉球由内而外、由上而下消毒会阴(两侧小阴唇、两侧大阴唇、阴阜、会阴体、臀部及肛门；有会阴切口并有导尿管者，先擦洗伤口以及周围，再按尿管擦洗方法擦洗)。必要时清水清洗以后再擦洗消毒。	(1) 一个棉球使用一次，不可重复使用。 (2) 污染严重者可酌情增加擦洗次数，直至擦净。
7. 异常情况及处理 (1) 会阴水肿严重者局部可用红外线照射，亦可使用50%硫酸镁湿热敷，每日2次，每次20分钟，可消肿消毒，促进伤口愈合。 (2) 若伤口疼痛剧烈或有肛门坠胀感应通知医生检查，排除外阴及阴道壁血肿。 (3) 若会阴伤口有硬结者用95%乙醇湿敷或大黄、芒硝外敷促进硬结消散吸收。 (4) 若会阴伤口有感染者，应提前拆线引流，并定时换药。	
8. 操作后处理	

续表

操作步骤	技术要点
(1) 协助更换护理垫,穿好裤子,撤去治疗巾。 (2) 协助产妇取舒适体位,整理床单位。 (3) 告知注意事项,保持会阴部清洁(拆线时间:视缝合方式而定,伤口一般3~5日拆线)。 (4) 处理用物,洗手,记录。	

【评分标准】

产后会阴评估及护理评分标准见表36.2。

表36.2 产后会阴评估及护理评分标准

班级:________ 学号:________ 姓名:________ 得分:________

项目	具体内容	标准分	实得分
操作前准备(20分)	评估与准备	20	
	(1) 评估产妇:核对产妇的姓名、住院号及腕带信息(2分);向产妇说明产后会阴评估及护理目的和意义,取得产妇配合(2分);了解产妇分娩方式、分娩时间、身体状况、会阴部卫生情况、自理能力、产妇的精神状况(4分)。 (2) 助产士准备:衣帽整洁,修剪指甲,洗手,戴口罩(2分)。 (3) 环境准备:整齐、明亮,温湿度适宜(2分),关闭门窗,私密性良好(2分)。 (4) 用物准备:无菌换药碗2个、消毒棉球若干、无菌镊子2把、无菌纱布、浴巾、一次性护理垫、弯盘、手套、0.5%碘伏,必要时备50%硫酸镁、95%乙醇、便盆(6分)。		
操作过程(70分)	1. 产妇准备及体位的选择	16	
	(1) 备齐物品,携至患产妇床旁,再次核对产妇信息(3分)。 (2) 解释说明取得合作(2分)。 (3) 围好屏风或拉上床帘,清除无关人员(3分),嘱产妇排空膀胱(2分)。 (4) 产妇取仰卧位,抬高臀部,垫治疗巾于臀下,协助产妇脱去对侧裤腿,盖在近侧腿上并盖上浴巾,对侧腿及腹部盖上被子(3分),协助产妇屈膝外展,暴露会阴部(3分)。		
	2. 评估外阴	18	
	(1) 观察会阴有无水肿、疼痛、红肿(6分)。 (2) 观察切口有无渗血、红肿、硬结及脓性分泌物等感染征象(6分)。 (3) 观察恶露的量、颜色及有无异味等(6分)。		
	3. 会阴护理	24	
	(1) 右手持镊子夹取无菌碘伏棉球,由内而外、由上而下按顺序消毒会阴,顺序为:会阴切口或撕裂口、两侧小阴唇、两侧大阴唇、阴阜、会阴体、肛门(12分)。 (2) 会阴水肿严重者局部可用红外线照射,亦可使用50%硫酸镁湿热敷(3分)。 (3) 若伤口疼痛剧烈或有肛门坠胀感应通知医生检查,排除外阴及阴道壁血肿(3分)。 (4) 若会阴伤口有硬结者用95%乙醇湿敷或大黄、芒硝外敷用(3分)。 (5) 若会阴伤口有感染者,应提前拆线引流,并定时换药(3分)。		

续表

<table>
<tr><th>项目</th><th colspan="3">具体内容</th><th>标准分</th><th>实得分</th></tr>
<tr><td rowspan="2"></td><td colspan="3">4. 操作后处理</td><td>12</td><td></td></tr>
<tr><td colspan="5">(1) 协助产妇更换会阴垫,穿衣,取合适体位(2 分),整理床单位(2 分)。
(2) 交代产后护理的相关注意事项(4 分)。
(3) 处理用物(2 分),洗手,记录(2 分)。</td></tr>
<tr><td rowspan="6">总体
评价
(10 分)</td><td colspan="3">1. 操作质量</td><td>4</td><td></td></tr>
<tr><td colspan="5">动作正确规范(2 分),操作熟练,沉稳有序(2 分)。</td></tr>
<tr><td colspan="3">2. 人文关怀</td><td>2</td><td></td></tr>
<tr><td colspan="5">(1) 操作中动作轻柔,注意与产妇的沟通交流,态度和蔼,关心爱护产妇(1 分)。
(2) 操作中注意产妇保暖,注意保护产妇隐私(1 分)。</td></tr>
<tr><td colspan="3">3. 理论回答</td><td>4</td><td></td></tr>
<tr><td colspan="5">理论回答正确(4 分)。</td></tr>
<tr><td colspan="2">总分</td><td>100</td><td colspan="2">总得分</td><td></td></tr>
</table>

【注意事项】

1. 注意保护产妇隐私,天冷时注意保暖。
2. 注意无菌操作原则及擦洗顺序,最后擦洗肛门。
3. 一个棉球只能使用一次,不可反复使用。
4. 操作时注意观察产妇的反应及会阴情况,发现异常及时报告医生。

【健康教育指导】

1. 告知产妇产后会阴护理的重要性。
2. 告知产妇会阴异常情况的表现,并及时告知医护人员。
3. 告知产妇大便后温水清洗会阴,保持会阴部清洁。
4. 嘱产妇卧位时多选择会阴侧切口对侧卧位。

【思考题】

1. 产后会阴评估的内容有哪些?
2. 产后引起会阴切口疼痛的原因有哪些?

实训37　产后子宫复旧的评估

【学习目标】

1. 知识目标：

(1) 识记：① 能陈述产后子宫复旧评估及健康教育的内容。② 能陈述产后子宫复旧的检查方法。

(2) 理解：能理解子宫复旧的评估，判断是否存在子宫复旧不良。

(3) 运用：能运用所学知识对产妇进行子宫复旧的检查并进行子宫按摩，减少子宫复旧不良导致的产后出血。

2. 能力目标：能运用所学的知识对产后子宫复旧进行正确评估，能判断是否存在子宫复旧不良、产后出血及宫腔感染等情况并给予处理。

3. 素质目标：操作过程中能有效与产妇沟通，关心体贴产妇，注意产妇隐私的保护，具有耐心和责任心，做事细心。

【知识准备】

1. 子宫复旧：是指胎盘娩出后，子宫逐渐恢复至未孕状态的全过程，一般为6周，主要包括子宫肌纤维的缩复和子宫内膜的再生，同时还有子宫血管变化、子宫下段和宫颈复原等。产后可以通过测量宫底高度、硬度，观察恶露的变化来评估子宫复旧是否良好。

2. 产后子宫底高度：宫底高度以肚脐为指示点，一横指宽度为测量单位，测量子宫底高度，分别用“平脐、脐上或脐下几横指”来表示。胎盘娩出后，子宫收缩变得圆而硬，宫底位于脐部上(或下)一横指：产后12小时宫底略上升至平脐或稍高；产后每天下降一横指或1～2 cm；产后10天降到骨盆腔内，腹壁检查不能扪及子宫底。

3. 恶露：产后随子宫蜕膜脱落，含有血液、坏死蜕膜等组织经阴道排出，称为恶露(lochia)。恶露有血腥味，但无臭味，持续4～6周，总量为250～500 mL。因颜色、内容物及时间不同，恶露分为：

(1) 血性恶露(lochia rubra)：因含大量血液得名，色鲜红，量多，有时有小血块。镜下见多量红细胞、坏死蜕膜及少量胎膜，血性恶露持续3～4日。

(2) 浆液恶露(lochia serosa)：因含多量浆液得名，色淡红。镜下见较多坏死蜕膜组织、宫腔渗出液、宫颈黏液、少量红细胞及白细胞，且有细菌。浆液恶露持续10日左右。

(3) 白色恶露(lochia alba)：因含大量白细胞，色泽较白得名，质黏稠。镜下见大量白细胞、坏死蜕膜组织、表皮细胞及细菌等。白色恶露约持续3周干净。

4. 子宫复旧异常临床表现

(1) 子宫复旧不全(uterus subinvolution)或宫腔内残留部分胎盘、胎膜或合并感染时，恶露增多，血性恶露持续时间延长并有臭味。

(2) 子宫复旧不良，红色恶露增多且持续时间延长时，应及早给予子宫收缩剂。若合并感染，恶露有臭味且有子宫压痛。

【操作目的】

评估产后子宫复旧情况，及时发现影响子宫复旧的因素，促进产妇康复。

【典型案例】

周某，女，29岁，G_2P_1，孕39周，自然分娩一重为3800 g的男婴，现产后第三天，产妇一般情况良好，宫底脐平，阴道出血偏多，颜色暗红，伴有血块，责任护士该从哪些方面进行产后子宫复旧评估？

【操作步骤及要点】

操作步骤及要点见表37.1。

表37.1 操作步骤及要点

操作步骤	技术要点
1. 评估	
核对产妇姓名、住院号及腕带信息；评估产妇分娩方式、分娩时间、子宫收缩情况，宫底高度、阴道出血情况及膀胱充盈情况，饮食、睡眠、大小便及母乳喂养情况，有无出现发热，产妇的精神状况及配合程度。	
2. 准备	
(1) 产妇准备：排空膀胱，知晓操作的目的、意义及配合要点。	
(2) 环境准备：安静、整洁、温湿度适宜(调节室温为24～26 ℃、湿度为50%～60%)，光线适宜，私密性好，关闭门窗。	
(3) 助产士准备：着装规范，佩戴口罩，修剪指甲，清洁双手，寒冷季节应注意温暖双手。	
(4) 用物准备：护理人模型、一次性康护垫、积血器、浴巾、产妇专用会阴垫、屏风(必要时)。	
3. 备齐用物，携至产妇床旁，核对信息无误后，向产妇解释子宫复旧评估的目的和过程，取得产妇配合	
4. 保护产妇隐私，围好屏风或拉上隔帘，让无关人员暂时回避，产妇排空膀胱	
5. 产妇取仰卧，屈膝外展体位，臀下垫积血器	告知产妇按压子宫会疼痛，嘱其配合。
6. 观察子宫复旧	
(1) 子宫底高度、硬度观察：一手尺侧缘垂直放在子宫底部，确定子宫底位置，另一手用食指、中指测量子宫底与肚脐的关系，或用软尺测量耻骨联合上缘距子宫底的距离(图37.1)。 (2) 子宫收缩力评估：操作者一手手掌在肚脐上(或下)均匀稍用力按摩腹部，寻找球形物体，若能摸到明显的硬球状物体则表示子宫收缩力佳，若轮廓不清、质软则表示子宫收缩力不足。 (3) 环形按摩：操作者一手放在产妇耻骨联合上方按压下腹中央，另一手放在子宫底部，以小鱼际肌掌侧作为发力点，沿顺时针方向做环形按摩。	于产后每15～30分钟观察一次子宫收缩、宫底高度、阴道出血情况及膀胱充盈情况。回母婴同室后应在每日同一时间测量子宫底高度，观察子宫复旧情况。

续表

操作步骤	技术要点
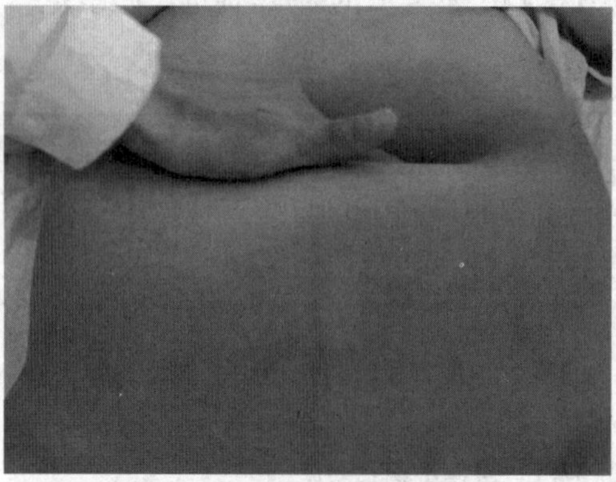 图 37.1　子宫底高度检查	
7. 观察恶露：操作者一手按摩子宫底部并轻轻下推，注意观察恶露颜色、量、气味及有无血块，恶露正常有血腥味，无臭味	产后 24 小时内使用计量型产妇垫计算出血量。
8. 操作后处理	
(1) 协助产妇更换产妇专用的会阴垫，取舒适体位，整理床单位。 (2) 向产妇及家属健康教育指导并交代有关注意事项。 (3) 处置用物，洗手，记录。	

【评分标准】

产后子宫复旧的评分标准见表 37.2。

表 37.2　产后子宫复旧的评分标准

班级：________　学号：________　姓名：________　得分：________

项目	具体内容	标准分	实得分
操作前准备（20 分）	评估与准备	20	
	(1) 评估产妇：核对产妇的姓名、住院号及腕带信息（2 分）；向产妇解释检查产后子宫复旧的目的和意义，取得产妇配合（4 分）；了解产妇一般情况、精神心理状态及配合程度（4 分）。 (2) 助产士准备：衣帽整洁，修剪指甲，洗手，戴口罩，温暖双手（2 分）。 (3) 环境准备：整洁、明亮，温湿度适宜（2 分），关闭门窗，私密性良好（2 分）。 (4) 用物准备：护理人模型、一次性康护垫、带刻度积血器 1 个、产妇专用会阴垫、浴巾、屏风（必要时）（4 分）。		
操作过程（70 分）	1. 产妇准备及体位的选择	15	
	(1) 备齐物品，携至产妇床旁，操作者站在产妇右侧，再次核对产妇信息（2 分）。 (2) 解释说明取得合作（2 分）。 (3) 围好屏风或拉上隔帘，无关人员回避（2 分），嘱产妇排空膀胱（2 分）。		

续表

<table>
<tr><th>项目</th><th>具体内容</th><th>标准分</th><th>实得分</th></tr>
<tr><td rowspan="7"></td><td colspan="3">(4) 嘱产妇仰卧位，脱去对侧裤腿，盖在近侧腿上并盖上浴巾，对侧腿及腹部盖上被子(4分)，协助产妇屈膝外展，暴露会阴部，臀下垫会阴垫，放置积血器(3分)。</td></tr>
<tr><td>2. 观察子宫复旧</td><td>35</td><td></td></tr>
<tr><td colspan="3">(1) 子宫底高度、硬度观察：一手尺侧缘垂直放在子宫底部，按摩子宫并确定子宫底位置(5分)，另一手用食指、中指测量子宫底与肚脐的关系(5分)，或用软尺测量耻骨联合上缘距子宫底的距离(2分)。
(2) 子宫收缩力评估：一手手掌在肚脐上(或下)均匀稍用力按摩子宫，触诊宫底，了解子宫收缩情况(5分)。若宫底轮廓清楚、如球形、质硬表示子宫收缩力佳(3分)；若轮廓不清、质软则表示子宫收缩力欠佳(3分)。
(3) 环形按摩：一手放在产妇耻骨联合上方按压下腹中央(3分)，另一手放在子宫底部(3分)，以小鱼际肌掌侧为发力点(3分)，顺时针做环形按摩(3分)。</td></tr>
<tr><td>3. 观察恶露</td><td>10</td><td></td></tr>
<tr><td colspan="3">一手按摩子宫底部并轻轻下推(5分)，注意观察恶露颜色、量、气味及有无血块(5分)。</td></tr>
<tr><td>4. 操作后处理</td><td>10</td><td></td></tr>
<tr><td colspan="3">(1) 检查结束，撤除积血器及会阴垫(1分)。
(2) 协助产妇更换会阴垫，穿衣，取合适体位(1分)。
(3) 整理床单位，有屏风者撤去屏风(2分)。
(4) 告知产妇检查结果，交代有关注意事项(2分)。
(5) 处理用物(2分)，洗手，记录(2分)。</td></tr>
<tr><td rowspan="6">总体评价(10分)</td><td>1. 操作质量</td><td>4</td><td></td></tr>
<tr><td colspan="3">评估准确，手法规范(2分)，动作轻柔，力度适宜(2分)。</td></tr>
<tr><td>2. 人文关怀</td><td>2</td><td></td></tr>
<tr><td colspan="3">(1) 操作中与产妇沟通有效，态度和蔼(1分)。
(2) 操作中注意保护产妇隐私，尊重和爱护产妇(1分)。</td></tr>
<tr><td>3. 理论回答</td><td>4</td><td></td></tr>
<tr><td colspan="3">理论回答正确(4分)。</td></tr>
<tr><td>总分</td><td>100</td><td>总得分</td><td></td></tr>
</table>

【注意事项】

1. 注意保护产妇隐私，天冷时注意保暖。

2. 按摩子宫时，嘱产妇放松腹部，避免肌肉过度紧张；动作轻柔、力度适宜，循序渐进，切忌手法粗暴。

3. 操作时注意与产妇交流，随时观察产妇的反应。

4. 产妇出现宫缩痛属于正常现象，一般持续2～3天会自行消失。如疼痛剧烈，遵医嘱给予止痛药。

【健康教育指导】

1．产后当天，禁止用热水袋外敷止痛，以免子宫肌肉松弛造成出血过多。

2．鼓励产妇产后尽早解小便，以免膀胱过度充盈影响子宫缩复。

3．鼓励产妇适当运动，经阴道分娩的产妇，产后 6～12 小时即可起床轻微活动，于产后第二天可在室内走动或做产褥期保健操，行会阴侧切或剖宫产的产妇，可适当推迟活动时间。

4．饮食指导：避免食用辛、辣、冷等刺激性食物，多食蔬菜水果防止便秘影响子宫收缩。

【思考题】

1．产后子宫复旧评估有哪些注意事项？

2．产后子宫收缩力如何评估？

实训 38　会阴擦洗

【学习目标】

1. 知识目标：
(1) 识记：① 能陈述会阴擦洗的目的及方法。② 能陈述产后正常恶露的量及性质。
(2) 理解：能理解会阴擦洗的适应证。
(3) 运用：能用所学的知识和护理程序，对需要行会阴擦洗的产妇进行护理。
2. 能力目标：能灵活运用所学的知识给产妇行会阴护理。
3. 素质目标：具有爱心和责任心，做事细心，注重保护产妇的隐私，态度和蔼，语言温和，沟通有效，具有高度的职业责任感和专业认同感。

【知识准备】

会阴擦洗是利用消毒液对会阴部进行擦洗的操作。女性尿道、阴道及肛门彼此相距很近且会阴部温暖、潮湿，病菌容易滋生，因此会阴部位容易感染。会阴擦洗常用于局部清洁，是妇产科临床护理工作中最常用的护理技术。

【操作目的】

1. 通过会阴擦洗保持产妇会阴及肛门部清洁，促进产妇的舒适和会阴伤口的愈合。
2. 通过会阴擦洗防止生殖系统、泌尿系统的逆行感染。
3. 通过会阴擦洗能发现各种会阴异常，并配合给予正确处理。

【典型案例】

孙某，女，28 岁，G_2P_1，于 2023 年 5 月 12 日 20:00 经阴道顺产一女婴，会阴 Ⅰ 度裂伤予以缝合，现阴道有少量暗红色血性恶露。结合案例，责任护士该如何做好会阴部的护理？

【操作步骤及要点】

操作步骤及要点见表 38.1。

表 38.1　操作步骤及要点

操作步骤	技术要点
1. 评估	
核对产妇姓名、住院号及腕带信息；评估产妇情况，宫高、恶露颜色、量、有无异味，会阴部卫生情况、有无水肿、有无留置尿管。	
2. 准备	

续表

操作步骤	技术要点
(1) 产妇准备:排空膀胱,知晓操作的目的、意义、配合要点。 女性会阴如图 38.1 所示。 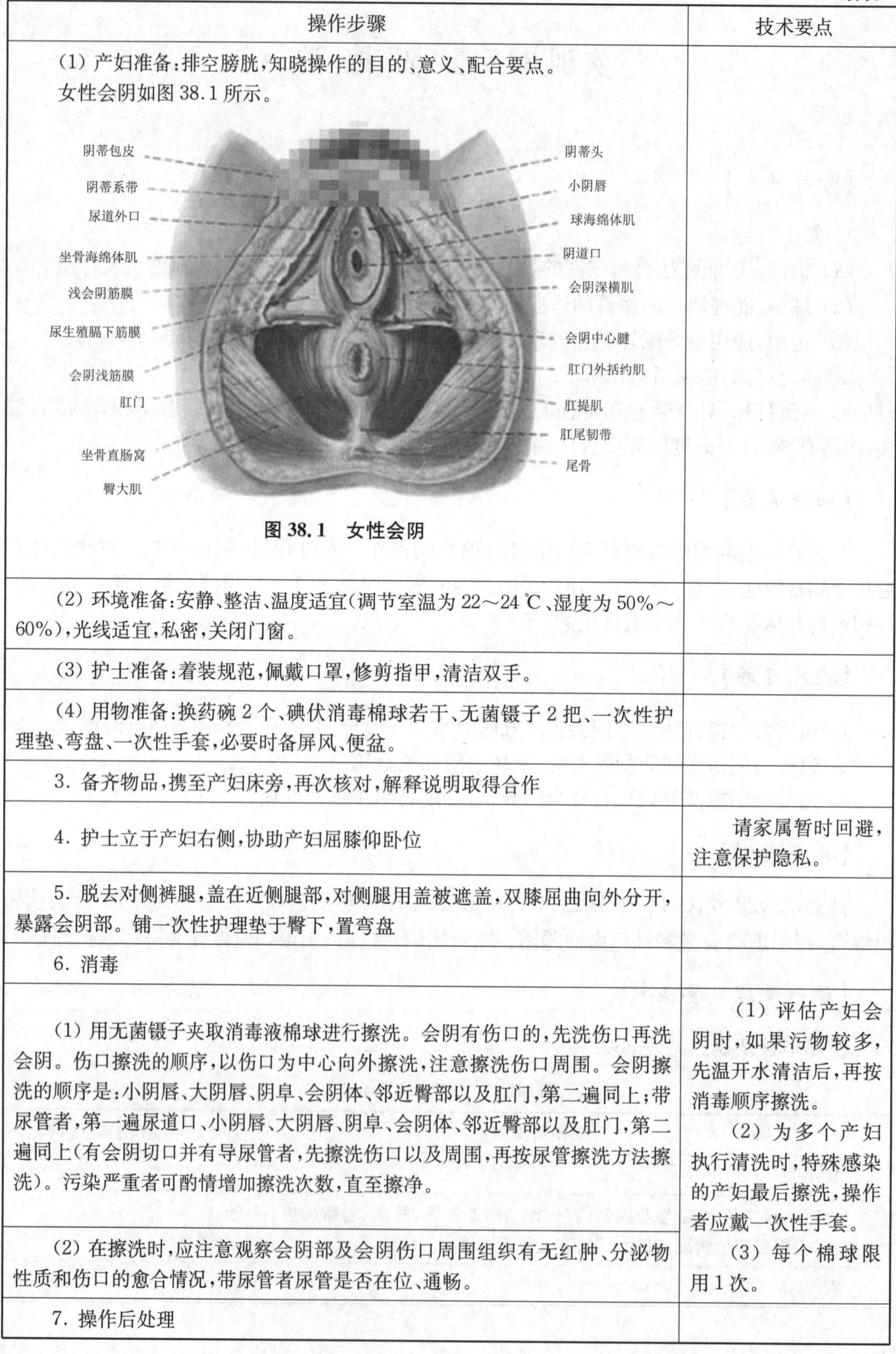 **图 38.1　女性会阴**	
(2) 环境准备:安静、整洁、温度适宜(调节室温为 22～24 ℃、湿度为 50%～60%),光线适宜,私密,关闭门窗。	
(3) 护士准备:着装规范,佩戴口罩,修剪指甲,清洁双手。	
(4) 用物准备:换药碗 2 个、碘伏消毒棉球若干、无菌镊子 2 把、一次性护理垫、弯盘、一次性手套,必要时备屏风、便盆。	
3. 备齐物品,携至产妇床旁,再次核对,解释说明取得合作	
4. 护士立于产妇右侧,协助产妇屈膝仰卧位	请家属暂时回避,注意保护隐私。
5. 脱去对侧裤腿,盖在近侧腿部,对侧腿用盖被遮盖,双膝屈曲向外分开,暴露会阴部。铺一次性护理垫于臀下,置弯盘	
6. 消毒	
(1) 用无菌镊子夹取消毒液棉球进行擦洗。会阴有伤口的,先洗伤口再洗会阴。伤口擦洗的顺序,以伤口为中心向外擦洗,注意擦洗伤口周围。会阴擦洗的顺序是:小阴唇、大阴唇、阴阜、会阴体、邻近臀部以及肛门,第二遍同上;带尿管者,第一遍尿道口、小阴唇、大阴唇、阴阜、会阴体、邻近臀部以及肛门,第二遍同上(有会阴切口并有导尿管者,先擦洗伤口以及周围,再按尿管擦洗方法擦洗)。污染严重者可酌情增加擦洗次数,直至擦净。	(1) 评估产妇会阴时,如果污物较多,先温开水清洁后,再按消毒顺序擦洗。 (2) 为多个产妇执行清洗时,特殊感染的产妇最后擦洗,操作者应戴一次性手套。 (3) 每个棉球限用 1 次。
(2) 在擦洗时,应注意观察会阴部及会阴伤口周围组织有无红肿、分泌物性质和伤口的愈合情况,带尿管者尿管是否在位、通畅。	
7. 操作后处理	

续表

操作步骤	技术要点
(1) 撤去用物,协助产妇穿好裤子。整理床单位。 (2) 交代注意事项,感谢产妇的配合。 (3) 处理用物,洗手,记录,发现异常情况及时向医生汇报。	

【评分标准】

会阴擦洗评分标准见表38.2。

表38.2　会阴擦洗评分标准

班级:________　学号:________　姓名:________　得分:________

项目	具体内容	标准分	实得分
操作前准备(20分)	评估与准备	20	
	(1) 评估产妇:核对产妇姓名、住院号及腕带信息(2分);了解产妇宫高,恶露颜色、量、有无异味(2分);评估会阴部卫生情况(2分),有无水肿、有无留置尿管等(2分)。 (2) 护士准备:衣帽整洁(2分),修剪指甲,洗手,戴口罩(2分)。 (3) 环境准备:光线明亮,私密性好(2分),温湿度适宜(2分)。 (4) 用物准备:换药碗2个、碘伏消毒棉球若干、无菌镊子2把、一次性护理垫、弯盘、一次性手套,必要时备屏风、便盆(4分)。		
操作过程(70分)	1. 核对,摆体位	10	
	(1) 携用物至床旁,核对产妇姓名、住院号及腕带信息(2分)。 (2) 调节室温,酌情关闭门窗,用隔帘遮挡(2分),解释,取得配合(2分)。 (3) 请家属及无关人员暂时回避(2分)。 (4) 护士立于产妇右侧,协助产妇屈膝仰卧位(2分)。		
	2. 暴露会阴	10	
	(1) 脱去对侧裤腿,盖在近侧腿部(3分)。 (2) 对侧腿用盖被遮盖(2分)。 (3) 双膝屈曲向外分开,暴露会阴部(3分)。 (4) 铺一次性垫单于臀下,置弯盘,戴手套(2分)。		
	3. 消毒	40	
	(1) 用无菌镊子夹取消毒液棉球进行擦洗,会阴有伤口的,先洗伤口再洗会阴(2分)。 (2) 伤口擦洗的顺序,以伤口为中心向外擦洗,注意擦洗伤口周围(2分)。 (3) 会阴擦洗的顺序是:先擦洗会阴部的污垢、分泌物和血迹,然后依次擦洗小阴唇(2分)、大阴唇(2分)、阴阜(2分)、会阴体(2分)、邻近臀部以及肛门(2分),第二遍同上(10分)。 (4) 带尿管者,第一遍依次擦洗尿道口、小阴唇、大阴唇、阴阜、会阴体、邻近臀部以及肛门,第二遍同上(有会阴切口并有导尿管者,先擦洗伤口以及周围,再按尿管擦洗方法擦洗)(10分)。 (5) 污染严重者可酌情增加擦洗次数,直至擦净(2分)。在擦洗时,应注意观察会阴部及会阴伤口周围组织愈合情况(2分)。 (6) 每个棉球限用1次(2分)。		

续表

项目	具体内容	标准分	实得分
	4. 操作后处理	10	
	(1) 撤去用物,协助产妇穿好裤子,整理床单位(2分)。 (2) 交代注意事项(2分)。 (3) 处理用物(2分),洗手,记录(2分),发现异常情况及时向医生汇报(2分)。		
总体评价(10分)	1. 操作熟练	4	
	操作熟练、流程正确(2分),遵循无菌原则(2分)。		
	2. 人文关怀	2	
	操作中关心爱护产妇,动作轻柔,注意保护产妇隐私,沟通有效(2分)。		
	3. 理论回答	4	
	理论回答正确(4分)。		
总标准分	100	总得分	

【注意事项】

1. 擦洗时,应注意观察会阴部及会阴伤口周围组织有无红肿、分泌物及其性质和伤口愈合情况,发现异常及时记录并向医师汇报。

2. 产后及会阴部手术的患者,每次排便后均应擦洗会阴,预防感染。

3. 对有留置尿管者,应注意导尿管是否通畅,避免脱落或打结。

4. 注意无菌操作,最后擦洗有伤口感染的患者,以避免交叉感染。每次擦洗前后,护士均需洗净双手。

【健康教育指导】

1. 告知产妇会阴擦洗的目的及方法。
2. 告知产妇正常恶露的性质和量。
3. 告知产妇留置尿管期间的注意事项。

【思考题】

1. 会阴擦洗的目的是什么?
2. 请简述产后正常恶露的性状和量如何。
3. 留置尿管期间的注意事项有哪些?

实训39　母乳喂养技巧及乳房护理

【学习目标】

1. 知识目标：

(1) 识记：① 能陈述母乳喂养的方法及姿势。② 能陈述新生儿正确的含接乳房方法。

(2) 理解：① 能理解乳房热敷及按摩方法。② 能理解哺乳前后乳房护理、新生儿喂奶后防止溢奶的有效方法。

(3) 运用：运用所学知识正确指导产后母乳喂养，教会产妇母乳喂养技巧及哺乳前后乳房护理。

2. 能力目标：运用所学知识及护理程序，正确指导产妇进行母乳喂养，促进母乳喂养成功，提高母乳喂养率。

3. 素质目标：具有爱心、耐心及同理心，做事细心，对待产妇态度和蔼，语言温和，帮助母亲树立母乳喂养的信心，做一个有温度、有情怀的专业护士。

【知识准备】

1. 母乳喂养的好处

(1) 对孩子的好处：母乳是新生儿的最佳食物，能够满足6个月内新生儿全部营养的需要。

(2) 对母亲的好处：促进子宫收缩，减少产后出血和贫血；能够帮助母亲恢复体形；减少乳腺癌和卵巢癌发病的概率。

(3) 对家庭的好处：方便、经济、增进家庭和睦。

(4) 对社会的好处：有利于提高全民身体素质，有助于小儿智能、社交能力的发育，有助于家庭和睦、社会安定。

2. 纯母乳喂养：是指除母乳外，不给新生儿添加任何食物，包括水，但不包括药品、维生素、矿物质等。世界卫生组织建议，新生儿在出生6个月内应得到纯母乳喂养。之后，给新生儿提供营养充足且安全的辅食，母乳喂养应持续2年或者更长的时间。

3. 按需哺乳：是指按照新生儿需要哺乳，不规定次数和时间（新生儿饥饿时或母亲感到奶胀时即哺乳）。频繁、有效吸吮，可刺激催乳素的分泌，保持有足够的母乳，有利于新生儿的生长发育。

【操作目的】

1. 刺激泌乳反射，促进乳汁分泌。
2. 促进产妇乳腺管通畅，减轻乳胀引起的不适。
3. 增加乳头的韧性，避免乳头皲裂，提高母乳喂养的质量。
4. 产妇掌握哺乳时母婴的正确体位，做到有效哺乳。

【典型案例】

周某,女,29岁,分娩后第二天,双乳不胀,手挤有少量乳汁分泌,新生儿时有哭闹,产妇和家属处于焦急状态,担心宝宝饿了,请求护士给予加喂奶粉。作为责任护士,你该如何做好母乳喂养的指导?

【操作步骤及要点】

操作步骤及要点见表39.1。

表39.1 操作步骤及要点

操作步骤	技术要点
1. 评估	
核对产妇姓名、住院号及腕带信息;向产妇及家属解释母乳喂养的目的、注意事项及配合要点;评估产妇的身体及精神状况、合作能力,同时嘱产妇排空膀胱;评估新生儿的反应及精神状态。	
2. 准备	
(1) 产妇准备:保持愉悦的心情,洗净双手及乳房,全身放松,衣服宽松或穿哺乳衣服方便哺乳。	
(2) 环境准备:安静、整洁、温湿度适宜(调节室内温度为24~26℃、湿度为50%~60%),关闭门窗,床帘遮挡,保护隐私。	
(3) 护士准备:着装规范,佩戴口罩,修剪指甲,清洁双手,寒冷季节应注意温暖双手。	
(4) 用物准备:乳房模型、新生儿模型、毛巾、脸盆、40~45℃的温水。	
3. 备齐物品,携至产妇床旁,再次核对产妇及新生儿,解释说明取得合作	
4. 哺乳前的指导	
(1) 换尿布。	避免在哺乳时或哺乳后给新生儿换尿布。
(2) 用温热毛巾为产妇清洁乳房并热敷乳房。将毛巾拧到半干、环绕包住乳房,露出乳头,一般一侧乳房热敷3~5分钟。	应避免水温过高引起烫伤。
(3) 按摩乳房(图39.1):左手拇指与其余四指分开,托起产妇一侧乳房,右手小鱼际肌顺时针方向螺旋式按摩乳房,直至乳房变软,双手拇指与其余四指分开,分别托起双侧乳房轻轻晃动5~6次,动作要轻柔。另侧乳房同法进行。	按摩手法要轻柔,避免引起产妇不适或紧张。产妇注意保暖,不要过于暴露。

续表

<table>
<tr><th>操作步骤</th><th>技术要点</th></tr>
<tr><td>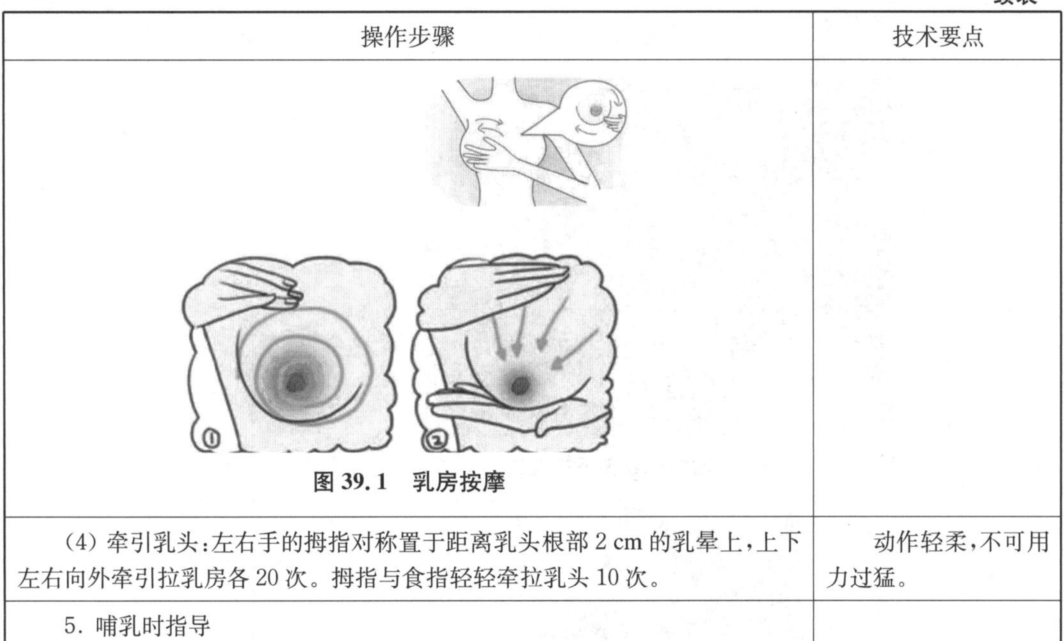
图39.1　乳房按摩</td><td></td></tr>
<tr><td>(4) 牵引乳头:左右手的拇指对称置于距离乳头根部2 cm的乳晕上,上下左右向外牵引拉乳房各20次。拇指与食指轻轻牵拉乳头10次。</td><td>动作轻柔,不可用力过猛。</td></tr>
<tr><td>5. 哺乳时指导</td><td></td></tr>
<tr><td>(1) 托抱新生儿方法:母亲可根据自己的喜好选择不同的抱奶姿势,如摇篮式(图39.2)、交叉式(图39.3)、橄榄球式(图39.4)、侧卧式(图39.5)等,指导产妇用前臂、手掌及手指托住新生儿,使新生儿头部与身体保持呈一条直线。产妇另一手成“C”字托住乳房。
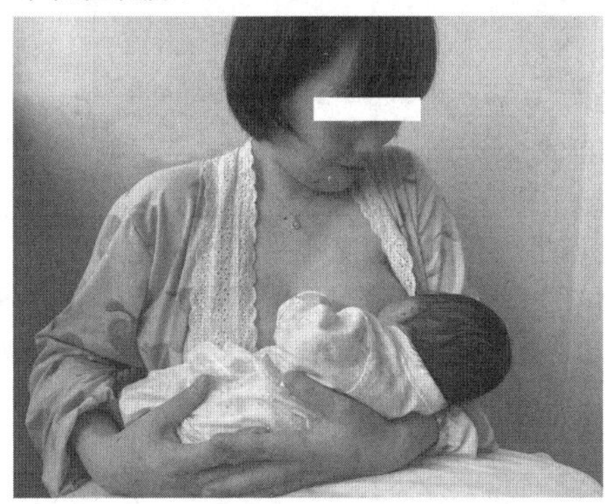
图39.2　摇篮式
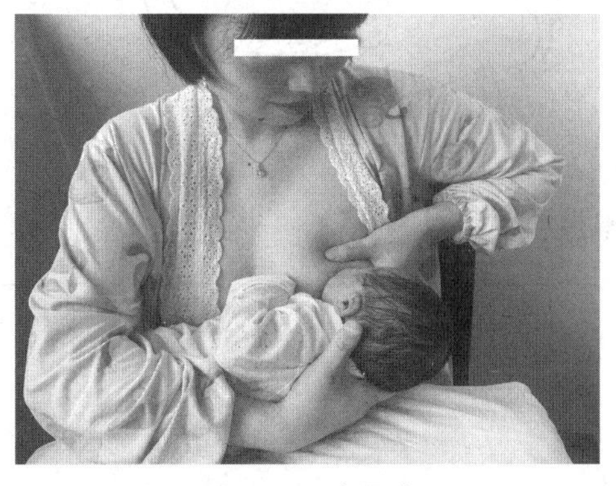
图39.3　交叉式</td><td></td></tr>
</table>

续表

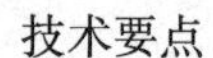

操作步骤	技术要点
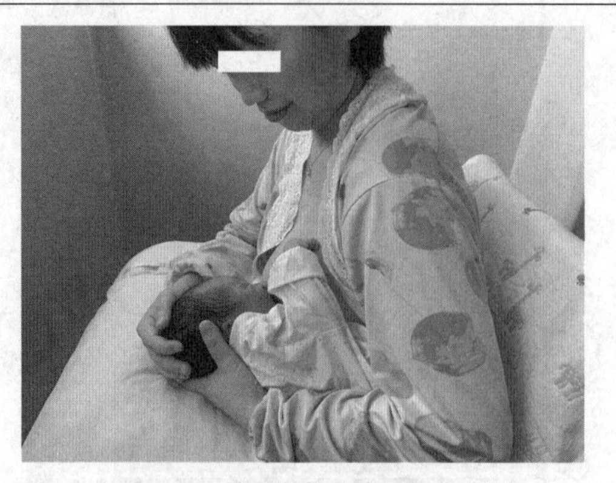 **图 39.4　橄榄球或腋下搂抱式** 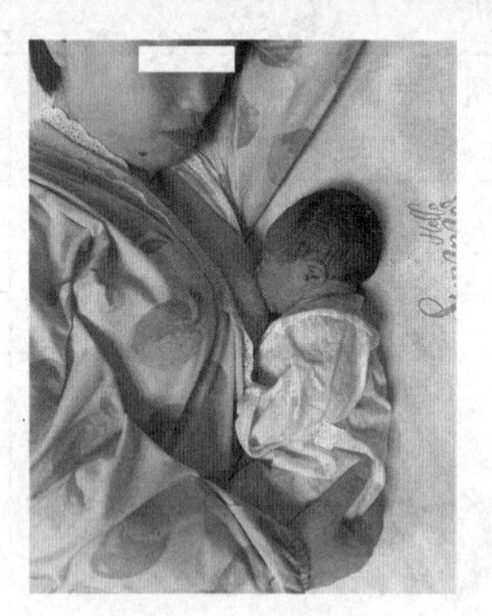 **图 39.5　侧卧式**	
(2) 正确托乳房方式：将大拇指与其他四指分开。食指至小指四指并拢，并紧贴在乳房下的胸壁上，用食指托住乳房的底部，用大拇指轻压乳房的上部，以免堵住新生儿鼻孔而影响呼吸(图 39.6)。 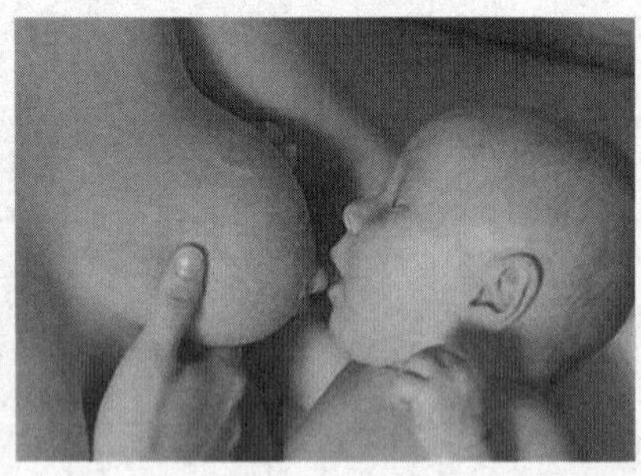 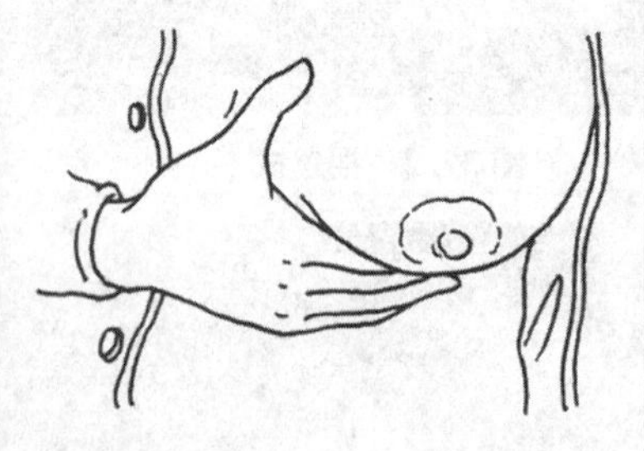 **图 39.6　正确托乳房手法“C”形**	托乳房的手不要离乳头太近，以免影响新生儿的含接。

续表

操作步骤	技术要点
(3) 含接乳头：哺乳时用乳头刺激新生儿口唇，待新生儿张大嘴时将全部乳头及大部分乳晕送进新生儿口中。错误含接姿势与正确含接姿势如图39.7所示。 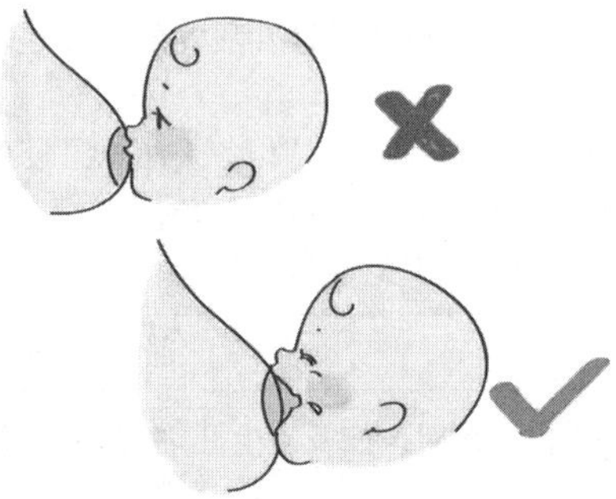 图39.7　错误含接姿势与正确含接姿势	含接正确的判断：嘴张得很大，下唇向外翻，舌头呈勺状环绕乳晕，面短鼓起呈圆形，新生儿口腔上方含有更多的乳晕。慢而深的吸吮，能看到或听到吞咽。
(4) 拉出乳头：哺乳结束后，用食指轻轻向下按压新生儿下颏，待松口后拉出乳头。	避免乳头皲裂。
6. 哺乳后指导	
哺乳后将新生儿竖抱，用空心掌轻轻拍打后背，使新生儿打嗝后再让其躺下安睡(图39.8)。如未能拍出嗝，则可多抱一段时间，放在床上时让其右侧卧位，以避免呛奶。 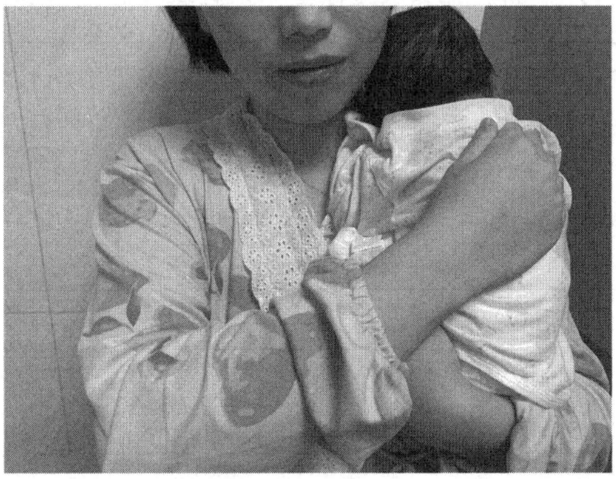 图39.8　拍嗝	
7. 按需哺乳，哺乳时间、次数、间隔时间不受限制	
8. 操作后处理	
(1) 哺乳结束，协助产妇穿衣，取合适体位，整理床单位。 (2) 交代有关注意事项。 (3) 整理用物，洗手，做好记录。	

【评分标准】

母乳喂养及技巧评分标准见表39.2。

表 39.2 母乳喂养及技巧评分标准

班级:________ 学号:________ 姓名:________ 得分:________

<table>
<tr><th>项目</th><th>具体内容</th><th>标准分</th><th>实得分</th></tr>
<tr><td rowspan="2">操作前准备
(20 分)</td><td>评估与准备</td><td>20</td><td></td></tr>
<tr><td colspan="3">(1) 评估产妇:核对姓名、住院号及腕带信息,解释操作的目的(2 分);评估产妇乳房充盈情况及喂养方式、分娩经过、产后天数以及对母乳喂养的认知程度(6 分);产妇衣服宽松或穿哺乳衣服方便哺乳,排空膀胱(2 分)。
(2) 护士准备:衣帽整洁,修剪指甲,洗手,戴口罩,冬天注意温暖双手(4 分)。
(3) 环境准备:整齐、明亮,私密性良好,温湿度适宜(2 分)。
(4) 用物准备:毛巾、脸盆、温水、屏风(必要时备)(4 分)。</td></tr>
<tr><td rowspan="8">操作
过程
(70 分)</td><td>1. 哺乳前指导</td><td>26</td><td></td></tr>
<tr><td colspan="3">(1) 备齐物品,携至产妇床旁,再次核对产妇及新生儿,解释说明取得合作(3 分)。
(2) 给新生儿换尿布(2 分)。
(3) 用温热毛巾为产妇清洁乳房并热敷乳房(2 分)。
(4) 乳房按摩:左手拇指与其余四指分开,托起产妇一侧乳房(2 分),右手小鱼际肌顺时针方向螺旋式按摩乳房,直至乳房变软(2 分),双手拇指与其余四指分开,分别托起双侧乳房轻轻晃动 5~6 次(2 分)。另侧乳房同法进行(5 分)。
(5) 牵引乳头:左右手的拇指对称置于距离乳头根部 2 cm 的乳晕上,上下左右向外牵引拉乳房皮肤各 20 次(4 分)。拇指与食指轻轻牵拉乳头 10 次(4 分)。</td></tr>
<tr><td>2. 哺乳时指导</td><td>30</td><td></td></tr>
<tr><td colspan="3">(1) 选择合适体位(4 分)。新生儿头及身体呈一条直线,脸对着乳房,鼻子对乳头,贴近产妇(胸贴胸,腹贴腹)(4 分),产妇一侧上肢托其头、肩、臀(2 分)。
(2) 含接乳头。产妇另一手成"C"字托住乳房(4 分)。手指靠在乳房下的胸壁,食指支撑乳房基底部,大拇指轻压乳房上部(4 分)。用乳头触碰孩子的嘴唇,嘴巴张开后,将乳头及大部分乳晕放入孩子口中(6 分)。
(3) 拉出乳头。哺乳结束后,用食指轻轻向下按压新生儿下颏(3 分),待松口后拉出乳头(3 分)。</td></tr>
<tr><td>3. 哺乳后指导</td><td>6</td><td></td></tr>
<tr><td colspan="3">(1) 哺乳结束,协助产妇穿衣,取合适体位(3 分)。
(2) 竖抱起新生儿并拍嗝,予以侧卧位(3 分)。</td></tr>
<tr><td>4. 操作后处理</td><td>8</td><td></td></tr>
<tr><td colspan="3">(1) 开窗通风,有屏风者撤去屏风(2 分)。
(2) 整理床单位,交代有关注意事项(2 分)。
(3) 处理用物(2 分),洗手,记录(2 分)。</td></tr>
<tr><td rowspan="4">总体
评价
(10 分)</td><td>1. 操作质量</td><td>4</td><td></td></tr>
<tr><td colspan="3">动作正确规范(2 分),操作熟练,沉稳有序(2 分)。</td></tr>
<tr><td>2. 人文关怀</td><td>2</td><td></td></tr>
<tr><td colspan="3">(1) 操作中动作轻稳,注意与产妇的沟通交流,态度和蔼,关心爱护产妇及新生儿(1 分)。
(2) 操作中注意产妇保暖,保护产妇隐私(1 分)。</td></tr>
</table>

续表

项目	具体内容	标准分	实得分
	3. 理论回答	4	
	理论回答正确(4 分)		
总分	100	总得分	

【注意事项】

1. 母亲全身放松,保持良好的卫生习惯。
2. 掌握正确的抱新生儿方法,避免堵住新生儿鼻孔。
3. 注意观察新生儿吸奶过程中的反应。
4. 哺乳结束后将新生儿抱立于胸前,轻拍背部,排出胃内积气后置于侧卧位。
5. 喂奶姿势及含接方法正确。
6. 无胀奶及乳头皲裂现象。
7. 含乳哺乳时应两侧乳房轮流吸空,交替喂哺,每次哺乳时应尽量让新生儿吸空一侧乳房后再吸另一侧乳房。如有剩余乳汁必要时用吸奶器吸空,预防乳腺管堵塞。

【健康教育指导】

1. 告知母乳喂养的好处及纯母乳喂养的重要性。
2. 指导母乳喂养姿势、正确的含乳方法及哺乳前后的护理。
3. 指导产妇按需哺乳。

【思考题】

1. 母乳喂养的姿势有哪些?
2. 如何判断新生儿是否正确含接?
3. 母乳喂养的好处有哪些?
4. 什么是按需哺乳?

实训40　产后乳房肿胀的护理

【学习目标】

1. 知识目标：

(1) 识记：① 能陈述乳房热敷及冷敷的方法。② 能陈述乳房按摩的方法。

(2) 理解：能理解乳房肿胀的原因。

(3) 运用：能运用所学知识，使用手法挤奶或吸奶器吸奶，解决产后乳胀问题。

2. 能力目标：能正确处理产后乳房肿胀及乳腺管堵塞的问题，促成母乳喂养。

3. 素质目标：具有爱心和耐心，做事细心，关爱产妇，给予产妇树立母乳喂养的信心，促进母乳喂养成功。

【知识准备】

产后乳房肿胀和乳腺管阻塞是产褥期常见症状，多发生于产后3～5天。主要表现为乳汁排出不畅，乳房胀满，过分充盈，如不及时处理会影响正常的母乳喂养，甚至导致乳腺炎的发生。产后乳房肿胀的原因主要包括产妇开奶过晚、哺乳姿势不正确、含接姿势不当、产妇缺乏母乳喂养的信心、无医学指征添加配方奶、过早食用催乳食品、乳头凹陷、乳头皲裂、母婴分离等。

【操作目的】

1. 减轻乳房胀痛。

2. 促进产妇乳腺管通畅。

3. 减少乳腺炎的发生，提高母乳喂养成功率。

【典型案例】

周某，女，29岁，顺产后第3天，一般情况良好，体温为37.8℃，主诉双乳胀痛，触摸局部有硬块，乳汁排出不畅。请问作为责任护士，你该如何帮助解决？

【操作步骤及要点】

操作步骤及要点见表40.1。

表40.1　操作步骤及要点

操作步骤	技术要点
1. 评估	
核对产妇姓名、住院号及腕带信息；评估产妇情况，对母乳喂养的认知程度及心理反应，产妇的乳房状况及采取喂养方式，新生儿的吸吮能力及精神状态。	
2. 准备	

续表

操作步骤	技术要点
(1) 产妇准备:洗净双手及乳房,全身放松,衣服宽松。	
(2) 环境准备:安静、整洁、温湿度适宜(调节室内温度为24～26 ℃、湿度为50%～60%),关闭门窗,床帘遮挡,保护隐私。	
(3) 护士准备:着装规范,佩戴口罩,修剪指甲,清洁双手,寒冷季节应注意温暖双手。	
(4) 用物准备:毛巾、脸盆、40～45 ℃的温水。	
3. 备齐物品,携至产妇床旁,再次核对,解释说明取得合作	
4. 根据评估情况选择热敷或冷敷乳房 (1) 热敷乳房:用于乳汁多,乳腺管通畅者。 (2) 冷敷乳房:用于乳房胀痛、乳腺管不通畅者。	
(1) 热敷乳房(图40.1):准备好热水和毛巾,洗手。用温热毛巾为产妇清洁乳房并热敷乳房。将毛巾在40～45 ℃的温水中浸湿,拧到半干,环绕包住乳房,露出乳头,一般一侧乳房热敷3～5分钟。 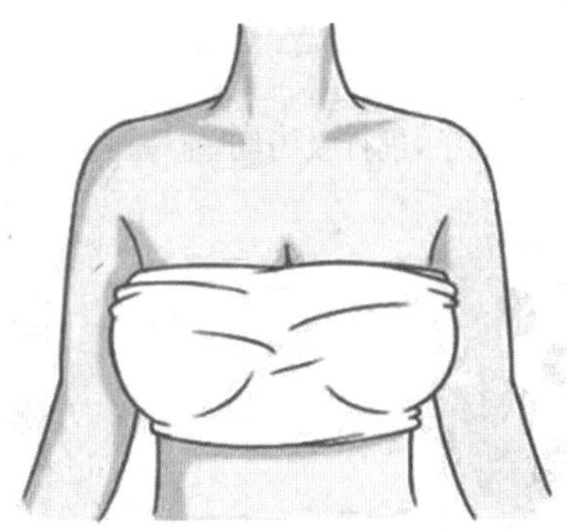 **图40.1　热敷乳房**	热敷乳房可促进乳腺管通畅,应避免温度过高引起烫伤。
(2) 冷敷乳房(图40.2):准备好毛巾,洗手。哺乳前后用冷毛巾贴敷至两侧乳房(乳头及乳晕除外)。 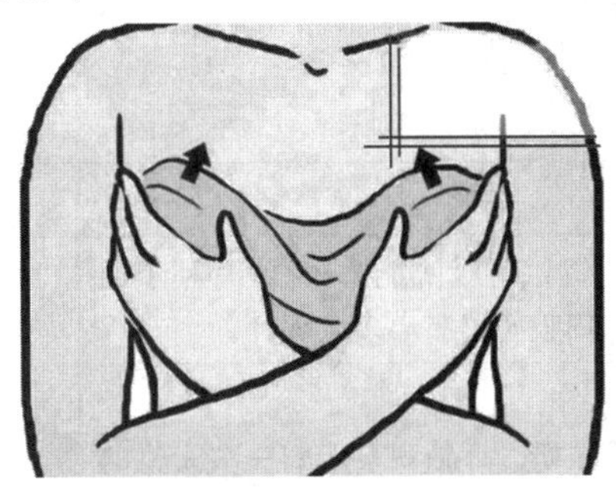 **图40.2　毛巾冷敷**	
5. 乳房按摩 一手托住乳房,另一手以手掌的大、小鱼际顺时针方向轻按乳房做螺旋式按摩或顺乳腺管方向按摩;从乳房根部向乳头方向呈放射状按摩;乳房上有硬块的地方反复轻轻按摩数次,直至肿胀乳房变软无硬结、乳汁通畅为宜。(按摩方法同实训39“母乳喂养技巧及乳房护理”。)	

续表

操作步骤	技术要点
6. 挤奶术	
(1) 人工挤奶(图 40.3):将拇指放在乳晕上或乳头根部外 2 cm 处,其余四指并排放在对侧,用拇指和食指向胸壁方向轻轻压,挤压乳晕下的乳窦,一侧乳房至少挤压 3～5 分钟,两侧交替,如此反复,挤奶 20～30 分钟为宜。 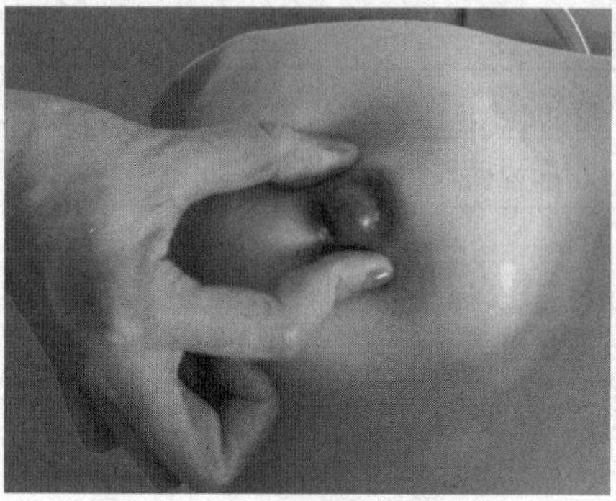 **图 40.3 人工挤奶手法**	手指不要在皮肤上滑动,有节奏地挤压、放松,沿乳头挤压所有的乳窦。
(2) 吸奶器吸奶(图 40.4):将乳头吸引器覆盖住乳头和部分乳晕,使乳头吸引器的边缘与乳晕紧密贴合,轻轻按压吸奶器的把手,进行吸奶,迅速按压把手 4～5 次,然后停留 2～3 秒。 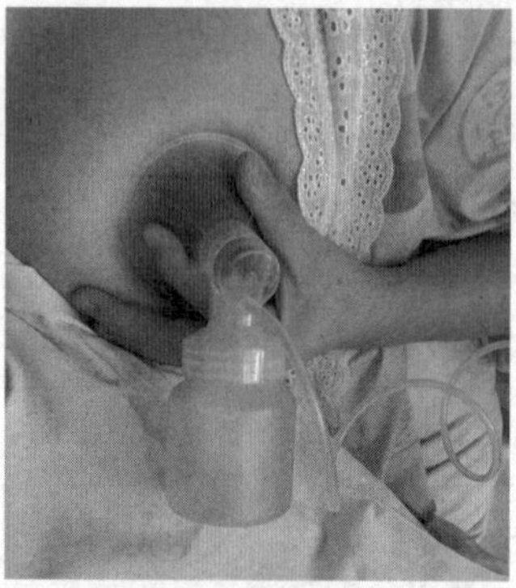 **图 40.4 吸奶器吸奶**	力度不要太大,能够将乳汁顺利吸出来,并且吸奶的过程令产妇舒适即可。
7.喂哺	
哺乳时先喂哺肿胀严重的一侧,因新生儿饥饿时吸吮能力较强,有利于通畅乳腺管。每次哺乳应充分吸空乳房,挤出或用吸奶器吸出多余乳汁。	
8. 改变母乳喂养姿势 根据产妇情况进行心理指导,产妇"放松"喂奶。评估观察产妇一次完整的喂奶姿势,确认新生儿是否含乳正确,能有效吸吮。	
9. 操作后处理	
(1) 哺乳结束,协助产妇穿衣,取合适体位,整理床单位。有屏风者撤去屏风。 (2) 交代有关注意事项。 (3) 整理用物,洗手,记录。	

【评分标准】

产后乳房肿胀护理评分标准见表40.2。

表40.2　产后乳房肿胀护理评分标准

班级：________　学号：________　姓名：________　得分：________

项目	具体内容	标准分	实得分
操作前准备（20分）	评估与准备	20	
	(1) 评估产妇及新生儿：核对产妇姓名、住院号及腕带信息(2分)；评估产妇乳房肿胀的程度、喂养方式、对母乳喂养的认知程度、分娩经过及产妇健康状况(3分)，新生儿的吸吮能力及精神状态(3分)。 (2) 护士准备：衣帽整洁，修剪指甲，洗手并温暖双手，戴口罩(4分)。 (3) 环境准备：整齐、明亮，温湿度适宜，关闭门窗，私密性好(4分)。 (4) 用物准备：毛巾、脸盆、40～45℃的温水、屏风(必要时备)(2分)。		
操作过程（70分）	1. 产妇准备	6	
	(1) 备齐物品，携至产妇床旁，再次核对产妇及新生儿，解释说明取得合作(2分)。 (2) 请产妇洗净双手及乳房(2分)。 (3) 全身放松，取舒适体位(2)。		
	2. 根据评估的乳房肿胀情况，选择热敷或冷敷	10	
	(1) 热敷乳房：用温热毛巾为产妇清洁乳房并热敷乳房(5分)。将毛巾在40～45℃的温水中浸湿，拧到半干，环绕包住乳房，露出乳头，一般一侧乳房热敷3～5分钟(5分)。 (2) 冷敷乳房：用冷毛巾贴敷至两侧乳房，乳头及乳晕除外(5分)，冷敷3～5分钟(5分)。		
	3. 乳房按摩	12	
	(1) 一手托住乳房，另一手以手掌的大、小鱼际顺时针方向轻按乳房做螺旋式按摩或顺乳腺管方向按摩(4分)。 (2) 从乳房根部向乳头方向呈放射状按摩(4分)，乳房上有硬块的地方反复轻轻按摩数次，直至肿胀的乳房变软且无硬结、乳汁通畅为宜(4分)。		
	4. 挤奶术	12	
	(1) 人工挤奶：将拇指放在乳晕上，其余四指并排放在对侧，如乳晕面积过少，可把拇指放在乳头根部外2 cm处，其余四指并拢放在对侧。用拇指和食指向胸壁方向轻轻压，挤压乳晕下的乳窦，手指不要在皮肤上滑动，有节奏地挤压、放松，沿乳头挤压所有的乳窦(6分)；一侧乳房至少挤压3～5分钟，两侧交替，20～30分钟为宜(6分)。 (2) 吸奶器吸奶：将乳头吸引器覆盖住乳头和部分乳晕，使乳头吸引器的边缘与乳晕紧密贴合(6分)。轻轻按压吸奶器的把手，进行吸奶，迅速按压把手4～5次，然后停留2～3秒(6分)。		
	5. 指导有效喂哺	16	

续表

项目	具体内容	标准分	实得分
	(1) 哺乳时先喂哺肿胀严重的一侧(2分),每次哺乳应充分吸空乳房,挤出或用吸奶器吸出多余乳汁(5分),按需哺乳,哺乳时间、次数、间隔时间不受限制(5分)。 (2) 协助产妇“放松”喂奶(2分),确认新生儿是否能有效吸吮(2分)。		
	6. 操作后处理	14	
	(1) 哺乳结束,协助产妇穿衣(2分),取合适体位(2分)。 (2) 整理床单位(2分),开窗通风,有屏风者撤去屏风(2分)。 (3) 交代有关注意事项(2分)。 (4) 整理用物(2分),洗手,记录(2分)。		
总体评价(10分)	1. 操作质量	4	
	动作正确规范(2分),操作熟练,沉稳有序(2分)。		
	2. 人文关怀	2	
	(1) 操作中动作轻柔,注意与产妇的沟通交流,态度和蔼,关心爱护产妇及新生儿(1分)。 (2) 操作中注意产妇保暖,保护产妇隐私(1分)。		
	3. 理论回答	4	
	理论回答正确(4分)。		
总分	100	总得分	

【注意事项】

1. 评估产妇发生乳胀的原因,加强心理护理,予以综合干预,使其保持心情愉悦,树立母乳喂养信心。

2. 按摩乳房时手法不能粗暴,以免加重乳腺管水肿导致乳汁淤积。

3. 根据乳腺管是否通畅选择热敷或者冷敷。热敷用于乳腺管通畅,哺乳或人工挤奶前;冷敷适用于乳腺管不通,乳房出现红肿热痛时或哺乳后。

4. 哺乳时先喂哺肿胀严重的一侧,待乳房肿胀消除,变得柔软后及时让新生儿吸吮,每次哺乳应充分吸空乳房,挤出或用吸奶器吸出多余的乳汁。按需哺乳,哺乳时间、次数、间隔时间不受限制。

5. 喂奶姿势及含接方法正确。做到频繁有效的吸吮。

【健康教育指导】

1. 告知母乳喂养的好处、纯母乳喂养的重要性及按需哺乳的重要性。

2. 指导母乳喂养姿势及正确的含乳方法。

3. 指导产妇乳房按摩手法和人工挤奶方法。

【思考题】

1. 产后乳房肿胀的发生原因是什么?

2. 如何判断新生儿是否正确含接?

3. 产后如何疏通乳房肿胀?

实训 41　产褥期保健操

【学习目标】

1. 知识目标:

(1) 识记:① 能准确陈述产褥期保健操的目的和方法。② 能陈述实施产褥期保健操的意义。

(2) 理解:① 能理解产褥期保健操的动作要领。② 能理解盆底肌解剖和产后盆底肌肉松弛的原理。

(3) 运用:能运用掌握的知识,对产妇实施正确的盆底肌肉锻炼指导,促进产后盆底肌的有效恢复。

2. 能力目标:能灵活运用所学的知识对产妇进行正确指导,动作熟练规范,使其坚持盆底肌功能锻炼。

3. 素质目标:工作细心,对产妇有爱心和耐心,态度和蔼,语言温和,沟通有效,有职业责任感和专业认同感。

【知识准备】

1. 盆底肌,即盆底肌肉,是指封闭骨盆底的肌肉群。这一肌肉群犹如一张“吊网”,尿道、膀胱、阴道、子宫、直肠等器官被这张“网”紧紧吊住,从而维持正常位置以便行使其功能。盆底肌肉就像一条弹簧,将耻骨、尾椎等连接在一起。一旦这张“网”弹性变差,“吊力”不足,便会导致“网”内的器官无法维持在正常位置,从而出现相应功能障碍,如大小便失禁、盆底脏器脱垂等。腹压增大(如咳嗽、打喷嚏、大笑)时有尿液不自主漏出,是压力性尿失禁的表现。

2. 盆底肌肌肉锻炼可诱导盆底肌肉进行自主收缩与舒张,促进盆底肌肉血液循环,增加盆底肌收缩能力,可缓解产后盆底肌肌纤维变形产生的盆底肌肉松弛,促进产后损伤的盆底肌有效恢复,对产后性功能障碍的治疗也有一定的积极作用。

【操作目的】

1. 促进产妇腹壁、盆底肌肉张力恢复和加强,预防尿失禁及子宫脱垂。
2. 促进子宫的复旧和恶露排出,减少晚期产后出血发生。
3. 促进血液循环,预防血栓性静脉炎。
4. 促进肠蠕动,增进食欲,预防便秘。
5. 促进产妇参与产后自我康复护理管理,掌握正确的盆底肌功能锻炼方法。

【典型案例】

李某,女,32 岁,身高 155 cm,体重 68 kg,自然分娩后,主诉产后 20 天咳嗽、打喷嚏时有小便溢出 3 天,来产科门诊要求检查是否正常。询问病史得知,该产妇此次顺产为三胎,胎儿出生体重 3900 g。

【操作步骤及要点】

操作步骤及要点见表 41.1。

表 41.1 操作步骤及要点

操作步骤	技术要点
1. 评估	
核对产妇姓名、住院号、床号;向产妇及家属宣教保健操的目的、注意事项及配合要点;评估产妇的意识、合作程度、自理能力、会阴部情况和膀胱充盈度。	
2. 准备	
(1) 产妇准备:排空膀胱,知晓操作的目的、意义、配合要点。	
(2) 护士准备:着装规范,佩戴口罩,修剪指甲,清洁双手。	
(3) 环境准备:安静、整洁、冷暖适宜(调节室内温度为 24～26 ℃),遮挡产妇。	
(4) 用物准备:硬木板床或者平整地面上置瑜伽垫、宽松衣服。产褥期保健操视频及播放设备。	
3. 备齐物品,携至产妇床旁,再次核对产妇,解释说明取得合作,嘱其排尿	
4. 操作步骤	
(1) 第一节:深呼吸运动(图 41.1) 产后第 3 天起,每日 10 次。去枕平卧,双臂放在身体两侧,双腿并拢,深吸气,腹部扩张隆起,维持数秒后呼气,全身放松。 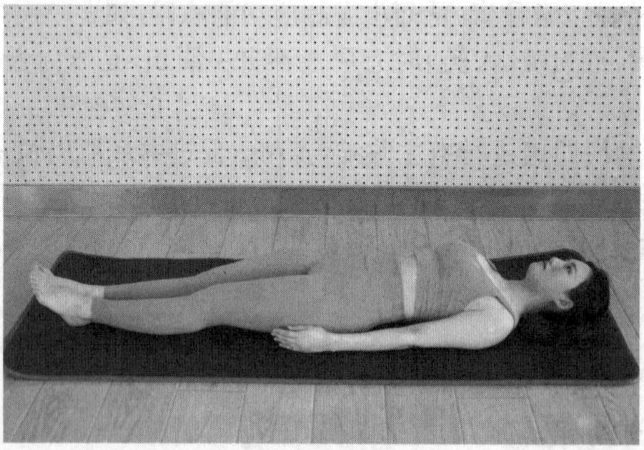 图 41.1 深吸气	运动前排尿排便;用鼻子均匀缓慢呼吸,屏气时间依个人而定;可将手放于小腹,深吸气感受腹部扩张隆起,呼气时感受腹部凹陷。
(2) 第二节:抬腿运动(图 41.2、图 41.3) 产后第 5 天起,每日 10 次。仰卧,双手伸直放于身体两侧,双腿伸直、交叉向上抬,尽量抬至垂直高度,脚尖伸直,膝关节不可弯曲,然后缓慢放下。最后双腿并拢一起抬高至垂直角度,再慢慢放下,维持片刻恢复,重复 5～10 次。	抬腿循序渐进,可先抬高至与地面成 30°或者 60°,循序渐进至垂直角度。

续表

操作步骤	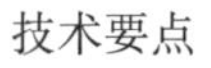 技术要点
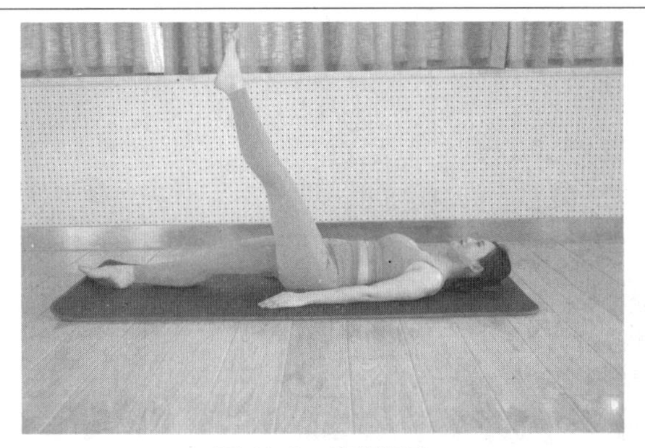 图 41.2　抬腿运动 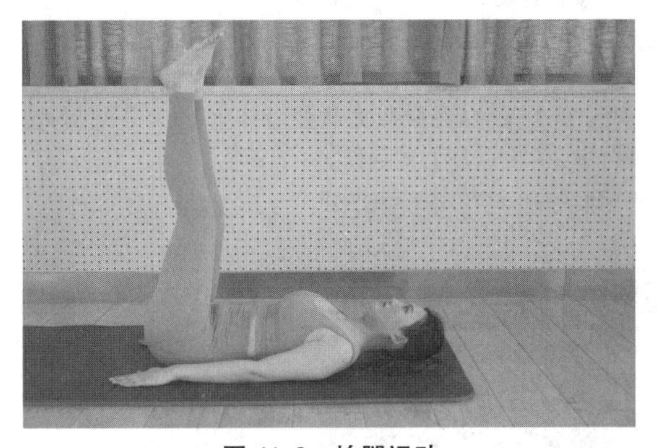 图 41.3　抬腿运动	
(3) 第三节:盆底肌运动(图 41.4) 产后第 10 天开始,每日 10 次。仰卧,双臂伸直放于身体两侧,缩紧肛门及会阴部肌肉,持续 3～5 秒后重复。 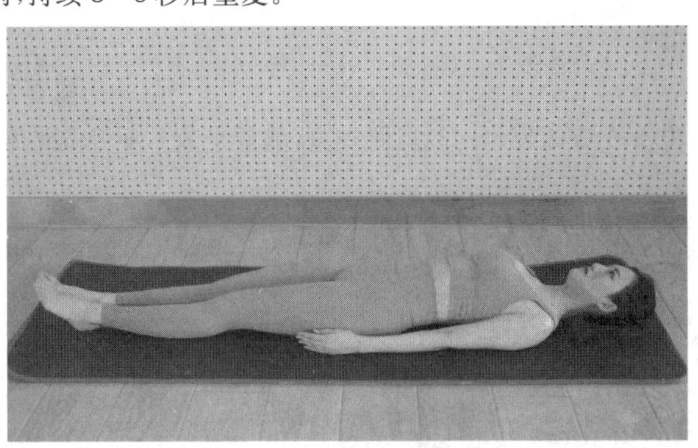 图 41.4　盆底肌运动	(1) 产妇取仰卧位,双腿伸直,全身放松。 (2) 锻炼过程中只收缩肛门及会阴部肌肉,避免腹部、大腿、臀部及全身肌肉收缩。
(4) 第四节:臀腰背运动(图 41.5) 产后第 14 天开始,每日 10 次。仰卧,双手放于身体两侧,髋与腿放松,分开稍屈,尽量抬高臀部及腰部,同时收缩臀部肌肉,持续 10 秒后慢慢放下,休息 10 秒后重复上述动作。	屈膝双腿稍分开自觉舒适为度,上抬臀部及腰部时动作要慢;持续时间因人而异,循序渐进。

续表

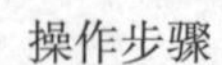

操作步骤	技术要点
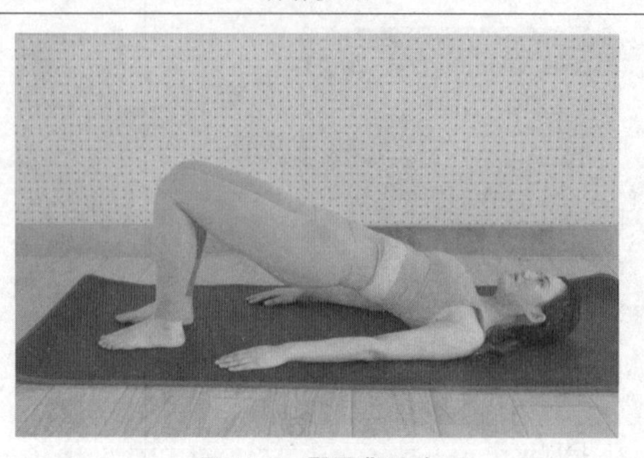 **图 41.5 臀腰背运动**	
(5) 第五节:仰卧运动(图 41.6) 产后第 14 天开始,每日 10 次。仰卧,双手叉腰,用腰腹力量使身体坐起,尽量向膝盖靠近,身体缓慢回复或者仰卧状态,再重复上述动作。 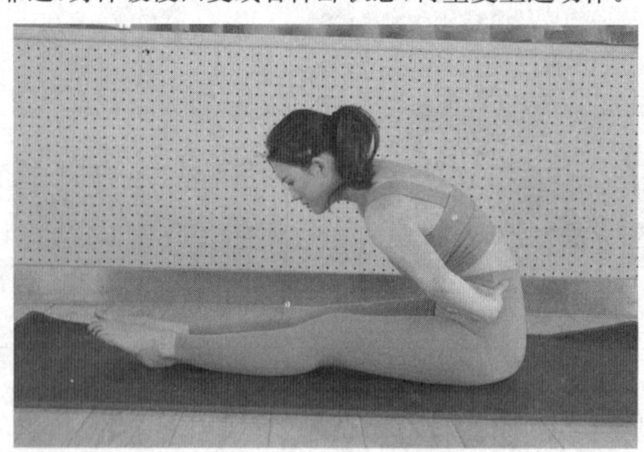 **图 41.6 仰卧运动**	剖宫产者 6 周内不可做此运动。
(6) 第六节:腰部运动(图 41.7) 产后第 14 天开始,每日 10 次。跪伏姿势,双膝分开,肩肘垂直,前臂平放于床面,腰部左右晃动。 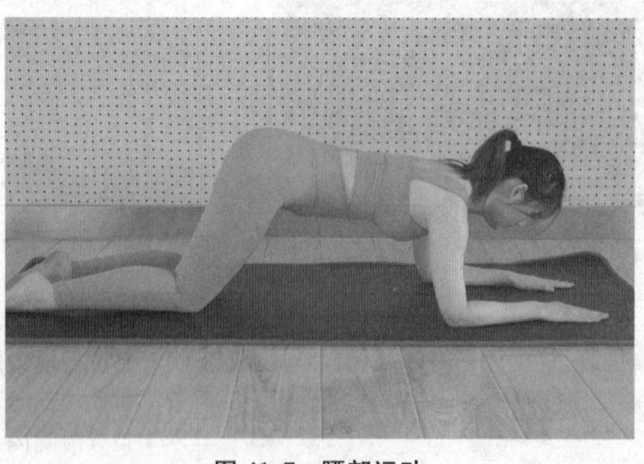 **图 41.7 腰部运动**	剖宫产者 6 周内不可做此运动。

续表

操作步骤	技术要点
(7) 第七节:全身运动(图41.8、图41.9) 产后第14天开始,每日10次。跪姿,双手掌心向下,双臂伸直撑在床上,左右腿交替向后上方抬高。 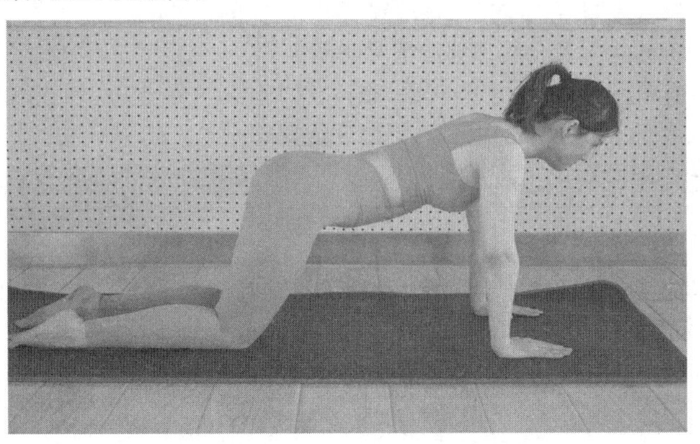 图41.8 全身运动 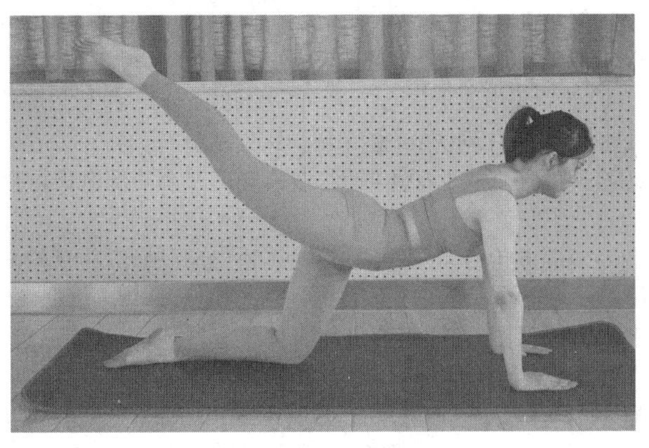 图41.9 全身运动	剖宫产者6周内不可做此运动。以上所有运动如有不适或者出血,应立即停止。
5. 操作后处理	
(1) 操作结束后,协助产妇取合适体位,整理床单位。 (2) 运动后出汗要及时擦汗并补充水分。 (3) 整理用物,洗手,做好记录。	

【评分标准】

产褥期保健操评分标准见表41.2。

表 41.2 产褥期保健操评分标准

班级:________ 学号:________ 姓名:________ 得分:________

项目	具体内容	标准分	实得分
操作前准备(20分)	评估与准备	20	
	(1) 评估产妇:核对产妇信息,向产妇解释产后保健操的目的,取得同意配合(4分);了解病情,评估膀胱充盈情况及会阴部清洁情况(6分)。 (2) 护士准备:衣帽整洁,修剪指甲,洗手,戴口罩(4分)。 (3) 环境准备:整齐、明亮,私密性良好,温湿度适宜(2分)。 (4) 用物准备:硬板床或者平整地面放瑜伽垫、产褥期保健操视频及播放设备(4分)。		
操作过程(70分)	1. 产妇准备及体位的选择	8	
	(1) 备齐物品,携至床旁,再次核对姓名,解释说明取得合作,嘱其排尿(2分)。 (2) 保持会阴部清洁(2分)。 (3) 协助产妇取合适体位,其他人员回避(2分),注意隐私和保暖(2分)。		
	2. 操作步骤	48	
	(1) 第一节:去枕平卧,双臂放置在身体两侧,双腿并拢,深吸气,腹部扩张隆起(4分),维持数秒后呼气,全身放松(4分)。 (2) 第二节:仰卧,双手伸直放于身体两侧,双腿交叉向上抬,尽量抬至垂直高度,脚尖伸直,膝关节不可弯曲,然后缓慢放下(4分),换另一只腿(4分)。最后双腿并拢一起抬高至垂直角度,再慢慢放下,维持片刻恢复,重复5~10次(4分)。 (3) 第三节:仰卧位,双臂伸直放于身体两侧,缩紧肛门及会阴部肌肉,持续3~5秒后重复(8分)。 (4) 第四节:仰卧位,双腿放于身体两侧,髋与腿放松,分开稍屈,尽量抬高臀部及腰部,同时收缩臀部肌肉,持续10秒后慢慢放下(4分),休息10秒后重复上述动作(4分)。 (5) 第五节:仰卧位,双手叉腰,用腰腹力量使身体坐起,尽量向膝盖靠近,身体缓慢回复或者仰卧状态,再重复上述动作(4分)。 (6) 第六节:跪伏姿势,双膝分开,肩肘垂直,前臂平放于床面,腰部左右晃动(4分)。 (7) 第七节:跪姿,双手掌心向下,双臂伸直撑在床上,左右腿交替向后上方抬高(4分)。		
	3. 操作后处理	14	
	(1) 操作结束后协助产妇穿衣,取合适体位,擦干汗液(3分),补充水分(3分)。 (2) 整理床单位,有屏风者撤去屏风(2分),交代有关注意事项(2分)。 (3) 整理用物(2分),洗手,记录(2分)。		
总体评价(10分)	1. 操作质量	4	
	动作正确规范(2分),操作熟练,沉稳有序(2分)。		
	2. 人文关怀	2	
	(1) 操作中动作轻柔,注意与产妇的沟通交流,态度和蔼,关心爱护产妇(1分)。 (2) 操作中注意产妇保暖,保护产妇隐私(1分)。		
	3. 理论回答	4	
	理论回答正确(4分)。		
总分	100	总得分	

【注意事项】

1. 操作时注意保护产妇的隐私，注意保暖。
2. 有会阴切开或者剖宫产者可适当推迟活动时间。
3. 运动时应根据产妇自身情况由弱到强、循序渐进地进行。
4. 可每1～2天增加1节，直至产后6周。

【健康教育指导】

1. 告知产妇保健操的目的及方法。
2. 告知产妇坚持每天做，将保健操融入产后日常生活，养成良好的生活习惯。

【思考题】

1. 促进盆底功能恢复还有哪些方法？
2. 产后进行盆底肌锻炼的好处有哪些？

实训 42 会阴湿热敷

【学习目标】

1. 知识目标:
(1) 识记:能陈述会阴湿热敷的目的及方法。
(2) 理解:能理解会阴湿热敷的适应证。
(3) 运用:运用所学的知识和护理程序,对需要行会阴湿热敷的患者进行护理。
2. 能力目标:能灵活运用所学的知识给患者行会阴湿热敷。
3. 素质目标:具有爱心和责任心,做事细心,注重保护隐私,态度和蔼,语言温和,沟通有效,具有高度的职业责任感和专业认同感。

【知识准备】

会阴湿热敷是应用热原理和药物化学反应,利用热敷溶液促进血液循环,增强局部白细胞的吞噬作用和组织活力的一种护理技术。

【操作目的】

1. 通过会阴湿热敷促进局部血液循环,改善组织营养,增强局部白细胞的吞噬作用,加速组织再生和消炎、止痛。
2. 通过会阴湿热敷促进水肿吸收,使陈旧性血肿局限、消散。
3. 降低神经末梢的兴奋性,缓解局部疼痛。

【典型案例】

王某,女,48岁,因接触性阴道出血3月入院,入院诊断:宫颈癌。完善相关检查后,在全麻下行广泛性全子宫切除+双附件切除+盆腔淋巴结清扫术。现患者术后第5天,会阴部水肿明显,医嘱予以50%硫酸镁湿热敷。

【操作步骤及要点】

操作步骤及要点见表42.1。

表 42.1 操作步骤及要点

操作步骤	技术要点
1. 评估	
核对患者姓名、住院号及腕带信息;询问患者会阴部有无肿胀、疼痛等症状;检查会阴有无水肿、血肿,会阴部伤口有无硬结及早期感染等症状。	
2. 准备	

续表

操作步骤	技术要点
(1) 患者准备:知晓操作的目的、意义、配合要点。	
(2) 环境准备:安静、整洁、温度适宜(调节室温为22~24 ℃),光线适宜,私密,关闭门窗。	
(3) 护士准备:着装规范,佩戴口罩,修剪指甲,清洁双手。	
(4) 用物准备:女性会阴模型、消毒换药碗1只、镊子2把、碘伏棉球若干、热源袋如电热宝、红外线灯、一次性护理垫、棉垫、凡士林、纱布、50%硫酸镁或95%乙醇。	
3. 备齐物品,携至患者床旁,再次核对,解释说明取得合作	
4. 患者排空膀胱,护士立于患者右侧,协助患者屈膝仰卧位	请无关人员回避,注意保护隐私。
5. 松解衣裤,暴露热敷部位,铺一次性护理垫置于臀下	
6. 热敷	
(1) 热敷部位先用棉签涂上一薄层凡士林,盖上干纱布。	热敷温度一般为41~46 ℃,避免烫伤。
(2) 轻轻敷上浸有热敷溶液的湿纱布,热敷面积一般是病损面积的2倍,外面盖上棉垫保温。	
(3) 一般每3~5分钟更换热敷垫一次,热敷时间一般为15~30分钟,可用热源袋放在棉垫外或用红外线灯照射以延长更换热敷垫的时间。	
7. 操作后处理	
(1) 热敷完毕,移去热敷垫,观察热敷部位皮肤,用纱布拭净皮肤上的凡士林,协助患者整理衣裤,撤去一次性垫单。 (2) 交代注意事项,在热敷过程中,如过热或过冷,及时告知医护人员。 (3) 整理用物,洗手,记录,发现异常情况及时向医生汇报。	

【评分标准】

会阴湿热敷评分标准见表42.2。

表42.2 会阴湿热敷评分标准

班级:________ 学号:________ 姓名:________ 得分:________

项目	具体内容	标准分	实得分
操作前准备(20分)	评估与准备	20	
	(1) 评估患者:核对姓名、住院号及腕带信息(2分);询问患者会阴部有无肿胀、疼痛等症状(4分);检查会阴有无水肿、血肿,会阴伤口有无硬结及早期感染等征象(4分)。 (2) 护士准备:着装规范,佩戴口罩,修剪指甲,清洁双手(4分)。 (3) 环境准备:安静整洁,温湿度适宜,光线适宜,私密性良好,关闭门窗(2分)。 (4) 用物准备:女性会阴模型、消毒换药碗、消毒镊子2把、碘伏棉球若干、热源袋如电热宝等、一次性护理垫、棉垫、凡士林纱布、50%硫酸镁或95%乙醇,必要时备红外线灯(4分)。		

续表

项目	具体内容	标准分	实得分
操作过程（70分）	1．热敷前准备	10	
	(1) 携用物至床旁，核对患者姓名、住院号及腕带信息（3分）。 (2) 调节室温，酌情关闭门窗（3分），必要时用隔帘遮挡（1分）。 (3) 解释，取得配合，请家属及其他陪护人员暂时回避（3分）。		
	2．摆体位，暴露会阴	12	
	(1) 患者排空膀胱（2分）。 (2) 协助患者屈膝仰卧位（4分）。 (3) 松解衣裤，暴露热敷部位（4分）。 (4) 铺一次性护理垫置于臀下，必要时清洁会阴部（2分）。		
	3．热敷	34	
	(1) 热敷部位先用棉签涂上一薄层凡士林（4分）。 (2) 盖上干纱布（3分）。 (3) 敷上浸有热敷溶液的湿纱布（4分）。 (4) 盖棉垫保温（4分）。 (5) 每3～5分钟更换热敷垫一次（3分），热敷时间一般为15～30分钟（3分）。 (6) 可用热源袋放在棉垫外或用红外线灯照射延长更换热敷垫的时间（4分）。 (7) 热敷完毕，移去热敷垫（3分），观察热敷部位皮肤（3分）。 (8) 用纱布拭净皮肤上的凡士林（3分）。		
	4．操作后处理	14	
	(1) 协助患者整理衣裤（2分），撤去一次性护理垫单（2分），整理床单位（2分），交代注意事项（2分）。 (2) 处理用物（2分），洗手（2分），记录（2分）。		
总体评价（10分）	1．操作质量	4	
	动作正确规范（2分），操作熟练，沉稳有序（2分）。		
	2．人文关怀	2	
	(1) 操作中动作轻柔，注意与患者的沟通交流，态度和蔼，关心爱护患者（1分）。 (2) 操作中注意患者保暖和保护隐私（1分）。		
	3．理论回答	4	
	理论回答正确（4分）。		
总标准分	100	总得分	

【注意事项】

1．会阴湿热敷应该在行会阴擦洗、外阴局部伤口的污垢清洁后进行。

2．湿热敷的温度一般为41～46 ℃。

3．湿热敷的面积应是病损范围的2倍。

4．定期检查热源袋的完好性，防止烫伤，对休克、虚脱、昏迷及术后感觉不灵敏的患者应尤为注意。

5．热敷过程中，护士应随时评估热敷的效果，并为患者提供一切生活护理。

【健康教育指导】

1．告知患者会阴湿热敷的目的及方法。
2．告知患者湿热敷期间的注意事项。

【思考题】

1．会阴湿热敷的目的是什么？
2．会阴湿热敷的温度一般是多少？

实训43　会阴红外线照射

【学习目标】

1. 知识目标：

(1) 识记：① 能陈述会阴红外线照射的目的及方法。② 能陈述会阴红外线照射的操作要点。

(2) 理解：能理解会阴红外线照射的适应证及注意事项。

(3) 运用：运用所学的知识和护理程序进行会阴红外线照射。

2. 能力目标：能运用所学的知识对产妇进行正确的会阴红外线照射，并操作准确。

3. 素质目标：具有爱心，做事细心，态度和蔼，语言温和，沟通有效，具有强烈的爱伤观念和职业责任感，能做到保护患者隐私。

【知识准备】

1. 红外线照射是一种电磁波，能够通过产生热效应，升高局部温度，促进局部上皮细胞及组织代谢，增加白细胞吞噬能力，改善局部供血，加速血流，引起血管扩张；具有局部抗感染、消肿的作用。

2. 红外线照射的适应证

(1) 外科护理：手术后的伤口愈合、炎症、组织肿胀、疼痛等。

(2) 烧伤护理：严重烧伤患者、烧伤后慢性溃疡、烧伤后感染。

3. 红外线照射的禁忌证

(1) 禁止直接照射眼睛、性腺部、孕妇腰腹部。

(2) 有出血倾向、高热、活动性结核、急性化脓性炎症、恶性肿瘤、光过敏患者等禁止照射。

【操作目的】

1. 通过红外线的热作用，使局部血管扩张、血液循环加快，加速炎性产物和血块的吸收及消散，具有局部抗感染、消肿的作用。

2. 通过红外线的热作用降低神经末梢的兴奋性，减轻局部疼痛。

【典型案例】

张某，女，27岁，G_2P_1，孕38周，昨日在会阴侧切术下自娩一重为3300 g的男婴，评9～10分，产时出血150 mL，胎盘胎膜娩出完整，会阴后联合处有Ⅰ度裂伤行修补术，产妇主诉会阴伤口疼痛，检查发现会阴侧切伤口有些红肿，遵医嘱行会阴红外线照射治疗。

【操作步骤及要点】

操作步骤及要点见表43.1。

表 43.1　操作步骤及要点

操作步骤	技术要点
1. 评估	
核对产妇姓名、住院号、腕带信息。询问产妇有无会阴肿胀、疼痛及行走困难等症状，检查会阴有无水肿、血肿，会阴伤口有无硬结及早期感染等征象。	
2. 准备	
(1) 产妇准备：排空膀胱，知晓操作的目的、意义、配合要点。	
(2) 环境准备：安静、整洁、温度适宜(调节室温为 24～26 ℃)，光线适宜，私密性好，关闭门窗。	
(3) 护士准备：着装规范，佩戴口罩，修剪指甲，清洁双手。	
(4) 用物准备：红外线烤灯 1 个、一次性康护垫、2 条大毛巾，必要时备屏风。	
3. 备齐物品，携至产妇床旁，再次核对产妇，解释说明取得合作，嘱其排尿	
4. 协助产妇仰卧于床上，头部稍垫高，双腿略屈曲稍分开，充分暴露会阴部，注意保暖	注意保护隐私。
5. 操作者站在产妇右侧，面向产妇头侧	
6. 会阴红外线照射(图 43.1)	
(1) 调节照射距离：将灯头移至距离会阴部 30～50 cm 处，打开开关，调节适当的灯距。 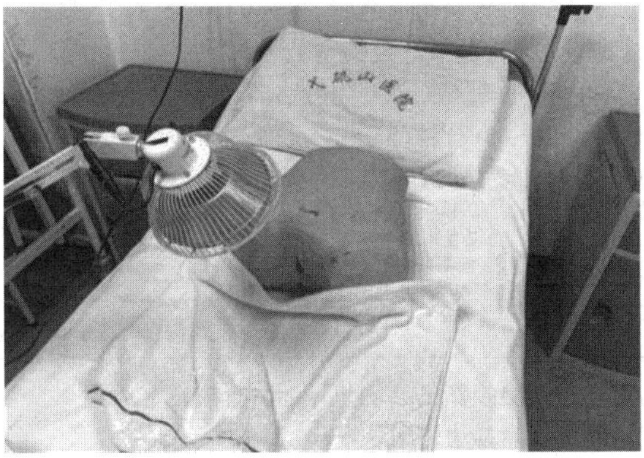 **图 43.1　会阴红外线照射操作** (2) 照射时间：每次照射时间为 20～30 分钟，每天照射 2 次。	根据产妇的主诉随时调节灯距，防止烫伤，照射过程中加强巡视，注意产妇有无头晕、心慌等现象，有异常及时停止照射。
7. 操作后处理	
(1) 协助产妇穿衣，撤去用物，更换新的会阴垫。 (2) 协助产妇取合适体位，整理床单位，有屏风者撤去屏风。 (3) 告知产妇照射情况，交代有关注意事项。 (4) 处理用物，洗手，记录。	

【评分标准】

会阴红外线照射评分标准见表 43.2。

表 43.2 会阴红外线照射评分标准

班级:________ 学号:________ 姓名:________ 得分:________

项目	具体内容	标准分	实得分
操作前准备(20 分)	评估与准备	20	
	(1) 评估产妇:核对产妇姓名、住院号及腕带信息(2 分);向产妇解释会阴红外线照射的目的,取得同意配合(4 分);了解产妇有无会阴肿胀、疼痛及行走困难等症状;检查会阴有无水肿、血肿,会阴伤口有无硬结及早期感染等征象(4 分)。 (2) 护士准备:着装规范,佩戴口罩,修剪指甲,清洁双手(4 分)。 (3) 环境准备:温湿度适宜、光线适中,私密性好,关闭门窗(2 分)。 (4) 用物准备:红外线烤灯、一次性康护垫、大毛巾、必要时备屏风(2 分)。		
操作过程(70 分)	1. 产妇准备及体位的选择	10	
	(1) 备齐物品,携至产妇床旁,再次核对产妇,解释说明取得合作,嘱其排尿(5 分)。 (2) 协助产妇仰卧于床上,头部稍垫高,双腿略屈曲稍分开暴露会阴部,注意保暖(5 分)。		
	2. 操作者站位	2	
	检查者站在产妇右侧进行检查,面向产妇头侧(2 分)。		
	3. 会阴红外线照射方法	42	
	(1) 产妇臀下垫一次性康护垫(5 分)。 (2) 双腿盖上大毛巾(5 分)。 (3) 调节照射距离,将灯头移至距离会阴 30～50 cm 处,打开开关(5 分)。 (4) 根据产妇自我感觉再次调节灯距(5 分)。 (5) 向产妇说明注意事项,嘱产妇不要随意移动身体,以免发生烫伤(5 分)。 (6) 每次照射时间为 20～30 分钟(5 分)。 (7) 照射中,加强巡视,注意产妇有无头晕、心慌等现象,有异常及时停止照射(6 分)。 (8) 随时评价照射的效果,观察会阴局部皮肤有无发红、水泡、灼痛等异常现象,为产妇提供必要的生活护理(6 分)。		
	4. 操作后处理	16	
	(1) 治疗结束,协助产妇更换新的会阴垫,取合适体位(4 分)。 (2) 整理床单位,有屏风者撤去屏风(4 分)。 (3) 向产妇说明照射情况,交代有关注意事项(4 分)。 (4) 处理用物(2 分),洗手,记录照射情况及时间(2 分)。		
总体评价(10 分)	1. 操作质量	4	
	动作正确规范(2 分),操作熟练,沉稳有序(2 分)。		
	2. 人文关怀	2	
	(1) 操作中动作轻柔,注意与产妇的沟通交流,态度和蔼,关心爱护产妇(1 分)。 (2) 操作中注意产妇保暖,注意保护产妇隐私(1 分)。		
	3. 理论回答	4	
	理论回答正确(4 分)。		
总分	100	总得分	

【注意事项】

1. 操作时注意保暖,关好门窗,室温不可过低,注意保护产妇的隐私。

2. 照射治疗前,向产妇讲明注意事项,嘱产妇不要随意移动身体,以免发生烫伤。

3. 照射过程中,应加强巡视,注意产妇有无头晕、心悸等现象,会阴局部皮肤有无发红水疱、灼痛的异常现象,必要时停止照射。

4. 严格掌握照射距离及照射时间,照射距离为30～50 cm,每次照射时间为20～30分钟,每日照射2次。

5. 随时评价会阴红外线照射的效果,并为产妇提供适当的生活护理。

【健康教育指导】

1. 告知产妇会阴红外线照射的目的及操作方法。

2. 指导产妇做好会阴护理,预防会阴切口感染。

【思考题】

1. 会阴红外线照射的注意事项有哪些?

2. 会阴红外线照射的照射距离是多少?

3. 会阴红外线照射每次需要多长时间?

第6章　新生儿护理常用实训

实训44　新生儿体格检查

【学习目标】

1. 知识目标:

(1) 识记:① 能陈述新生儿体格检查的目的。② 能陈述新生儿体格检查的内容及方法。

(2) 理解:① 能理解新生儿体格检查的意义。② 能理解根据新生儿的身心特点情况,灵活调整检查顺序。

(3) 运用:运用所学的知识和护理程序,通过体格检查发现新生儿危重情况或遗传疾病及先天畸形等。

2. 能力目标:能灵活运用所学的知识对新生儿进行正确的体格检查,并判断准确。

3. 素质目标:具有爱心、耐心、同理心,培养学生对生命的敬畏,珍惜生命,热爱生活。

【知识准备】

1. 新生儿体格检查内容包括体重、身长、头部、面部、颈肩部、胸部、腹部、四肢、皮肤、神经系统。通过检查可以了解新生儿的发育情况和健康状况。

2. 体重是身体各器官、组织及体液的总重量,是反映儿童生长发育和营养的重要指标。我国男婴平均出生体重为 3.33±0.4 kg,女婴平均出生体重为 3.24±0.4 kg。部分新生儿在生后数天会出现生理性体重下降,一般下降原有体重的3%～9%,多在生后3～4日达到最低点,至第7～10日恢复到出生时水平。

3. 身长是从头顶到足底的长度,测量时新生儿取仰卧位,新生儿出生时身长平均为50 cm。

4. 头部主要检查头围、囟门大小,以及囟门与骨缝闭合情况来衡量颅骨的发育。头围指经眉弓上方、枕后结节绕头1周的长度,是反映儿童脑发育的一个重要指标。出生时头围平均可达34 cm,头围过小常提示脑发育不良,见于小头畸形,头围过大或增长过快提示脑积水、脑肿瘤的可能性。前囟大小为对边中点的连线长度,出生时为1.5～2 cm,最迟2岁闭合,后囟出生时很小或已闭合,最迟6～8周闭合。

5. 胸围指沿乳头下缘水平环绕胸1周的长度,反映胸廓、背部肌肉、皮下脂肪及肺的发育程度,出生时平均为32 cm。

【操作目的】

1. 通过体格检查获得新生儿生长发育的资料。
2. 通过体格检查识别新生儿病理生理情况。
3. 发现新生儿危重情况或遗传疾病及先天畸形等。

【典型案例】

王某之子，为足月自然分娩新生儿，出生 Apgar 评分 9～10 分，体重为 3000 g，现生后第 3 天，今随母出院，予体格检查完善病历。

【操作步骤及要点】

操作步骤及要点见表 44.1。

表 44.1　操作步骤及要点

操作步骤	技术要点
1. 评估	
核对新生儿母亲姓名、住院号、手脚双腕带信息，并与家属确认，评估新生儿情绪和生命体征情况，向家长解释体格检查的目的。	
2. 准备	
(1) 助产士准备：衣帽整洁，修剪指甲，去除手上饰品，洗手并温暖双手。 (2) 环境准备：安静、整洁，关闭门窗，调节室温为 24～26 ℃。 (3) 新生儿准备：情绪平稳，生命体征正常，尿不湿清洁。 (4) 物品准备：保温台、体重秤、卷尺、听诊器。	
3. 一般检查	
称体重(图 44.1)，测量身长(图 44.2)，测量头围(图 44.3)。 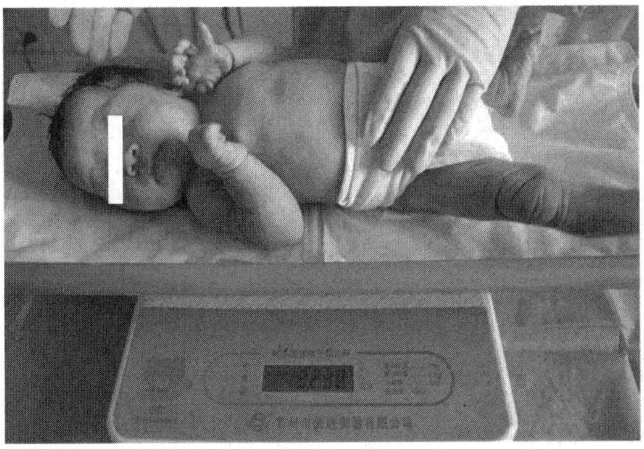 **图 44.1　称体重**	体重秤铺垫单后置零，新生儿测出的数值需减去尿不湿重量，操作者不能离开新生儿。

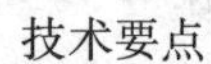
续表

操作步骤	技术要点
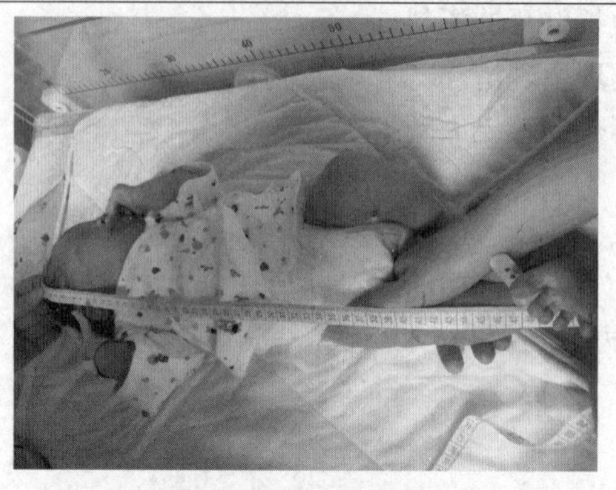 图 44.2　测量身长 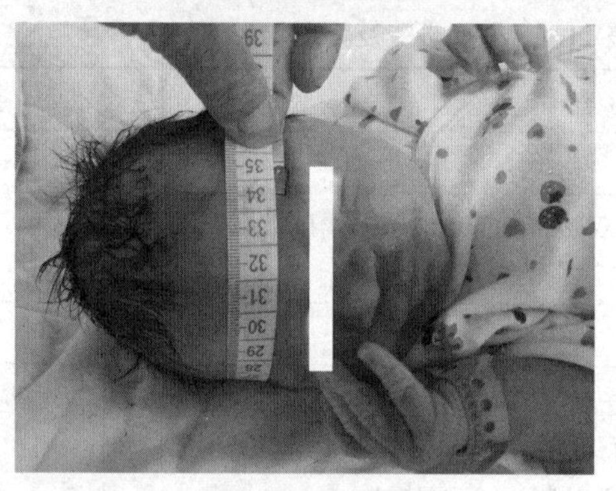 图 44.3　测量头围	
4. 头面部	
(1) 检查头颅大小和形状。 (2) 检查囟门(图 44.4):注意前囟大小和紧张度,是否隆起或凹陷。 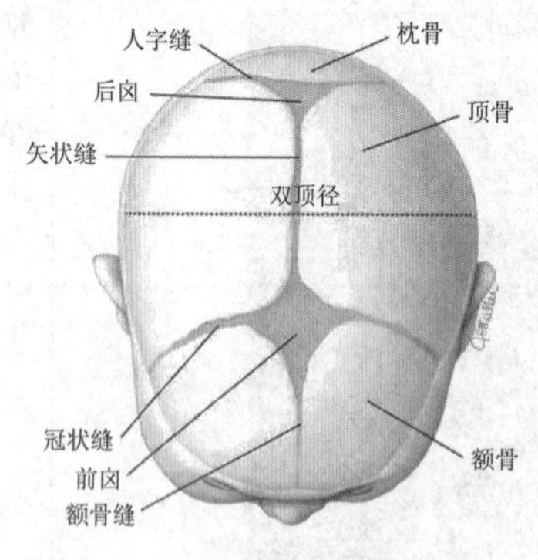 图 44.4　囟门 (3) 检查面部:观察面颊颜色,是否有瘀斑、痣、皮疹,有无特殊面容。 (4) 检查眼耳鼻部:注意眼睑有无水肿、眼球是否突出、结膜是否充血、巩膜是否黄染、瞳孔的大小和对光反射;注意外耳道有无畸形、分泌物,提耳时是否有疼痛表现;鼻翼有无扇动,有无鼻腔分泌物、鼻塞等。 (5) 检查口腔:观察口唇颜色是否苍白、发绀,口腔黏膜有无溃疡、鹅口疮,口腔有无畸形等。	(1) 注意有无小头畸形或头颅过大(先天性脑积水),有无产瘤和头皮血肿。 (2) 前囟的大小因人而异较大,一般为 2 cm × 2 cm(取对角线),前囟应平坦,张力不高,有时可见(血管)搏动。 (3) 前囟是判断新生儿有无颅内压增高、脑积水、失水等的重要窗口。

续表

操作步骤	技术要点
5. 皮肤(图44.5)	
观察新生儿皮肤颜色,有无红斑、苍白、黄疸、皮疹、出血点等。 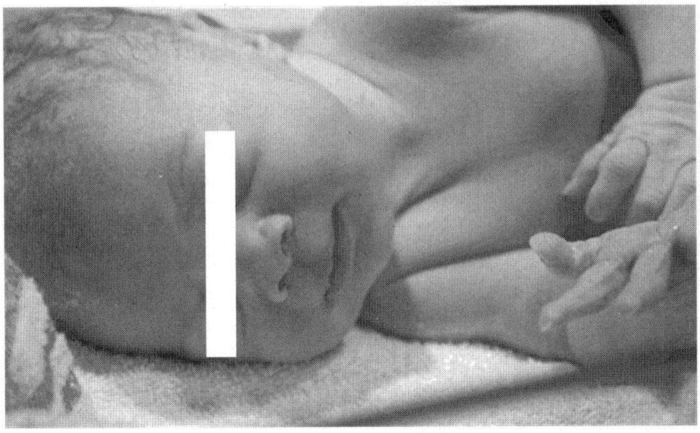 图44.5 新生儿皮肤	(1) 新生儿出生后全身有一层薄薄的淡黄色胎脂,除腋下、腹股沟、颈部等皮肤皱褶处外,其余处不必擦去,可防止体温散失,注意颈部、腋窝及腹股沟褶皱处皮肤有无糜烂或脓疱。 (2) 新生儿皮下坏疽见于骶尾部,易被遗漏。
6. 颈部	
观察有无斜颈等畸形,有无颈抵抗等。	新生儿锁骨骨折是较常见的产伤,一般预后良好,应仔细检查有无骨擦音。
7. 胸部	
(1) 检查胸廓:是否对称,有无畸形,肋间隙是否凹陷,有无"三凹征"等。 (2) 检查肺(图44.6):注意呼吸频率、节律,有无呼吸困难,听诊呼吸音是否正常,有无啰音等。 (3) 检查心脏:注意心前区是否隆起,心尖搏动是否移位;听诊心率、节律、心音,注意有无杂音等。 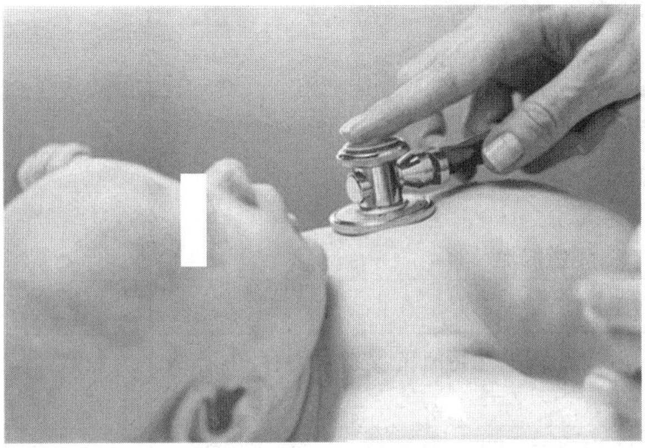 图44.6 听诊心肺	(1) 新生儿呼吸频率一般为40～60次/分,较不稳定,常出现一过性的快慢变化,哭闹或洗澡后可增快至80次/分左右,不属于异常。若持续超过60次/分,则是心肺功能不良的指征。 (2) 心脏检查前应予安抚或喂奶确保安静。
8. 腹部	

续表

操作步骤	技术要点
(1) 检查腹部外形(图 44.7):注意有无肠型,触诊腹壁紧张度,有无压痛、反跳痛,有无肿块等。 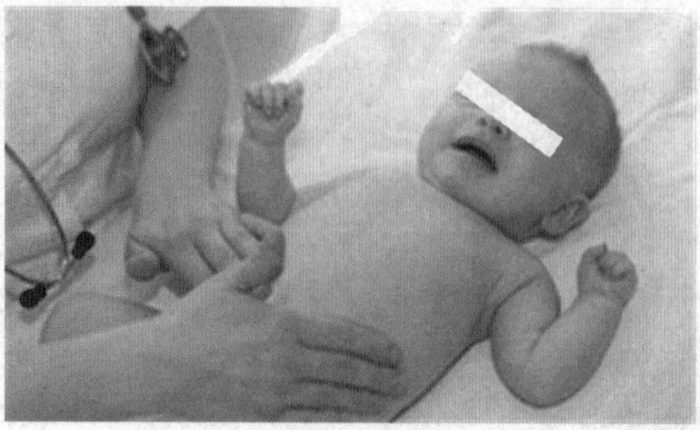 图 44.7　检查腹部 (2) 触诊肝脏、肾脏等内部脏器:在肋缘下 1～2 cm 处可触及肝脏,柔软无压痛。脾脏因易滑动,新生儿时而触及,时而触不到。在深部触诊时,可触及左侧肾脏,而右侧肾脏往往被肝脏遮挡不易触及。 (3) 检查脐部:注意脐带是否脱落,脐部有无分泌物或红肿等。	
9. 脊柱和四肢	
观察脊柱和四肢有无畸形,四肢的活动、肌张力,观察手、足指(趾)有无多指(趾)畸形。	检查时活动新生儿四肢,判断其肌张力和肌力。
10. 肛门和外生殖器	
(1) 检查外形,有无闭锁。 (2) 测量肛温(图 44.8)。 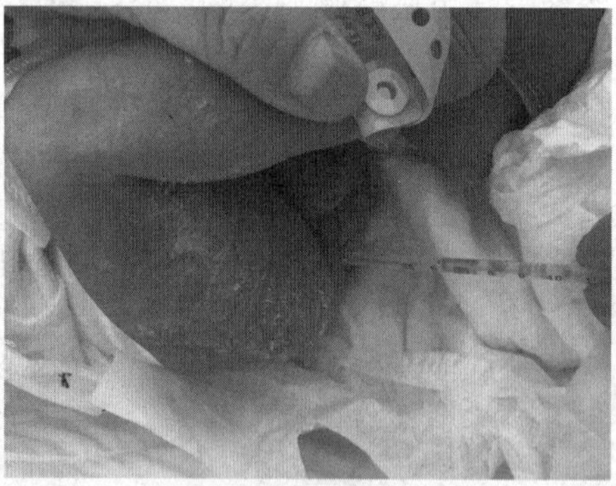 图 44.8　测量肛温	体检时发现的肛门异常主要是肛门闭锁和瘘管,新生儿第一次测体温要求使用肛表,如遇畸形可及时发现。
11. 神经系统	
观察神志、精神状态、面部表情等,检查新生儿特有的反射是否存在,如吸吮反射、握持反射等。	
12. 再次核对新生儿姓名、住院号、手脚双腕带信息	
13. 整理新生儿衣服,保暖,告知家属检查结果,交代注意事项	
14. 用物处置,洗手并记录	

【评分标准】

新生儿体格检查评分标准见表44.2。

表44.2　新生儿体格检查评分标准

班级:________　　学号:________　　姓名:________　　得分:________

<table>
<tr><th>项目</th><th>具体内容</th><th>标准分</th><th>实得分</th></tr>
<tr><td rowspan="2">操作前
准备
(20分)</td><td>评估与准备</td><td>20</td><td></td></tr>
<tr><td colspan="3">(1) 评估新生儿:核对新生儿母亲姓名、住院号及手脚双腕带信息(2分);了解新生儿出生时评分、母亲有无合并症及并发症、羊水颜色(2分);与家属沟通,取得配合(2分)。
(2) 助产士准备:衣帽整洁(2分),修剪指甲,去除手上饰品(2分),洗手并温暖双手(2分)。
(3) 环境准备:安静、整洁(2分),关闭门窗,温湿度适宜(2分)。
(4) 物品准备:保温台、体重秤、卷尺、听诊器(4分)。</td></tr>
<tr><td rowspan="8">操作
过程
(70分)</td><td>1. 新生儿准备及身份核对</td><td>8</td><td></td></tr>
<tr><td colspan="3">(1) 携用物置于保温台旁(2分)。
(2) 核对新生儿姓名、住院号及手脚双腕带信息(4分)。
(3) 解开新生儿衣服(2分)。</td></tr>
<tr><td>2. 体格检查</td><td>50</td><td></td></tr>
<tr><td colspan="3">(1) 测量体重、身长、头围(6分)。
(2) 检查头部,观察头颅大小和形状,前后囟门大小和紧张度,检查面颊颜色,眼耳鼻部有无畸形、分泌物等(6分)。
(3) 观察皮肤颜色,有无红斑、苍白、黄疸、皮疹、出血点等(5分)。
(4) 观察有无斜颈等畸形,有无颈抵抗等(5分)。
(5) 检查胸廓的外形,呼吸的频率、节律,给予心肺听诊(6分)。
(6) 检查腹部外形,触诊肝脏、肾脏等内部脏器,注意脐带是否脱落,脐部有无分娩物及红肿等(5分)。
(7) 检查脊柱和四肢活动、肌张力,检查手指和脚趾的数量及指甲覆盖情况(5分)。
(8) 检查外生殖器和肛门外形、有无闭锁、分泌物等,测量肛温(6分)。
(9) 观察新生儿神志、精神状态,检查特有的反射是否存在,如吸吮反射、握持反射等(6分)。</td></tr>
<tr><td>3. 整理衣物,健康教育</td><td>8</td><td></td></tr>
<tr><td colspan="3">(1) 检查结束,再次核对新生儿手脚双腕带信息(2分)。
(2) 整理新生儿衣服,注意保暖(2分),
(3) 告知家属检查结果,交代有关注意事项(4分)。</td></tr>
<tr><td>4. 操作后处置</td><td>4</td><td></td></tr>
<tr><td colspan="3">用物处置(2分),洗手(1分),记录(1分)。</td></tr>
</table>

续表

项目	具体内容	标准分	实得分
总体评价（10分）	1. 操作质量	4	
	操作熟练(2分)，动作规范(2分)。		
	2. 人文关怀	2	
	动作轻柔，用力得当，有爱伤观念，与新生儿有沟通(1分)，注意保暖(1分)。		
	3. 理论回答	4	
	理论回答正确(4分)。		
总分	100	总得分	

【注意事项】

1. 环境温度适宜，操作时注意保暖，关好门窗。

2. 体格检查的顺序灵活掌握，可根据新生儿当时的情况调整，新生儿安静时先进行心肺听诊、腹部触诊、数呼吸脉搏，因这些检查易受哭闹的影响；头部、皮肤、四肢等容易观察到的部位则随时检查；口腔、眼结合膜、角膜等对新生儿刺激大的检查应放在最后进行。在急诊时，首先检查重要的生命体征以及与疾病损伤有关的部位。

3. 检查尽可能迅速，动作轻柔，并注意观察新生儿病情的变化。检查过程中既要全面仔细，又要注意保暖，不要过多暴露身体部位以免着凉，操作者双手保持温暖，冬天听诊器胸件等应先温暖。

4. 新生儿免疫力弱，易感染疾病，要注意防止院内感染，检查前后洗手，听诊器应消毒。

5. 部分女婴生后5～7天阴道可见血性分泌物，可持续1周，称假月经，多自行消退，一般不必处理。

【健康教育指导】

1. 告知家属新生儿体格检查的目的及方法。

2. 告知家属新生儿常见的几种特殊生理状态。

3. 指导家属正确识别新生儿常见的异常情况及初步处理。

【思考题】

1. 新生儿体格检查的主要内容包括哪些？

2. 新生儿有哪些常见的特殊生理状态？

3. 新生儿生理性黄疸的特点是什么？

实训45 新生儿预防接种

【学习目标】

1. 知识目标：

(1) 识记：① 能陈述新生儿预防接种的目的及方法。② 能陈述新生儿预防接种的操作要点。

(2) 理解：能理解新生儿预防接种的禁忌证和接种注意事项。

(3) 运用：运用所学的知识和护理程序，对新生儿进行免疫规划程序指导。

2. 能力目标：能灵活运用所学的知识，正确评估新生儿需要接种的疫苗，并能利用所学技能准确实施接种。

3. 素质目标：具有爱心和责任心，做事细心，爱伤观念强，和新生儿有语言和目光的交流，具有高度的职业责任感和慎独精神。

【知识准备】

1. 新生儿预防接种包括接种乙肝疫苗和卡介苗。

2. 新生儿乙肝疫苗第1针在出生后24小时内注射，1个月及6个月后注射第2、3针，剂量为10 μg/支或5 μg/支，注射部位为上臂三角肌肌肉。新生儿也可在大腿前外侧肌肉接种。乙型肝炎疫苗为提纯的乙肝表面抗原，在乙型肝炎疫苗接种后不良反应较少，主要为红肿、发热等。

3. 正常新生儿出生后24小时内应预防接种卡介苗，注射部位：左上臂三角肌外下缘，接种途径：皮内注射，接种剂量：0.1 mL。卡介苗是一种减毒活菌疫苗，其接种部位、深浅度以及剂量均规定非常严格，接种过量及过深都有可能导致局部脓肿、淋巴结肿大甚至溃疡、溃疡长期不愈合，甚至导致新生儿全身性的结核性疾病，严重影响其生命健康。

4. 需排除以下不适宜接种情况：

(1) 禁忌证：严重心、肝、肾疾病及急性传染病、活动期结核；脑发育不正常、颅脑损伤史、癫痫；严重营养不良、先天性免疫缺陷，正在使用免疫抑制剂；哮喘、荨麻疹等过敏体质；Apgar评分≤7分，严重畸形者，生命体征不稳定，接种部位皮肤破损者。

(2) 暂缓接种者：各种皮炎、化脓性皮肤病、严重湿疹；轻度低热，体温>37 ℃或有淋巴结肿大；严重咳嗽；如新生儿体重不满2500 g不予接种乙肝疫苗，待婴儿净重达2500 g才可接种；如早产儿、难产儿、出生体重不满2500 g、有明显先天畸形、出生时有严重窒息、有吸入性肺炎、发热或腹泻时均暂时不能接种卡介苗，待身体恢复后才可接种。

5. 主动免疫和被动免疫：HBsAg阴性母亲所生的新生儿，即于出生后24小时内、1个月、6个月各接种一次乙肝疫苗，每次剂量如用重组酵母乙型肝炎疫苗均为5 μg，如用中国仓鼠卵母细胞(CHO)乙型肝炎疫苗10 μg，共3次。HBsAg阳性或者HBsAg/HBeAg双阳性母亲所生的新生儿，即联合应用特异性高效价免疫球蛋白HBIG(乙型肝炎免疫球蛋白)和乙型肝炎疫苗，可使95%的HBsAg/HBeAg双阳性母亲所生的新生儿受到保护。

【操作目的】

1. 通过接种疫苗使新生儿获得相应传染病的免疫力，是传染病免疫预防的具体实施。

2. 通过给新生儿注射乙肝疫苗和乙型肝炎免疫球蛋白，阻断 HBsAg 阳性母亲的母婴传播。

【典型案例】

周某，女，29 岁，预产期 2023 年 5 月 1 日，妊娠期的产前检查示：妊娠合并糖尿病。于 5 月 8 日 9:00 开始出现规律下腹疼痛，14:00 宫口开大 2 cm 行分娩镇痛，于 20:00 在会阴保护下娩出一重为 2980 g 的女婴，Apgar 评分 9～10 分，第二日护士需要给新生儿进行预防接种。

【操作步骤及要点】

操作步骤及要点见表 45.1。

表 45.1　操作步骤及要点

操作步骤	技术要点
1. 评估	
了解产妇及家属对接种疫苗的认知程度、心理反应，产妇的一般情况；询问孕产史和孕周，重点了解有无妊娠合并症和并发症；评估新生儿出生体重、Apgar 评分，接种部位有无损伤皮疹等接种禁忌证。	
2. 准备	
(1) 新生儿准备：新生儿家属了解预防接种的目的、过程和注意事项，并了解如何配合操作。 (2) 环境准备：接种场所温度适宜，光线充足，符合无菌要求。接种及抢救物品摆放有序。 (3) 助产士准备：着装规范，佩戴口罩，修剪指甲，清洁双手，寒冷季节应注意温暖双手。 (4) 物品准备：新生儿模型、无菌巾、无菌棉签、75%乙醇、弯盘、利器盒、1 mL 注射器、无菌手套、药液（乙肝疫苗、乙型肝炎免疫球蛋白、卡介苗注射液以及配套的灭菌注射用水）。	接种操作前严格实行“三查七对”制度：“三查”是指检查受种者健康状况和接种禁忌证，查对注射器和疫苗外观、批号和有效期；“七对”是指核对受种者姓名、年龄、疫苗品名、规格、剂量、接种部位、接种途径。
3. 双人核对医嘱，备齐用物，协同家属将新生儿推至婴儿注射室	对有接种禁忌证者，应及时告知家属及监护人，并及时发放未接种证明。
4. 双人核对新生儿腕带、床头卡、疫苗信息（包括疫苗名称、剂型、剂量，查看疫苗包装、生产日期及有效期等），向家属解释操作目的，以取得配合	
5. 将新生儿放置在婴儿注射台上	
6. 接种疫苗	

续表

<table>
<tr><th>操作步骤</th><th>技术要点</th></tr>
<tr><td>
(1) 乙肝疫苗的接种(图 45.1)：
① 选择注射部位：右上臂三角肌或大腿前部外侧肌肉。
② 取出疫苗，充分摇匀，放置等待，再次核对新生儿信息，协助新生儿摆好右侧卧位，暴露注射部位。
③ 戴手套，75%乙醇消毒皮肤，待干，再次查对已抽好的药液并排尽空气。
④ 接种人员左手绷紧皮肤，右手持注射器与皮肤呈 30°～40°，快速刺入针头的 1/3～2/3，固定针栓，抽动活塞无回血，缓慢注入药液，注射完毕用消毒干棉签按压片刻。
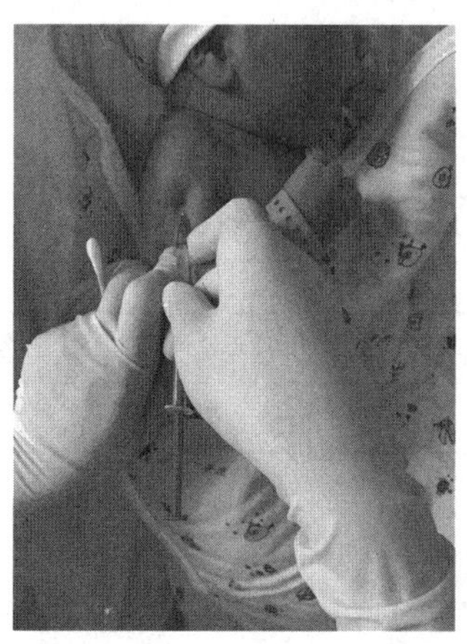
图 45.1　接种乙肝疫苗
(2) 卡介苗的接种(图 45.2)：
① 选择注射部位：左上臂三角肌下端外缘皮内。
② 用一次性注射器吸取 0.5 mL 注射用水，加入冻干粉卡介苗安瓿内，静置 1 分钟，震动安瓿 1 分钟，使疫苗充分稀释。
③ 再次核对新生儿信息，协助取左侧卧位，摆好体位，暴露注射部位。
④ 戴手套，75%乙醇消毒皮肤，待干，再次查对已抽好的药液并排尽空气。
⑤ 接种人员左手绷紧皮肤，右手持注射器与皮肤呈 5°，将针头快速刺入皮内，放平注射器，固定针栓，注入药液 0.1 mL，局部形成直径 2～3 mm 皮丘，顺时针方向旋转针头 180°拔针，棉签按压片刻。
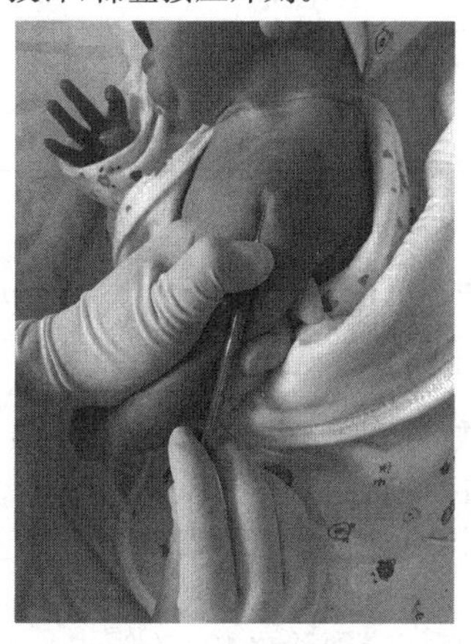
图 45.2　接种卡介苗
</td><td>
注射时注意局部皮肤变化，如有微小硬块，一般 1～2 天后自行消失；接种时间：出生后 24 小时、1 个月、6 个月各接种一次。
卡介苗接种时间：出生后 24 小时内。
</td></tr>
</table>

续表

操作步骤	技术要点
7. 注射完毕，将新生儿穿好衣物，安置好新生儿，观察30分钟后无不良反应送至产妇床边，再次核对，向产妇及家属详细交代接种后的反应及注意事项	
8. 处理用物，洗手，填写疫苗接种登记本，电脑核验疫苗信息并发放疫苗接种凭证	卡介苗为低度毒性活结核分枝杆菌，多余的菌苗应焚烧处理，不可乱丢。

【评分标准】

新生儿预防接种评分标准见表45.2。

表45.2　新生儿预防接种评分标准

班级：________　学号：________　姓名：________　得分：________

项目	具体内容	标准分	实得分
操作前准备（20分）	评估与准备	20	
	(1) 新生儿评估：核对新生儿姓名、住院号及手脚双腕带信息（2分）；评估新生儿健康状况是否符合接种要求（4分）。 (2) 助产士准备：着装规范，佩戴口罩，修剪指甲，清洁双手，寒冷季节应注意温暖双手（4分）。 (3) 环境准备：接种场所温湿度适宜，光线充足，符合无菌要求（4分）。 (4) 物品准备：新生儿模型、无菌巾、棉签、75%乙醇、无菌手套、1 mL注射器、弯盘、利器盒、药液（乙肝疫苗、乙型肝炎免疫球蛋白、卡介苗注射液以及配套的灭菌注射用水）以及肾上腺素等抢救药品（6分）。		
操作过程（70分）	1. 核对医嘱、疫苗信息	10	
	(1) 核对医嘱（2分）。 (2) 协同家属将新生儿推至婴儿注射室（2分）。 (3) 双人核对新生儿腕带、床头卡、疫苗信息（包括疫苗名称、剂型、剂量，查看疫苗包装、生产日期及有效期等）（4分），向家属解释操作目的，以取得配合（2分）。		
	2. 将新生儿放置婴儿注射台或床上	2	
	3. 疫苗接种	48	
	(1) 乙肝疫苗的接种： ① 选择注射部位：右上臂三角肌或大腿前部外侧肌肉（4分）。 ② 取出疫苗，充分摇匀，放置等待（2分），再次核对新生儿信息，协助新生儿摆好右侧卧位，暴露注射部位（2分）。 ③ 戴手套，75%乙醇消毒皮肤，待干，再次查对已抽好的药液并排尽空气（4分）。 ④ 接种人员左手绷紧皮肤，右手持注射器与皮肤呈30°～40°，快速刺入针头的1/3～2/3，固定针栓，抽动活塞无回血，缓慢注入药液，注射完毕用消毒干棉签按压片刻（10分）。 (2) 卡介苗的接种： ① 选择注射部位：左上臂三角肌下端外缘皮内（4分）。		

续表

项目	具体内容	标准分	实得分
	② 用一次性注射器吸取0.5 mL注射用水，加入冻干粉卡介苗安瓿内，静置1分钟，震动安瓿，使疫苗充分稀释(4分)。 ③ 再次核对新生儿信息，协助取左侧卧位，摆好体位，暴露注射部位(4分)。 ④ 戴手套，75%乙醇消毒皮肤，待干，再次查对已抽好的药液并排尽空气(4分)。 ⑤ 接种人员左手绷紧皮肤，右手持注射器与皮肤呈5°，将针头快速刺入皮内，放平注射器，固定针栓，注入药液0.1 mL，局部形成直径2～3 mm皮丘，顺时针方向旋转针头180°拔针，棉签轻按片刻(10分)。		
	4. 健康教育	4	
	(1) 注射完毕，将新生儿穿好衣物，安置好新生儿，观察30分钟后无不良反应送至产妇床边(2分)。 (2) 再次核对，向产妇及家属详细交代接种后的反应及注意事项(2分)。		
	5. 操作后处理	6	
	处理用物(2分)，洗手(2分)，填写疫苗接种登记本，电脑核验疫苗信息并发放疫苗接种凭证(2分)。		
总体评价(10分)	1. 操作质量	4	
	动作正确规范，操作熟练，沉稳有序，处置符合要求(4分)。		
	2. 人文关怀	2	
	(1) 操作中动作轻柔，与家属的沟通交流有效，态度和蔼，关心爱护新生儿(1分)。 (2) 操作中注意新生儿保暖(1分)。		
	3. 理论回答	4	
	理论回答正确(4分)。		
总分	100	总得分	

【注意事项】

1. 严格遵守无菌操作原则，接种用具需一人一针一筒，用后先消毒后清洁处理。

2. 对于不能接种或者暂缓接种的新生儿，要对其家属做好解释工作以取得理解和配合。

3. 同时接种2种疫苗时，应该分别接种于不同部位。卡介苗一般接种在左侧上臂。

4. 接种场所要备好抢救物品，疫苗接种完毕，要现场观察30分钟。

5. 卡介苗应保存在阴凉处(2～8 ℃)，安瓿打开应在30分钟内用完，不可在阳光下接种，否则影响效果。

6. 卡介苗接种后，即便卡痕未形成，也不予补种。

7. 卡介苗接种时忌用碘酒消毒，以免影响对局部反应的观察。

8. 卡介苗接种时注意进针的角度和深度，以针头斜面全部进入皮下即可，以免将药液注入皮下引起局部淋巴结肿大和糜烂。

9. 卡介苗为低度毒性活结核分枝杆菌，多余的菌苗应焚烧处理，不可乱丢。注射器和空安瓿丢入利器盒统一回收销毁。

10. 新生儿接种卡介苗时间应在出生后24小时内完成，如出生2个月后才接种，应在接种前做结核菌素试验，阴性者方可接种。

11. 新生儿卡介苗接种后不良反应：一般疫苗接种后2天，接种部位皮肤的红肿会自行消失；约2个星期后注射部位出现红肿硬块，有时转化为白色脓包，经过2个月左右愈合后会留下卡痕，属正常现象。如接种后注射部位发生严重化脓或腋窝淋巴结肿大，不要自行处理，可来院进行咨询检查。

【健康教育指导】

1. 告知新生儿家属乙肝疫苗正常的免疫接种程序。
2. 告知新生儿家属卡介苗接种的注意事项以及后期护理。

【思考题】

1. 疫苗接种的过敏反应有哪些？如何处理？
2. 卡介苗接种完毕，剩余活苗如何处理？
3. 母亲乙肝表面抗原阳性的新生儿该如何接种？

实训 46　新生儿沐浴

【学习目标】

1. 知识目标：

(1) 识记：能陈述新生儿沐浴的目的。

(2) 理解：能理解新生儿沐浴过程中的观察要点和注意事项。

(3) 运用：能运用所学的知识和护理程序，掌握新生儿沐浴的基本方法。

2. 能力目标：能运用所学的知识对新生儿进行有效的沐浴，并能进行正确的观察和护理。

3. 素质目标：具有爱心和耐心，做事细心，跟新生儿有语言交流，态度和蔼，语言温柔，充满对新生儿的关爱。

【知识准备】

1. 新生儿是指自出生后脐带结扎起至生后 28 天内的婴儿。新生儿沐浴是新生儿护理的一项基础护理操作。沐浴主要有两种方法：盆浴和淋浴。本节将以盆浴为例进行操作学习。

2. 在沐浴过程中，护士应有充分的爱心和责任心，细心、耐心地对待每个新生儿，在沐浴护理中把爱传递给新生儿，让其有一个安全舒适的沐浴过程。

3. 掌握新生儿发育和喂养的特点，能够正确选择沐浴时机，对沐浴中发生的意外情况能够及时应急。

【操作目的】

1. 通过沐浴，可以清洁新生儿皮肤，促进舒适，预防皮肤感染。

2. 通过沐浴，可以活动新生儿肢体，有利于全身血液循环，促进新生儿生长发育，达到增强体质的作用。

3. 通过沐浴，观察新生儿全身情况，及时发现异常。

4. 通过沐浴，改善新生儿睡眠。

【典型案例】

赵某之女，2023 年 5 月 2 日 18:30 出生，体重为 3200 g，Apgar 评分 10 分，出生后 20 小时，晨间查体后给予新生儿沐浴护理。

【操作步骤及要点】

操作步骤及要点见表 46.1。

表 46.1　操作步骤及要点

操作步骤	技术要点
1. 评估	
(1) 新生儿日龄、喂养、排泄情况、精神状态等。 (2) 新生儿皮肤情况、清洁程度及有无破损。 (3) 新生儿脐带有无脱落，脐部有无异常。	
2. 准备	
(1) 新生儿准备：无疲倦、饥饿、烦躁等。	一般在哺乳后 1 小时、睡前进行。
(2) 护士准备：着装规范，佩戴口罩，修剪指甲，取下手上饰品，清洁双手，寒冷季节应注意温暖双手。	
(3) 环境准备：安静、整洁、关闭门窗，调节室内温度为 26～28 ℃。	
(4) 物品准备：沐浴盆、水温计、沐浴液、大毛巾、小毛巾、婴儿换洗衣物、纸尿裤、体重秤。	
3. 备齐物品，携至产妇床旁，解释说明取得合作	
4. 沐浴盆中水量为 1/2～2/3 满，水温计测量水温为 38～40 ℃	先放冷水，再放热水。
5. 解开包被，再次核对新生儿信息，检查手、脚腕带，核对妈妈姓名、住院号及腕带信息	寒冷季节操作者应注意温暖双手；严格核对新生儿信息，避免发生错误。
6. 脱去新生儿衣服及纸尿裤	若有粪便，应先清洁干净。
7. 以左手托住新生儿头部，手臂环抱其背部，将新生儿下肢夹在左侧腋下，用左手拇指及中指分别将两侧耳郭折向上方掩盖住外耳道，先用浸湿的小毛巾擦洗眼睛及脸部(图 46.1)，再挤少量洗发液于手心，搓出泡沫后轻轻按摩头部(图 46.2)，清水洗净后擦干头部水分。 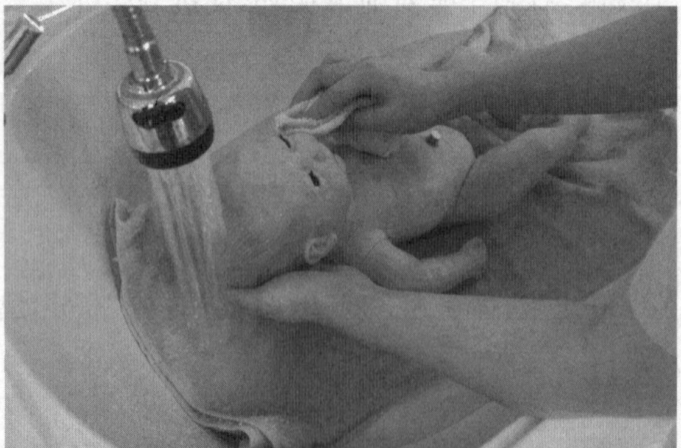 **图 46.1　擦洗眼睛及脸部**	防止水流入耳内，引起中耳炎。由内往外擦洗眼睛，同时更换毛巾角，洗脸不用肥皂或沐浴液；勿按压新生儿前囟；勿堵塞新生儿口鼻；及时擦干头部水分，避免感冒着凉。

续表

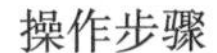操作步骤	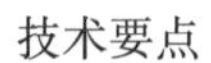技术要点
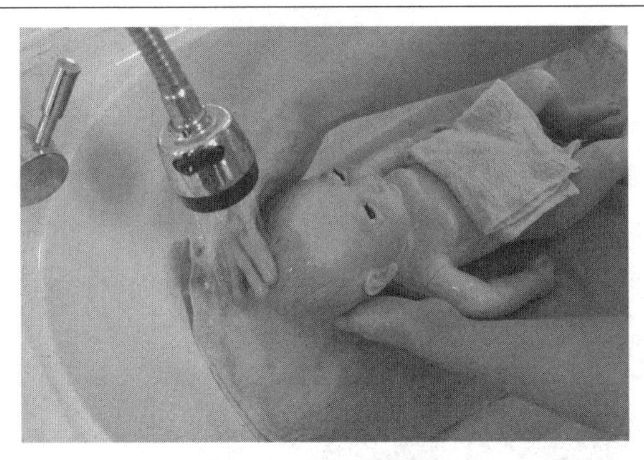 图 46.2　轻轻按摩头部	
8. 浴盆中放入少量沐浴露，并轻轻混匀	
9. 左手插入新生儿左侧腋下，握住其左肩及手臂(图 46.3)，右手托住新生儿臀部放入盆中，取半坐姿势，依次清洗颈部、腋下(图 46.4)、上肢、手、胸腹部、下肢、脚、腹股沟、会阴 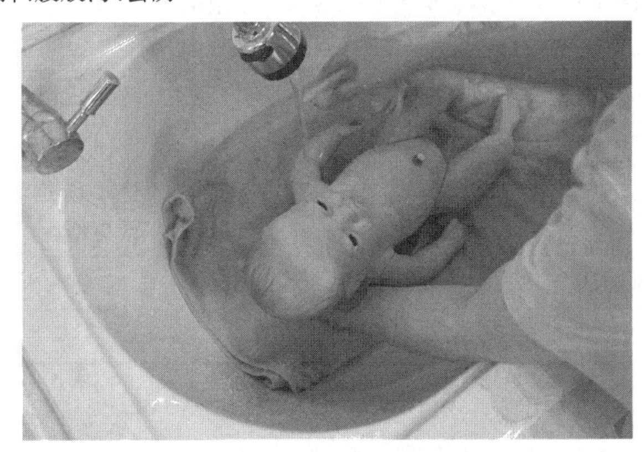 图 46.3　左手握住新生儿左肩及手臂 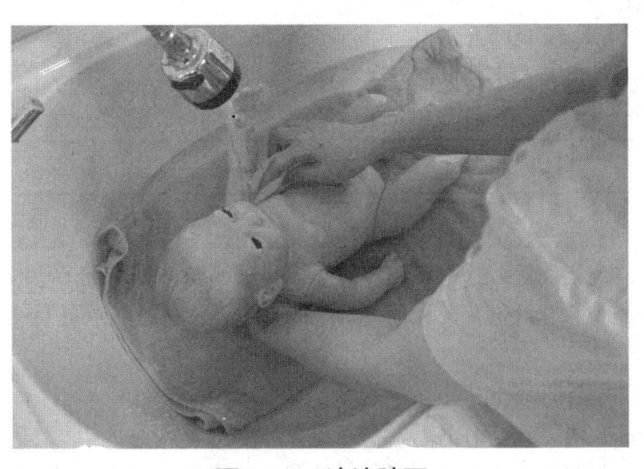 图 46.4　清洗腋下	清洗外生殖器时，遵循由前往后的顺序，男宝宝注意清洁阴囊皱褶处皮肤及骶尾部。

续表

操作步骤	技术要点
10. 以右手从后握住新生儿左肩关节及左手臂腋下，让其头、胸靠在右手臂上，然后清洗背部及臀部(图 46.5) **图 46.5　清洗背部及臀部**	
11. 沐浴后，握双脚，左手托住左肩及腋窝处，迅速将新生儿抱至沐浴台上，用大毛巾包裹，擦干全身水分	
12. 检查新生儿皮肤，再次核对新生儿身份，称体重	
13. 脐部护理，左手绷紧脐部周围皮肤，右手持 75%乙醇棉签消毒脐根部，根据需要做好臀部护理	
14. 有皱褶处涂爽身粉，兜尿布，穿衣服，包好包被	
15. 核对手脚双腕带，并与床头卡核对无误后将新生儿置侧卧位放回婴儿车中	若腕带丢失或字迹不清楚者及时补戴或更新。
16. 新生儿抱给母亲并再次核对确认	
17. 整理用物，洗手，签字、记录	

【评分标准】

新生儿沐浴评分标准见表 46.2。

表 46.2　新生儿沐浴评分标准

班级：________　学号：________　姓名：________　得分：________

项目	具体内容	标准分	实得分
操作前准备(20分)	评估与准备	20	
	(1) 评估新生儿：核对新生儿的手脚腕带信息(2 分)；向产妇解释新生儿沐浴的目的，取得同意配合(4 分)；了解新生儿有无疲倦、饥饿、烦躁等，一般在哺乳后 1 小时，睡前进行(4 分)。 (2) 护士准备：衣帽整洁，修剪指甲，洗手、戴口罩(2 分)。 (3) 环境准备：整洁、明亮，关闭门窗，温湿度适宜(4 分)。 (4) 物品准备：沐浴盆(盆内水温调为 38～40 ℃)、水温计、沐浴液、大毛巾、小毛巾、婴儿换洗衣物、纸尿裤、体重秤(4 分)。		

续表

项目	具体内容	标准分	实得分
操作过程（70分）	1. 新生儿沐浴前准备	8	
	(1) 备齐物品，携至产妇床旁，再次核对产妇信息，解释说明取得合作(2分)。 (2) 沐浴盆中水量为1/2～2/3满，水温计测量水温为38～40 ℃(2分)。 (3) 解开新生儿包被，再次核对婴儿信息，检查手、脚双腕带，核对妈妈姓名、住院号(2分)。 (4) 脱去新生儿衣服及纸尿裤，若有粪便，应先清洁干净(2分)。		
	2. 沐浴操作方法	44	
	(1) 以左手托住新生儿头部，手臂环抱其背部，将新生儿下肢夹在左侧腋下，用左手拇指及中指分别将两侧耳郭折向上方掩盖住外耳道，先用小毛巾擦洗眼睛及脸部，再挤少量洗发液于手心，搓出泡沫后轻轻按摩头部，清水洗净后擦干头部水分(8分)。 (2) 浴盆中放入少量沐浴露，并轻轻混匀(6分)。 (3) 左手插入新生儿左侧腋下，握住其左肩及手臂，右手托住新生儿臀部放入盆中，取半坐姿势，依次清洗颈部、腋下、上肢、胸腹部、外生殖器、下肢(8分)。 (4) 以右手从后握住新生儿左肩关节及左手臂腋下，让其头、胸靠在右手臂上，然后清洗背部及臀部(8分)。 (5) 洗毕用大毛巾擦干全身(4分)。 (6) 观察皮肤，活动有无异常(4分)，称体重(2分)。 (7) 脐部护理，左手绷紧脐部周围皮肤，右手持75%乙醇棉签消毒脐根部，根据需要做好臀部护理(4分)。		
	3. 健康教育	10	
	(1) 核对新生儿手脚腕带，并与床头卡核对无误后将新生儿放回婴儿车中(3分)。 (2) 为新生儿穿衣，包好包被，戴帽子，并置侧卧位(3分)。 (3) 交代产妇有关注意事项(4分)。		
	4. 操作后处置	6	
	(1) 整理用物(2分)，洗手(2分)， (2) 记录新生儿体重，排尿、便次数以及新生儿皮肤情况(2分)。		
总体评价（10分）	1. 操作质量	4	
	动作正确规范(2分)，操作轻柔、熟练，沉稳有序(2分)。		
	2. 人文关怀	2	
	(1) 操作中动作轻柔，与新生儿有语言沟通，语气轻柔，关心爱护新生儿(1分)。 (2) 操作中注意新生儿保暖，防止受凉(1分)。		
	3. 理论回答	4	
	理论回答正确(4分)。		
总分	100	总得分	

【注意事项】

1. 操作前调节好室温、水温，关好门窗，保持手部清洁及温暖，去除手上饰品。

2. 避免在新生儿疲倦、饥饿、烦躁等情况下进行沐浴，一般在哺乳后1小时、睡前进行。

3. 沐浴时，护士应注意观察新生儿面色、呼吸、皮肤(有无破损、脓点、红疹)及肢体活动情况，有异常时要及时汇报医生处理。

4. 沐浴时要时刻注意新生儿安全，不可离开新生儿，动作应轻柔迅速，避免消耗新生儿体力，防止意外发生。

5. 对新生儿，冬季一般每周洗澡1～3次即可，夏季可根据环境温度及出汗情况调整洗澡频率。

【健康教育指导】

1. 告知产妇新生儿沐浴的目的及方法。

2. 指导产妇及家属掌握新生儿沐浴的方法要领。

3. 告知产妇及家属新生儿沐浴的注意事项。

【思考题】

1. 新生儿沐浴的室温及水温多少为宜？

2. 新生儿沐浴在什么情况下不宜进行？

3. 新生儿沐浴的注意事项有哪些？

实训47　新生儿股外侧肌内注射

【学习目标】

1. 知识目标：

(1) 识记：能陈述新生儿股外侧肌内注射部位硬结的预防及处理。

(2) 理解：① 能理解新生儿股外侧肌内注射的目的及方法。② 能理解新生儿股外侧肌内注射的意义。

(3) 运用：运用所学知识正确进行新生儿股外侧肌内注射操作。

2. 能力目标：能灵活运用所学的知识对新生儿进行正确的新生儿股外侧肌内注射。

3. 素质目标：具有爱心和耐心，做事细心，具有职业责任感和专业认同感，具有爱伤、爱婴观念，尊重生命，关爱生命。

【知识准备】

1. 股外侧肌内注射定位：将髂前上棘至股骨外侧髁连线分为三等份，其中间段即股外侧肌肉注射的安全区，该区上界一般距髂前上棘3～3.5 cm，下界一般距髌骨上缘2.8～3.2 cm，在股外侧中段部位为最宜。此处肌肉的筋膜薄，大血管、神经干通过少，安全可靠，注射范围广，适用于多次注射和新生儿注射。

2. 注射器与针头的选择：根据药液黏稠度、刺激性强弱及药量等选择合适的注射器；对于注射药量不足1 mL者可选择1 mL注射器，1 mL注射器针柄长度为1.8 cm左右，不易导致进针过深，针头较细对组织的损伤较小，适合新生儿。

3. 合适的体位：新生儿肌注时采用侧卧屈体位，即两上肢屈曲交叉于胸前，能使其感觉安全、舒适。

【操作目的】

1. 需迅速达到药效、不能或不宜经口服给药时采用。

2. 不宜或不能作静脉注射，要求比皮下注射更迅速发生疗效者。

【典型案例】

周某，女，29岁，于2023年4月15日15:20娩出一女婴，Apgar评分10分，体重为2350 g，为预防新生儿出血的风险，医嘱予该新生儿维生素K_1 2 mg肌肉注射，请值班助产士予以执行医嘱。

【操作步骤及要点】

操作步骤及要点见表47.1。

表 47.1　操作步骤及要点

操作步骤	技术要点
1. 评估	
评估病情及治疗情况，注射部位皮肤及肌肉组织状况，新生儿意识状态、肢体活动能力，母亲对给药计划的了解、认识程度及合作程度。	
2. 准备	
(1) 新生儿准备：新生儿母亲了解注射的目的、方法、注意事项、配合要点、药物作用及其副作用。	
(2) 环境准备：安静、整洁、温湿度适宜(调节室内温度为 22～24 ℃、湿度为 50%～60%)，关闭门窗。	
(3) 护士准备：着装规范，佩戴口罩，修剪指甲，清洁双手，寒冷季节应注意温暖双手。	
(4) 用物准备：新生儿治疗单、1 mL 注射器、注射药物、75%乙醇、棉签、弯盘、利器盒。	
3. 备齐物品，携至产妇床旁，再次核对新生儿，向家属解释说明取得合作	操作前查对。
4. 按医嘱正确抽取药液，遵守无菌操作	
5. 松开包被(图 47.1)，脱去一侧裤腿 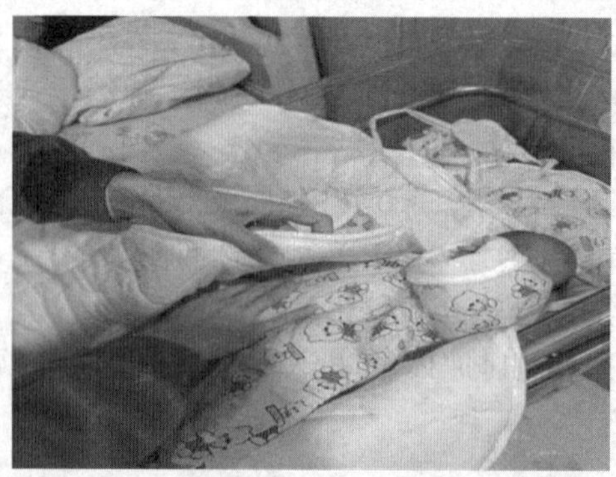 图 47.1　打开包被	
6. 侧卧(图 47.2)，正确暴露注射部位。 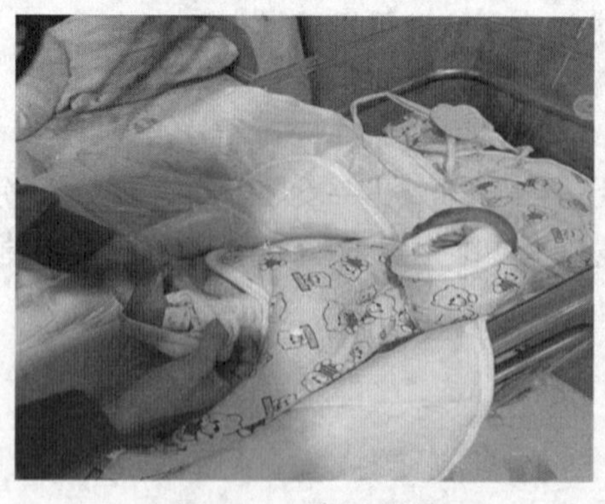 图 47.2　取侧卧位	

续表

操作步骤	技术要点
7. 定位(图47.3):两食指分别在新生儿髂前上棘至股骨外侧髁连线,再以两拇指将连线截成相对均衡的三等份,中段宽约1.5 cm处为注射部位 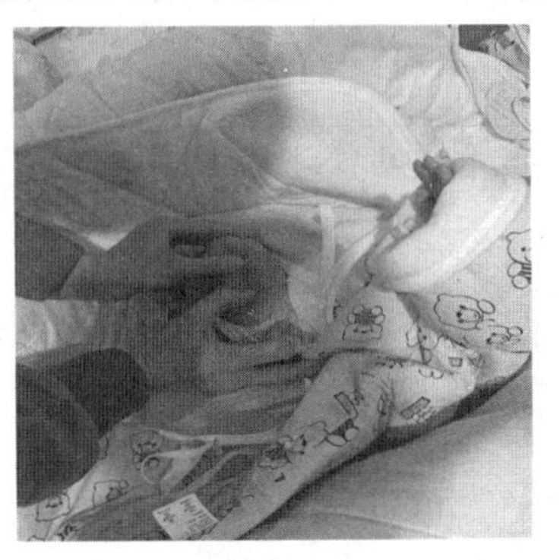 **图47.3　定位**	不可在炎症、瘢痕、硬结、皮肤受损处进针;需长期注射的患儿,应经常更换注射部位。
8. 消毒(图47.4):常规消毒皮肤,待干 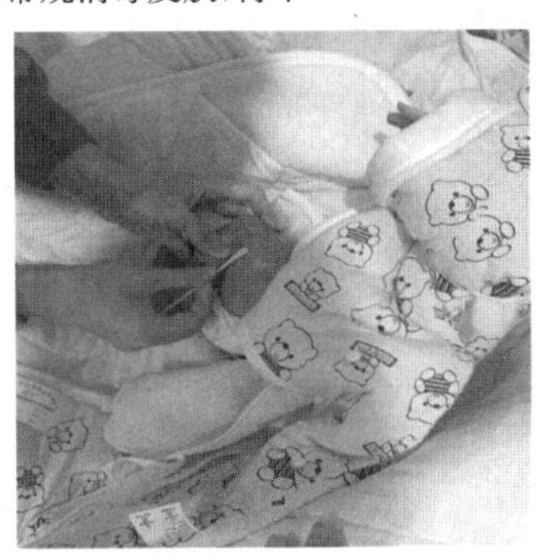 **图47.4　75%乙醇消毒**	
9. 再次核对,排尽注射器内空气	操作中查对;排气时防止药液浪费。
10. 固定:左手固定膝关节,绷紧皮肤,右手拇指和食指持针至连线的中下段交界处以45°角斜行进针,注射时针头向头部方向,进针深度:针梗的2/3或1/2(4号半针头),右手余三指固定新生儿膝关节处(图47.5) 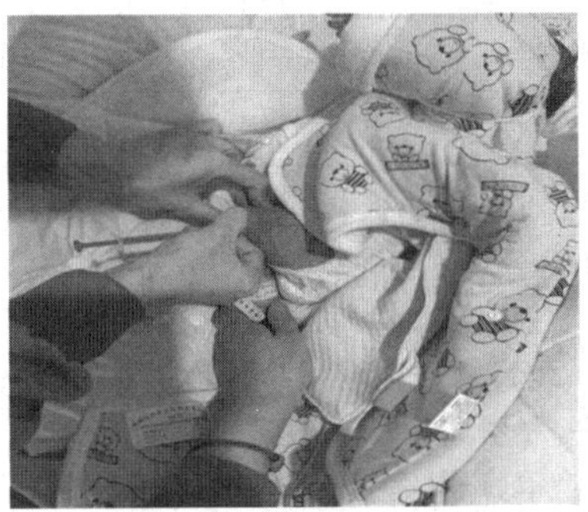 **图47.5　左手固定,右手进针**	切勿将针头全部刺入,以防针梗从根部衔接处折断,难以取出。

续表

操作步骤	技术要点
11. 注入药液:左手抽动活塞无回血,缓慢注药	进针后、注射药液前,务必检查有无回血,确保针头未刺入血管内。
12. 注射完毕:干棉签竖行按压针眼处,快速拔针,按压片刻,再次核对(图 47.6) 图 47.6 拔针按压	操作后再次查对。
13. 穿衣,取侧卧位,整理床单位	
14. 所用物品按消毒隔离制度处理	对一次性物品按规定处理。
15. 洗手,做好记录	记录注射时间、药物名称、浓度、剂量、新生儿的反应。

【评分标准】

新生儿股外侧肌内注射评分标准见表 47.2。

表 47.2 新生儿股外侧肌内注射评分标准

班级:________ 学号:________ 姓名:________ 得分:________

项目	具体内容	标准分	实得分
	评估与准备	20	
操作前准备(20 分)	(1) 评估新生儿:核对新生儿与产妇姓名、住院号及腕带信息(2 分);向产妇解释肌内注射的目的,取得同意配合(2 分);了解病情及治疗情况(2 分);评估注射部位皮肤及肌肉组织状况,新生儿意识状态、肢体活动能力(2 分)。 (2) 护士准备:衣帽整洁(2 分),修剪指甲,洗手,戴口罩(2 分)。 (3) 环境准备:整齐、明亮、私密性良好、温度适宜(2 分)。 (4) 物品准备:新生儿治疗单、1 mL 注射器、注射药物、棉签、75%乙醇、弯盘、利器盒(6 分)。		

续表

项目	具体内容	标准分	实得分
操作过程（70分）	1. 新生儿准备及体位的选择	10	
	(1) 按医嘱抽取药液(2分)，遵守无菌操作(2分)。 (2) 备齐物品，携至患者床旁，再次核对新生儿，向产妇解释说明取得合作(2分)。 (3) 松开包被，脱去一侧裤腿(2分)，侧卧，正确暴露注射部位(2分)。		
	2. 定位	10	
	两食指分别在新生儿髂前上棘至股骨外侧髁两点连线，再以两拇指将连线截成相对均衡的三等份，中段宽约1.5 cm处为注射部位(10分)。		
	3. 固定	28	
	(1) 常规消毒皮肤(2分)，待干(2分)。 (2) 再次核对(2分)，排尽空气(2分)。 (3) 左手固定膝关节，绷紧皮肤(5分)，右手拇指和食指持针至连线的中下段交界处以45°角进针(5分)，注射时针头指向头部方向(5分)。 (4) 进针深度：针梗的2/3或1/2(4号半针头)，右手余三指固定新生儿膝关节处(5分)。		
	4. 注入药液	10	
	(1) 左手抽动活塞无回血(2分)，缓慢注药(2分)。 (2) 注射完毕，干棉签竖行轻压针刺处(2分)，快速拔针(2分)，按压片刻(2分)。		
	5. 整理床单位，健康教育	8	
	(1) 注射完毕，穿衣，取合适体位(2分)。 (2) 整理床单位(2分)，跟家长交代有关注意事项(4分)。		
	6. 操作后处置	4	
	处理用物(2分)，洗手，记录(2分)。		
总体评价（10分）	1. 操作质量	4	
	动作正确规范(2分)，操作熟练，沉稳有序(2分)。		
	2. 人文关怀	2	
	(1) 操作中动作轻柔，态度和蔼，关心爱护新生儿(1分)。 (2) 操作中注意保暖(1分)。		
	3. 理论回答	4	
	理论回答正确(4分)。		
总分	100	总得分	

【注意事项】

1. 严格执行查对制度和无菌操作原则。

2. 两种或两种以上药物同时注射时，注意配伍禁忌。

3. 注射过程中，应严格按照规范的卧位、定位、持针的手法、进针的方向、进针角度、进针的深度、固定的手法、竖行按压的操作步骤进行操作。

4. 对需长期注射者，应交替更换注射部位，并选用细长针头，以避免或减少硬结的发生。

【健康教育指导】

1. 告知产妇及家属新生儿股外侧肌内注射的目的及方法。
2. 当出现局部硬结时，教会家属正确的处理方法。

【思考题】

1. 新生儿股外侧肌内注射的定位是如何选取的？
2. 进行新生儿股外侧肌内注射时应严格执行哪 8 个步骤？

实训48　新生儿游泳

【学习目标】

1. 知识目标:
(1) 识记:① 能陈述新生儿游泳的目的和方法。② 能陈述新生儿游泳的意义。
(2) 理解:能理解新生儿游泳过程中的观察要点和注意事项。
(3) 运用:运用所学的知识和护理程序,实施新生儿游泳操作。
2. 能力目标:能运用所学的知识熟练进行新生儿游泳的操作,并能进行正确的观察和有效的护理,保障新生儿的安全。
3. 素质目标:具有爱心和耐心,做事细心,态度和蔼,语言温和,和新生儿有语言沟通,充满爱意,具有人文关怀的服务品质。

【知识准备】

1. 婴儿游泳是指1岁内的婴儿在专业护理人员或经过专门培训人员的看护和游泳专用保护圈的保护下,在出生当天即可进行的一项特定的、阶段性的人类水中早期保健活动。婴儿游泳对于0～1岁婴儿的家庭而言,投入不大,获益较多。婴儿游泳越早越好,贵在持之以恒。
2. 新生儿游泳的适应证
(1) 足月正常新生儿。
(2) 32～36周分娩的早产儿、低体重儿(体重为2000～2500 g),住院期间无须特殊处理者。
3. 新生儿游泳的禁忌证
(1) 新生儿Apgar<8分者。
(2) 体重小于2000 g、胎龄小于34周的早产儿。
(3) 脐部有感染的新生儿。
(4) 注射疫苗后至少72小时后方可洗澡或游泳。
(5) 心肺功能不良的患儿。
(6) 正在患其他严重疾病,有新生儿并发症,正在治疗者。

【操作目的】

1. 通过游泳促进新生儿肠蠕动,有利于胎便早排。
2. 通过水的压力、温度来锻炼身体,提高机体免疫力及抗寒能力。
3. 游泳能够刺激新生儿的运动和感觉,促进脑神经发育,提高其运动协调能力及环境感知能力。
4. 游泳训练可有效促进新生儿被动肌力和主动肌力的增强,促进新生儿肌肉骨骼的生长,增强心肺功能,培养锻炼新生儿身体各部位良好的协调性。

5. 通过游泳，改善新生儿睡眠。

6. 游泳可激发新生儿大脑潜能，有利于智商、情商发展。

【典型案例】

赵某之女，出生时体重为3200 g，Apgar评分10分。今出生后第三天，晨间查体后给予新生儿游泳。

【操作步骤及要点】

操作步骤及要点见表48.1。

表48.1 操作步骤及要点

操作步骤	技术要点
1. 评估	
(1) 新生儿日龄、喂养和排泄情况、精神状态等。 (2) 新生儿皮肤情况、清洁程度及有无破损。 (3) 新生儿脐部情况。	
2. 准备	
(1) 新生儿准备：无疲倦、饥饿、烦躁等，心情愉悦，生命体征平稳。	一般在哺乳前或后1小时、睡前进行。
(2) 护士准备：着装规范，佩戴口罩，修剪指甲，取下手上饰品，清洁双手，寒冷季节应注意温暖双手。	
(3) 环境准备：安静、整洁、关闭门窗，室温和水温适宜(调节室内温度为26～28 ℃、水温为38～42 ℃)。放一些轻柔的音乐。	
(4) 物品准备：游泳池、一次性薄膜水袋、游泳圈、大毛巾、婴儿换洗衣物、纸尿裤、水温计。	
3. 入水前 (1) 备齐物品，和家长解释说明取得合作。 (2) 核对新生儿身份。 (3) 游泳池内套好一次性薄膜水袋，保证水袋为一人一袋。备水，测水温。再将游泳池内加入温水，水温调为38～42 ℃。	先放冷水，再放热水；泳池中水深大于50 cm，以新生儿脚底不触及池底为宜。
4. 入水 (1) 解开新生儿包被，再次核对新生儿信息，检查手、脚腕带，核对母亲床号、姓名、住院号。 (2) 沐浴台上脱去新生儿衣服，脐带未脱落前需要贴防水脐贴。 (3) 双人协助，一人托住新生儿头颈(图48.1)，一人套泳圈(游泳圈内空气≥90%)(图48.2)，扣好卡扣(图48.3)。 (4) 套好泳圈后，一手紧握新生儿左肩，一手紧握左大腿靠近腹股沟处，轻轻放入水中(图48.4、图48.5)。	若有粪便，应先清洁干净；泳圈套好后要检查下颌是否在预设槽内；检查泳圈的松紧，以成人食指能伸进一个指头为宜。

续表

操作步骤	技术要点 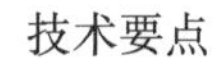
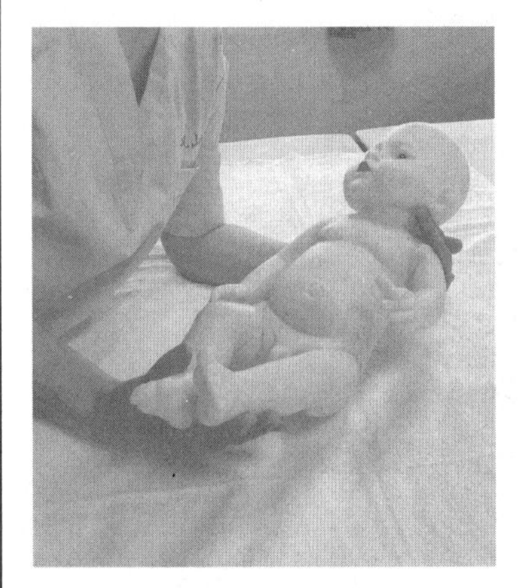 图 48.1　托头颈 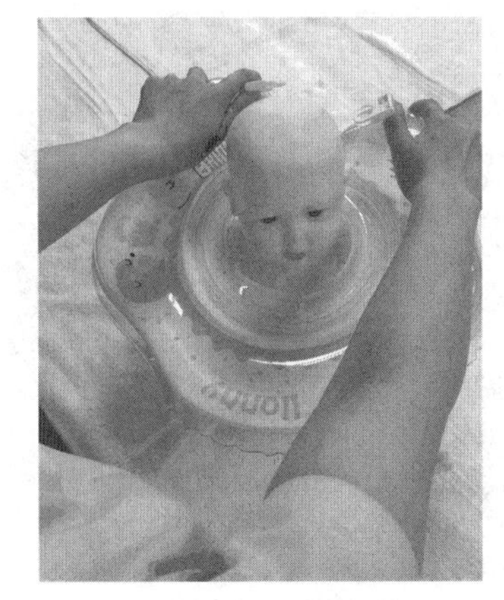 图 48.2　套圈 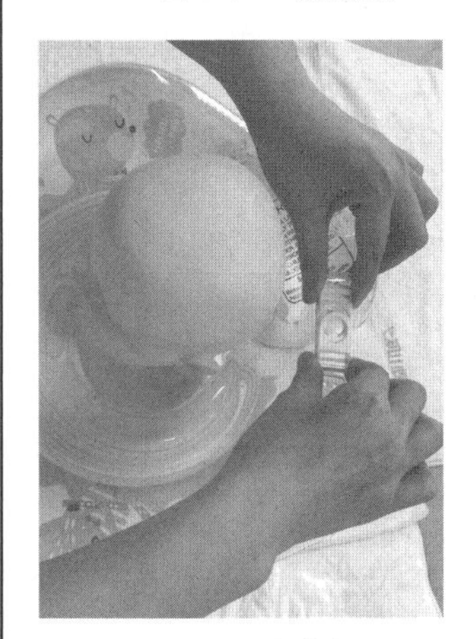 图 48.3　上卡扣 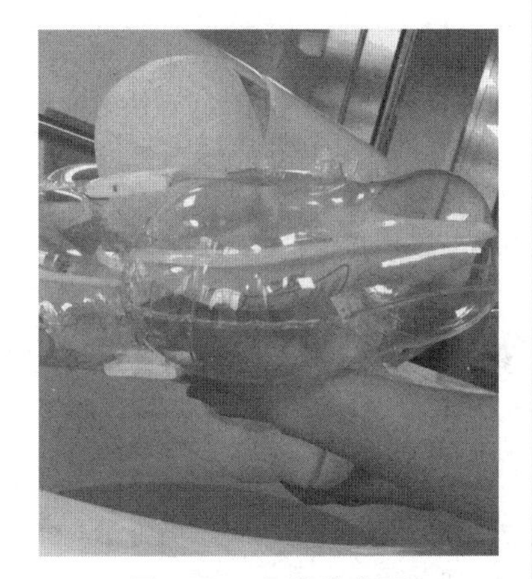 图 48.4　入泳池背面 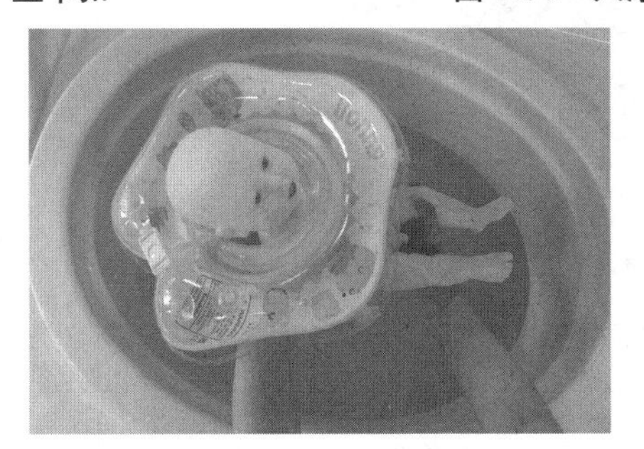 图 48.5　入水池正面	
5. 游泳(图 48.6) (1) 时间以 10～15 分钟为宜。 (2) 游泳过程中和新生儿多沟通交流，并严密监护。	寒冷季节操作者应注意温暖双手；护理人员不可离开，保持在半臂之内；当新生儿出现面色苍白、哭闹不止等不适应情况时停止游泳。

续表

操作步骤	技术要点
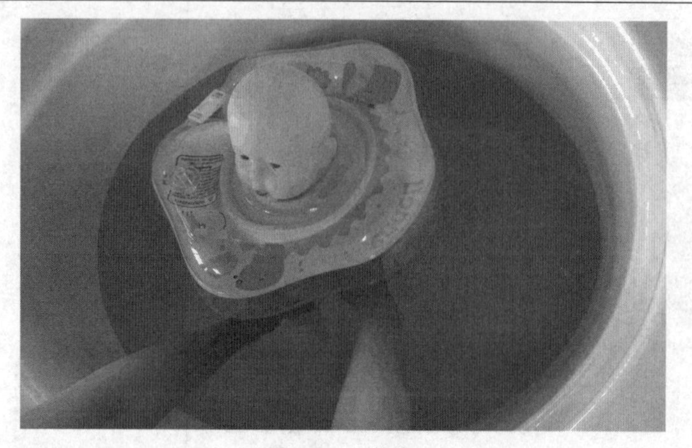 图 48.6 游泳	
6. 出水(图 48.7) (1) 一人用双手从新生儿两腋窝下托住双臂,轻快地抱出水池,另一人取下颈圈。 (2) 立即用大浴巾包裹。 (3) 根据需要洗头洗澡,脐部消毒,再次核对新生儿身份,兜尿不湿,穿好衣裤。 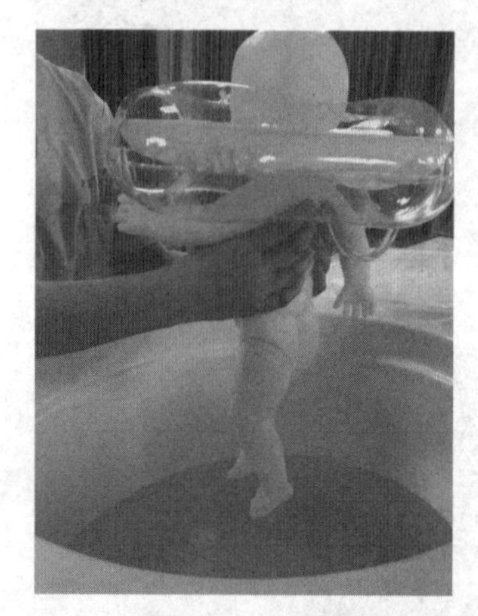 图 48.7 出水池	注意动作轻柔,注意保暖。
7. 整理用物,洗手,签字,记录	

【评分标准】

新生儿游泳评分标准见表 48.2。

表48.2　新生儿游泳评分标准

班级：________　学号：________　姓名：________　得分：________

项目	具体内容	标准分	实得分
操作前准备（20分）	准备与评估	20	
	(1) 评估新生儿：核对产妇的姓名、住院号，核对新生儿的手脚腕带信息（2分）；向产妇解释新生儿游泳的目的，取得同意配合（4分）；了解新生儿生命体征是否平稳，有无疲倦、饥饿、烦躁等，一般在哺乳前或后1小时、睡前进行（4分）。 (2) 护士准备：衣帽整洁，修剪指甲，洗手，戴口罩（2分）。 (3) 环境准备：整洁、明亮，关闭门窗，温度调为26～28 ℃（4分）。 (4) 物品准备：游泳池、一次性塑料袋、游泳圈、大毛巾、婴儿换洗衣物、纸尿裤、水温计（4分）。		
操作过程（70分）	1. 新生儿游泳前准备	8	
	(1) 备齐物品，解释说明取得合作（2分）。 (2) 备水，测水温，水温计测量水温为38～42 ℃（3分）。 (3) 泳池中水深大于50 cm，以新生儿脚底不触及池底为宜（3分）。		
	2. 新生儿游泳操作方法	46	
	(1) 解开新生儿包被，再次核对新生儿信息，检查手、脚腕带，核对母亲姓名、住院号（4分）。 (2) 脱去新生儿衣服及纸尿裤，若有粪便，应先清洁干净（2分）。脐带未脱落前需要贴防水脐贴（2分）。 (3) 双人协助，一人托住新生儿头颈，一人套泳圈，扣好卡扣（4分）。泳圈套好后要检查下颌是否在预设槽内检查泳圈的松紧，以成人食指能伸进为宜（4分）。 (4) 套好泳圈后，一手紧握新生儿左肩，一手紧握左大腿靠近腹股沟处，轻轻放入水中（8分）。 (5) 游泳过程中和新生儿多沟通交流，并严密监护，时间10～15分钟为宜（6分）。 (6) 游泳结束，一人用双手从新生儿两腋窝下托住双臂，轻快地抱出水池，另一人取下颈圈（8分）。 (7) 立即用大浴巾包裹（2分）。 (8) 根据需要洗头洗澡，脐部消毒护理（2分）。 (9) 再次核对新生儿身份，穿好尿不湿及衣裤（4分）。		
	3. 健康教育	10	
	(1) 核对新生儿手脚腕带，并与床头卡核对无误后将新生儿放回婴儿车中（3分）。 (2) 为新生儿包好包被，戴帽子，并置侧卧位（3分）。 (3) 交代产妇及家属有关注意事项（4分）。		
	4. 操作后处置	6	
	整理用物（2分），洗手（2分），做好记录（2分）。		

续表

<table>
<tr><th>项目</th><th colspan="2">具体内容</th><th>标准分</th><th>实得分</th></tr>
<tr><td rowspan="6">总体评价（10分）</td><td colspan="2">1. 操作质量</td><td>3</td><td></td></tr>
<tr><td colspan="4">动作正确规范（2分），操作轻柔、熟练，沉稳有序（1分）。</td></tr>
<tr><td colspan="2">2. 人文关怀</td><td>3</td><td></td></tr>
<tr><td colspan="4">（1）操作中动作轻柔，注意与宝宝的语言沟通互动，语气轻柔，关心爱护新生儿（1分）。
（2）操作过程中注意新生儿保暖，防止受凉（1分）。
（3）操作过程中注意观察新生儿面色，如有异常立即停止操作并做相应处理（1分）。</td></tr>
<tr><td colspan="2">3. 理论回答</td><td>4</td><td></td></tr>
<tr><td colspan="4">理论回答正确（4分）。</td></tr>
<tr><td>总分</td><td>100</td><td>总得分</td><td colspan="2"></td></tr>
</table>

【注意事项】

1. 操作时注意保暖，关好门窗，室温保持在26～28℃，水温在38～42℃。

2. 在新生儿游泳前要保持手部清洁及温暖。

3. 避免在新生儿疲倦、饥饿、烦躁等情况下进行沐浴，要求生命体征平稳，在哺乳前或后1小时、睡前进行。

4. 游泳时，护士应严密监护，保持在半臂距离，并注意观察新生儿面色、呼吸、肢体活动情况，有异常时要及时停止操作。

5. 游泳过程中，护士动作应轻柔，和新生儿有目光、语言、抚摸等交流。

6. 防止交叉感染，所有用物一人一用一消毒。

【健康教育指导】

1. 告知产妇及家属，新生儿在游泳时出现面色发绀或发白、哭闹不止等异常情况应停止游泳。

2. 指导产妇及家属新生儿游泳的方法要领。

【思考题】

1. 新生儿游泳的注意事项有哪些？

2. 什么情况下新生儿不宜游泳？

实训 49　新生儿脐部护理

【学习目标】

1. 知识目标：

(1) 识记：① 能陈述新生儿脐部护理的目的及方法。② 能陈述新生儿脐部护理的操作要点。

(2) 理解：① 能理解新生儿脐部护理的注意事项和健康教育指导内容。② 能理解新生儿脐炎的临床表现及处理。

(3) 运用：运用所学的知识和护理程序，依据新生儿脐部情况，正确予以脐部护理。

2. 能力目标：能灵活运用所学的知识对新生儿进行脐部护理，能判断脐部是否正常。

3. 素质目标：具有爱心和耐心，做事细心，态度和蔼，语言温和，充满对新生儿的爱意，具有职业责任感和专业认同感。

【知识准备】

1. 脐带是胎儿与母亲之间的主要纽带，新生儿出生后脐带经断脐后成为开放的伤口，是病原微生物入侵的主要门户。如处理不当，会导致脐炎的发生。

2. 脐炎是由于断脐时或出生后处理不当而被金黄色葡萄球菌、大肠埃希菌或溶血性链球菌等侵染脐部所致的局部炎症。

3. 新生儿脐炎的评定标准为：

(1) 轻度脐炎：指新生儿的脐轮与脐周出现轻度红肿，或伴有少量的浆液或脓性分泌物。

(2) 中度脐炎：指新生儿的脐轮与脐周呈中度红肿，并有脓液渗出，其出现哭闹、厌食、呕吐、腹胀和全身皮肤轻度黄染的现象。

(3) 重度脐炎：指新生儿脐部与脐周皮肤出现明显的红肿及发硬的现象，且伴有较多的脓性分泌物(通常有臭味)，或其出现全身症状。

【操作目的】

1. 保持脐部清洁，促进脐部干燥。

2. 预防新生儿脐炎的发生。

【典型案例】

5 床，吴某之子，出生后 2 天，住院号为 A356241，母婴同室。晨查房新生儿专科检查：神志清，面色红润，哭声响亮，四肢肌张力可，腹平软，脐带未脱落，残端可见少许渗血，无异味，肛温 36.5 ℃。请问该如何做好脐部护理？

【操作步骤及要点】

操作步骤及要点见表49.1。

表49.1 操作步骤及要点

操作步骤	技术要点
1. 评估	
核对产妇姓名、住院号及新生儿手脚双腕带信息，并与家属确认；评估新生儿脐带残端是否脱落，脐轮有无红肿，脐部有无渗液、渗血及异常气味，向家长解释脐部护理的目的。	
2. 准备	
(1) 新生儿准备：清洁臀部，更换尿不湿。	
(2) 环境准备：安静、安全，温度调为24～26℃、光线充足。	
(3) 助产士准备：着装规范，佩戴口罩，修剪指甲，清洁双手，寒冷季节应注意温暖双手。	
(4) 用物准备：75%乙醇、3%过氧化氢、棉签、镊子、弯盘。	
3. 备齐物品，携至新生儿床旁，再次核对，解释说明	
4. 暴露脐部，进行脐部护理	
5. 检查者站在新生儿右侧进行检查，面向新生儿头侧	
6. 脐部消毒	
(1) 打开包被，反折尿不湿，暴露脐部(图49.1)。 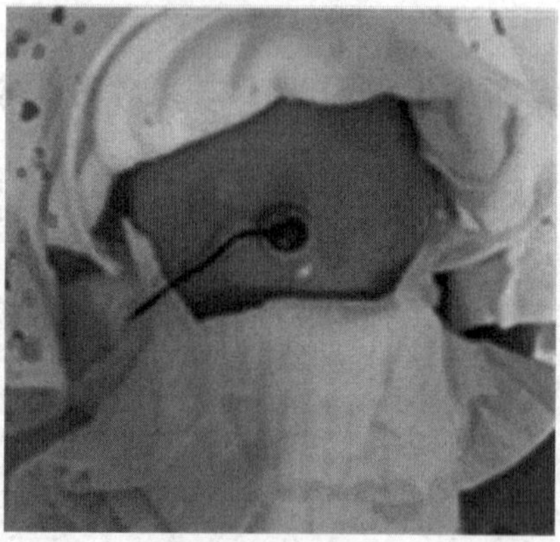 图49.1 暴露脐部	
(2) 用镊子夹住脐轮线，轻轻提起(图49.2)。 (3) 观察脐带是否干燥，是否有感染征象，如红、出血、潮湿、渗出物或恶臭味。	牵拉脐轮线，注意不可用力过大，以免造成新生儿损伤。

续表

操作步骤	技术要点
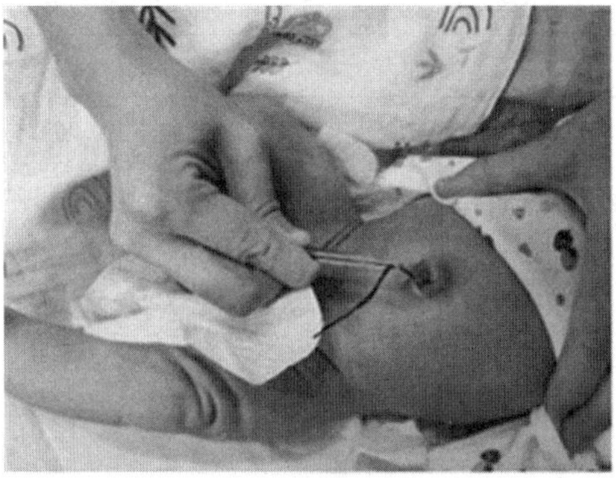 图 49.2　暴露脐根部	
(4) 如脐部有分泌物，用棉签蘸取 3%过氧化氢环形消毒脐窝。 (5) 消毒棉签蘸 75%乙醇擦拭断脐面和周围，再以另一只 75%乙醇棉签环形擦拭脐带根部和周围(图 49.3)。 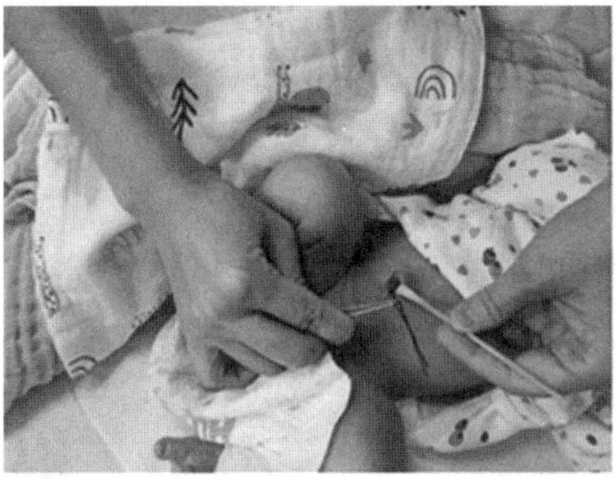 图 49.3　75%乙醇棉签环形擦拭脐带根部和周围	(1) 脐部没有脓性分泌物时，按非感染性伤口处理，消毒手法由内向外消毒。 (2) 脐部有脓性分泌物时，按感染性伤口处理，消毒手法由外向内消毒。
7. 消毒结束，尿布包裹松紧适宜，穿好衣服，包好包被	尿布应反折，并露出脐带。
8. 再次核对新生儿手脚腕带信息	
9. 整理新生儿床单位，向家属交代注意事项	
10. 处理用物，洗手并记录	

【评分标准】

新生儿脐部护理评分标准见表 49.2。

表 49.2　新生儿脐部护理评分标准

班级：________　学号：________　姓名：________　得分：________

<table>
<tr><th>项目</th><th colspan="2">具体内容</th><th>标准分</th><th>实得分</th></tr>
<tr><td rowspan="2">操作前
准备
(20 分)</td><td colspan="2">评估与准备</td><td>20</td><td></td></tr>
<tr><td colspan="4">(1) 评估新生儿：核对新生儿手脚双腕带信息，姓名、床号、住院号，并与家属确认(2 分)，新生儿脐带残端是否脱落，脐轮有无红肿，脐部有无渗液、渗血、脓性分泌物及异常气味(2 分)；向家长解释脐部护理的目的及配合事项，取得家长配合(4 分)。
(2) 助产士准备：衣帽整洁(2 分)，修剪指甲，洗手，戴口罩(2 分)。
(3) 环境准备：安静、安全、温湿度适宜、光线充足(2 分)。
(4) 物品准备：75%乙醇、3%过氧化氢、棉签、镊子、弯盘(6 分)。</td></tr>
<tr><td rowspan="10">操作
过程
(70 分)</td><td colspan="2">1. 核对及暴露脐部</td><td>10</td><td></td></tr>
<tr><td colspan="4">(1) 携用物至床旁，查对床头牌、新生儿手脚腕带(2 分)，
(2) 查对姓名、住院号，再次与家属确认新生儿信息(2 分)。
(3) 向家属解释，取得配合(2 分)，
(4) 洗手(2 分)，打开包被，反折尿不湿，暴露脐部，注意保暖(2 分)。</td></tr>
<tr><td colspan="2">2. 观察病情</td><td>10</td><td></td></tr>
<tr><td colspan="4">观察脐部是否有感染征象，如红、出血、潮湿、渗出物或恶臭味(10 分)。</td></tr>
<tr><td colspan="2">3. 脐部消毒</td><td>30</td><td></td></tr>
<tr><td colspan="4">(1) 用镊子夹住脐轮线，轻轻提起(6 分)。
(2) 如脐部有分泌物，用棉签蘸取 3%过氧化氢环形消毒脐窝(8 分)。
(3) 消毒棉签蘸 75%乙醇擦拭断脐面和周围(8 分)。
(4) 继续轻拉脐轮线，更换棉签蘸取 75%乙醇环形擦拭脐带根部和周围，消毒方向正确(8 分)。</td></tr>
<tr><td colspan="2">4. 整理床单位，健康教育</td><td>14</td><td></td></tr>
<tr><td colspan="4">(1) 穿好衣服，包好尿布，松紧适宜，取舒适位置，注意保暖(4 分)。
(2) 再次核对新生儿手脚腕带信息(5 分)。
(3) 整理新生儿床单位，向家属交代注意事项(5 分)。</td></tr>
<tr><td colspan="2">5. 操作后处置</td><td>6</td><td></td></tr>
<tr><td colspan="4">处理用物(2 分)，洗手(2 分)，记录(2 分)。</td></tr>
<tr><td rowspan="6">总体
评价
(10 分)</td><td colspan="2">1. 操作质量</td><td>4</td><td></td></tr>
<tr><td colspan="4">动作正确规范(2 分)，操作熟练，沉稳有序(2 分)。</td></tr>
<tr><td colspan="2">2. 人文关怀</td><td>2</td><td></td></tr>
<tr><td colspan="4">操作中动作轻柔，关心爱护新生儿(1 分)，注意保暖(1 分)。</td></tr>
<tr><td colspan="2">3. 理论回答</td><td>4</td><td></td></tr>
<tr><td colspan="4">理论回答正确(4 分)。</td></tr>
<tr><td>总分</td><td>100</td><td>总得分</td><td colspan="2"></td></tr>
</table>

【注意事项】

1. 脐部护理时,应严密观察脐带有无特殊气味及脓性分泌物,发现异常及时处理。

2. 脐带未脱落前,勿强行剥离,结扎线如有脱落应重新结扎。

3. 脐带脱落后,如有红色肉芽组织形成,可用硝酸银棒灼烧,勿烧灼正常组织,再用生理盐水冲洗局部,促进愈合。

【健康教育指导】

1. 告知家属新生儿脐部护理的目的及方法,一般不包裹,保持干燥,使其脱落。

2. 脐带未脱落前,脐带及脐轮清洁,无渗出及异味,则无需每日护理,沐浴后保持脐部清洁干燥即可,脐带脱落后可用75%乙醇再擦拭1～2天。

3. 新生儿使用尿布时,注意勿让其超越脐部,以免尿粪污染脐部,引起感染。

4. 天气寒冷时,注意保暖,尽量减少脐部暴露,以免受凉。

【思考题】

1. 新生儿脐部护理的注意事项有哪些?

2. 新生儿脐部有脓性分泌物和无脓性分泌物时,在消毒方式上有无区别? 若有,请简述。

3. 正常情况下,脐带多长时间自行脱落?

实训 50 新生儿抚触

【学习目标】

1. 知识目标:

(1) 识记:① 能陈述新生儿抚触的目的及方法。② 能陈述新生儿抚触的操作要点。

(2) 理解:能理解新生儿抚触的注意事项。

(3) 运用:运用所学的知识和护理程序,对新生儿进行抚触,促进新生儿身心健康成长。

2. 能力目标:能正确为新生儿进行抚触,手法正确,与新生儿进行良好的情感交流,采用合适的方式对家长进行健康指导。

3. 素质目标:具有爱心和耐心,做事细心,关心爱护新生儿,和新生儿有语言交流,态度和蔼,语言温和,充满对新生儿浓浓的爱意。

【知识准备】

新生儿抚触是人类最初的关怀,柔柔的抚触融入了妈妈无限的爱与关怀,让新生儿感觉到安全与自信,学会爱与被爱,而且还体会到愉悦的情绪,既有利于新生儿的生长发育,又增进父母与新生儿之间的情感交流,促进新生儿身心健康成长。

【操作目的】

1. 通过抚触能促进新生儿的血液循环和新陈代谢,增强机体的免疫力,提高应激能力。

2. 通过抚触能改善新生儿呼吸系统、循环系统、消化系统的功能,有利于生长发育。

3. 通过抚触能使新生儿情绪稳定,改善睡眠,并促进母子间的情感交流,有助于母性的唤起。

【典型案例】

新生儿,男,系 G_4P_2,其母 30 岁,孕 40 周自然分娩,产程顺利,出生时 Apgar 评分 9～10 分,纯母乳喂养,出生 24 小时后助产士常规行新生儿抚触。

【操作步骤及要点】

操作步骤及要点见表 50.1。

表 50.1 操作步骤及要点

操作步骤	技术要点
1. 评估	
了解新生儿出生情况、生命体征、进食、大小便状况、全身皮肤的完整性、健康状况。	

续表

操作步骤	技术要点
2. 准备	
(1) 新生儿准备：出生24小时后，时间选在两次喂奶之间，处于安静状态时，最好在沐浴后、午睡醒后或晚睡前。	
(2) 环境准备：清洁、温馨，灯光柔和，调节室温为26～28℃，避免对流风，播放舒缓的音乐背景。	
(3) 助产士准备：着装整洁，修剪指甲，去除手上饰物，洗手并温暖双手，保持心情舒畅。	
(4) 用物准备：大浴巾、新生儿润肤油、替换的衣物、纸尿裤。	
3. 备齐物品，携至床旁，再次核对母儿腕带信息，向母亲解释抚触的目的	
4. 抚触前准备：抚触台上铺好大浴巾，将新生儿抱至大浴巾上，站在新生儿足端，松解包被，脱去衣服，观察全身皮肤有无红肿、破损及四肢活动情况，必要时清洁臀部。一般安排在沐浴后进行	寒冷季节操作者应注意室温并温暖双手。
5. 先取适量婴儿润肤油予手掌中，将手搓热，新生儿取仰卧位	
6. 抚触手法：每个动作重复4～6次	
(1) 抚触头面部： ① 抚触者两手拇指指腹从新生儿前额眉心沿眉骨向两侧推压至发际(图50.1)。 ② 双手拇指从下颌部中央向两侧耳垂滑动，使上下唇形成一个微笑状(图50.2)。 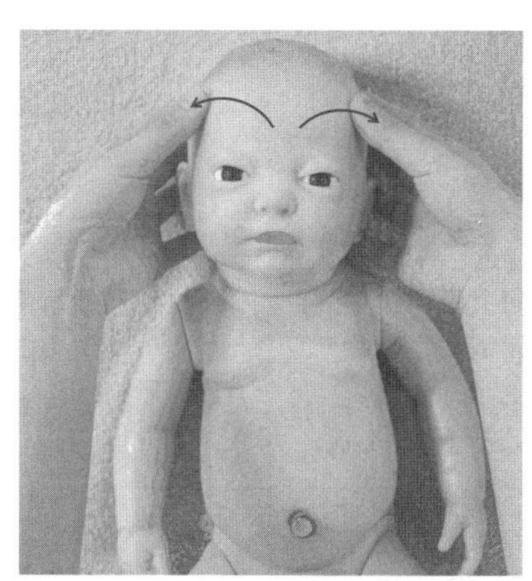 **图50.1　抚触前额** 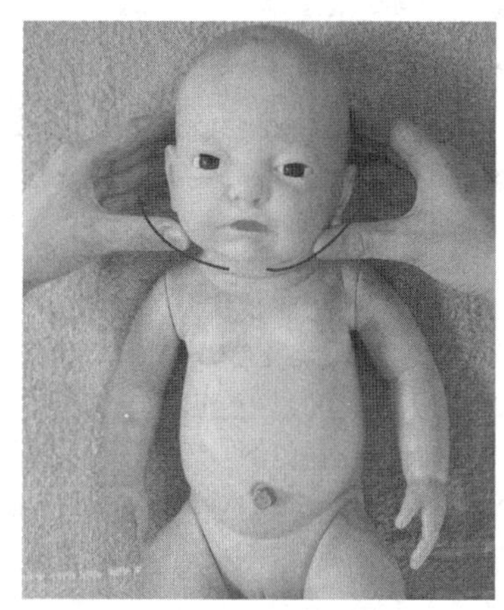 **图50.2　抚触下颌** ③ 一手托住新生儿头枕部，另一只手四指并拢，用指腹从前额发际向上向后触向枕后，再滑至耳后，中指在耳后乳突处停留片刻并轻轻按压，同样方法抚触另一侧(图50.3)。	不要将润肤油接触到新生儿眼睛。 抚触头部避开前囟。

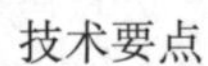
续表

操作步骤	技术要点
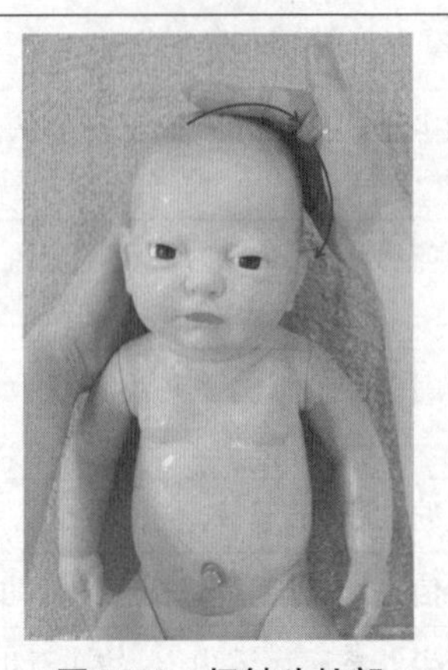 **图 50.3　抚触头枕部**	
（2）抚触胸部：双手指腹放在新生儿的两侧肋缘，交替向上滑行至新生儿对侧肩部，在新生儿胸部画出一个“X”形大交叉（图 50.4）。 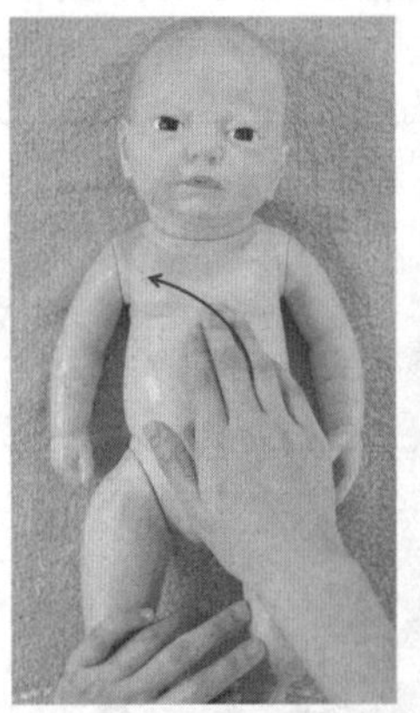 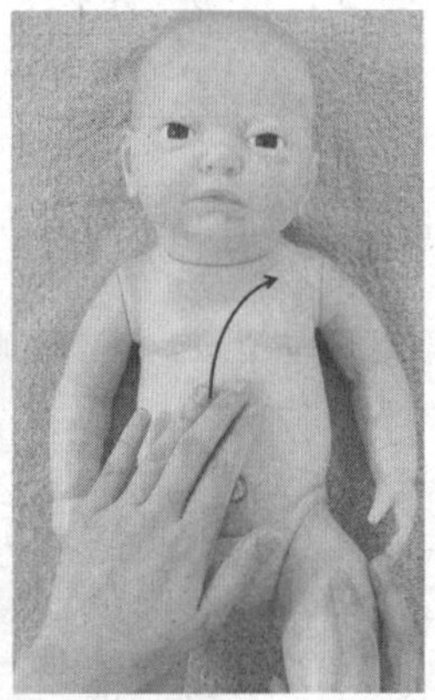 **图 50.4　抚触左右胸部**	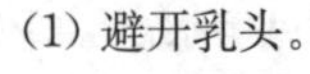（1）避开乳头。 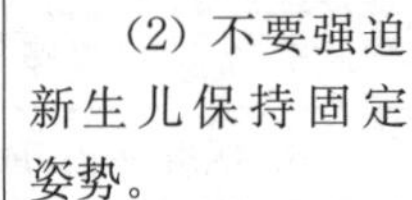（2）不要强迫新生儿保持固定姿势。 （3）整个过程注意观察新生儿反应，若哭闹不止可停止。
（3）抚触腹部（图 50.5）：双手指腹依次从新生儿的右下腹向上腹再向左下腹移动（按顺时针方向画半圆）。可做“I LOVE YOU”亲情体验：先是从婴儿右上腹滑向右下腹，似“I”形；然后从右上腹、左上腹滑向左下腹，似倒“L”形；最后从右下腹→上腹→左下腹顺时针方向抚触，似倒“U”形；边抚触边与婴儿进行情感交流。 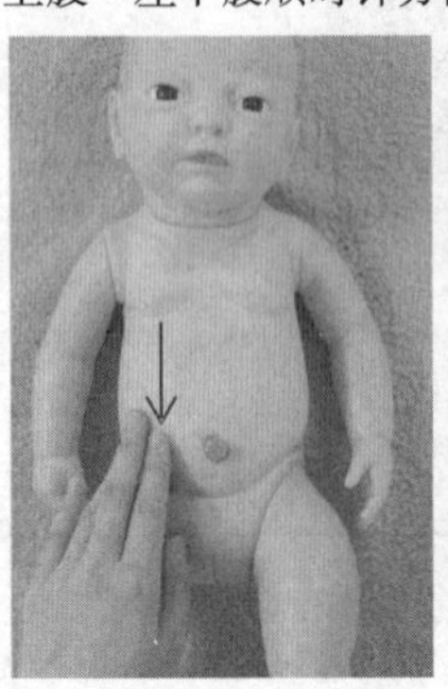 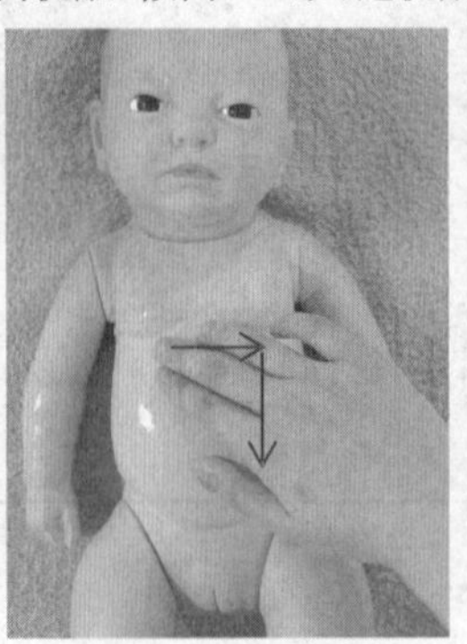 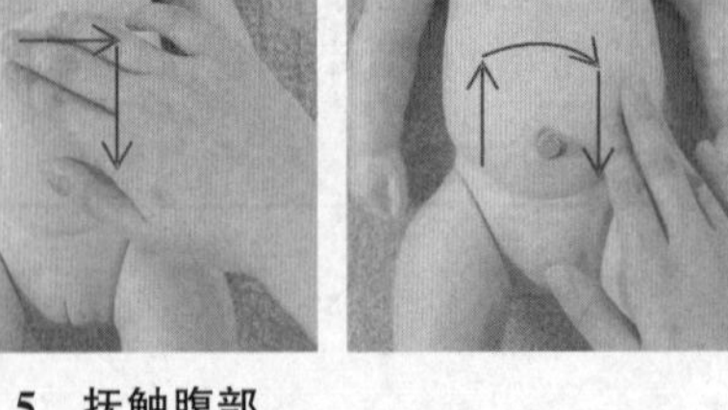 **图 50.5　抚触腹部**	注意避开新生儿脐部，腹部抚触有助于肠道蠕动。

续表

<table>
<tr><th>操作步骤</th><th>技术要点</th></tr>
<tr><td>（4）抚触上肢（图 50.6～图 50.8）：双手握住一侧上肢，交替从上臂轻轻挤捏至腕部，再双手挟着手臂，上下轻轻搓滚肌肉群至手腕；两手拇指指腹从新生儿掌面向手指方向推进，再用拇指、食指和中指逐个轻轻提拉每个手指各个关节；两手拇指置于新生儿掌心，两手交替用四指指腹由腕部向指头方向抚触手背。同法抚触另一侧上肢。
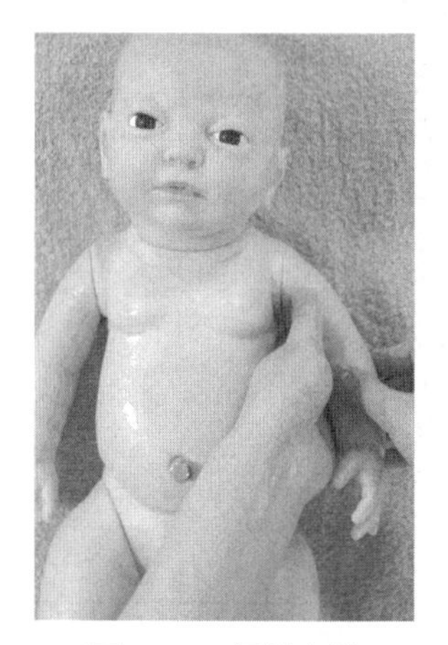
图 50.6　抚触上肢
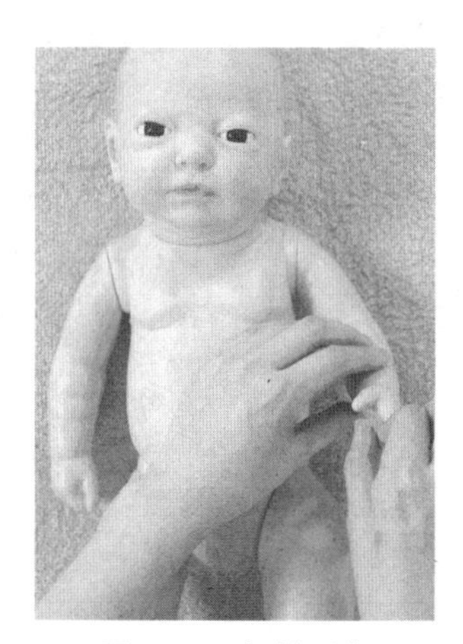
图 50.7　抚触手背
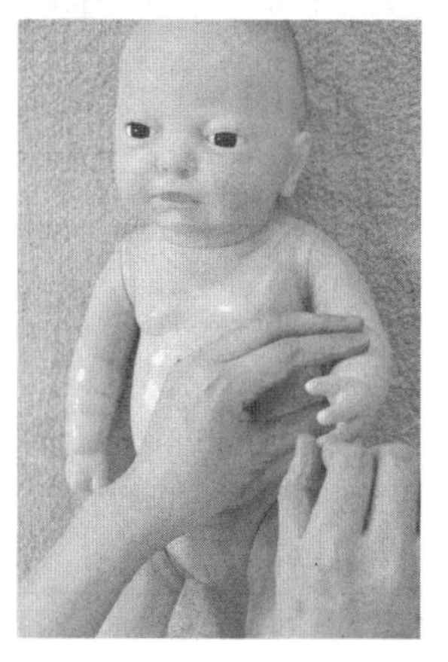
图 50.8　抚触手指</td><td rowspan="2">四肢抚触可以增加运动的协调性和灵活性。</td></tr>
<tr><td>（5）抚触下肢（图 50.9）：同法抚触双下肢、脚背、脚心、脚趾。
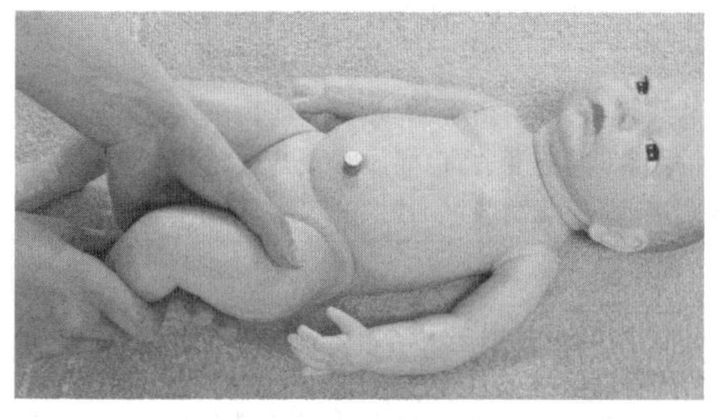
图 50.9　抚触下肢</td></tr>
</table>

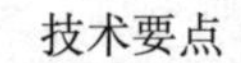
续表

<table>
<tr><th>操作步骤</th><th>技术要点</th></tr>
<tr><td>(6) 抚触背部(图 50.10):抚触背臀部时翻转新生儿呈俯卧位,头侧向一边。背部以脊椎为中分线,双手掌分别平放在脊椎两侧,由中央向两侧推压滑动,并从肩部向下滑动至臀部,然后用指尖从颈部向臀部迂回轻轻按摩脊柱两侧肌肉,双手大小鱼际在两侧臀部做环形按摩,最后从头部向下抚摸至臀部。
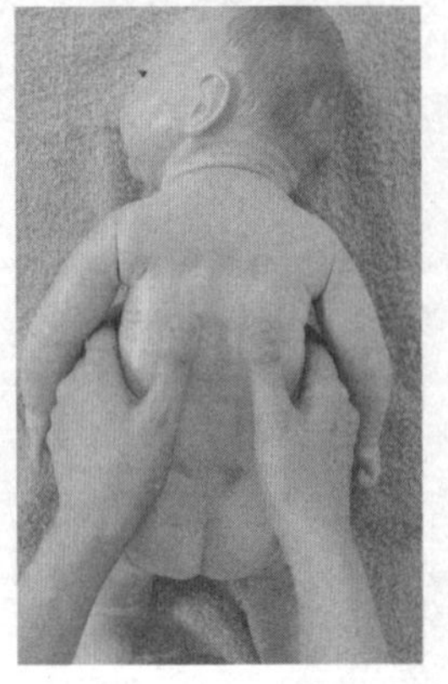 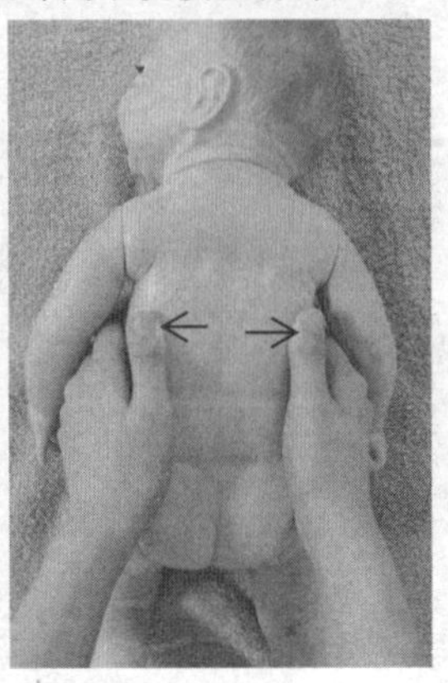
图 50.10　抚触背部</td><td>翻转新生儿时注意要双上肢向上、头偏向一侧防止堵住口鼻引起窒息。</td></tr>
<tr><td>7. 抚触后处理:检查新生儿皮肤情况,为新生儿兜好纸尿裤,穿好衣服。注意核对新生儿腕带信息,交给产妇</td><td>兜纸尿裤松紧以容两指为宜、侧边翻好且动作轻柔。</td></tr>
<tr><td>8. 整理用物,洗手,记录新生儿抚触情况</td><td></td></tr>
</table>

【评分标准】

新生儿抚触操作评分细则见表 50.2。

表 50.2　新生儿抚触操作评分细则

班级:________　学号:________　姓名:________　得分:________

<table>
<tr><th>项目</th><th>具体内容</th><th>标准分</th><th>实得分</th></tr>
<tr><td rowspan="2">操作前
准备
(20 分)</td><td>评估与准备</td><td>20</td><td></td></tr>
<tr><td colspan="3">(1) 评估新生儿:核对姓名、住院号及母儿腕带信息(2 分);向家属解释新生儿抚触的目的(4 分);了解新生儿出生情况、生命体征、进食、大小便状况、全身皮肤的完整性、健康状况(4 分)。
(2) 助产士准备:着装规范,修剪指甲,去除手上饰物,清洁并温暖双手(4 分)。
(3) 环境准备:安静温馨、温湿度适宜,播放舒缓音乐(2 分)。
(4) 物品准备:大浴巾、新生儿润肤油、替换的衣物、纸尿裤(4 分)。</td></tr>
<tr><td rowspan="3">操作
过程
(70 分)</td><td>1. 抚触前准备</td><td>4</td><td></td></tr>
<tr><td colspan="3">抚触台上铺好大浴巾,将新生儿抱至大浴巾上,站在新生儿足端(2 分),松解包被,脱去衣服,观察全身皮肤有无红肿、破损及四肢活动情况(2 分)。</td></tr>
<tr><td>2. 抚触手法</td><td>54</td><td></td></tr>
</table>

续表

项目	具体内容	标准分	实得分
	(1) 头面部抚触:两手拇指指腹从新生儿前额眉心沿眉骨向两侧推压至发际(2分),双手拇指从下颌部中央向两侧耳垂滑动,使上下唇形成一个微笑状(2分),一手托住新生儿头枕部,另一只手用指腹从前额发际向上向后触向枕后,再滑至耳后,中指在耳后乳突处停留片刻并轻轻按压(2分)。同样方法抚触另一侧(2分)。避开前囟(2分),润肤油未接触到新生儿眼睛(2分)。		
	(2) 胸部抚触:双手指腹放在新生儿的两侧肋缘,交替向上滑行至新生儿对侧肩部,在新生儿胸部画出一个"X"形大交叉(5分)。避开乳头(2分)。		
	(3) 腹部抚触:双手指腹依次从新生儿的右下腹向上腹再向左下腹移动(按顺时针方向画半圆)。先是右手从婴儿左上腹滑向左下腹,似"I"形(3分);然后从右上腹、左上腹滑向左下腹,似倒"L"形(3分);最后从右下腹→上腹→左下腹顺时针方向抚触,似倒"U"形(3分)。避开脐部(2分)。		
	(4) 四肢抚触:双手握住一侧上肢,交替从上臂轻轻挤捏至腕部,再双手挟着手臂,上下轻轻搓滚肌肉群至手腕(2分);两手拇指指腹从新生儿掌面向手指方向推进(2分),再用拇指、食指和中指逐个轻轻提拉每个手指各个关节(2分);两手拇指置于新生儿掌心,两手交替用四指指腹由腕部向指头方向抚触手背(2分)。同法抚触另一侧上肢。同法抚触双下肢、脚背、脚心、脚趾(8分)。		
	(5) 抚触背臀部时翻转新生儿呈俯卧位,头侧向一边,使其呼吸通畅(2分)。		
	(6) 背臀部抚触:以脊椎为中分线,双手掌分别平放在脊椎两侧,由中央向两侧推压滑动,并从肩部向下滑动至臀部,然后用指尖从颈部向臀部迂回轻轻按摩脊柱两侧肌肉,双手大小鱼际在两侧臀部做环形按摩,最后从头部向下抚摸至臀部(6分)。		
	3. 健康教育	6	
	(1) 为新生儿兜好尿布(松紧合适容两指,侧边翻好),穿好衣裤(2分)。 (2) 核对母儿腕带信息(2分),向母亲说明抚触情况并交代注意事项(2分)。		
	4. 操作后处置	6	
	整理用物(2分),洗手(2分),记录(2分)。		
总体评价(10分)	1. 操作质量	4	
	动作正确规范,操作熟练(2分),动作轻柔,注意保暖(2分)。		
	2. 人文关怀	2	
	(1) 操作中和新生儿有语言交流,面带微笑,语气柔和,充满爱意(1分)。 (2) 操作中注意新生儿保暖,防止受凉(1分)。		
	3. 理论回答	4	
	理论回答正确(4分)。		
总分	100	总得分	

【注意事项】

1. 进行抚触按摩时,应避开新生儿疲劳、饥饿或烦躁时,最好在沐浴后进行,应确保抚触中不受外界干扰。

2. 动作轻巧连贯，抚触手法要轻，然后逐渐加力，让新生儿慢慢适应，以新生儿舒适为宜。

3. 抚触过程中观察新生儿的反应，如果哭闹、饥饿，应暂停或减少抚触时间。

4. 新生儿的脐痂未脱落时，腹部不要进行按摩，等脐痂脱落后再按摩。

5. 婴儿润肤油不能接触新生儿的眼睛，也不能直接倒在新生儿的身上，应倒在操作者手中稍加揉搓后进行抚触。

【健康教育指导】

1. 根据新生儿状态决定抚触时间，一般为10～15分钟，饥饿或进食1小时内不宜进行。

2. 抚触时应注意观察新生儿，如出现哭闹、肌张力增高、肤色出现变化等，应暂缓抚触，持续1小时以上应停止抚触。注意安全，防止意外发生。

3. 告知产妇及家属，抚触会使小儿皮肤微红，全程注意交流。

【思考题】

1. 新生儿抚触的目的是什么？

2. 新生儿抚触应选择什么时机？

3. 新生儿抚触的注意事项有哪些？

实训51　新生儿臀部护理

【学习目标】

1. 知识目标：

(1) 识记：① 能陈述新生儿臀部护理的目的。② 能陈述新生儿臀部护理的操作要点。

(2) 理解：能理解新生儿红臀的临床表现及护理方法。

(3) 运用：运用所学的知识和护理程序，正确护理新生儿臀部，预防和减少新生儿红臀的发生。

2. 能力目标：能运用所学的知识指导产妇或家属对新生儿进行臀部护理。

3. 素质目标：具有爱心和耐心，做事细心，态度和蔼，语言温和，关心爱护新生儿。

【知识准备】

1. 新生儿臀部皮肤娇嫩，角质层薄，免疫及防疫功能比成人低，任何轻微损伤都可以引起感染，臀部皮肤易受大小便刺激及换尿布时易发生皮肤表层损伤，因此护理新生儿臀部的时候一定要格外细心。

2. 红臀在医学上称为尿布疹或尿布皮疹，是新生儿常见的皮肤病。表现在尿布接触部分的皮肤发生边缘清楚的鲜红色红斑，呈片状分布。严重时可发生丘疹、水泡、糜烂；如有细菌感染可发生脓疱，有时可蔓延到会阴及大腿内外侧。

3. 新生儿红臀根据病情程度分为：

(1) 轻度：皮肤潮红。

(2) 重度：Ⅰ度为局部潮红，伴有皮疹；Ⅱ度为皮疹破损脱皮；Ⅲ度为局部有较大片糜烂或表皮脱落，有时可继发感染。

【操作目的】

保持新生儿臀部清洁，促进新生儿舒适，预防红臀。

【典型案例】

新生儿，男，其母30岁，系G_4P_2，孕40周自然分娩，产程顺利，出生时Apgar评分9～10分，纯母乳喂养，出生6小时后自解第一次胎粪，为黑绿色糊状，量多，护士给予新生儿臀部护理。

【操作步骤及要点】

操作步骤及要点见表51.1。

表 51.1　操作步骤及要点

操作步骤	技术要点
1. 评估	
(1) 新生儿臀部情况。	
(2) 如有红臀，评估红臀程度。	
2. 准备	
(1) 环境准备：关闭门、窗，温湿度适宜（调节室温为 24～26 ℃、湿度为 50%～60%）。	
(2) 护士准备：衣着整洁，修剪指甲，去除手上饰物，清洁双手，寒冷季节应注意温暖双手。	
(3) 用物准备：婴儿专用臀部湿巾、合适的纸尿裤、棉签、护臀膏，必要时备水盆、温水。	
3. 备齐物品，按操作顺序将所需物品放于治疗车上，携至产妇床旁，解释说明取得合作	用物备齐，避免操作过程中离开新生儿。
4. 解开新生儿包被，再次核对新生儿信息，检查手、脚腕带，核对母亲床号、姓名、住院号	
5. 清洗臀部	
(1) 脱去新生儿裤腿，打开纸尿裤，对折后垫于臀下。 (2) 用婴儿专用臀部湿巾，由前向后轻柔擦拭干净臀部。 (3) 若粪便较多，可用温水清洗。	(1) 避免粪便污染衣物。注意保暖，动作轻柔，观察粪便性状及臀部皮肤情况。 (2) 男婴注意清洁阴囊皱褶处皮肤及骶尾部；女婴注意清洁大小阴唇及骶尾部。
6. 待臀部皮肤干燥后，局部可涂抹适量护臀膏	如有红臀，可涂氧化锌软膏。
7. 垫上干净纸尿裤，穿好衣物，包裹包被	检查尿不湿是否穿戴合适，松紧适度，腰部和大腿根部不能留有明显缝隙，以免排泄物外漏。
8. 核对新生儿腕带信息，并与母亲腕带信息核对无误后将新生儿侧卧位置于婴儿车中，交予母亲	
9. 告知产妇及家属有关注意事项	
10. 洗手，做好记录	

【评分标准】

新生儿臀部护理评分标准见表51.2。

表51.2　新生儿臀部护理评分标准

班级：________　学号：________　姓名：________　得分：________

项目	具体内容	标准分	实得分
操作前准备(20分)	评估与准备	20	
	(1) 评估新生儿：核对产妇的姓名、床号，新生儿的手脚腕带信息(2分)；向产妇解释新生儿臀部护理的目的，取得同意配合(2分)；新生儿臀部情况，如有红臀，评估红臀程度(6分)。 (2) 护士准备：着装整洁，修剪指甲，清洁并温暖双手，去除手上饰物(4分)。 (3) 环境准备：关闭门窗，温湿度适宜(2分)。 (4) 用物准备：婴儿专用臀部湿巾、合适的纸尿裤、棉签、护臀膏，必要时备水盆、温水(4分)。		
操作过程(70分)	1. 臀部护理前准备	10	
	(1) 备齐物品，按操作顺序将所需物品放于治疗车上携至床旁，再次核对产妇信息，解释说明取得合作(5分)。 (2) 解开新生儿包被，再次核对婴儿信息，检查手脚双腕带，核对母亲床号、姓名、住院号(5分)。		
	2. 臀部护理操作方法	40	
	(1) 脱去新生儿裤腿，打开纸尿裤，对折后垫于臀下(10分)。 (2) 用婴儿专用臀部湿巾，由前向后轻柔擦拭干净臀部(10分)。 (3) 若粪便较多，可用温水清洗(5分)。 (4) 待臀部皮肤干燥后，可涂抹适量护臀膏(5分)。 (5) 垫上干净纸尿裤，穿好衣物，包好包被(10分)。		
	3. 健康教育	10	
	(1) 核对新生儿腕带信息，并与母亲腕带信息核对无误后将新生儿侧卧位置于婴儿车中，交予母亲(5分)。 (2) 向产妇及家属交代有关注意事项(5分)。		
	4. 操作后处置	10	
	处理用物(4分)，洗手(2分)，记录新生儿排尿、便次数(4分)。		
总体评价(10分)	1. 操作质量	4	
	动作规范(2分)，操作轻柔、熟练(2分)。		
	2. 人文关怀	2	
	操作中和新生儿有语言交流，语气轻柔、充满爱意(1分)，注意保暖(1分)。		
	3. 理论回答	4	
	理论回答正确(4分)。		
总分	100	总得分	

【注意事项】

1. 选择合适的纸尿裤,松紧适宜。
2. 勤换纸尿裤,保持臀部清洁、干燥。
3. 若是女婴,清洗臀部时应用水由前向后淋着洗,以免污水逆行进入尿道,引起感染。
4. 男婴纸尿裤穿戴时确保阴茎指向下方,以防尿液从上方流出,污染脐部。
5. 腹股沟、阴茎与阴囊相邻处及阴囊与会阴相邻处皮肤易藏污渍,应作为重点清洁部位。
6. 注意保暖,预防感冒。

【健康教育指导】

1. 新生儿大便后,要用温水洗净臀部,尤其是腹泻的新生儿更应该注意。
2. 减少对新生儿皮肤的刺激。
3. 告知家属预防红臀的方法。

【思考题】

1. 什么是新生儿红臀?
2. 如何预防新生儿红臀?
3. 新生儿臀部护理的注意事项有哪些?

实训52　袋鼠式护理

【学习目标】

1. 知识目标：

(1) 识记：① 能陈述袋鼠式护理的目的及方法。② 能陈述袋鼠式护理的操作要点。

(2) 理解：① 能理解袋鼠式护理的适应对象和时机。② 能理解袋鼠式护理的作用。

(3) 运用：运用所学的知识和护理程序指导新生儿父母实施袋鼠式护理，给新生宝宝提供更有安全感的母爱环境。

2. 能力目标：能灵活运用所学的知识对新生儿进行正确的袋鼠式护理。

3. 素质目标：具有爱心和耐心，做事细心，态度和蔼，语言温和，和新生儿有语言和目光的交流，充满对孩子浓浓的爱意，具有人文关怀的服务品质。

【知识准备】

1. 袋鼠式护理又称皮肤接触护理，是20世纪80年代初发展起来的主要针对早产儿的一种护理方式，其定义为：住院或较早出院的低出生体重儿在出生早期即可开始同母亲和(或父亲)进行一段时间的皮肤接触，并将此种方式坚持到校正胎龄为40周时，袋鼠式护理也同样适用于足月宝宝，是建立早期亲密亲子关系的一大秘密法宝。

2. 袋鼠式护理的适应证

(1) 体重至少为1500 g以上。

(2) 必须有自主呼吸，而且无威胁生命的疾病或畸形。

(3) 出生后经过初步的评估和基本复苏就可以进行袋鼠式护理了(并不需要有很协调的吸吮和吞咽能力)。

3. 袋鼠式护理的作用

(1) 对新生儿的作用：维持体温、稳定生命体征、促进睡眠、促进神经系统发育、缓解疼痛、促进母乳喂养。

(2) 对母亲的作用：袋鼠式护理可有效降低发生产后抑郁的风险，促进家庭幸福，是一种安全、可靠、低成本、高收益的护理方式。

【操作目的】

1. 通过袋鼠式护理仿照类似子宫的环境，通过皮肤与皮肤的接触，让新生儿感受到母亲、父亲的心跳和呼吸，达到维持新生儿体温、促进新生儿发育的目的。

2. 通过袋鼠式护理可有效降低发生产后抑郁的风险，促进家庭幸福。

【典型案例】

王某，女，28岁，G_2P_1，孕39周，分娩一重为3200 g的男婴，Apgar评分9～10分，从产房安返病房，产妇一般情况良好，阴道流血不多，婴儿哭闹，产妇及家属不知所措，责任护士给予袋鼠式护理指导，婴儿很快安然入睡。

【操作步骤及要点】

操作步骤及要点见表 52.1。

表 52.1　操作步骤及要点

操作步骤	技术要点
1. 评估	
评估新生儿出生情况、生命体征、大小便情况、全身皮肤的完整性、健康状况。	
2. 准备	
(1) 新生儿准备：更换尿布，脱去衣物。	
(2) 环境准备：安全、温度适宜(调节室温为 24～26 ℃)、私密性好、无噪声的空间。	
(3) 父母准备：洗手，身体清洁(无皮肤疾病)，排空膀胱，勿擦香水，保持轻松愉快的心情，穿着前开式、宽松、透气的棉质衣服，去除手上、颈部饰品。母亲需脱下胸罩，若有乳汁溢出时需准备小毛巾擦拭。	
(4) 物品准备：柔软舒适的沙发、轻柔的音乐、软靠枕、保暖烤灯、毛毯、搁脚小凳。	
3. 备齐物品，携至产妇床旁，再次核对新生儿，解释说明取得合作	
4. 袋鼠护理(图 52.1、图 52.2)	
(1) 父亲或者母亲先微躺于沙发上(30°～60°)，调整舒适坐姿，将上衣敞开，也可半躺在床上。	注意保护隐私。
(2) 调整以最舒适、最适合新生儿的姿势，让新生儿只穿尿布以直立式或 60°趴睡于父亲或母亲胸前。	
(3) 父亲或者母亲一只手托住新生儿的颈部和背部，将新生儿的下颌轻轻抬起，另一只手臂支托新生儿的臀部。	
(4) 可在新生儿的背上覆盖小毛毯，或戴上帽子加强保暖。	注意保暖。
(5) 新生儿的头要轻轻地转向一侧，保持气道通畅和父亲或者母亲之间目光的交流。	
(6) 必要时须准备心电监护：做好早产儿生命征象的持续监测。	
(7) 当新生儿出现觅食反射时，可尝试母乳喂养。 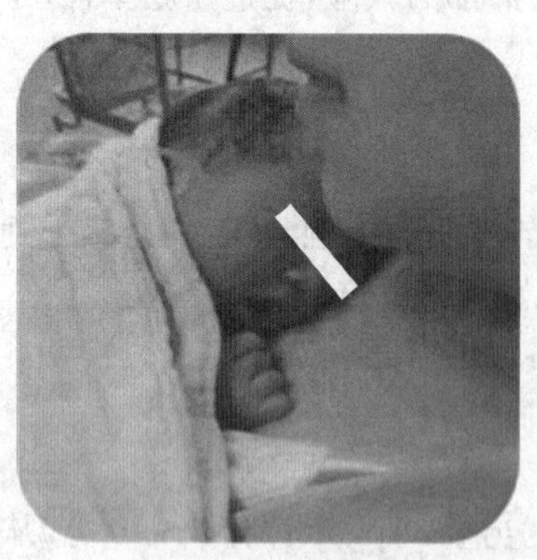 **图 52.1　袋鼠妈妈** 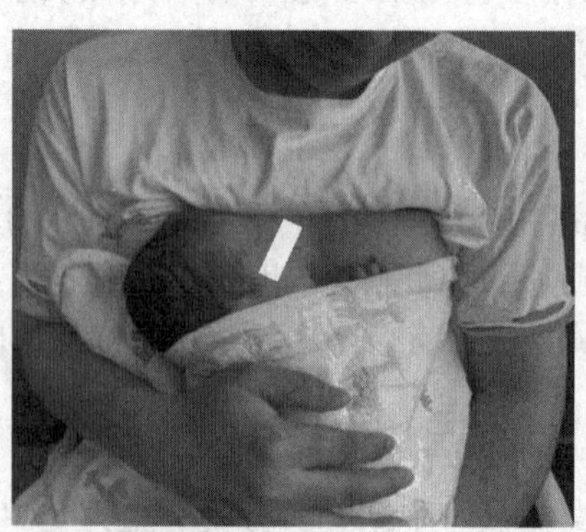 **图 52.2　袋鼠爸爸**	开始先做 30 分钟，后逐渐延长袋鼠护理时间。

续表

操作步骤	技术要点
5. 袋鼠护理结束,协助新生儿穿衣,撤去用物,更换尿布,将新生儿置于小床上	
6. 向产妇及家属交代有关注意事项	
7. 整理用物或床单位,洗手,做好记录	

【评分标准】

袋鼠式护理评分标准见表52.2。

表52.2　袋鼠式护理评分标准

班级:________　学号:________　姓名:________　得分:________

项目	具体内容	标准分	实得分
操作前准备(20分)	评估与准备	20	
	(1) 评估新生儿:核对新生儿的姓名、住院号及腕带信息(2分);了解新生儿出生情况(2分)、生命体征(2分)、大小便情况(2分)、全身皮肤的完整性(2分)、健康状况(2分)。 (2) 父母准备:洗手,身体清洁(无皮肤疾病),排空膀胱,勿擦香水,保持轻松愉快的心情,穿着前开式、宽松、透气、吸汗的衣服,去除手上、颈部的饰品。母亲需脱下胸罩,若有乳汁溢出时需准备小毛巾擦拭(4分)。 (3) 评估环境:安静、安全,温湿度适宜(2分)。 (4) 物品准备:柔软舒适的沙发、轻柔的音乐、软靠枕、毛毯、搁脚小凳(2分)。		
操作过程(70分)	1. 袋鼠护理前准备	8	
	新生儿准备:更换尿布,脱去衣物,观察全身皮肤有无红肿、破损(8分)。		
	2. 体位	4	
	父亲或母亲先微躺于沙发上(30°~60°)(4分)。		
	3. 袋鼠护理操作方法	42	
	(1) 协助父母调整舒适坐姿,将上衣敞开(6分)。 (2) 协助父母调整以最舒适、最适合新生儿的姿势,让新生儿只穿尿布以直立式或60°趴睡于父母亲胸前(6分)。 (3) 协助父母用一只手托住新生儿的颈部和背部,将新生儿的下颌轻轻抬起,另一只手臂支托新生儿的臀部(6分)。 (4) 可在新生儿的背上覆盖小毛毯,或戴上帽子加强保暖(6分)。 (5) 新生儿的头要轻轻地转向一侧,保持气道通畅和母婴之间目光的交流(6分)。 (6) 必要时须准备生理监视器:做好早产儿生命征象的持续监测(6分)。 (7) 当新生儿出现觅食反射时,可尝试母乳喂养(6分)。		
	4. 健康教育	10	
	(1) 袋鼠护理结束,协助新生儿穿衣,撤去用物,更换尿布(3分)。 (2) 将新生儿置于小床上,整理床单位(3分)。 (3) 向产妇说明护理情况,交代有关注意事项(4分)。		

续表

项目	具体内容	标准分	实得分
	5. 操作后处置	6	
	整理用物(2 分),洗手(2 分),记录(2 分)。		
总体评价(10 分)	1. 操作质量	4	
	动作正确规范(2 分),操作熟练,沉稳有序(2 分)。		
	2. 人文关怀	2	
	(1) 操作中动作轻柔,与新生儿有目光交流,关心爱护产妇和婴儿(1 分)。 (2) 操作中注意新生儿保暖,注意保护产妇隐私(1 分)。		
	3. 理论回答	4	
	理论回答正确(4 分)。		
总分	100	总得分	

【注意事项】

1. 新生儿父母必须是自愿的,而且健康状况良好。

2. 医护人员加强巡视,密切观察新生儿的面色、呼吸、哭声、皮肤温度等变化,一旦发现异常即刻停止。

3. 袋鼠式护理刚开始先做 30 分钟,后逐渐延长时间。

【健康教育指导】

1. 告知新生儿父母袋鼠式护理时情绪放松、心情愉悦,和新生儿要沟通交流。

2. 告知新生儿父母袋鼠式护理的注意事项。

【思考题】

1. 袋鼠式护理的目的是什么?

2. 袋鼠式护理的注意事项有哪些?

实训53　新生儿听力筛查

【学习目标】

1. 知识目标：

(1) 识记：① 能陈述新生儿听力筛查的目的及方法。② 能陈述新生儿听力筛查的重要性和必要性。

(2) 理解：能理解新生儿听力障碍的高危因素。

(3) 运用：运用所学的知识和护理程序，使用仪器进行听力筛查及判读报告。

2. 能力目标：能运用所学的知识对新生儿进行正确的听力筛查，并判断准确。

3. 素质目标：具有爱心和责任心，做事细心，有爱伤观念并保护隐私，呵护生命，关爱新生儿。

【知识准备】

1. 新生儿听力筛查是我国新生儿筛查的项目之一。《新生儿疾病筛查管理办法》规定听力筛查程序包括初筛、复筛、阳性病例确诊和治疗。检查手段包括耳声发射（OAE）、自动听性脑干诱发电位（AABR）、听性脑干诱发电位（ABR）、声导抗等，不同地区在检查手段和设备上可能有所差异，但殊途同归。

2. 听力筛查的必要性和重要性："关键期"理论认为，听障儿童在早期发育过程中存在听力、语言等能力发展的关键期，错过关键期，即使给予再多的刺激，也难以达到理想的康复效果。新生儿永久性听力损失的发病率一般为1‰～3‰，我国每年至少新增2万名听损新生儿，而听筛是早期发现听力问题的关键手段。

3. 听力障碍高危因素

(1) 新生儿在重症监护室48小时及以上者。

(2) 早产，或出生体重低于1500 g。

(3) 高胆红素血症。

(4) 有儿童期感音神经性听力损失的家族史者。

(5) 颅面部畸形，包括小耳症、外耳道畸形、腭裂等。

(6) 孕母宫内感染，如巨细胞病毒、疱疹病毒。

(7) 母亲孕期曾使用过耳毒性药物。

(8) 出生时有缺氧窒息史。

(9) 机械通气5天以上。

【操作目的】

1. 通过新生儿听力筛查早期发现听力障碍，是预防听力损害儿童语言发育障碍的唯一重要因素。

2. 常规体检和父母识别几乎不能在婴儿出生后的第一时间发现听力障碍，唯有新生儿听力筛查才是早期发现听力障碍的有效方法。

3. 通过听力筛查早期发现听力障碍，可使用助听器、电子耳蜗等方式建立必要的语言刺激环境，使孩子的语言发育不受或少受损害，使孩子聋而不哑。

【典型案例】

项某，女，29岁，于3天前顺产一重为3060 g的男婴，Apgar评分9～10分，母婴同室。妊娠期的产前筛查未见异常。新生儿体格检查未发现异常，今日医嘱予以新生儿听力筛查，新生儿父母已经同意并签署听力筛查知情同意书，产科护士予以执行。

【操作步骤及要点】

操作步骤及要点见表53.1。

表53.1　操作步骤及要点

操作步骤	技术要点
1. 评估	
评估孕产史，新生儿出生时的情况，母乳喂养情况，是否处于安静睡眠状态，母亲是否患有传染性疾病如梅毒、HIV等。	
2. 准备	
(1) 新生儿准备：喂饱奶并且处于安静睡眠状态，新生儿父母知晓操作的目的、意义、配合要点。	安静状态下通过率较高。
(2) 环境准备：安静(低于40分贝)、温度适宜(调节室内温度为22～24 ℃)。	
(3) 护士准备：着装规范，佩戴口罩，修剪指甲，清洁双手，寒冷季节应注意温暖双手。	
(4) 用物准备：听力筛查仪器(图53.1)、不同型号筛查耳塞若干(图53.2)、75%乙醇、棉签。 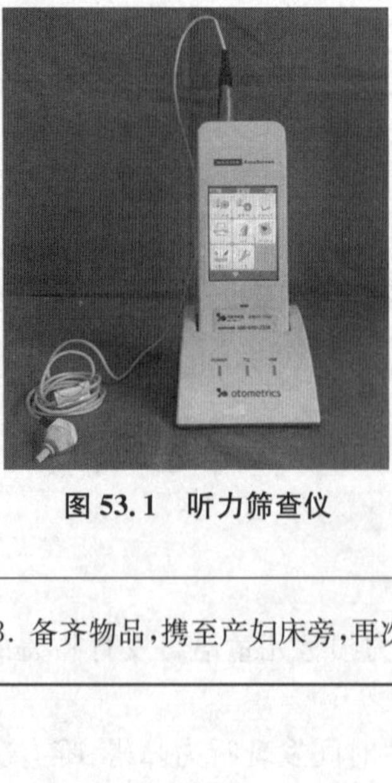 图53.1　听力筛查仪 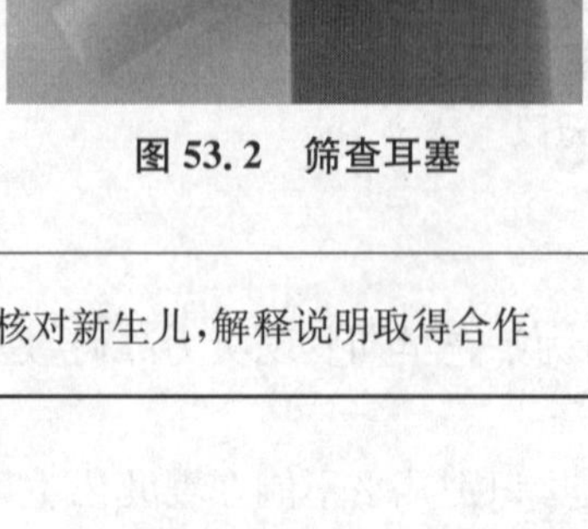　　图53.2　筛查耳塞	耳塞尺寸与新生儿耳道大小匹配。
3. 备齐物品，携至产妇床旁，再次与母亲核对新生儿，解释说明取得合作	

续表

操作步骤	技术要点
4. 协助新生儿侧卧于婴儿床上或检查床上，头部稍垫高，躯干及双腿自然放置，充分暴露一侧外耳郭，使外耳郭放松，注意清洁外耳道	
5. 检查者站在新生儿头侧进行检查	
6. 左侧耳朵筛查	
(1) 第一步：检查者站立于新生儿头侧，新生儿取侧卧位，充分暴露一侧耳朵，使用棉签清洁后，将听力筛查仪器的耳塞完全塞入新生儿外耳道内，触摸主机屏幕上的相应按钮，在经过仪器的检查后，会显示通过与未通过的检查结果，根据结果发放听力筛查报告单(图 53.3)。 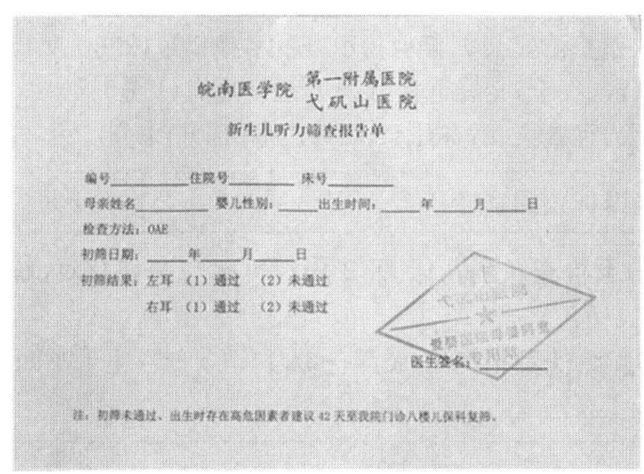 皖南医学院 第一附属医院 弋矶山医院 新生儿听力筛查报告单 编号____住院号____床号____ 母亲姓名____婴儿性别：____出生时间：____年____月____日 检查方法：OAE 初筛日期：____年____月____日 初筛结果：左耳 (1) 通过 (2) 未通过 右耳 (1) 通过 (2) 未通过 医生签名：____ 注：初筛未通过、出生时存在高危因素者建议42天至我院门诊八楼儿保科复筛。 **图 53.3　听力筛查报告单**	
(2) 第二步：同第一步进行右侧耳朵。	
(3) 第三步：筛查结果填写在听力筛查初复筛报告单中交予家长，并将筛查结果逐项填写在新生儿听力筛查登记本中，交代有关注意事项(图 53.4)。 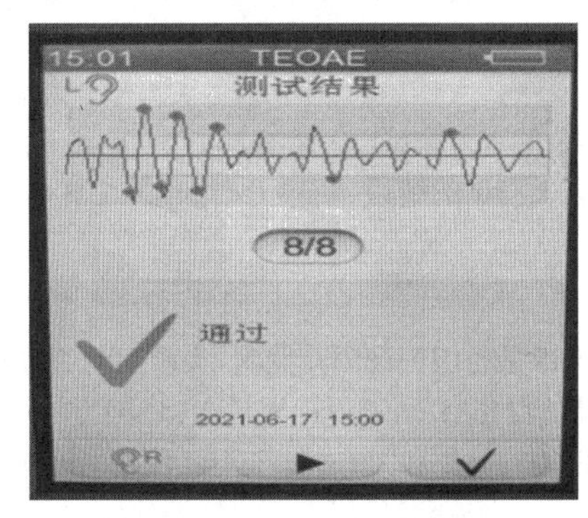 **图 53.4　结果为通过**	
(4) 检查结束后处理用物：检查结束，协助取合适体位，整理床单位。	
(5) 消毒耳塞。	
7. 洗手，做好记录	

【评分标准】

新生儿听力筛查评分标准见表53.2。

表53.2 新生儿听力筛查评分标准

班级：________ 学号：________ 姓名：________ 得分：________

项目	具体内容	标准分	实得分
操作前准备(20分)	评估与准备	20	
	(1) 评估新生儿：核对新生儿的姓名、住院号、腕带信息(2分)；向产妇解释新生儿听力筛查的目的，取得同意配合(4分)；了解孕周大小、新生儿喂养情况，检查新生儿外耳郭情况(4分)。 (2) 护士准备：衣帽整洁(2分)，修剪指甲，洗手，戴口罩(2分)。 (3) 环境准备：安静、安全，光线适宜(1分)，温度适宜(1分)。 (4) 物品准备：听力筛查仪、筛查耳塞、75%乙醇、棉签(4分)。		
操作过程(70分)	1. 新生儿的准备及体位的选择	8	
	(1) 备齐物品，携至检查新生儿床旁(2分)，再次与产妇核对，解释说明取得合作(2分)。 (2) 协助侧卧于床上，头部稍垫高，暴露一侧耳郭(2分)；躯干及四肢放松，新生儿注意保暖(2分)。		
	2. 操作者站位	2	
	检查者站在新生儿头侧进行检查(2分)。		
	3. 听力筛查的具体操作步骤	40	
	(1) 检查者站立于新生儿头侧，新生儿取侧卧位(5分)，充分暴露一侧耳朵，使用棉签清洁后，将听力筛查仪器的耳塞完全塞入新生儿外耳道内(5分)，触摸主机屏幕上的相应按钮，在经过仪器的检查后，会显示通过与未通过的检查结果，根据结果发放听力筛查报告单(10分)。 (2) 同(1)进行右侧耳朵的听力测试(10分)。 (3) 发放报告单告知家长测试的结果(5分)，交代有关注意事项(5分)。		
	4. 报告判读的方法	10	
	(1) 测试没有通过应考虑是否因为被测儿哭闹，头颅摆动所致假阳性，检查探头是否松动。连续检查阳性结果需检测探头是否为正常状态(3分)。 (2) 检测是否达标应使用“通过”和“未通过”，不能使用“正常”和“不正常”进行表述(3分)。 (3) 仔细询问病史，依据测试结果做出可能性的解释，解释时要客观、委婉；继续观察新生儿的听力发育情况，嘱42天门诊儿科复诊(4分)。		
	5. 操作后处置	10	
	(1) 检查结束，协助取合适体位，整理床单位(2分)。 (2) 处理用物，消毒耳塞(4分)，洗手(2分)，记录(2分)。		

续表

项目	具体内容	标准分	实得分
总体评价（10 分）	1. 操作质量	4	
	判断准确(2 分)，操作熟练，沉稳有序(2 分)。		
	2. 人文关怀	2	
	(1) 操作中动作轻柔，关心爱护新生儿(1 分)。 (2) 操作中注意新生儿保暖(1 分)。		
	3. 理论回答	4	
	理论回答正确(4 分)。		
总分	100	总得分	

【注意事项】

1. 新生儿听力筛查对象主要有两种，一是所有出生的正常新生儿；二是对具有听力障碍高危因素和附加危险因素的新生儿。新生儿初筛时间应在出生后 48 小时后。复筛时间定在出生后 42 天。

2. 静睡眠状态下测试，喂奶后及安静睡眠状态下较佳，新生儿在哭闹和烦躁时不宜测试，上呼吸道分泌物较多时呼吸音较强，影响测试结果。检查有无耳部畸形，适当清理外耳道羊水和耵聍。探头清理很重要，要经常检查探头有无堵塞，必要时进行探头检测。

3. 耳塞选择大小合适，避免过松；探头方向安放正确，避免接触侧壁。头放置安全部位，避免磕碰。

4. 报告单的判读：通过或不通过。这项技术只是初步筛查，通过的不代表 100%没有问题，新生儿成长过程中家属须关注其对声音是否有反应；不通过不代表听力一定有问题，须进一步复查。

【健康教育指导】

1. 告知产妇及家属初筛或复筛通过后还需要注意的事情。
2. 告知产妇及家属初筛或复筛未通过的可能原因。

【思考题】

1. 新生儿听力筛查的目的是什么？
2. 如何判读听力筛查的报告单？
3. 新生儿听力筛查的高危因素有哪些？

实训 54　新生儿疾病筛查

【学习目标】

1. 知识目标:

(1) 识记:① 能陈述新生儿疾病筛查的意义。② 能陈述新生儿疾病筛查的操作要点。

(2) 理解:能理解新生儿疾病筛查的时机和条件。

(3) 运用:能运用所学的知识独立对新生儿进行疾病筛查。

2. 能力目标:能够运用所学知识穿刺采集新生儿血液标本,以作为新生儿先天性代谢疾病筛查及相关血液检查。

3. 素质目标:具有爱心和责任心,做事细心,有爱伤观念并保护隐私,呵护生命,关爱婴儿。

【知识准备】

1.《新生儿疾病筛查管理办法》规定全国新生儿疾病筛查病种包括先天性甲状腺功能减低症、苯丙酮尿症等新生儿遗传代谢疾病。这些疾病在早期不易发现,且可导致远期的、严重的、多方面的后果。

2. 新生儿疾病筛查:是指医疗保健机构在新生儿群体中,用快速、简单、敏感的检验方法,对一些危及儿童生命、危害儿童生长发育、导致儿童智能障碍的先天性疾病、遗传性疾病进行群体过筛。

3. 筛查时机:母婴同室的新生儿出生 72 小时后,并且充分哺乳。

4. 筛查方法:在新生儿足跟扎一针,采集 3 滴血斑,标本要符合要求方可送检。

【操作目的】

1. 筛查疾病种类:包括苯丙酮尿症、先天性甲状腺功能减低症、先天性肾上腺皮质增生症、9 种氨基酸代谢障碍疾病、9 种有机酸代谢障碍疾病和 8 种脂肪酸代谢障碍疾病,共 29 种遗传代谢疾病。

2. 通过筛查可使患儿得以早期诊断、早期治疗,避免因脑、肝、肾等损害导致生长、智力发育障碍甚至死亡。

【典型案例】

周某,女,29 岁,于 2023 年 4 月 1 日 8:25 自然分娩一重为 3330 g 的女婴,评分 9～10 分,母婴同室,已充分哺乳,3 天后医嘱予以新生儿疾病筛查,请责任护士执行。

【操作步骤及要点】

操作步骤及要点见表 54.1。

表 54.1　操作步骤及要点

操作步骤	技术要点
1. 评估	
新生儿出生的时间、大小便排泄、喂养方式，母乳是否充足等情况，采血前应向家长解释筛查的意义，待家长理解签字同意后方可执行。	新生儿是否充分哺乳、出生是否满72小时。
2. 认真填写筛查采血卡(图54.1)，做到字迹清楚、登记完整 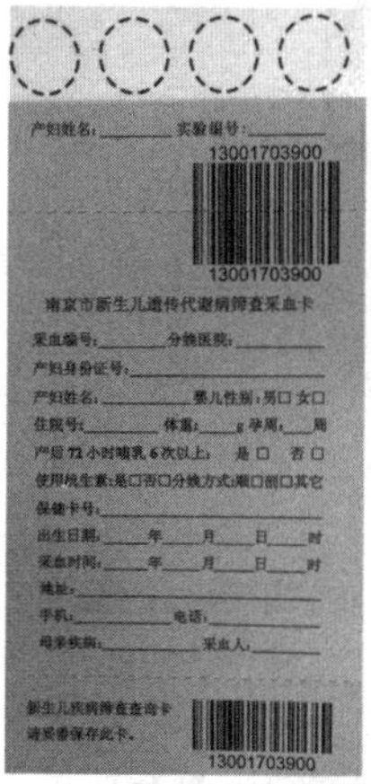 图 54.1　筛查采血卡	
3. 准备	
(1) 物品准备：采血卡、登记表、75%乙醇、棉签、热敷纱布。	
(2) 环境准备：环境宽敞明亮、干净整洁、温度适宜(调节室内温度为24～26℃)。	
(3) 护士准备：清洗双手，并佩戴无菌手套。	
4. 采集血斑	
(1) 按摩或热敷新生儿足跟(图54.2)，湿毛巾或纸尿布不超过42℃，热敷针刺部位3分钟。 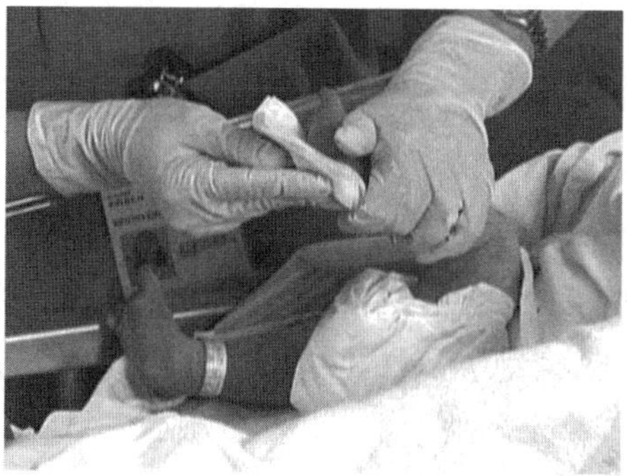 图 54.2　热敷足跟	
(2) 用75%乙醇消毒皮肤。	

续表

操作步骤	技术要点
(3) 待乙醇完全挥发后，使用一次性采血针刺足跟内侧或外侧(图 54.3)，深度小于 3 mm。 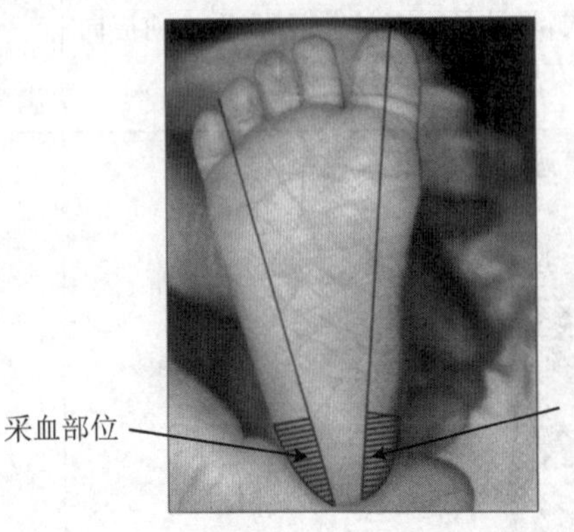 图 54.3　针刺采血部位	
5. 用拇指轻微地、间歇性地挤压新生儿足跟，在血滴形成后放松 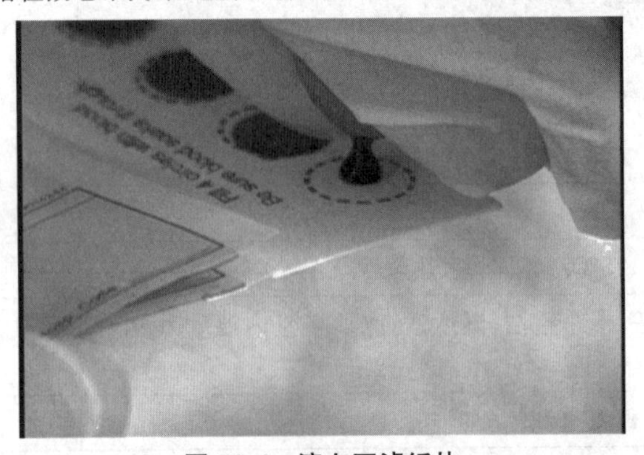 图 54.4　滴血至滤纸片	用干棉签拭去第一滴血，从第二滴血开始取样。将滤纸片接触血滴，切勿接触足跟皮肤，将血液自然渗透至滤纸背面，避免重复滴血，至少采集 3 个血斑。
6. 手持消毒干棉球轻压采血部位止血	
7. 将血片悬空平置于 18～25 ℃的环境中，自然晾干至少 3 小时，呈深褐色(图 54.5) 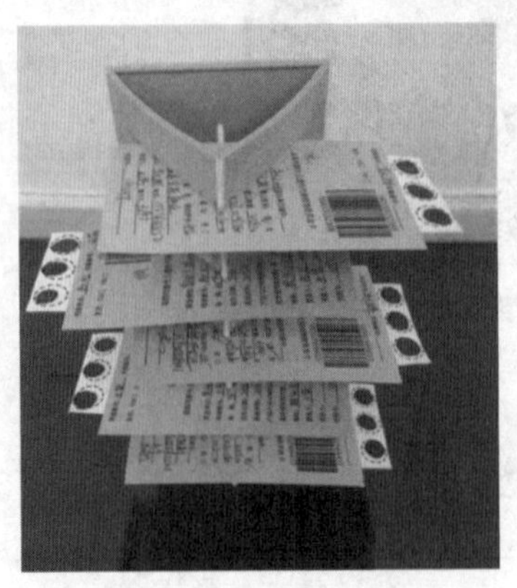 图 54.5　血片放置方法	血片避免阳光及紫外线照射、烘烤、挥发性化学物质等污染。 每个血片以 180°方向错开叠放，若标本间用物理方法(纸片)隔开则无需旋转。

续表

操作步骤	技术要点
8. 及时检查合格的滤纸干血片置于密封袋内，密闭保存在2～8 ℃的冰箱中，有条件者可0 ℃以下保存	
9. 所有血片应当按照血源性传染标本对待，对待母亲有特殊传染病标本，如艾滋病、梅毒等应当做标识并单独包装(图54.6) 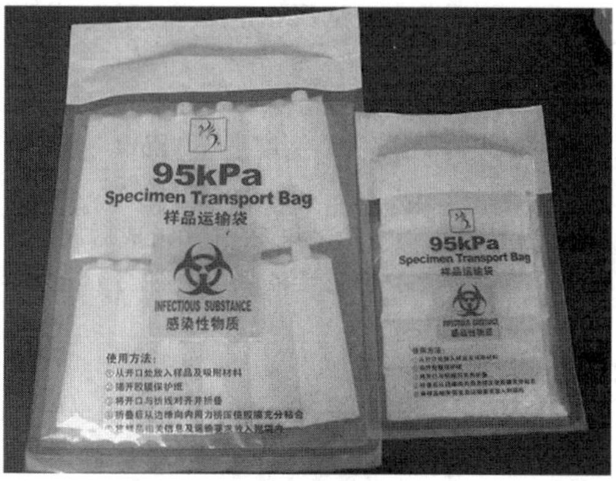 **图54.6　生物安全警示包装**	
10. 检查结束，协助穿衣，取合适体位，整理床单位	
11. 并向产妇及家属交代有关注意事项	
12. 处理用物，洗手，做好记录	

【评分标准】

新生儿疾病筛查的评分标准见表54.2。

表54.2　新生儿疾病筛查的评分标准

班级：_______　学号：_______　姓名：_______　得分：_______

项目	具体内容	标准分	实得分
操作前准备(20分)	评估与准备	20	
	(1) 评估产妇及新生儿：核对新生儿的姓名、住院号、腕带信息(2分)；向产妇及家属解释新生儿疾病筛查的目的，取得同意配合(4分)；了解产妇的病史及病情，有无甲状腺方面的疾病；了解新生儿出生时的情况，有无充分哺乳，是否接受儿科住院治疗及局部皮肤情况(4分)。 (2) 护士准备：正确戴好口罩、帽子，洗手，并佩戴无菌手套(4分)。 (3) 环境准备：温湿度适宜、光线适中(2分)。 (4) 物品准备：采血卡、登记表、75%乙醇、棉签、热敷纱布(4分)。		
操作过程(70分)	1. 新生儿准备及体位的选择	10	
	(1) 备齐物品，携至产妇床旁，再次核对新生儿，解释说明取得家长合作(5分)。 (2) 协助仰卧于床上，头部稍垫高，暴露足部，注意保暖(3分)。 (3) 全身其他非暴露部位注意保暖，使新生儿足部逐渐温暖(2分)。		

续表

<table>
<tr><th>项目</th><th>具体内容</th><th>标准分</th><th>实得分</th></tr>
<tr><td rowspan="8"></td><td>2. 操作者站位</td><td>2</td><td></td></tr>
<tr><td colspan="3">检查者站在新生儿右侧进行检查,面向其头侧(2分)。</td></tr>
<tr><td>3. 新生儿疾病筛查的操作手法</td><td>42</td><td></td></tr>
<tr><td colspan="3">(1) 按摩或热敷新生儿足跟,湿毛巾或纸尿布不超过42 ℃,热敷针刺部位3分钟(8分)。
(2) 用75%乙醇消毒皮肤,待75%乙醇完全待干(2分)。
(3) 使用一次性采血针刺足跟内侧或外侧,深度小于3 mm(6分),用干棉球拭去第一滴血(4分),待第二滴血足够量时,将血点贴于滤纸圆圈处(6分)。
(4) 用拇指轻微地、间歇性地挤压新生儿足跟,在血滴形成后放松(4分)。将滤纸片接触血滴,切勿触及足跟皮肤,使血液自然渗透至滤纸背面(4分),避免重复滴血,至少采集3个血斑(6分)。
(5) 手持消毒干棉球轻压采血部位止血(2分)。</td></tr>
<tr><td>4. 健康教育</td><td>10</td><td></td></tr>
<tr><td colspan="3">(1) 检查结束,整理衣物,取合适体位(5分)。
(2) 向产妇及其家属交代有关注意事项(5分)。</td></tr>
<tr><td>5. 操作后处置</td><td>6</td><td></td></tr>
<tr><td colspan="3">处理用物(2分),洗手(2分),记录(2分)。</td></tr>
<tr><td rowspan="6">总体评价(10分)</td><td>1. 操作质量</td><td>4</td><td></td></tr>
<tr><td colspan="3">动作正确规范(2分),操作熟练,沉稳有序(2分)。</td></tr>
<tr><td>2. 人文关怀</td><td>2</td><td></td></tr>
<tr><td colspan="3">(1) 操作中动作轻柔,关心爱护新生儿(1分)。
(2) 操作中注意新生儿保暖,保护新生儿的隐私(1分)。</td></tr>
<tr><td>3. 理论回答</td><td>4</td><td></td></tr>
<tr><td colspan="3">理论回答正确(4分)。</td></tr>
<tr><td>总分</td><td>100</td><td>总得分</td><td></td></tr>
</table>

【注意事项】

1. 采血工作质量控制。

2. 合格的滤纸干血片:

(1) 至少3个血斑,且每个血斑直径大于8 mm。

(2) 血滴自然渗透,滤纸正反面血斑一致。

(3) 血斑无污染。

(4) 血斑无渗血环。

3. 临床常见不合格的滤纸干血片如图54.7~图54.10所示。

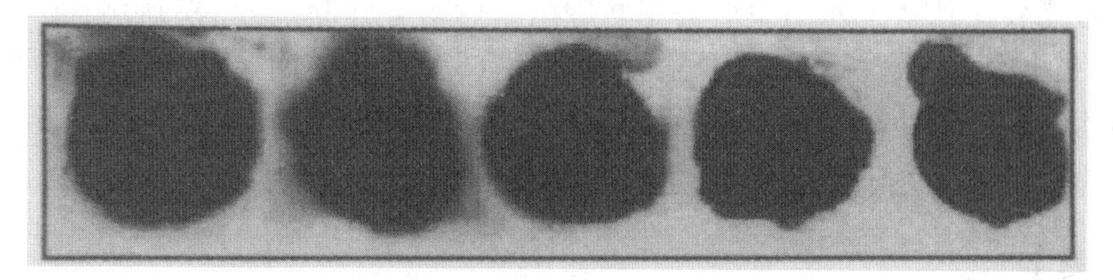

图 54.7 血斑稀释、褪色、污染

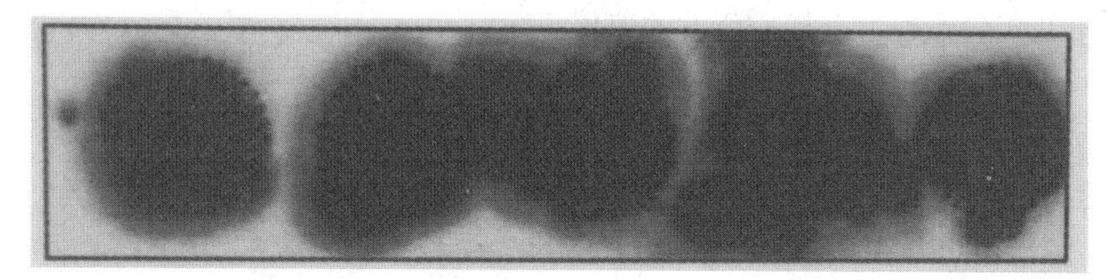

图 54.8 出现渗血环

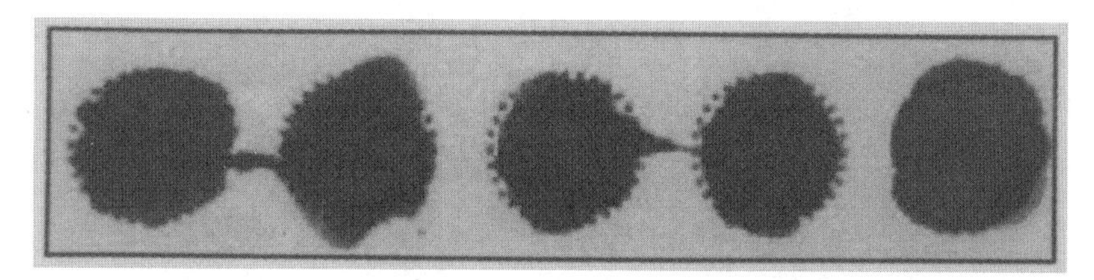

图 54.9 血斑结块或分层

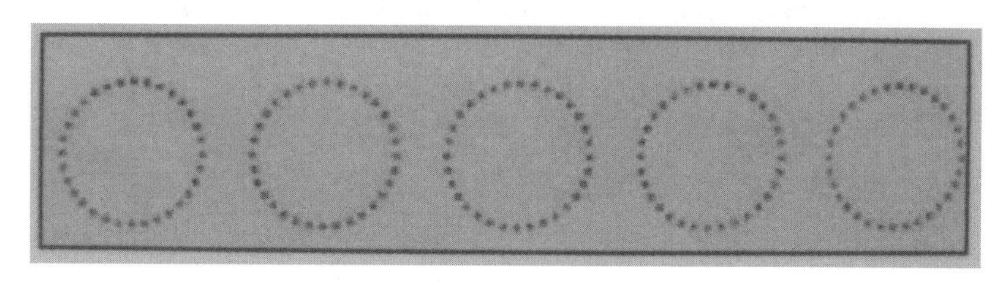

图 54.10 无血斑

【健康教育指导】

1. 新生儿在出生时,因为某些情况未能及时采集血标本者,在新生儿自儿科出院 7～10 天后,再次前来采集血标本,不可提前,只能推迟,最迟不能超过 3 个月,因新生儿在儿科治疗期间的药物会对新生儿的血液系统造成后续的影响从而影响血标本的检测。

2. 异常结果:采集血标本后两周内请保持电话畅通,以保证标本在不合格或有异常时,及时接收到复查的通知;接到需复查的通知时,请不要慌张,及时携带新生儿复查;复查不代表新生儿一定有问题,但是不复查后果无法预料,要求复查者及时前来;正常结果:两周内未接到通知者,说明婴儿的检查结果在正常值范围内,家长可自行扫描二维码,根据提示查询到检查报告单。

3. 在新生儿开始吃奶 72 小时后并充分哺乳后采血,没有提前采血是因为在未哺乳、无蛋白负荷的情况下容易出现苯丙酮尿症(PKU)筛查的假阴性。此外,如果在出生 48 小时前采取标本，可能会受到新生儿出生后促甲状腺激素（TSH）脉冲式分泌的影响，产生假阳性结果。在新生儿出生 72 小时后采血，可避开生理性 TSH 上升时期，减少先天性甲状腺功能减退症（CH）筛查的假阳性机会，并可防止 TSH 上升延迟的患儿产生假阴性。没有等长大再采血，是因为希望新生儿出生后能早检查、早发现、早治疗。

【思考题】

1. 新生儿疾病筛查的时机及被筛查者需要满足的条件有哪些？
2. 新生儿疾病筛查可以规避所有的遗传病吗？

第7章　综 合 实 训

实训55　子痫患者急救综合实验

【学习目标】

1. 知识目标：

(1) 识记：① 能陈述子痫患者典型的临床表现。② 能陈述治疗和预防子痫的首选药物。

(2) 理解：① 能理解子痫对母儿的影响。② 能理解子痫发展严重阶段产生的各种并发症。

(3) 运用：运用所学的知识和护理程序，对发生子痫的患者进行及时准确的急救护理。

2. 能力目标：能准确识别子痫的症状，迅速有效地配合医生实施抢救。

3. 素质目标：具有高度的责任心；具有急救意识、爱伤观念和团结协作精神，尊重生命，关爱生命。

【知识准备】

1. 子痫是在子痫前期基础上，发生不能用其他原因解释的抽搐。子痫抽搐进展迅速，是造成母儿死亡的最主要原因，应积极处理。

2. 子痫典型的临床表现：患者首先出现眼球固定，瞳孔放大，瞬即头扭向一侧，牙关咬紧，继而口角与面部肌肉颤动，全身及四肢肌肉强直性收缩(背侧强于腹侧)，双手紧握，双臂伸直，迅速发生强烈抽动。抽搐时呼吸暂停，面色青紫，持续约1分钟，抽搐强度渐减，全身肌肉松弛，随即深长吸气，发出鼾声而恢复呼吸。抽搐临发作前及抽搐期间，患者神智丧失，轻者抽搐后渐苏醒，抽搐间隔期长，发作少；重者抽搐发作频繁且持续时间长，患者可陷入深昏迷状态。

3. 子痫患者可出现各种严重并发症：如胎盘早剥、吸入性肺炎、肺水肿、心肺功能停止、急性肾衰、脑出血、失明或视力下降，甚至死亡。在抽搐过程中，还容易发生各种创伤，如唇舌咬伤、摔伤、呕吐误吸等。

4. 硫酸镁是治疗和预防子痫复发的首选药物。子痫发作时的紧急处理包括一般急诊处理、控制抽搐、控制血压、预防子痫复发及适时终止妊娠等。

5. 妊娠期高血压疾病治疗的基本原则是：休息、镇静、解痉、有指征地降压、利尿，密切监测母胎的情况，适时终止妊娠。

【操作目的】

1. 能及时、有效、准确地对子痫患者进行紧急抢救。
2. 对妊娠期高血压疾病的高危人群,积极预防子痫的发生。

【典型案例】

张某,女,40岁,孕31周,G_4P_1,未正规产检,主诉下肢水肿2周,头痛、头晕3天入院。查体:血压:171/115 mmHg,心率:91次/分,视物模糊,下肢及腹壁水肿明显,尿常规:尿蛋白(+++),孕妇在病房里突然出现面部充血、口吐白沫、全身肌肉颤动症状。假如你是值班护士,应该如何进行处理?

【操作步骤及要点】

操作步骤及要点见表55.1。

表55.1 操作步骤及要点

操作步骤	技术要点
1. 评估	
评估孕妇生命体征,判断意识,呼救,迅速通知其他医护人员寻求帮助。	发现患者抽搐,立即呼救,快速组建抢救团队,进行角色分工。
2. 准备	
(1) 孕妇准备:头低侧卧位,头偏向一侧。 (2) 环境准备:清除无关人员,大病房拉起围帘遮挡。 (3) 护士准备:着装规范,佩戴口罩、帽子。 (4) 物品准备:抢救车(含急救药品:硫酸镁、葡萄糖酸钙、硝普钠、甘露醇、酚妥拉明、地西泮、冬眠合剂等)。吸引器、开口器、压舌板、拉舌钳、吸氧装置、静脉输液装置、心电监护、胎心监护仪、导尿包。	
3. 安置体位	
(1) 保证患者安全:头低侧卧位,头偏向一侧,以防黏液吸入呼吸道或舌头阻塞呼吸道。固定躁动肢体。 (2) 保持呼吸道通畅,使用开口器或上、下磨牙间放置一缠好纱布的压舌板,用舌钳固定舌以防咬伤唇舌或致舌后坠的发生。	防止坠床、舌后坠、意外损伤。
4. 基础生命支持	
(1) 给予面罩吸氧,氧流量为6~8 L/min。 (2) 开放静脉通道,使用18 G型号套管针静脉输液。 (3) 密切监测血压、脉搏、呼吸、体温,床边心电监护。 (4) 胎心监测,判断胎儿情况。 (5) 保留导尿,记录24小时出入量,观察肾功能。	

续表

操作步骤	技术要点
5. 控制抽搐，遵医嘱使用药物	
(1) 解痉：25%硫酸镁是首选药物，静脉用药负荷量为4～6 g，溶于25%葡萄糖溶液20 mL，静脉推注(15～20分钟)或5%葡萄糖溶液100 mL快速静脉滴注，继而1～2 g/h静脉滴注维持。 (2) 镇静：地西泮10 mg肌肉注射、苯巴比妥0.1 g肌肉注射、冬眠合剂(哌替啶100 mg、丙嗪50 mg、异丙嗪50 mg)加入5%葡萄糖溶液250 mL静脉缓慢滴注。 (3) 降压药物：遵医嘱使用硝普钠、硝酸甘油、酚妥拉明药物，严密监测血压。 (4) 病室保持绝对安静，以避免声、光刺激，操作尽量集中进行。	(1) 记录药物使用时间、方法和剂量。 (2) 观察药物不良反应。
6. 降低颅内压	
20%甘露醇250 mL快速静脉滴注，15～30分钟滴完。	
7. 纠正酸中毒	
(1) 监测动脉血气pH、二氧化碳分压、碳酸氢根浓度。 (2) 4%碳酸氢钠静脉滴注，纠正酸中毒。	
8. 终止妊娠	
(1) 抽搐停止后，再次判断病情，检查有无口腔或肢体损伤，了解胎儿情况。 (2) 子痫控制后2小时即可考虑终止妊娠，首选剖宫产，完善术前准备。 (3) 短时间可分娩者在严密监测下阴道助产。	听胎心，判断胎儿安危。
9. 预防感染	遵医嘱使用抗生素。
10. 操作后处理	
(1) 处理并发症，如颅内出血、脑水肿、肾衰、心衰等。 (2) 协助患者卧床休息，保暖，监测产妇生命体征。 (3) 给予患者心理支持，健康宣教。 (4) 整理处置用物，洗手，记录抢救经过。	

【评分标准】

子痫患者急救的综合实验评分标准见表55.2。

表55.2 子痫患者急救的综合实验评分标准

班级：________ 学号：________ 姓名：________ 得分：________

项目	具体内容	标准分	实得分
操作前准备(20分)	评估与准备	20	
	(1) 评估：快速判断意识，无反应，立即呼叫(2分)；了解病情，迅速通知其他医护人员参与急救(4分)；向家属解释抢救的目的，取得配合(4分)。 (2) 护士准备：衣帽整洁(2分)，洗手，戴口罩(2分)。 (3) 环境准备：安静、安全，清除无关人员，遮挡患者(2分)。 (4) 物品准备：抢救车、吸引装置、开口器、压舌板、拉舌钳、吸氧装置、静脉输液器具、心电监护、胎心监护仪、导尿包(4分)。		

续表

项目	具体内容	标准分	实得分
操作过程（70分）	1. 安置体位	10	
	(1) 保证病人安全：头低侧卧位，头偏向一侧，拉床栏，固定躁动肢体（2分）。 (2) 保持呼吸道通畅（2分），使用开口器或上、下磨牙间放置一缠好纱布的压舌板，用舌钳固定舌以防咬伤唇舌或致舌后坠的发生（3分）。 (3) 安置在安静、环境较暗的单间，避免刺激诱发抽搐（3分）。		
	2. 基础生命支持	15	
	(1) 面罩吸氧，氧流量为6～8 L/min（3分）。 (2) 开放静脉通道，必要时双通道（3分）。 (3) 测量生命体征，床边心电监护（3分）。 (4) 胎心监测，判断胎儿情况（3分）。 (5) 保留导尿，记24小时出入量，观察肾功能（3分）。		
	3. 控制抽搐（遵医嘱正确使用药物）	15	
	(1) 解痉：硫酸镁（5分）。 (2) 镇静：地西泮、苯巴比妥、冬眠合剂（2分）。 (3) 降压药物：硝普钠、硝酸甘油、酚妥拉明（3分）。 (4) 观察药物疗效和不良反应（5分）。		
	4. 降低颅内压	5	
	20%甘露醇250 mL快速静脉滴注，15～30分钟滴完（5分）。		
	5. 纠正酸中毒，预防感染	5	
	(1) 配合医生监测动脉血气pH、二氧化碳分压、碳酸氢根浓度（2分）。 (2) 使用4%碳酸氢钠静脉滴注，纠正酸中毒（2分）。 (3) 预防感染，遵医嘱使用抗生素（1分）。		
	6. 终止妊娠	10	
	(1) 再次判断病情，检查有无口腔或肢体损伤，了解胎儿情况（5分）。 (2) 子痫控制后2小时可考虑终止妊娠，首选剖宫产，完成术前准备（3分）。 (3) 短时间可分娩者，在严密监测下阴道助产（2分）。		
	7. 操作后处理	10	
	(1) 处理并发症：颅内出血、脑水肿、肾衰、心衰等（3分）。 (2) 整理床单位，协助患者卧床休息，保证病房安静、无刺激（2分）。 (3) 安慰及关爱患者，心理支持（1分）。 (4) 处理用物（2分），洗手，记录抢救过程（2分）。		
总体评价（10分）	1. 操作质量	4	
	动作正确规范（2分），操作熟练，沉稳有序（2分）。		
	2. 人文关怀	2	
	(1) 抢救中动作轻柔，注意与患者的沟通交流，安慰、关心、爱护患者（1分）。 (2) 抢救中注意患者保暖，注意保护患者隐私（1分）。		
	3. 理论回答	4	
	理论回答正确（4分）。		
总分	100	总得分	

【注意事项】

1. 患者置于环境安静的场所，建议单间，避免声光不良刺激。

2. 控制抽搐，遵医嘱使用硫酸镁、地西泮、苯巴比妥等药物，并注意药物不良反应。

3. 子痫发作保持呼吸道通畅，防止误吸、坠地、唇舌咬伤，严密监测胎心。

4. 子痫控制后即可考虑终止妊娠，首选剖宫产，短时间可分娩者在严密监测下阴道助产。

【健康教育指导】

1. 加强孕期保健、定期产检，注意血压及尿蛋白情况。

2. 指导孕妇自我监测胎动的方法。

3. 告知孕妇注意休息，左侧卧位，补充钙剂及维生素，均衡饮食。

4. 告知孕妇如果出现血压升高、视物模糊、头痛、头晕、胸闷不适，及时就诊。

【思考题】

1. 子痫控制后终止妊娠的时间和首选方式是什么？

2. 发生子痫应如何配合医生控制抽搐？

实训56 产后出血急救综合实验

【学习目标】

1. 知识目标:

(1) 识记:① 能陈述产后出血的定义及常见原因。② 能陈述出血量的计算方法。

(2) 理解:能理解宫缩乏力性产后出血常用的处理措施。

(3) 运用:能运用所学的知识和护理程序,对产后出血的产妇准确及时地开展急救,保障产妇安全。

2. 能力目标:能运用所学的知识,正确评估产后出血量,胜任产后出血急救团队的角色。

3. 素质目标:具有高度的责任心、急救意识、爱伤观念和团结协作精神,尊重生命,关爱生命。

【知识准备】

1. 产后出血:是指胎儿娩出后24小时内,阴道分娩产妇出血量≥500 mL,而剖宫产产妇的出血量≥1000 mL。不管是阴道分娩还是剖宫产,只要出血量≥1000 mL,即称为难治性产后出血,是导致孕产妇死亡的首要原因。美国妇产科医师学会(ACOG)2017年发布了产后出血临床实践简报,其对产后出血的定义进行了修订,即无论采用何种分娩方式,产时及产后24 h出血量累计达到1000 mL或者出现低血容量的症状及体征表现,即称之为产后出血。

2. 产后出血的主要原因及临床表现

(1) 子宫收缩乏力:是产后出血最常见的原因,触及子宫体积大、质地较软,轮廓不清,阴道持续流血,颜色暗红伴有血凝块。

(2) 软产道损伤:胎儿刚娩出后即发生持续的阴道流血,检查子宫收缩良好且血液颜色鲜红。

(3) 胎盘因素:胎儿娩出后10~15分钟胎盘仍未娩出,并出现阴道大量流血,颜色暗红,或胎盘胎膜娩出不完整,或胎盘胎儿面有残留的血管断端。

(4) 凝血功能障碍:产妇阴道持续流血,血液不凝、止血困难,同时合并穿刺点渗血或全身其他部位出血,并排除了因子宫收缩乏力、胎盘因素及软产道损伤引起的出血,应考虑到凝血功能障碍。

3. 估计出血量的方法

(1) 称重法:失血量(mL)=[接血后敷料湿重(g)-接血前敷料干重(g)]÷1.05(血液比重g/mL)。

(2) 容积法:用产后接血容器收集血液后,放入量杯测量失血量。

(3) 面积法:按纱布血湿面积估计失血量,一般10 cm×10 cm的纱布(4层)浸湿后含血量为10 mL。

(4) 休克指数:休克指数为1.0,失血量约为1000 mL,占血容量的20%;休克指数为1.5,失血量约为1500 mL,占血容量的30%;休克指数为2.0,失血量≥2500 mL,占血容量≥50%。

(5) 血红蛋白水平测定:血红蛋白每下降10 g/L,失血400~500 mL。

4. 针对宫缩乏力性产后出血,常用的处理包括:

(1) 按摩或按压子宫。

(2) 应用宫缩剂,常用宫缩剂有:① 缩宫素。② 卡贝缩宫素。③ 麦角新碱。④ 前列腺素类药物:卡前列素氨丁三醇、米索前列醇、卡前列甲酯等。

(3) 止血药物,推荐使用氨甲环酸。

(4) 手术治疗:

① 宫腔填塞:包括宫腔纱条填塞和宫腔球囊填塞。

② 子宫压缩缝合术:适用于经宫缩剂和按压子宫无效者。

③ 盆腔血管结扎术:以上治疗无效时,可行子宫动脉上、下行支结扎,必要时行髂内动脉结扎。

④ 经导管动脉栓塞术:适用于保守治疗无效的难治性产后出血且产妇生命体征平稳。

⑤ 切除子宫:经积极抢救无效、危及产妇生命时,应尽早行次全子宫切除或全子宫切除术,以挽救产妇生命。

5. 宫缩乏力的处理原则是:先简单,后复杂;先无创,后有创。其流程如下:子宫按摩(uterine massage)或压迫法+宫缩剂—宫腔填塞或(和)B-Lynch缝合或(和)子宫动脉结扎—子宫动脉栓塞—子宫切除。其中"宫缩剂+子宫按摩或压迫法"是最基本的处理措施,如不能奏效,应当机立断迅速实施宫腔填塞、B-Lynch缝合和子宫动脉结扎等保守性手术。这3种手术对于宫缩乏力的处理不分优劣,根据患者病情和施术者熟练程度选择,亦可联合应用。如保守性手术仍不能奏效,产妇病情尚稳定,在有条件的医院则可考虑介入治疗,否则应果断、及时切除子宫以挽救产妇生命。

【操作目的】

1. 培养助产学生以及年轻助产士的急救意识。
2. 掌握产后出血的急救流程。
3. 根据产后出血的临床表现初步判断产后出血的原因,积极处理,保障产妇安全。

【典型案例】

周某,女,34岁,G_1P_0,孕39^{+4}周,孕期正规产检,临产前B超示:羊水过多,其余未见异常。在会阴保护下自娩一重为3400 g的女婴,胎儿娩出后15分钟,胎盘自行娩出完整,随后可见阴道大量流血,立即按压宫底,子宫软,轮廓不清,软产道完整,总产程为20小时15分钟。如果你是当班助产士,该如何处理?

【操作步骤及要点】

操作步骤及要点见表56.1。

表 56.1　操作步骤及要点

操作步骤	技术要点
1. 评估	
评估阴道流血量，子宫收缩状态、产妇精神状态和生命体征，膀胱充盈情况；是否存在有产后出血的高危因素如产程延长、产妇疲乏、巨大儿、凝血功能障碍、羊水过多等；产妇的合作程度；大静脉通道是否开放。	
2. 准备	
(1) 产妇准备：排空膀胱(必要时导尿)，知晓操作的目的、意义、配合要点。	
(2) 助产士准备：着装规范，洗手，佩戴口罩，态度严肃。	
(3) 环境准备：安静、安全，温湿度适宜，清除无关人员。	
(4) 用物准备：抢救车、输液装置、吸氧装置、心电监护、称重秤或集血器、宫缩剂(缩宫素、卡贝缩宫素、麦角新碱、卡前列素氨丁三醇等)、Bakri 子宫填塞球囊导管或无菌塞纱布条(长 6 m、宽 5～6 cm、厚 4～5 层)、注射器、无菌手套，必要时备一次性导尿包。	
3. 发现产妇大量阴道流血，立即呼叫应急团队	产后出血的干预应当基于多学科协同诊治。
4. 协助产妇取膀胱截石位，充分暴露会阴，给予保暖	
5. 快速判断出血原因：口述子宫体积大、质地较软，轮廓不清，阴道持续流血，考虑宫缩乏力性产后出血(图 56.1、图 56.2) 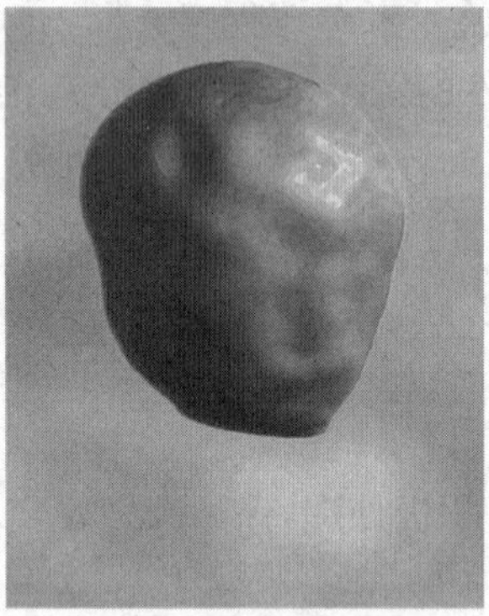 **图 56.1　乏力的子宫** 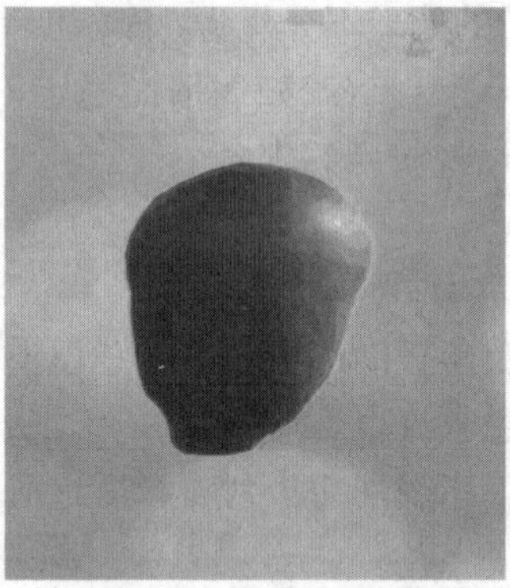　　**图 56.2　正常的子宫**	
6. 按摩或按压子宫	
(1) 单手法：腹壁按摩宫底(图 56.3)：接产者一手拇指在前、其余四指在后，在下腹部均匀而有节律地按摩并压迫宫底，挤出宫腔内积血，若效果不佳，选用腹部-阴道双手压迫子宫法。 (2) 双手法：腹部-阴道双手压迫子宫法(图 56.4)：一手戴无菌手套伸入阴道，握拳置于阴道前穹隆顶住子宫前壁，另一手在腹部按压子宫后壁使宫体前屈，两手相对紧压子宫，均匀有节律地按摩。	按摩子宫有效的标准是：子宫轮廓清楚、收缩有皱褶、阴道或子宫切口出血减少。

续表

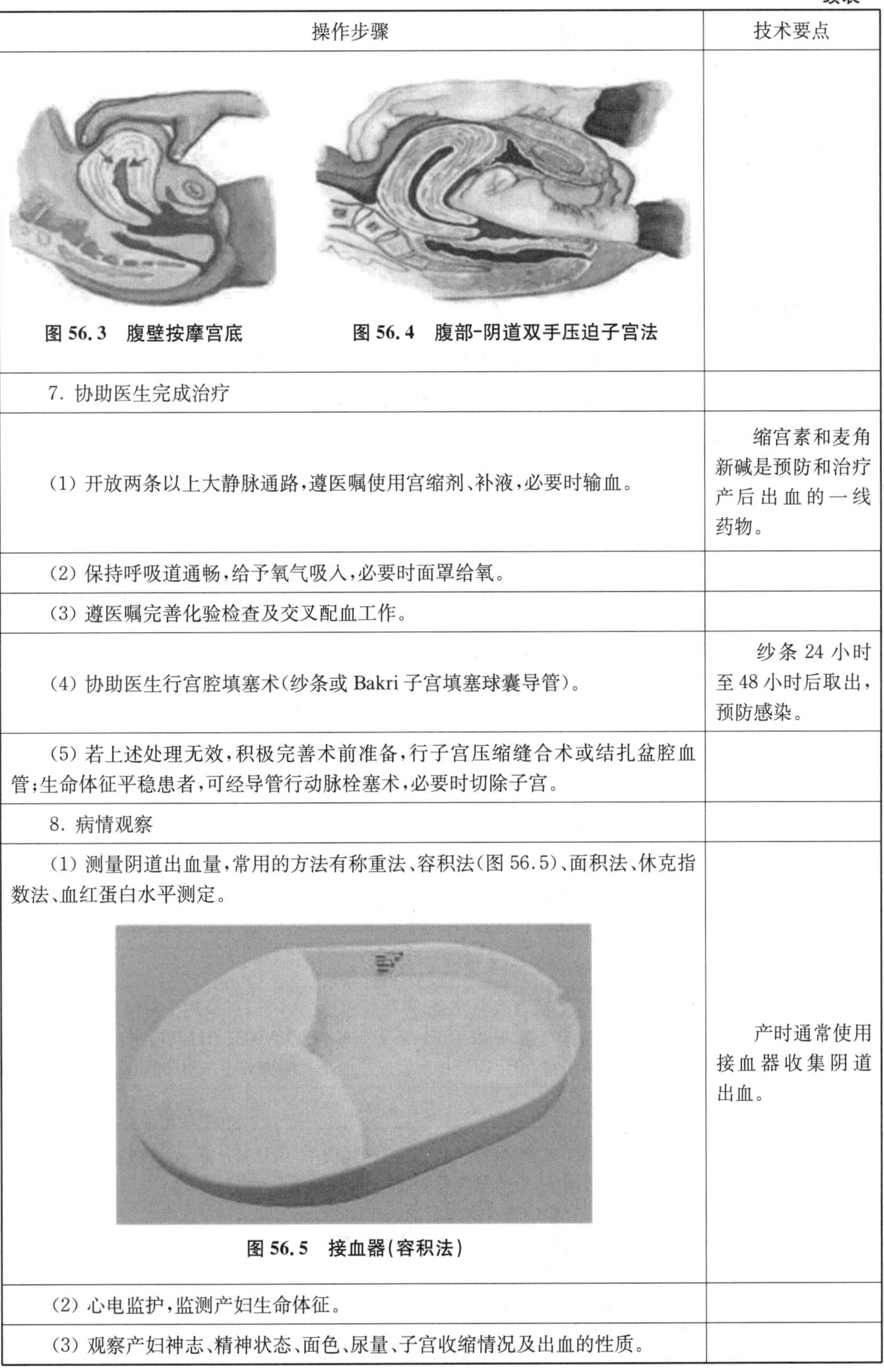

操作步骤	技术要点
图 56.3 腹壁按摩宫底　　图 56.4 腹部-阴道双手压迫子宫法	
7. 协助医生完成治疗	
(1) 开放两条以上大静脉通路，遵医嘱使用宫缩剂、补液，必要时输血。	缩宫素和麦角新碱是预防和治疗产后出血的一线药物。
(2) 保持呼吸道通畅，给予氧气吸入，必要时面罩给氧。	
(3) 遵医嘱完善化验检查及交叉配血工作。	
(4) 协助医生行宫腔填塞术(纱条或 Bakri 子宫填塞球囊导管)。	纱条 24 小时至 48 小时后取出，预防感染。
(5) 若上述处理无效，积极完善术前准备，行子宫压缩缝合术或结扎盆腔血管；生命体征平稳患者，可经导管行动脉栓塞术，必要时切除子宫。	
8. 病情观察	
(1) 测量阴道出血量，常用的方法有称重法、容积法(图 56.5)、面积法、休克指数法、血红蛋白水平测定。 图 56.5 接血器(容积法)	产时通常使用接血器收集阴道出血。
(2) 心电监护，监测产妇生命体征。	
(3) 观察产妇神志、精神状态、面色、尿量、子宫收缩情况及出血的性质。	

续表

操作步骤	技术要点
9. 操作后处理	
(1) 子宫收缩恢复正常，无明显活动性出血，停止按摩子宫。 (2) 置产妇于休息床休息，保暖。 (3) 安慰产妇，给予心理支持、健康宣教，继续观察病情变化。 (4) 分类处置医疗用物，补充急救物品及器械。 (5) 洗手，完善抢救记录。	

【评分标准】

产后出血急救的综合实验评分标准见表 56.2。

表 56.2 产后出血急救的综合实验评分标准

班级：________ 学号：________ 姓名：________ 得分：________

项目	具体内容	标准分	实得分
操作前准备(20 分)	评估与准备	20	
	(1) 评估产妇：核对产妇信息(2 分)；评估阴道流血量，子宫收缩状态、精神状态和生命体征，膀胱充盈情况(必要时导尿)；评估有无导致产后出血的高危因素；评估大静脉通道是否开放等(5 分)。 (2) 助产士准备：着装规范(2 分)，洗手，佩戴口罩(2 分)，态度严肃(2 分)。 (3) 环境准备：安静、安全(2 分)，温湿度适宜(1 分)，清除无关人员(1 分)。 (4) 物品准备：抢救车、输液装置、吸氧装置、心电监护、称重秤或集血器、宫缩剂(缩宫素、麦角新碱、卡贝缩宫素、卡前列素氨丁三醇等)、Barkri 球囊或无菌长纱布条(长 2 m、宽 5～6 cm、厚 4～5 层)、注射器、无菌手套，必要时备一次性导尿包(3 分)。		
操作过程(70 分)	1. 发现产妇大量阴道流血，立即呼叫应急团队	2	
	2. 产妇准备及体位选择	4	
	(1) 协助产妇取膀胱截石位，充分暴露会阴(2 分)。 (2) 给予保暖(2 分)。		
	3. 配合医生，快速判断出血原因	12	
	(1) 按摩子宫，检查胎盘及软产道，评估凝血功能(4 分)。口述子宫体积大、质地较软，轮廓不清，阴道持续流血，按摩后子宫收缩好转，考虑宫缩乏力性产后出血(4 分)。 (2) 按摩或按压子宫：单手腹壁按摩宫底或腹部－阴道双手压迫子宫(4 分)。		
	4. 协助医生完成治疗	20	
	(1) 开放两条以上大静脉通路(4 分)，遵医嘱使用宫缩剂、补液，必要时输血(4 分)。 (2) 保持呼吸道通畅，给予氧气吸入，必要时面罩给氧(2 分)。 (3) 遵医嘱完善化验检查及交叉配血工作(2 分)。 (4) 协助医生行宫腔填塞术(纱条或宫腔球囊)(2 分)。 (5) 完善术前准备(3 分)。 (6) 协助医生行子宫压缩缝合术或结扎盆腔血管；生命体征平稳患者，可经导管行动脉栓塞术，必要时切除子宫(3 分)。		

续表

项目	具体内容	标准分	实得分
	5. 病情观察	10	
	(1) 测量阴道出血量,口述常用的方法有称重法、容积法、面积法、休克指数法、血红蛋白水平测定(4分)。 (2) 心电监护,监测产妇生命体征(3分)。 (3) 观察产妇神志、精神状态、面色、尿量、子宫收缩情况及出血的性质(3分)。		
	6. 记录	4	
	(1) 记录产妇的生命体征、出血时间、出血量、出入量、病情变化、用药及各项处理措施和时间(2分)。 (2) 记录各抢救人员到场时间(2分)。		
	7. 操作后处理	18	
	(1) 子宫恢复正常收缩并能保持收缩状态(2分),无明显活动性出血(2分),停止按摩子宫(2分)。 (2) 置产妇于休息床,注意保暖和补充能量(2分)。 (3) 安慰产妇(1分),进行分娩后的进一步处理,并行健康教育(2分),继续观察病情变化(2分)。 (4) 按院感要求分类用物处理(2分),洗手,补记抢救记录(2分)。 (5) 口述补充抢救物资(1分)。		
总体评价(10分)	1. 操作质量	4	
	急救意识强(2分),操作熟练,成员间团结协作、配合默契(2分)。		
	2. 人文关怀	2	
	(1) 操作中动作轻柔,注意与产妇的沟通交流,态度和蔼,关心爱护产妇(1分)。 (2) 操作中注意产妇保暖(1分)。		
	3. 理论回答	4	
	理论回答正确(4分)。		
总分	100	总得分	

【注意事项】

1. 产后出血的处理原则是:针对出血原因,迅速止血;补充血容量;预防感染。
2. 产后出血的救治中,早期识别产后出血的症状和体征,准确估计产后出血量是关键。
3. 产后出血的干预应当基于多学科协同诊治这一原则,在保证血流动力学稳定的情况下积极寻找病因并处理。
4. 宫缩乏力性产后出血应遵循先简单、后复杂,先无创、后有创的原则。
5. 操作时要有急救意识,组员间配合默契。
6. 严格无菌操作。
7. 做好产妇的心理护理。

【健康教育指导】

1. 告知产妇急救措施的目的及意义。
2. 产后饮食、活动、休息指导。
3. 指导产妇做好自我监测。
4. 指导母乳喂养。

【思考题】

1. 产后出血的定义是什么?
2. 导致产后出血的常见原因有哪些?
3. 针对宫缩乏力性产后出血的处理方法有哪些?

实训57　脐带脱垂急救综合实验

【学习目标】

1. 知识目标：

(1) 识记：① 能陈述脐带脱垂的概念。② 能陈述脐带脱垂对母儿的影响。

(2) 理解：① 能理解脐带脱垂的病因。② 能理解脐带脱垂的处理原则。

(3) 运用：运用所学的知识和护理程序、急救方法，对发生脐带脱垂的产妇进行急救。

2. 能力目标：① 对胎膜早破或有脐带脱垂风险的产妇进行健康教育，预防脐带脱垂的发生。② 能根据阴道检查结果，正确进行脐带脱垂的急救处理。

3. 素质目标：具有高度的责任心、急救意识、爱伤观念和团结协作精神，尊重生命，关爱生命。

【知识准备】

1. 概念：胎膜未破时，脐带位于胎先露部前方或一侧，称为脐带先露或隐性脐带脱垂；胎膜破裂时，脐带脱出于宫颈口外，降至阴道内甚至露于外阴部，称为脐带脱垂(图 57.1)。

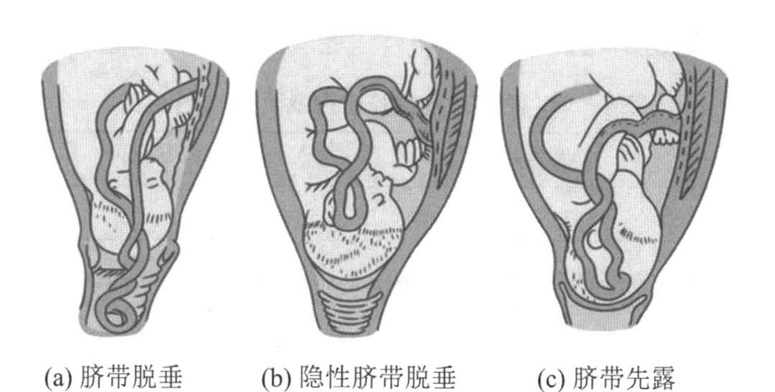

图 57.1　脐带脱垂的类型

2. 脐带脱垂容易发生于胎儿先露部与骨盆入口平面不能严密衔接，在两者之间留有空隙者，如胎头未衔接时，如头盆不称，胎头入盆困难；胎位异常，如臀先露、肩先露、枕后位；胎儿过小或羊水过多；脐带过长；脐带附着异常及低置胎盘等。

3. 对母儿的影响

(1) 对母亲的影响：对母体无直接影响，增加难产及手术助产概率。

(2) 对胎儿的影响：发生在胎先露部尚未衔接、胎膜未破时的脐带先露，因宫缩时胎先露部下降，一过性压迫脐带导致胎心率异常；发生在胎先露部已衔接、胎膜已破者，脐带受压于胎先露与骨盆之间，引起胎儿缺氧，甚至胎心完全消失，头先露压迫严重，可使脐带血流循环完全阻断，如脐带血流阻断超过 7～8 分钟，可致胎死宫内，胎心监护可表现为胎心率持续下降，宫缩后仍不能恢复。

4. 诊断

有脐带脱垂危险因素存在时，应警惕脐带脱垂的发生。胎膜未破时，胎动、宫缩后胎心率突然变慢，通过改变体位、上推胎先露部及抬高臀部后迅速恢复者，应考虑有脐带先露的可能，临产后应行胎心监护。胎膜已破出现胎心率异常，应立即行阴道检查，了解有无脐带脱垂和脐带血管有无搏动。在胎先露部旁或其前方以及阴道内触及脐带者，或脐带脱出于外阴者，即可确诊。B超检查有助于明确诊断。破膜后发现脐带脱垂时，应争分夺秒地进行抢救。根据宫口扩张程度及胎儿情况进行紧急处理。

【操作目的】

1. 根据阴道检查的结果，能正确判断是否存在脐带脱垂。

2. 通过学习，能及时正确地进行脐带脱垂的急救。

3. 理解脐带脱垂对母儿的影响，提高应急处理的能力，争取新生儿存活及减少因缺氧而产生的后遗症。

【典型案例】

张某，女，29岁，G_1P_0，孕37周，宫缩40～50秒/2～3分钟，宫口开大3 cm，突然出现阴道大量流液，胎心听诊：100次/分，阴道检查：先露部为“头”，摸到有搏动感的条索状物体。假如你是值班的助产士，应该如何进行紧急处理？

【操作步骤及要点】

操作步骤及要点见表57.1。

表57.1 操作步骤及要点

操作步骤	技术要点
1. 评估	
(1) 阴道检查摸到有搏动感的条索状物体，确定是脐带脱垂，产妇立即取头低臀高位。 (2) 了解孕产次、宫口大小、胎先露等。 (3) 听胎心，了解胎儿安危。 (4) 评估羊水的量、性状。	阴道检查的手一直上推胎头以减轻对脐带的压迫。
2. 准备	
(1) 产妇准备：知晓操作的目的、意义及配合要点，签署手术同意书。 (2) 接产者准备：着装规范，佩戴口罩、圆帽，修剪指甲，外科洗手法洗手，戴无菌手套。至少有1名新生儿复苏经验的儿科医师和1名产科医师在场。 (3) 环境准备：安静、安全，关闭门窗，清除无关人员。 (4) 用物准备：胎心监护仪、吸氧装置、碘伏棉球、无菌手套、静脉输液用具、接生用品、新生儿窒息复苏物品、一次性无菌导尿包。	(1) 宫口开全立即做好接生准备。 (2) 不能立即分娩做好剖宫产准备。 (3) 给予产妇心理安慰，缓解其恐惧心理。
3. 缓解脐带受压的同时呼叫急救人员	

续表

操作步骤	技术要点
(1) 阴道检查的手上推胎头,减轻脐带受压。 (2) 采取膝胸卧位或者 Sims 体位(左侧卧位,枕头置于左髋下)抬高臀部。 (3) 立即呼叫医生。 (4) 快速形成抢救团队,包括助产士、医生、麻醉师、儿科医生等。	(1) 一直上推胎儿先露,防止脐带受压。 (2) 呼叫并快速组成急救团队。
4. 给予吸氧,氧流量为 3～4 L/min	
5. 严密监测胎心(图 57.2)	
(1) 床边持续胎心监护。 (2) 胎心异常,遵医嘱使用 10%GS 500 mL + 维生素 C 2.0 g 静脉滴注,宫内复苏。 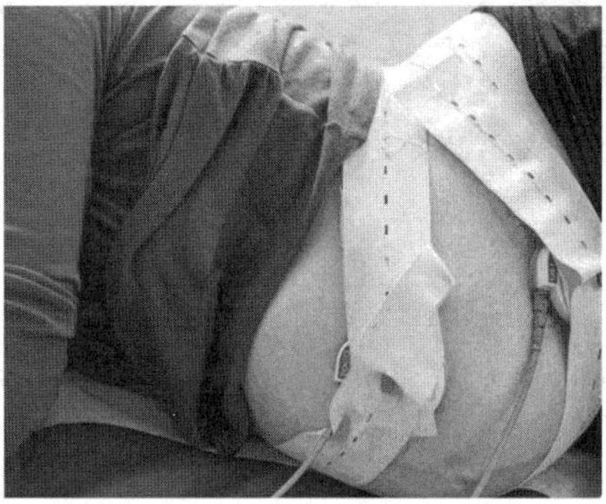 **图 57.2　监测胎心变化**	注意胎心的频率、节律、强弱,听诊胎心音时应与腹主动脉音、子宫杂音、脐带杂音相鉴别。
6. 迅速结束分娩	
(1) 宫口开全、胎头入盆,立即行产钳或吸引器助产;臀位则行臀牵引;肩先露可行内倒转及臀牵引术协助分娩。 (2) 宫口未开全,立即完善术前准备,送入手术室(图 57.3),剖宫产结束分娩。 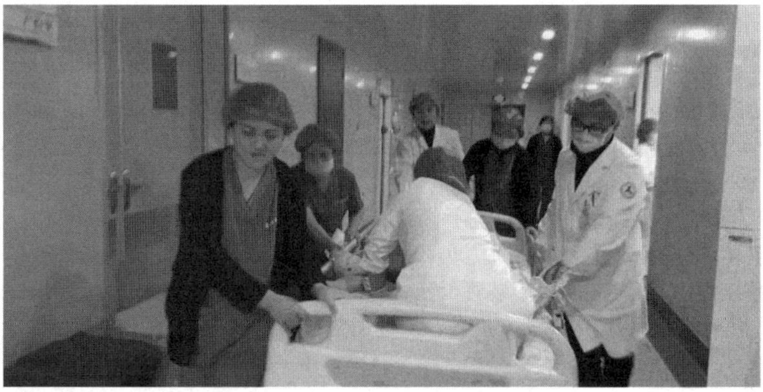 **图 57.3　护送入手术室路上托胎头**	(1) 宫口未开全者,继续头低臀高位或上推胎先露。 (2) 必要时应用子宫收缩抑制药物。 (3) 阴道检查及阴道助产术注意无菌操作。
7. 做好新生儿窒息复苏准备	

续表

操作步骤	技术要点
8. 在手术准备期间仍要严密监护胎心，上托胎头(图 57.4)，使脐带不受压 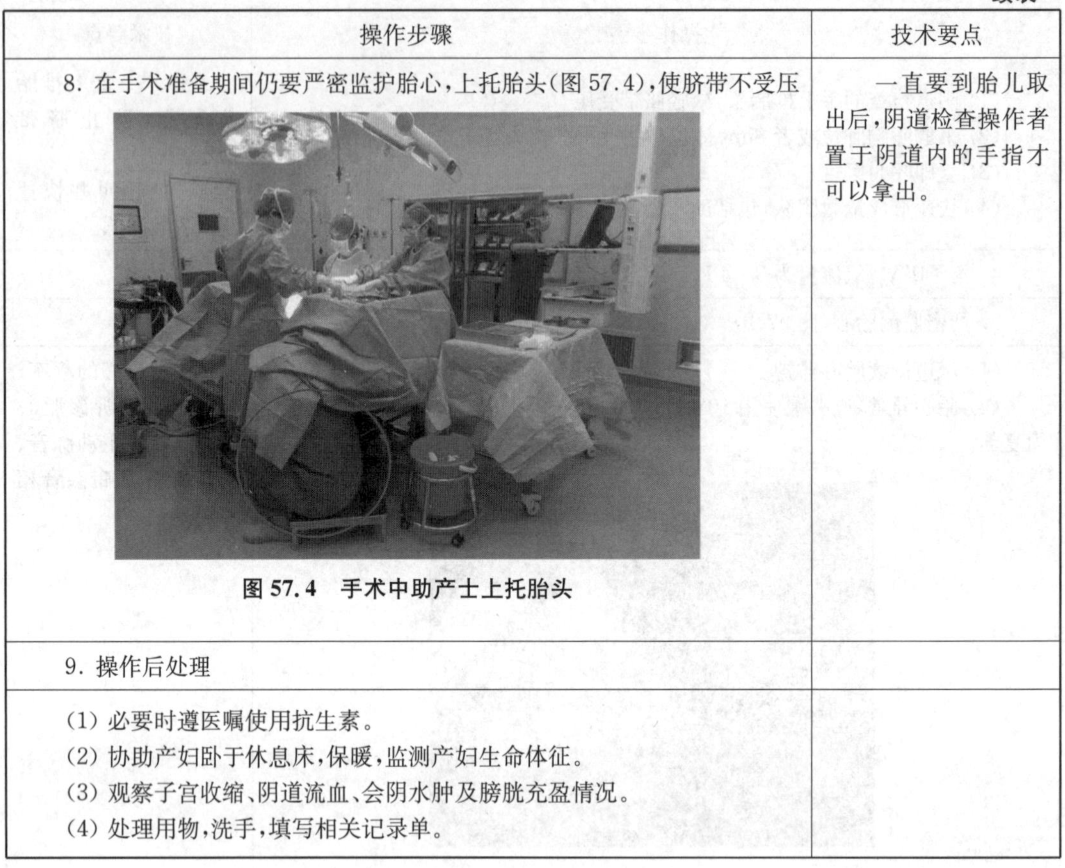 图 57.4　手术中助产士上托胎头	一直要到胎儿取出后，阴道检查操作者置于阴道内的手指才可以拿出。
9. 操作后处理	
(1) 必要时遵医嘱使用抗生素。 (2) 协助产妇卧于休息床，保暖，监测产妇生命体征。 (3) 观察子宫收缩、阴道流血、会阴水肿及膀胱充盈情况。 (4) 处理用物，洗手，填写相关记录单。	

【评分标准】

脐带脱垂综合实验评分标准见表 57.2。

表 57.2　脐带脱垂综合实验评分标准

班级：________　学号：________　姓名：________　得分：________

项目	具体内容	标准分	实得分
操作前准备(20 分)	评估与准备	20	
	(1) 评估产妇：阴道检查，摸到有搏动感的条索状物体，确定是脐带脱垂，产妇立即取头低臀高位(3 分)；了解孕产次、宫口大小、胎先露等(3 分)；听胎心，了解胎儿安危(2 分)；评估羊水的量、性状(2 分)。 (2) 助产士准备：衣帽整洁(2 分)，洗手，戴口罩(2 分)。 (3) 环境准备：关闭门窗，清除无关人员(2 分)。 (4) 物品准备：胎心监护仪、吸氧装置、静脉输液用物、接生用物、新生儿复苏用物、无菌手套、碘伏棉球、一次性康护垫，必要时备一次性无菌导尿包(4 分)。		
操作过程(70 分)	1. 呼叫医生	5	
	(1) 立即呼叫医生(2 分)。 (2) 快速形成抢救团队，包括助产士、医生、麻醉师、儿科医生等(3 分)。		

续表

项目	具体内容	标准分	实得分
	2. 缓解压力	20	
	(1) 阴道检查判断脐带脱垂,立刻手上推胎头,减轻脐带受压(10分)。 (2) 采取膝胸卧位或者 Sims 体位(左侧卧位,枕头置于左髋下)抬高臀部(10分)。		
	3. 吸氧	5	
	给予吸氧,氧流量为3～4 L/min(5分)。		
	4. 严密监测胎心	10	
	(1) 床边持续胎心监护(5分)。 (2) 胎心异常,遵医嘱使用10%葡萄糖500 mL+维生素C 2.0 g静脉滴注,宫内复苏(5分)。		
	5. 胎儿存活者,迅速结束分娩	20	
	(1) 宫口开全、头已入盆者,立即行产钳或吸引器助产(5分);臀位则行臀牵引(5分);肩先露可行内倒转及臀牵引术协助分娩(5分)。 (2) 宫口未开全,立即完善术前准备,送入手术室,剖宫产结束分娩(3分)。 (3) 快速将产妇送入手术室(2分)。		
	6. 做好新生儿窒息复苏准备	4	
	(1) 在手术准备期间严密监护胎心。胎儿娩出后,置于阴道内的手才可以拿出(2分)。 (2) 复苏用品准备齐全,复苏成功(2分)。		
	7. 操作后处置	6	
	(1) 遵医嘱使用抗生素,预防感染(1分)。 (2) 协助产妇卧于休息床,保暖,监测产妇生命体征(1分)。 (3) 观察子宫收缩、阴道流血、会阴水肿及膀胱充盈情况(1分)。 (4) 处理用物(1分),洗手,记录(2分)。		
总体评价(10分)	1. 操作质量	4	
	动作正确规范(2分),操作熟练、沉稳、果断、有序(2分)。		
	2. 人文关怀	2	
	(1) 抢救中动作轻柔,注意与产妇的沟通交流,安慰和关心爱护产妇(1分)。 (2) 抢救中注意产妇保暖,注意保护产妇隐私(1分)。		
	3. 理论回答	4	
	理论回答正确(4分)。		
总分	100	总得分	

【注意事项】

1. 脐带脱垂会导致胎儿宫内窘迫,危及胎儿生命,需要及时诊断处理。
2. 对有脐带脱垂危险因素者,应减少不必要的肛门检查与阴道检查。

3. 一旦确诊为脐带脱垂，应抬高臀部，将胎先露部上推，同时应用抑制宫缩的药物，以缓解脐带受压，并严密监测胎心。

4. 人工破膜应避免在宫缩时进行，对羊水偏多者宜采用高位破膜，使羊水缓慢流出。

【健康教育指导】

1. 针对高危产妇告知预防脐带脱垂的方法。
2. 教会产妇发生胎膜破裂的应急措施。
3. 指导产妇自我监测胎动方法。

【思考题】

1. 脐带脱垂和脐带先露的风险有哪些？
2. 脐带脱垂常在什么时间发生？
3. 脐带脱垂的注意事项有哪些？

实训58　意外紧急分娩接产技术综合实验

【学习目标】

1. 知识目标：

(1) 识记：① 能陈述意外紧急分娩的概念。② 能陈述意外紧急分娩的应急处置流程。

(2) 理解：① 能准确预判意外紧急分娩。② 能理解意外紧急分娩应急预案及处理方法。

(3) 运用：在遇到意外紧急分娩时，能运用所学的知识正确果断处理，方法得当，最大程度降低意外分娩对母儿造成的伤害。

2. 能力目标：在不同场景下，做到快速反应，具有综合应急接产能力。

3. 素质目标：具有救死扶伤的急救精神、乐于奉献的敬业精神，对产妇有爱心，做事细心，爱伤观念强，保护隐私，具有高度的职业责任感和专业认同感。

【知识准备】

1. 意外紧急分娩是指在没有准备的前提下经阴道的自然分娩。

2. 意外紧急分娩可能发生在住院期间，如发生在除产房外的医院其他场所的分娩，也可能发生在来院途中、急诊、社区或其他公共场所。

3. 掌握正常分娩的基本知识，具备接产的基本技能，熟悉意外分娩应急处理的预案和流程，降低或杜绝意外分娩对母婴的伤害。

【操作目的】

1. 提高助产人员对紧急意外事件准确的预判和评估能力。

2. 提高助产人员对意外分娩紧急处理预案和处理方法的正确掌握。

3. 降低意外分娩对母婴的伤害。

【典型案例】

李某，女，30岁，G_3P_1，孕37周，今晨突感下腹胀痛并逐渐加剧，其丈夫急忙驾车送往医院，刚到医院急诊中心大门口，李某突然出现大量阴道流液，疼痛难忍，大叫“宝宝要出来了”，助产士小刘恰巧下班路过，请问小刘应该怎么做？

【操作步骤及要点】

操作步骤及要点见表58.1。

表 58.1 操作步骤及要点

<table>
<tr><th>操作步骤</th><th>技术要点</th></tr>
<tr><td>1. 评估</td><td rowspan="2">快速评估</td></tr>
<tr><td>评估产妇姓名、年龄、孕产史、孕周、有无合并症及并发症,产程进展情况,产妇精神状态。</td></tr>
<tr><td>2. 准备</td><td></td></tr>
<tr><td>(1) 产妇准备:尽可能协助取舒适体位。</td><td></td></tr>
<tr><td>(2) 助产士准备:快速洗手法洗手。</td><td></td></tr>
<tr><td>(3) 环境准备:清洁、安全,尽可能创造私密性环境条件。</td><td></td></tr>
<tr><td>(4) 用物准备:干净的垫布,防水的清洁袋或容器,有条件时备手套。</td><td></td></tr>
<tr><td>3. 呼叫救援</td><td></td></tr>
<tr><td>呼叫周围群众或就近医院工作人员协助(院外较远处应呼叫 120),请无关人员离场。</td><td></td></tr>
<tr><td>4. 接产</td><td rowspan="10">(1) 不可用力牵拉胎体,避免损伤新生儿。
(2) 接产时尽可能做到保护产妇的隐私部位。</td></tr>
<tr><td>(1) 保护产妇隐私,让助手或周围人员用被子或衣服遮挡,有条件的拉起隔帘。</td></tr>
<tr><td>(2) 寻找清洁的表面,铺上干净的垫布于臀下,有条件的可以在推床上进行。</td></tr>
<tr><td>(3) 协助产妇取舒适体位。</td></tr>
<tr><td>(4) 脱下一侧裤腿,注意保暖(有条件的可用温开水冲洗会阴)。</td></tr>
<tr><td>(5) 稳定产妇的情绪,指导正确呼吸及哈气用力,避免用力过度,适度保护会阴,控制胎头娩出速度,协助娩出胎头与胎肩,避免娩出速度过快。</td></tr>
<tr><td>(6) 新生儿娩出后快速评估呼吸情况,必要时清理呼吸道,擦干全身。</td></tr>
<tr><td>(7) 将新生儿放入产妇怀中(图 58.1),用随身衣物或毛毯包裹,积极保暖,等待胎盘自然娩出。
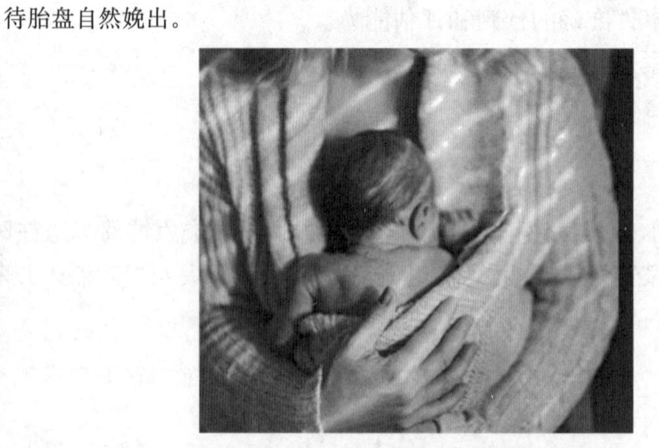
图 58.1 新生儿放入母亲怀中保暖</td></tr>
<tr><td>(8) 协助胎盘娩出,将胎盘置于防漏水的清洁袋或容器内,不断开脐带,与新生儿一同包好,送医院急诊处理。</td></tr>
</table>

续表

操作步骤	技术要点
5. 分娩后护理	
给予产妇保暖,注意观察产妇精神状态和阴道流血量,给予产妇心理护理,有条件的可给产妇补充饮水或饮料,尽快护送至附近医院。	
6. 入院后交接、母婴护理	
(1) 医护人员与现场陪同人员进行交接,根据现场陪同人员描述及产妇主诉,了解分娩的过程和分娩中发生的情况,包括新生儿出生时的状态和时间、胎盘娩出时间、大概出血量等。	
(2) 测量产妇生命体征,观察宫缩及阴道流血情况,遵医嘱使用促进子宫收缩药。	
(3) 检查新生儿有无产伤。	
(4) 消毒脐带后,用无菌器械剪断脐带,并做好脐带结扎。	
(5) 新生儿称重并记录。	
(6) 检查胎盘完整性。	
(7) 消毒会阴后,检查软产道有无裂伤,有裂伤者予以缝合。	
(8) 如有污染、产道裂伤或已经现场断脐等情况,应给予破伤风抗毒素注射。	
7. 健康教育	
告知产妇产后注意事项,给予健康指导,宣教新生儿护理知识。	
8. 操作后处置,洗手,记录	
清理用物,洗手,如实记录分娩经过和入院后护理措施,认真观察记录新生儿皮肤颜色、有无哭声、反应等,产妇生命体征,宫缩及宫底位置,阴道出血量、色、性质等。	

【评分标准】

意外紧急分娩接产技术评分标准见表58.2。

表58.2 意外紧急分娩接产技术评分标准

班级:________ 学号:________ 姓名:________ 得分:________

项目	具体内容	标准分	实得分
操作前准备(20分)	评估与准备	20	
	(1) 评估产妇:向产妇简单介绍自己,取得同意(4分),询问姓名、年龄、孕产史、孕周、有无合并症及并发症(3分),产程进展情况,产妇精神状态(3分)。 (2) 操作者准备:快速洗手法洗手(2分)。 (3) 评估环境:清洁、安全,尽可能创造私密性环境条件(2分)。 (4) 物品准备:利用周围资源快速做好物品准备:干净的垫布、防水的清洁袋或容器,有条件时备手套(6分)。		

续表

项目	具体内容	标准分	实得分
操作过程（70分）	1. 奔赴现场、呼叫救援	5	
	获知信息第一时间奔赴现场(3分)，呼叫周围群众或就近医院工作人员协助(院外较远处应呼叫120)，请无关人员离场(2分)。		
	2. 接产	25	
	(1) 保护产妇隐私，让助手用被子或衣服遮挡，有条件的拉起隔帘(3分)。		
	(2) 寻找清洁的表面，铺上干净的垫布于臀下(3分)。		
	(3) 协助产妇取舒适体位(2分)。		
	(4) 脱下一侧裤腿，注意保暖(有条件的可用温开水冲洗会阴)(2分)。		
	(5) 洗手，有条件的戴手套(2分)。		
	(6) 稳定产妇的情绪，指导产妇正确呼吸及哈气，避免用力过度，适度保护会阴，适当控制胎头的娩出速度，协助娩出胎头与胎肩，避免娩出速度过快(5分)。		
	(7) 新生儿娩出后评估呼吸情况，必要时清理呼吸道，擦干全身(3分)。		
	(8) 将新生儿放入产妇怀中，用随身衣物或毛毯包裹，积极保暖，等待胎盘自然娩出(3分)。		
	(9) 协助胎盘娩出，将胎盘置于防漏水的清洁袋或容器内，不断开脐带，与新生儿一同包好，到医院处理(2分)。		
	3. 分娩后护理	5	
	(1) 给产妇保暖，注意观察产妇精神状态和阴道流血量(2分)。 (2) 心理护理(1分)。 (3) 有条件的可给产妇补充饮水或饮料，尽快护送至附近医院(2分)。		
	4. 入院后交接、母婴护理	30	
	(1) 医护人员与现场陪同人员进行交接，根据现场陪同人员描述及产妇主诉，了解分娩的过程和分娩中发生的情况，包括新生儿出生时的状态和时间、胎盘娩出时间、大概出血量等(3分)。		
	(2) 测量产妇生命体征(3分)，观察宫缩及阴道流血情况(3分)，遵医嘱使用促进子宫收缩药(3分)。		
	(3) 检查新生儿有无产伤(3分)。		
	(4) 消毒脐带后，用无菌器械剪断脐带，并做好脐带结扎(3分)。		
	(5) 新生儿称重并记录(3分)。		
	(6) 检查胎盘完整性(3分)。		
	(7) 消毒会阴后，检查软产道有无裂伤，有裂伤者予以缝合(3分)。		
	(8) 如有污染、产道裂伤或已经现场断脐等情况，应给予破伤风抗毒素注射(3分)。		
	5. 操作后处置	10	
	(1) 清点器械、整理用物(3分)，医用垃圾处置正确(2分)。 (2) 脱去污染的手术衣和手套正确(2分)，洗手，记录(3分)。		

续表

项目	具体内容	标准分	实得分
总体评价（10分）	1. 操作质量	4	
	操作熟练、处理正确(2分)，沉稳有序，有现场控制能力(2分)。		
	2. 人文关怀	2	
	(1) 操作中动作轻柔，注意与产妇的沟通交流，态度和蔼，关心爱护产妇(1分)。 (2) 操作中注意产妇保暖，注意保护产妇隐私(1分)。		
	3. 理论回答	4	
	理论回答正确(4分)。		
总分	100	总得分	

【注意事项】

1. 操作时做好产妇及新生儿保暖，注意保护隐私。
2. 胎儿娩出时应注意保护新生儿，双手接住新生儿，避免新生儿受伤。
3. 现场正确指导产妇用力，避免胎儿娩出过急过快，造成严重会阴裂伤。
4. 入院后做好产妇会阴部及新生儿脐部护理，预防感染，遵医嘱预防性使用抗生素，必要时注射破伤风抗毒素。

【健康教育指导】

1. 给予产妇心理安慰，减轻紧张焦虑情绪。
2. 指导产妇分娩时正确呼吸及用力，做到积极配合。
3. 指导产妇及家属做好产后母婴护理。

【思考题】

1. 意外紧急分娩的定义是什么？
2. 意外紧急分娩接产要点有哪些？

实训59　传染性疾病产妇分娩接产技术综合实验(乙肝、梅毒)

【学习目标】

1. 知识目标：

(1) 理解：① 能理解枕先露分娩机制。② 能理解乙肝、梅毒消毒隔离的相关知识。

(2) 识记：① 能陈述乙肝、梅毒传染病的母婴阻断实施方法。② 能陈述穿脱防护服的步骤。③ 能陈述职业暴露后的处理方法。

(3) 运用：能运用所学的知识对乙肝、梅毒产妇熟练接产，防护措施到位；同时对母婴阻断时机把握恰当，医疗垃圾处置正确。

2. 能力目标：能熟练穿脱防护服，接产步骤正确；及时实施母婴阻断，没有发生职业暴露和医源性交叉感染，母婴安全。

3. 素质目标：具有爱心和强烈的职业责任感，对患者一视同仁，不歧视患者，帮助母婴顺利度过分娩期。

【知识准备】

1. 传染性疾病对母儿的影响

(1) 对母体的影响：乙肝可以加重早孕反应，增加妊娠期高血压疾病的风险，增加产后出血概率，加重肝炎，甚至威胁产妇的生命安全。

(2) 对胎儿、新生儿的影响：患有乙肝、梅毒等传染性疾病，容易发生流产、死胎或早产。母婴垂直传播机会增加，新生儿致残、致死率明显升高。

2. 病毒性肝炎的预防

(1) 接种乙肝疫苗是预防 HBV 感染最有效的方法。

(2) 切断传播途径，注意个人卫生，减少新生儿暴露母血的机会。

(3) 避免在乙肝活动期妊娠。孕期需在医生指导下进行规范抗病毒治疗。

(4) 新生儿出生后需进行免疫球蛋白和乙肝疫苗的联合接种。

(5) 母乳喂养需在医护人员指导下进行。

3. 梅毒等性传播性疾病的预防

(1) 所有妊娠 3 个月内的孕妇均需进行梅毒筛查。

(2) 确诊梅毒孕妇需要在传染病医院或皮肤性病科进行规范治疗。

(3) 梅毒治愈后方可妊娠。

(4) 避免不洁性行为，性伴侣需同时接受治疗。

(5) 产检时一人一物一消毒，使用一次性用物，避免交叉感染。

【操作目的】

1. 规范为传染性疾病产妇接产，杜绝职业暴露导致的医源性感染。

2. 正确认识传染性疾病，加强产时的防护，严格执行消毒隔离制度。

【典型案例】

周某,女,28岁,G_1P_0,孕39周,有乙肝"小三阳"病史5年,孕期正规产检,母胎状况良好。现出现规律宫缩,间隔2～3分钟,宫口开全,胎心153次/分,助产人员做好接产前准备。

【操作步骤及要点】

操作步骤及要点见表59.1。

表59.1 操作步骤及要点

操作步骤	技术要点
1. 评估	
(1) 产妇:了解孕产史、本次妊娠经过、有无合并症或并发症等;评估产程进展情况、骨盆条件、会阴条件、产力、宫口情况、胎膜是否破裂、产妇精神及心理状况、膀胱是否充盈。 (2) 胎儿:胎心音、胎儿大小、胎方位、胎先露位置、胎儿头部有无产瘤。	
2. 准备	
(1) 助产士准备:着装规范,佩戴口罩、帽子,修剪指甲,外科洗手。	
(2) 环境准备:安静、整洁、温度适宜(调节室内温度为24～26℃)、私密性良好,关闭门窗。调节产床角度。	
(3) 用物准备:一次性接产包、一次性手术衣、一次性治疗巾、无菌手套、无菌护脐包、碘伏、可吸收缝线(2-0、3-0根据需要选用)、注射器、宫缩剂、防护面屏、防水靴、防护服(必要时备)、新生儿窒息复苏抢救器械和药品等。	物品准备齐全,性能完好,药品在有效期内。
3. 备齐物品,携至患者床旁,解释说明取得合作	
4. 操作步骤	
(1) 戴好帽子、口罩(图59.1)。 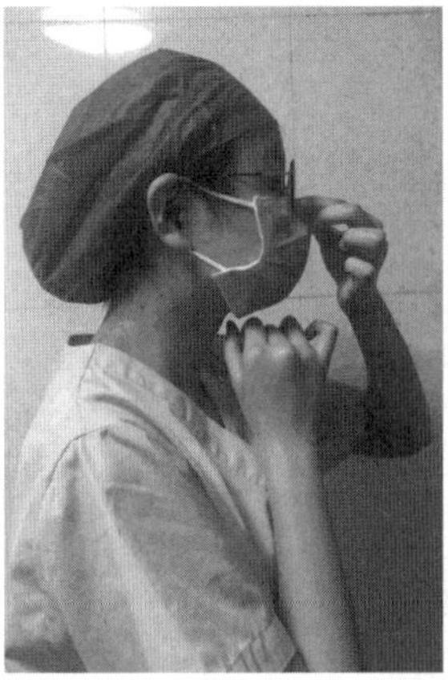 图59.1 戴好帽子、口罩	头发不可外漏,口罩完全罩住口鼻,并轻按鼻夹处,使口罩贴合紧密。

续表

操作步骤	技术要点
(2) 外科洗手(图 59.2)。 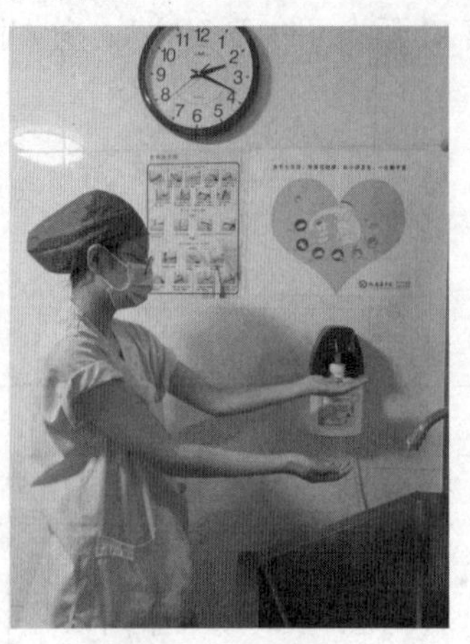 **图 59.2　外科洗手**	
(3) 戴内层无菌手套(图 59.3)。 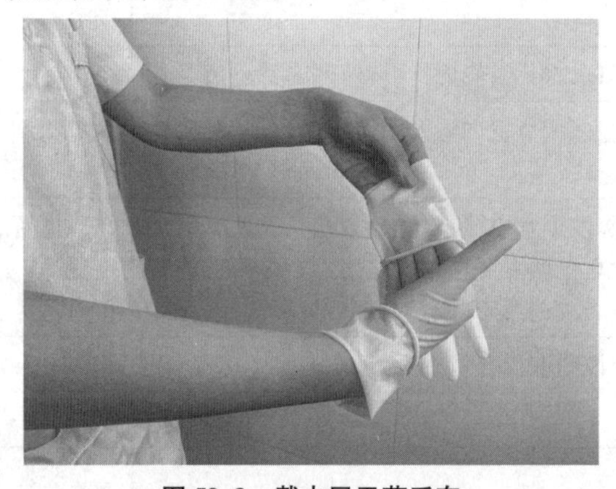 **图 59.3　戴内层无菌手套**	
(4) 穿一次性手术衣(巡回护士协助)(图 59.4)。 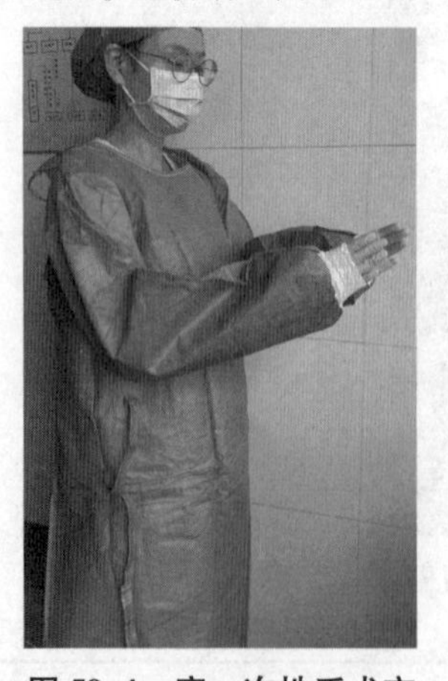 **图 59.4　穿一次性手术衣**	提起领口,轻轻抖开,腰带松紧适宜。

续表

操作步骤	技术要点
(5) 佩戴防护面屏或护目镜(图59.5)。 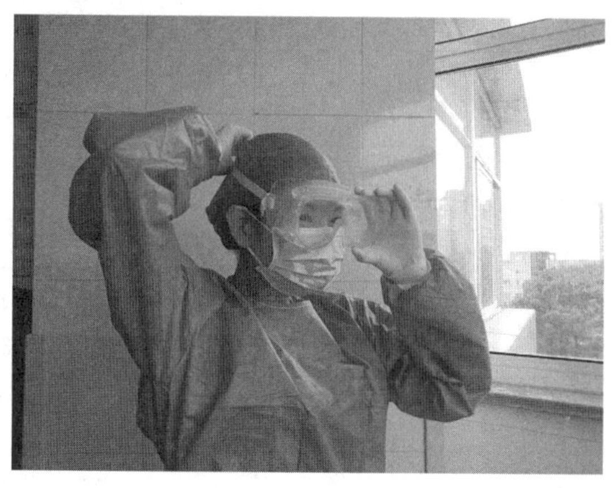 图59.5 佩戴护目镜	注意护目镜或防护面屏的完整性,调节松紧,适宜操作。
(6) 戴外层无菌手套(图59.6)。 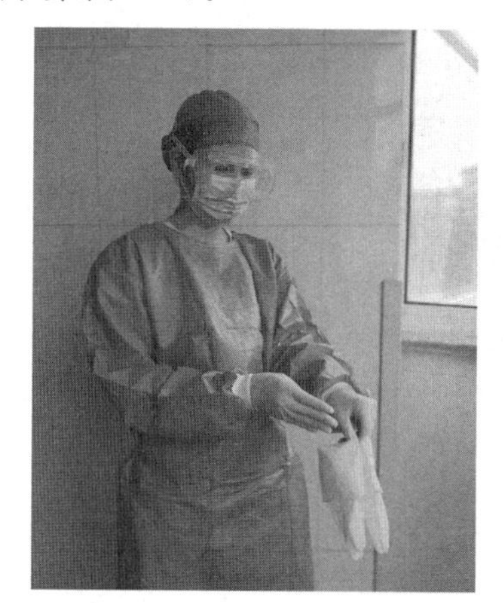 图59.6 戴外层无菌手套	
(7) 穿靴套(图59.7)。 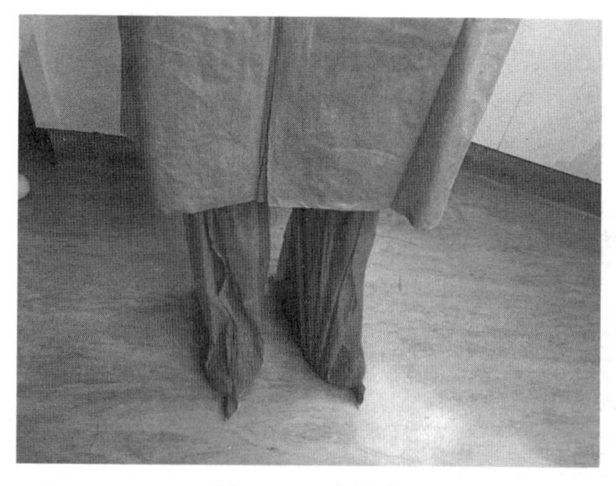 图59.7 穿靴套	

续表

操作步骤	技术要点
(8) 铺接产台。	参看实训 20 铺接产台章节(口述)。
(9) 接产(略)。	参看实训 21 正常分娩接产章节(口述)。
(10) 手卫生(七步洗手法)。	
(11) 摘护目镜或防护面屏。	抓住护目镜或防护面屏一侧外缘,轻轻摘下放入医疗垃圾桶,注意双手不要接触面部。
(12) 脱一次性手术衣。	连同外层手套、靴套一起卷起脱掉,丢至医疗垃圾桶。
(13) 手卫生(七步洗手法)。	
(14) 脱口罩(图 59.8)。 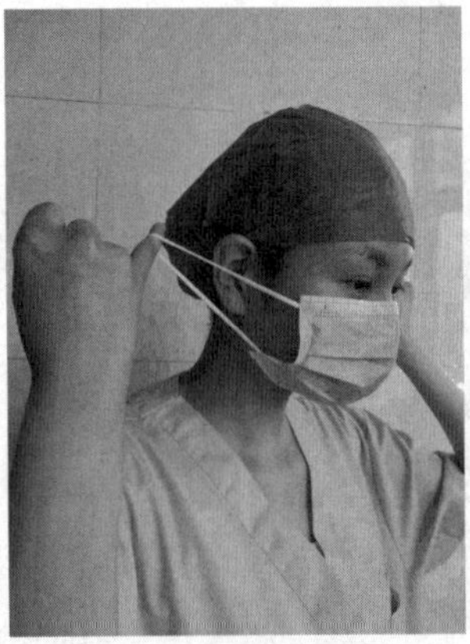 **图 59.8 脱口罩**	双手指将两侧橡皮筋分别取下。
(15) 脱帽子。 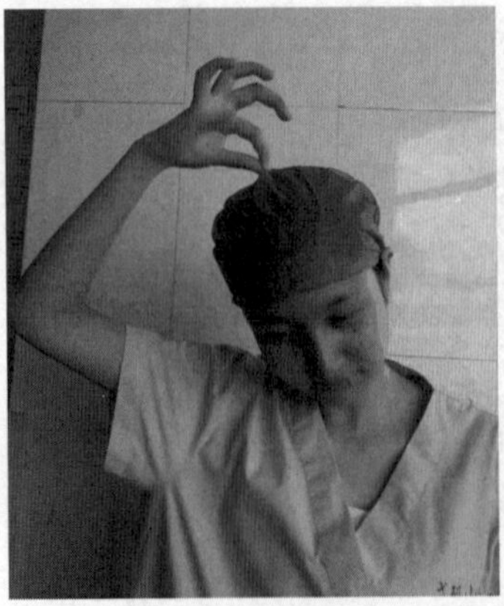 **图 59.9 脱帽子**	捏住帽子顶部,轻轻脱下,丢至医疗垃圾桶。

续表

操作步骤	技术要点
(16) 手卫生(七步洗手法)。	
5. 操作结束,凡传染性疾病(如病毒性肝炎、梅毒)等产妇使用过的医疗用品均需用 2000 mg/L 的含氯消毒液浸泡后按医院院感要求规范处理用物	
6. HBV 母婴传播阻断:HBsAg 阳性母亲的新生儿,应在出生后 12 小时内(尽早)注射乙型肝炎免疫球蛋白,同时在不同部位接种重组酵母乙肝疫苗,接种时间越早越好	
7. 梅毒(+)母亲的新生儿传播阻断: (1) 对所有梅毒患儿和疑似患儿应及早采取床边隔离和保护性隔离。 (2) 新生儿使用青霉素治疗 10～15 天,并分别于第 2、4、6、9、12 个月进行 RPR 的定量检查。告知产妇哺乳注意事项和新生儿护理有关知识。	
8. 处置用物,洗手,做好记录	

【评分标准】

传染性疾病产妇分娩接产技术综合实验(乙肝、梅毒)评分标准见表 59.2。

表 59.2　传染性疾病产妇分娩接产技术综合实验(乙肝、梅毒)评分标准

班级:________　学号:________　姓名:________　得分:________

项目	具体内容	标准分	实得分
操作前准备(20 分)	评估与准备	20	
	(1) 评估产妇及胎儿:了解母胎传染性疾病的情况以及是否采取宫内阻断的方法(4 分)。 (2) 产妇准备:核对姓名、住院号及腕带信息(2 分),解释操作目的,以取得配合(2 分)。 (3) 助产士准备:衣帽整洁,修剪指甲,戴一次性外科口罩(2 分)。 (4) 环境准备:整齐、明亮,温度适宜,无关人员回避(2 分)。 (5) 物品准备:治疗车、一次性接产包、一次性无菌手术衣(艾滋病、新冠肺炎等传染疾病需备防护服)、防护面屏或护目镜、无菌手套、靴套和胶靴、药物(缩宫素)、新生儿窒息复苏抢救用物、新生儿衣物等(8 分)。		
操作过程(70 分)	1. 接产前后步骤	50	
	(1) 上台前接产者穿防护用品要求如下: ① 戴一次性帽子,头发不外漏(2 分)。 ② 戴一次性外科口罩(2 分)。 ③ 外科洗手(2 分)。 ④ 戴内层无菌手套(2 分)。 ⑤ 穿一次性无菌手术衣(2 分)。 ⑥ 戴护目镜或防护面屏(2 分)。 ⑦ 戴外层无菌手套(2 分)。		

续表

项目	具体内容	标准分	实得分
	⑧ 穿靴套(助手协助)(2分)。 (2) 接产:防护用品穿戴完毕,按照正常接产顺序要求铺接产台,做好接产工作。请参照实训21项目操作标准进行(20分)。 (3) 下台后接产者脱防护用品的要求如下: ① 手卫生(2分)。 ② 摘护目镜或防护面屏(2分)。 ③ 脱一次性手术衣(外层手套、靴套连同脱掉)(2分)。 ④ 手卫生(2分)。 ⑤ 脱口罩(2分)。 ⑥ 脱帽子(2分)。 ⑦ 再次手卫生(2分)。		
	2. 下台后处理用物	8	
	接产结束后,按照院感消毒隔离要求规范处理用物(8分)。		
	3. 实施母婴传播的阻断,健康教育指导	6	
	(1) 早实施HBV、梅毒(+)母婴传播阻断(6分)。 (2) 交代哺乳有关注意事项以及产褥期卫生、饮食宣教内容(2分)。		
	4. 操作后处置	6	
	整理用物,洗手(2分),记录(2分)。		
总体评价(10分)	1. 操作质量	4	
	动作正确规范(1分),操作熟练,沉稳有序(1分),操作全程无暴露(1分),严格执行消毒隔离制度(1分)。		
	2. 人文关怀	2	
	(1) 接产中注意保护隐私,关爱产妇(1分)。 (2) 操作中注意和产妇保持良好的沟通和交流(1分)。		
	3. 理论回答	4	
	理论回答正确(4分)。		
总分	100	总得分	

【注意事项】

1. 操作时注意无菌原则,动作熟练、迅速。
2. 注意保护患者隐私。
3. 尽量使体液、血液等污染范围局限。
4. 规范处置污染物。
5. 及时应用母婴阻断药物,降低新生儿的感染概率。

【健康教育指导】

1. 告知产妇母乳喂养的好处和正确的哺乳技巧。
2. 保持乐观情绪,规范使用药物治疗。
3. 指导产妇科学饮食,增强身体抵抗力。
4. 指导产妇做好家庭隔离。
5. 产后42天,母婴进行健康体检。

【思考题】

1. 乙肝携带者母亲产后能否进行母乳喂养?
2. 妊娠合并乙肝妇女,新生儿如何进行免疫接种?
3. 发生职业暴露后如何紧急处置?

实训60 孕妇心肺复苏(CPR)技术

【学习目标】

1. 知识目标:

(1) 识记:① 能陈述孕妇心肺复苏的目的及方法。② 能陈述孕妇心肺复苏的操作要点。

(2) 理解:① 能理解呼吸心跳骤停的临床表现及急救注意事项。② 具有急救的意识,一旦发生孕妇的心跳骤停能迅速启动心肺复苏(CPR)技术。

(3) 运用:运用所学的知识和护理程序,对心跳骤停孕妇准确及时开展孕妇心肺复苏(CPR)急救技术,挽救孕妇的生命。

2. 能力目标:能运用所学的知识快速准确识别心跳呼吸骤停孕妇,同时利用所学技能对孕妇进行有效的心肺复苏。

3. 素质目标:具有高度的责任心和救死扶伤的医学精神,团结合作和急救意识强,具备专业认同感和职业使命感。

【知识准备】

1. 妊娠期重要的生理变化

(1) 心血管方面的变化:妊娠期内源性血管扩张剂(如黄体酮、雌激素和一氧化氮)的增加可导致全身血管阻力降低,孕妇的平均动脉压降低,这些变化在妊娠中期达最低点,此时孕妇易诱发心跳骤停。妊娠期血容量于6周起开始增加,32～34周达高峰,心脏的每搏输出量随之增加,到妊娠晚期心率增加15～20次/分,心输出量增加30%～50%,因此,心脏负荷加重,易发生心功能衰竭。妊娠20周后,孕妇平卧时增大的子宫压迫腹主动脉使心脏后负荷增加,同时压迫下腔静脉使心脏回流减少,从而导致心输出量减少,出现低血压和心动过缓,甚至发生心跳骤停。

(2) 肺交换功能的变化:妊娠期随着孕周的增加,胎儿和胎盘代谢的需求增加,母体氧耗增加,但到了妊娠晚期,母体膈肌升高可达4 cm,导致胸部顺应性下降,在仰卧位时,功能残气量下降高达25%,因此,肺的交换功能下降。妊娠晚期由于母体氧耗增加,氧储备能力整体下降,孕妇特别容易出现呼吸代偿失调。因此,迅速开展高质量的复苏和有效的气道开放,对发生心跳骤停的孕妇至关重要。

(3) 妊娠期胃肠道变化:孕激素使孕妇出现胃排空延迟,食管下括约肌松弛,会增加复苏期间误吸的风险。

2. 心脏骤停的判断依据:包括意识丧失、大动脉(颈动脉或股动脉)搏动消失、心音消失、无自主呼吸、瞳孔散大、反射消失及对疼痛无反应或心电图检查为室颤、扑动或直线。

3. 复苏成功的有效指征:包括可触及大动脉搏动、自主呼吸恢复、散大的瞳孔缩小、有对光反应、面色发绀转红润、神志逐渐恢复、可见眼球活动、手脚开始活动。

4. 终止复苏的指征:包括心跳呼吸停止行CPR ＞ 30分钟、呼吸未恢复、心电图呈直线、瞳孔散大固定、对光反应消失、深反射活动消失。

5. 心肺复苏术(cardiopulmonary resuscitation,CPR)是针对呼吸、心跳停止的患者所采取的抢救措施,即用心脏按压或其他方法形成暂时的人工循环,恢复心脏自主搏动和血液循环,用人工呼吸代替自主呼吸,达到恢复苏醒和挽救生命的目的。

6. 产妇心脏骤停的常见病因:麻醉并发症,如有高位神经阻滞、误吸、局部麻醉毒性、低血压、呼吸抑制等;孕妇外伤、自杀;产科出血;心血管疾病;肺栓塞、羊水栓塞、静脉空气栓塞、脑血管意外等事件;脓血症、感染等引起的发热;还有一些药物使用不当,如缩宫素、镁、阿片类药物因素等。

7. 孕妇心肺复苏的管理

(1) 体位管理:能改善 CPR 的质量、按压的力量和心输出量。妊娠子宫会压迫下腔静脉,阻止静脉回流,因而每搏输出量及心输出量会减少。心肺复苏指南提出:在进行胸外按压及改善 CPR 的质量期间,首选用手向左推动仰卧孕妇子宫移位,以减轻下腔静脉的压迫(图 60.1、图 60.2)。

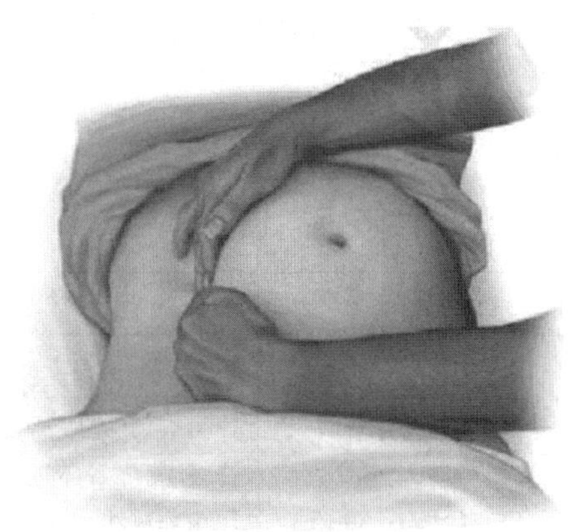

图 60.1 双手左侧子宫转位技术

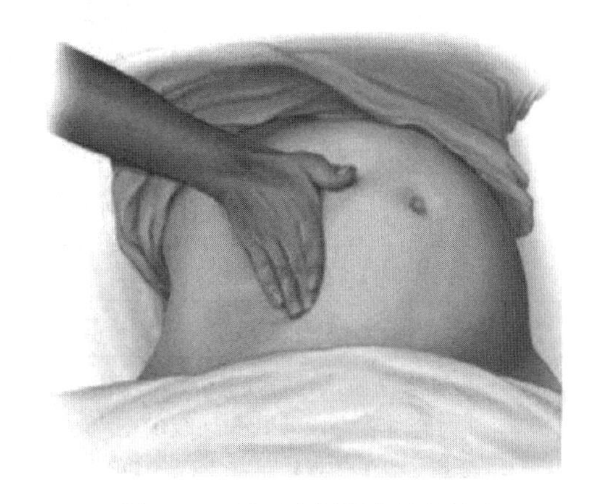

图 60.2 单手左侧子宫转位技术

(2) 气道管理:孕妇对缺氧耐受性差,氧储备能力低,且由于一些生理的改变,误吸风险增加,优先选择面罩通气,双手进行面罩通气效果比单手要好,推荐纯氧通气。由于孕妇的气道声门易水肿狭窄,推荐专业人士进行气管插管,插管过程中不进行环状软骨的按压。

(3) 循环管理:由于妊娠子宫会导致膈肌上抬及腹腔膨隆,胸部按压位置应较正常成人稍微抬高,胸骨体外按压部位比普通病人高 2～3 cm。

【操作目的】

1. 通过口对口人工呼吸及胸外心脏按压,帮助孕妇重新建立循环和呼吸功能。
2. 保证孕妇重要脏器及胎盘的血液供应,尽快促进心跳、呼吸和脑功能的恢复。

【典型案例】

李某,女,28 岁,G_2P_1,孕 36 周,妊娠合并先天性心脏病。因突发呼吸困难由 120 救护车送入急救中心,平移到床位过程中孕妇突然出现晕厥,查体呼吸心跳骤停。

【操作步骤及要点】

操作步骤及要点见表 60.1。

表 60.1　操作步骤及要点

操作步骤	技术要点
1. 评估	
(1) 评估周围环境安全(排除危险源,如电源),清除围观人员。 (2) 判断孕妇意识:呼叫孕妇,无反应,迅速通知其他医护人员需求帮助。 (3) 判断颈动脉搏动(图 60.3):食指和中指指尖触及病人气管正中部,旁开两指,至胸锁乳突肌前缘凹陷处,判断时间为 10 秒。 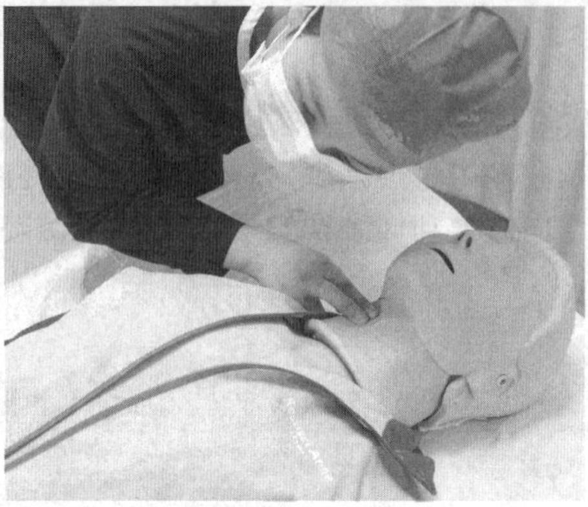 **图 60.3　触摸颈动脉搏动**	
2. 双手或单手,将子宫推向左侧	
3. 胸外心脏按压(图 60.4)	
(1) 按压部位:如孕妇宫底高度超过肚脐水平,按压部位在胸骨中点稍偏上的位置,否则为胸骨下半段两乳头连线的中点。 (2) 按压手法:一手掌根置于按压部位,另一手掌置于第一只手背上,伸直双臂,使双肩位于双手的正上方。 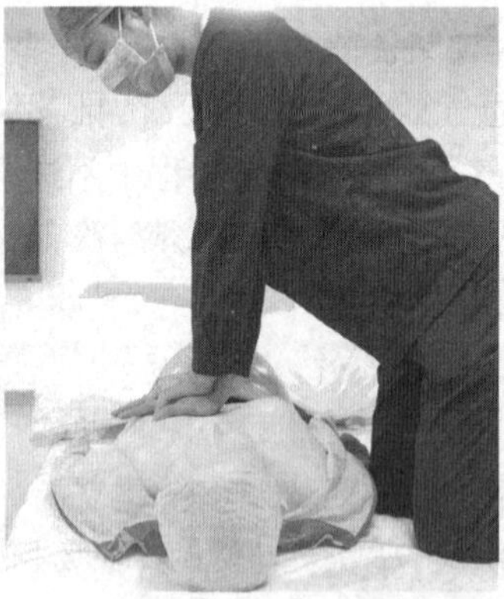 **图 60.4　胸外按压** (3) 按压深度:使胸骨下陷 5～6 cm。 (4) 按压频率:100～120 次/分(30 次按压时间为 15～18 秒)。 (5) 按压与放松时间比 1∶1,放松时掌根不离开胸壁。	每次按压后应让胸廓完全回弹,尽可能减少中断(中断时间＜10 秒)。
4. 按压同时开放气道	

续表

操作步骤	技术要点
(1) 清除口鼻分泌物，如有活动义齿应取下。 (2) 开放气道，有以下3种方法： ① 仰头提颌法(图60.5)：一手的小鱼际肌置于孕妇前额，用力向后压使其头部后仰，另一手食指、中指置于孕妇的下颌骨下方，将颌部向前上抬起。 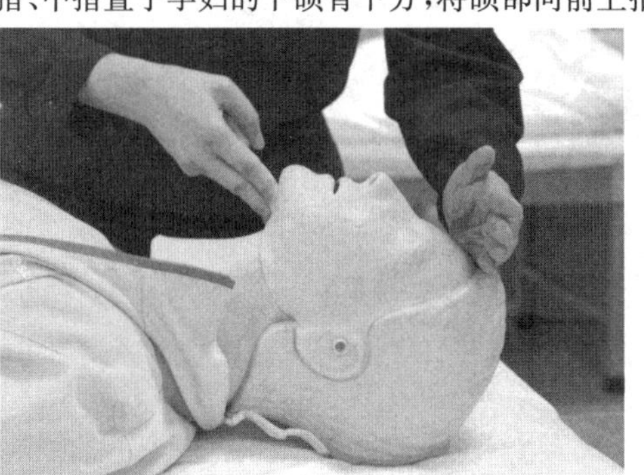 **图60.5　仰头提颌法** ② 仰头抬颈法(图60.6)：一手抬起孕妇颈部，另一手的小鱼际肌置于前额，使其头后仰，颈部上托。 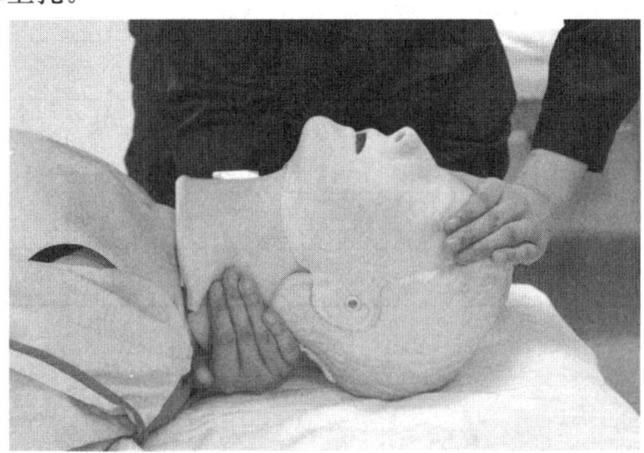 **图60.6　仰头抬颈法** ③ 双下颌上提法(图60.7)：双肘置孕妇头部两侧，双手食、中、无名指在孕妇下颌角后方，向上或向后抬起下颌。 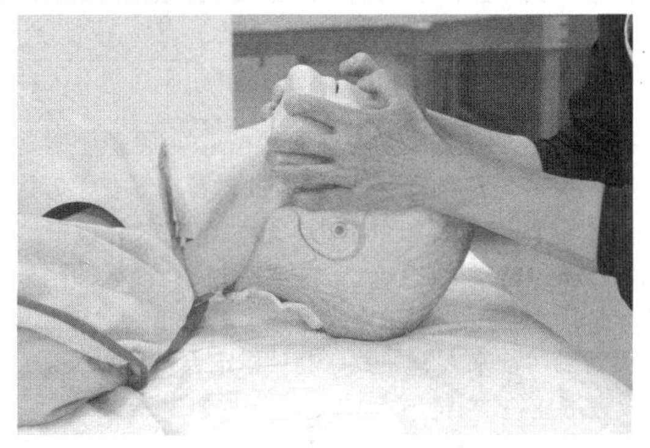 **图60.7　双下颌上提法**	确保开放气道的手法正确，气道保持通畅。 头颈部损伤者禁用仰头抬颈法。
5. 人工呼吸	

续表

操作步骤	技术要点
(1) 球囊面罩辅助呼吸方法：助产士到孕妇头部正上方位置，仰头，以鼻梁做参照，将面罩放于孕妇口鼻部，将一只手的拇指和食指放在面罩两边形成“C”形，并将面罩边缘压向孕妇面部，使用剩下的手指提起下颌角(3个手指形成“E”形)，即E~C钳手法(图60.8)，开放气道，使面部紧贴面罩。 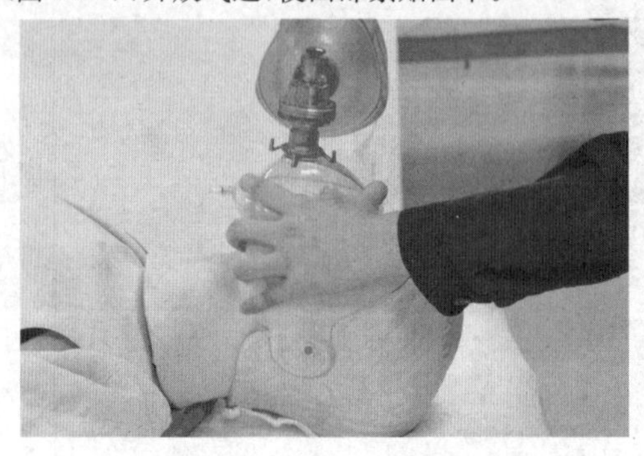 **图 60.8 E~C钳手法** (2) 连续吹气2次(5秒内完成)，每次吹气持续1秒，使胸廓隆起。 (3) 胸外按压30次，人工呼吸2次。 (准备除颤仪，评估孕妇心律，决定是否需要。)	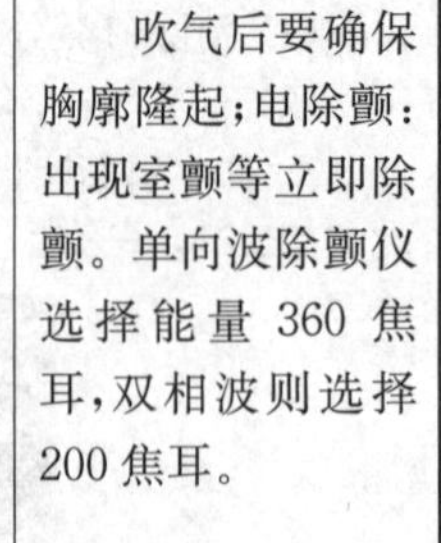 吹气后要确保胸廓隆起；电除颤：出现室颤等立即除颤。单向波除颤仪选择能量360焦耳，双相波则选择200焦耳。
6. 再评估	
操作5个循环后，判断孕妇颈动脉搏动及呼吸情况，如已恢复，进一步生命支持；如未恢复，助产士交换位置，继续上述操作5个循环后再次判断。	
7. 报告复苏时间，整理衣物，帮助孕妇左侧倾斜30°卧位	
8. 处置用物，助产士洗手，记录	

【评分标准】

孕妇心肺复苏的评分标准见表60.2。

表 60.2 孕妇心肺复苏的评分标准

班级：________ 学号：________ 姓名：________ 得分：________

项目	具体内容	标准分	实得分
操作前准备(20分)	评估与准备	20	
	(1) 评估孕妇：判断意识，呼叫孕妇，轻拍肩部，轻拍重唤，两侧呼唤“女士，女士，你怎么了?”口述无意识(2分)；判断呼吸、颈动脉搏动：通过眼看胸部有无起伏，无起伏表示呼吸停止(2分)；判断呼吸的同时，用食指和中指指尖触及孕妇气管正中部(相当于喉结的部位)，旁开两指(或向同侧下方滑动2~3 cm)，至胸锁乳突肌前缘凹陷处，判断时间为小于10秒(2分)。宣布无意识、呼吸、脉搏(2分)，并看手表记录心跳呼吸骤停时间(2分)。立即大声呼救，寻求他人帮助(“快来人啊！救命啊！”指定人员通知医生)(2分)。 (2) 助产士准备：仪表端庄，衣帽整洁，动作迅速、敏捷(2分)。 (3) 环境准备：判断环境是否安全(2分)，清除围观人员(2分)。 (4) 物品准备：听诊器、球囊面罩、手电筒、纱布数块、弯盘、胸外按压板、ADE或除颤仪(2分)。		

续表

<table>
<tr><th>项目</th><th>具体内容</th><th>标准分</th><th>实得分</th></tr>
<tr><td rowspan="12">操作
过程
(70分)</td><td>1. 孕妇体位的安置</td><td>6</td><td></td></tr>
<tr><td colspan="3">(1) 立即去枕仰卧于硬质平面(2分)。
(2) 备齐物品,携至床旁,双手或单手将孕妇子宫推向左侧(4分)。</td></tr>
<tr><td>2. 胸外心脏按压</td><td>40</td><td></td></tr>
<tr><td colspan="3">(1) 解开孕妇衣领(2分),判断宫底高度,进行胸外心脏按压(3分)。
(2) 按压部位:如宫底高度超过肚脐水平,按压部位在胸骨中点稍偏上的位置,否则为胸骨下半段两乳头连线的中点(5分)。
(3) 按压手法:一手掌根置于按压部位,另一手掌置于第一只手背上,伸直双臂,使双肩位于双手的正上方(6分)。
(4) 按压深度:使胸骨下陷5~6 cm(5分)。按压频率:100~120次/分(5分)。
(5) 按压与放松时间比为1∶1(5分),放松时掌根不离开胸壁定位点(5分),保证胸廓回弹(4分)。</td></tr>
<tr><td>3. 按压同时开放气道</td><td>4</td><td></td></tr>
<tr><td colspan="3">(1) 清除口鼻分泌物,如有活动义齿应取下(2分)。
(2) 到孕妇头部正上方位置采用双下颌上提法开放气道(尤其怀疑外伤颈椎损伤时推荐),方法正确(2分)。</td></tr>
<tr><td>4. 人工呼吸</td><td>10</td><td></td></tr>
<tr><td colspan="3">(1) 以鼻梁做参照,将面罩放于孕妇口鼻部,位置正确(2分),将一只手的拇指和食指放在面罩两边形成“C”形,并将面罩边缘压向孕妇面部,使用剩下的手指提起下颌角(3个手指形成“E”形),即E~C钳手法(2分)。
(2) 开放气道,使面部紧贴面罩,连续吹气2次(5秒内完成)(2分),每次吹气持续1秒,使胸廓隆起(2分)。
(3) 胸外按压30次,人工呼吸2次(2分)。(准备除颤仪,评估孕妇心律,决定是否需要。)</td></tr>
<tr><td>5. 评估、交换按压、再评估</td><td>6</td><td></td></tr>
<tr><td colspan="3">(1) 操作5个循环后,再次判断颈动脉搏动及呼吸(1分),10秒内完成(1分)。
(2) 报告心肺复苏结果,复苏未成功,助产士交换操作,方法同前(1分)。
(3) 复苏成功,报告复苏时间(1分),整理衣物(2分)。</td></tr>
<tr><td>6. 操作后处置</td><td>4</td><td></td></tr>
<tr><td colspan="3">处理用物(2分),洗手,记录(2分)。</td></tr>
<tr><td rowspan="6">总体
评价
(10分)</td><td>1. 操作质量</td><td>4</td><td></td></tr>
<tr><td colspan="3">操作熟练流畅(2分),沉稳、有序,手法正确(2分)。</td></tr>
<tr><td>2. 急救意识、应急态度及人文关怀</td><td>2</td><td></td></tr>
<tr><td colspan="3">急救意识佳,时间把握得当(1分),关心爱护孕妇,注意保护孕妇隐私(1分)。</td></tr>
<tr><td>3. 理论回答</td><td>4</td><td></td></tr>
<tr><td colspan="3">复苏成功有效指征,理论回答正确(4分)。</td></tr>
<tr><td>总分</td><td>100</td><td>总得分</td><td></td></tr>
</table>

【注意事项】

1. 心搏骤停者的存活与否取决于早期识别与高质量 CPR。

2. 高质量 CPR 的特点以足够的速率和幅度进行按压,保证每次按压后胸廓完全回弹,尽可能减少按压中断(中断时间<10 秒),避免过度通气。

3. 对宫底高度超过肚脐水平,可单手或双手将子宫向左侧移位,以提高心肺复苏的质量。对于子宫位置难以确定者(如病理性肥胖者),应尝试将子宫左侧移位。

4. 对妊娠>20 周或宫底高度平脐或脐以上孕妇,尽快施行心肺复苏后开始的剖宫产术(perimortem cesarean section,PMCS),因为只有当子宫排空之后,自主循环才能够恢复,母体的血流动力学才能够改善,尽可能在心跳骤停 4 分钟内施行剖宫产。

5. 心肺复苏期间,不建议进行胎儿评估,胎儿监护仪应尽快移除,使围死亡期剖宫产不被延迟或阻碍。

6. 复苏有效指征:意识恢复,自主呼吸恢复,摸到大动脉搏动,散大的瞳孔较前缩小,皮肤黏膜由苍白或青紫转红润。

【健康教育指导】

1. 告知孕妇及家属心跳呼吸骤停的相关因素。

2. 依据心跳呼吸骤停发生原因,指导孕妇对相关因素的自我监测。

【思考题】

1. 如何判断心跳呼吸骤停?

2. 孕妇发生心跳呼吸骤停时如何进行体位管理?

3. 心肺复苏的有效指征有哪些?

实训61 新生儿呛奶处理

【学习目标】

1. 知识目标:

(1) 识记:① 能陈述新生儿呛奶的应急方法。② 能陈述新生儿食奶量的计算方法。

(2) 理解:① 能理解新生儿胃部的发育特点。② 能正确指导产妇及家属实施母乳喂养。

(3) 运用:能运用所学的知识,指导产妇和家属正确喂养,并能对呛奶进行及时有效的处理。

2. 能力目标:能灵活运用所学的知识,对新生儿发生呛奶做好应急处置,减少新生儿窒息、肺炎等并发症的发生。

3. 素质目标:具有爱心和同理心,做事细心,有强烈的职业责任感和使命感,观察细致入微,应急处置及时,呵护宝宝的健康成长。

【知识准备】

1. 新生儿呛奶是临床上较常见的一种现象,主要和新生儿胃部特殊的解剖结构有关。由于新生儿胃处于水平状,贲门括约肌还没有发育完善,处于松弛状态,所以新生儿容易出现呛奶以及吐奶的情况。另外,家长不正确喂养、新生儿睡姿和体位不当等都容易诱发呛奶。

2. 新生儿呛奶的临床表现:呼吸困难,唇周及颜面部青紫,甚至手指末端变成青紫色,新生儿扭动头部和身体,出现挣扎;如果不能及时解除呛奶,会出现低氧血症以及呼吸衰竭的情况,严重者甚至会陷入昏迷中。

3. 预防新生儿呛奶,需要产妇及家属掌握正确的哺乳技巧以及科学的喂养方法,提倡纯母乳喂养。

【操作目的】

1. 避免误吸后导致新生儿肺炎的发生。

2. 及时有效解除新生儿呛奶的危险事件。

【典型案例】

周某之女,2天,纯母乳喂养。夜间,宝宝哭闹厉害,家属认为宝宝没吃饱,自行添加牛奶约30 mL后入睡。约10分钟后,宝宝突然再次哭闹挣扎,口鼻喷出大量白色奶液,脸色青紫,作为责任护士,你该采取哪些应急处理?

【操作步骤及要点】

操作步骤及要点见表61.1。

表 61.1 操作步骤及要点

操作步骤	技术要点
1. 评估	
评估新生儿面色、哭声、肌张力、吃奶时间、呕吐物及量。	
2. 准备	
(1) 环境准备:安静、整洁、清除无关人员。	
(2) 护士准备:着装规范整洁,佩戴口罩,修剪指甲。	
(3) 用物准备:无菌纱布、吸耳球、新生儿模型。	
3. 备齐物品,携至床旁,解释说明取得合作	
4. 操作步骤	
(1) 责任护士巡视病房,突然发现一新生儿出现呛奶现象,迅速翻转新生儿为俯卧位,趴在护士左前臂上,拇指和其余四指分开,分别固定在新生儿下颌骨两侧,呈头低脚高位,45°~60°倾斜(图 61.1)。 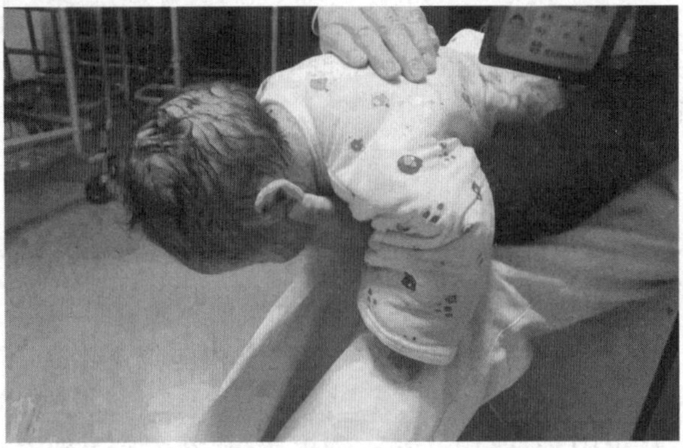 图 61.1 抢救体位——俯卧位	如果宝宝只是咳嗽、面色不发紫,可将新生儿侧卧位,用空掌心来拍打宝宝的后背,使乳汁顺嘴角流出,然后用纱布将口鼻腔擦拭干净,轻弹足心,哭声通畅即可。
(2) 固定安全体位后,右手成空心状,适当用力,叩击新生儿背部,沿脊柱从下往上顺序,反复多次,直至口鼻腔污物全部排出。	拍打时,要观察新生儿的面色和反应,以及呕吐物排出情况。
(3) 确定呼吸道污物全部排出后,新生儿取侧卧位,挤压吸耳球空气后,呈负压状态,按先口后鼻的顺序,反复多次吸引各腔道污物,直至清除干净。 (4) 轻弹新生儿足心,哭声响亮,面色转红润。 (5) 用无菌纱布擦拭颜面部。	(1) 必要时予以低流量吸氧等对症处理。 (2) 如果青紫窒息不好转,立即转新生儿科进一步抢救。
5. 抢救结束,协助更换衣物,整理床单位,保暖	
6. 告知产妇哺乳注意事项和新生儿护理有关知识	
7. 处理用物,洗手,记录	

【评分标准】

新生儿呛奶处理评分标准见表61.2。

表61.2 新生儿呛奶处理评分标准

班级:________ 学号:________ 姓名:________ 得分:________

项目	具体内容	标准分	实得分
操作前准备(20分)	评估与准备	20	
	(1) 评估新生儿:了解喂养情况,观察面色、哭声、肌张力等反应(8分)。 (2) 护士准备:衣帽整洁,修剪指甲,戴口罩(4分)。 (3) 环境准备:安静、安全,清除无关人员(4分)。 (4) 物品准备:无菌纱布2块、吸耳球、新生儿模型,必要时备吸氧装置(4分)。		
操作过程(70分)	1. 抢救步骤	56	
	(1) 一旦发现新生儿出现呛奶,应迅速翻转新生儿为俯卧位(4分),头朝前,呈45°~60°(4分),倾斜趴在护士左前臂上(2分),拇指和其余四指分开,分别固定在新生儿下颌骨两侧(2分)。 (2) 固定安全体位后,右手成空心状(4分),适当用力,沿脊柱从下往上顺序(4分),反复多次叩击新生儿背部,直至口鼻腔污物全部排出(4分)。 (3) 确定呼吸道污物全部排出后,新生儿侧卧位(4分),挤压吸耳球空气后,呈负压状态(4分),按先口后鼻的顺序(4分),反复多次吸引各腔道污物,直至清除干净(4分)。 (4) 轻弹新生儿足心(4分),哭声响亮,面色转红润(4分)。 (5) 用无菌纱布将颜面部擦拭干净(4分)。 (6) 放置床位上,抬高上身,侧卧位(4分)。		
	2. 健康教育	8	
	(1) 抢救结束,更换新生儿衣物,注意保暖(2分)。 (2) 新生儿取侧卧位,盖好被服,保持床单位整洁(2分)。 (3) 交代哺乳有关注意事项(4分)。		
	3. 操作后处置	6	
	处理用物(2分),洗手(2分),记录(2分)。		
总体评价(10分)	1. 操作质量	4	
	动作正确规范(2分),反应迅速,动作熟练,沉稳有序(2分)。		
	2. 人文关怀	2	
	(1) 操作中注意新生儿安全(1分)。 (2) 操作中和产妇及家属沟通良好,关爱新生儿(1分)。		
	3. 理论回答	4	
	理论回答正确(4分)。		
总分	100	总得分	

【注意事项】

1. 操作时注意安全，动作熟练、迅速，注意体位的摆放。
2. 吸耳球使用前，要呈负压状态，方可进入腔道。
3. 吸引时，要先口腔后鼻腔。
4. 在叩击时注意力度适当、有效。
5. 在操作过程中，要观察新生儿的反应及面色。

【健康教育指导】

1. 告知产妇母乳喂养的好处。
2. 指导产妇正确的哺乳技巧。
3. 指导新生儿正确的睡姿。
4. 告知产妇和家属呛奶的应急技巧。

【思考题】

1. 母乳喂养的姿势有哪几种？
2. 母乳喂养的好处有哪些？
3. 新生儿呛奶时如何紧急处理？

第 8 章　外科手术基本操作

实训 62　外科手消毒

【学习目标】

1. 知识目标：

(1) 识记：① 能陈述外科手消毒的目的及意义。② 能陈述外科手消毒的原则、注意事项。

(2) 理解：能理解外科手消毒的时机、效果检测的方法等。

(3) 运用：能运用所学的知识，正确按照外科手消毒的标准操作流程进行操作。

2. 能力目标：能灵活运用所学的知识，正确实施外科手消毒的规范化操作。

3. 素质目标：具有慎独精神和爱伤观念，同时具有高度的职业责任感和专业认同感。

【知识准备】

1. 手术部位感染最常见的是医源性感染，为控制其发生率，防止病原微生物在医务人员和患者之间传播，正确实施外科手消毒，提高外科手消毒的质量。它是外科手术过程中非常重要的操作步骤，是预防手术切口感染的重要策略，要求正确率达 100%。

2. 外科手消毒的指征：进行外科手术或其他按外科手术洗手要求的操作之前。

3. 外科手消毒应遵循的原则：

(1) 先洗手，后消毒。

(2) 不同患者手术之间、手套破损或手被污染时，应重新进行外科手消毒。

4. 外科手消毒设施的基本要求：外科手消毒设施应按照国家新颁布的医务人员手卫生规范 WS/T 313—2019 规定设置，其中包含了对洗手池、水龙头、洗手用水、清洁剂、干手物品、消毒剂、计时装置、洗手流程及说明图示、镜子等用物的要求。

【操作目的】

1. 通过外科手消毒清除或者杀灭手表面暂居菌，减少长居菌。

2. 通过外科手消毒抑制手术过程中手表面微生物的生长，减少手部皮肤细菌的释放。

3. 通过外科手消毒防止病原微生物在医务人员和患者之间的传播，有效预防手术部位感染发生。

【典型案例】

周某，女，29岁，G_1P_0，孕40^{+2}周，于2023年4月12日3:00出现规律宫缩，16:00宫口开全，17:00可见胎头拨露2 cm×2 cm×1 cm，胎心监护显示频发晚期减速，助产士立即上台接产行会阴侧切术，手术开始前，助产士进行外科手消毒等术前准备。

【操作步骤及要点】

操作步骤及要点见表62.1。

表62.1 操作步骤及要点

操作步骤	技术要点
1. 评估	
评估外科手消毒设施：洗手池大小、高低适宜，有防溅设施；水龙头开关应采用非手触式；洗手用水水温控制在32～38 ℃，且不宜使用储水箱；盛装清洁剂容器应为一次性；干手物品常用无菌巾，一人一用；消毒剂符合国家管理要求，在有效期内使用，外科手消毒剂出液器应采用非手触式，消毒剂宜采用一次性包装，消毒剂开启后应标明日期、时间；计时装置完好；洗手池上方应张贴外科洗手流程图；洗手池正前方应配备镜子，用于刷手前整理着装。	
2. 准备	
(1) 环境准备：宽敞明亮、温度适宜（调节室内温度为22～24 ℃），适宜操作。 (2) 助产士准备：着装符合要求，摘除首饰（戒指、手表、手镯、耳环、珠串项链等），指甲长度不应超过指尖，不应佩戴人工指甲或涂指甲油。检查外科手消毒用物是否齐全及有效期。 (3) 用物准备：无菌擦手巾、外科手消毒液、抗菌洗手液、计时装置，无触式水龙头自动出液器能正常使用，并处于备用状态。	
3. 洗手方法	
(1) 流动水下清洗指甲、湿润双手及前臂。 (2) 取适量的洗手液清洗双手、前臂和上臂下1/3，认真揉搓（图62.1）。 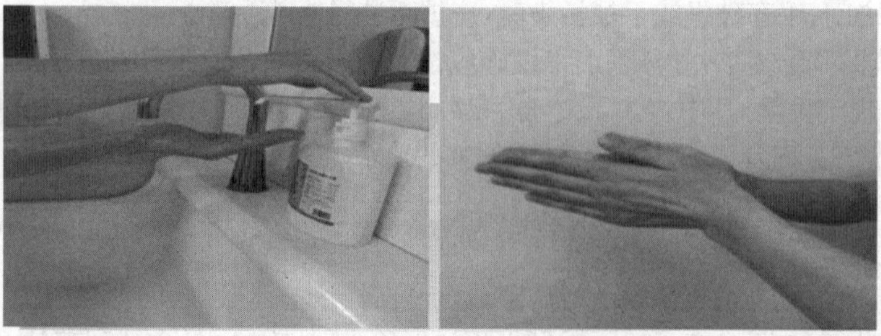 图62.1 取适量的洗手液在手心揉搓	清洁双手时，应注意清洁指甲下的污垢和手部皮肤的皱褶处。

续表

<table>
<tr><th>操作步骤</th><th>技术要点</th></tr>
<tr><td>① 掌心相对手指并拢相互揉搓(图 62.2)。
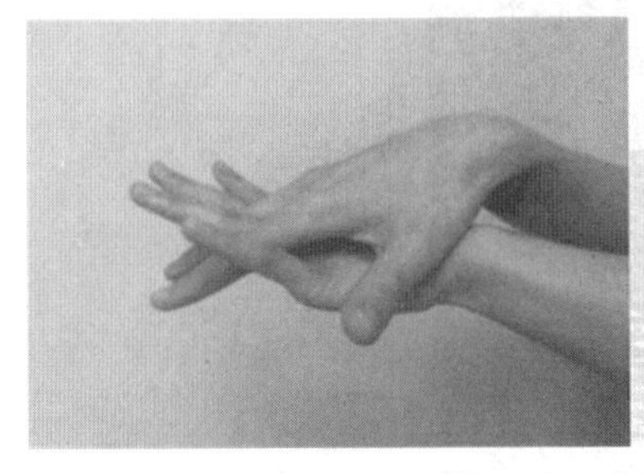 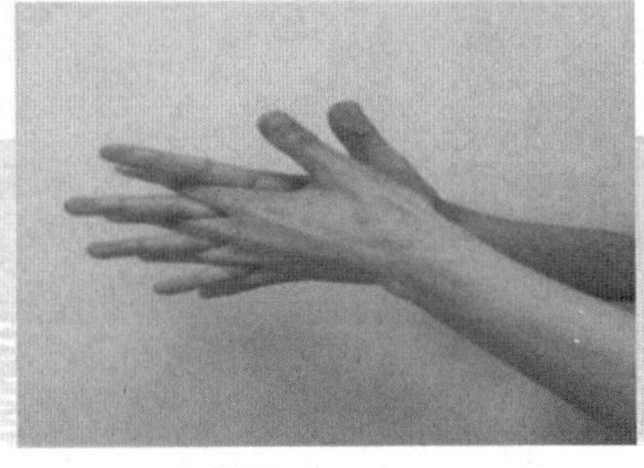
图 62.2　指腹、手背揉搓
② 手心对手背沿指缝相互揉搓,交换进行。掌心相对,双手交叉指缝相互揉搓(图 62.3)。
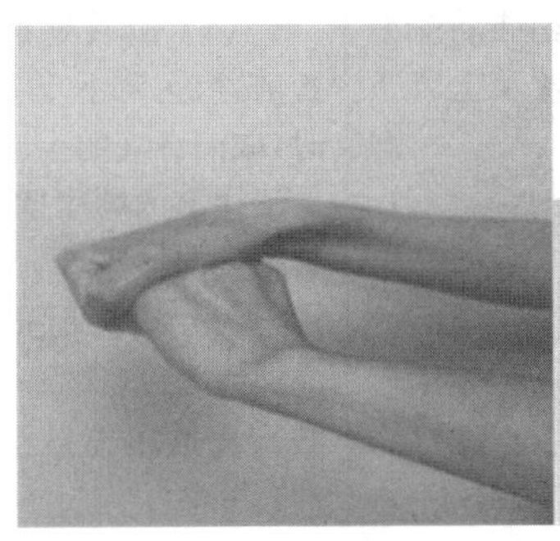 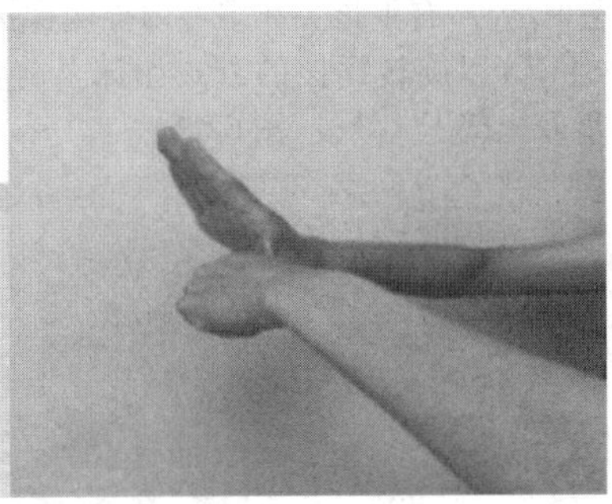
图 62.3　掌指关节、拇指揉搓
③ 弯曲手指使关节在另一手掌心旋转揉搓,交换进行。右手握住左手大拇指旋转揉搓,交换进行(图 62.4)。
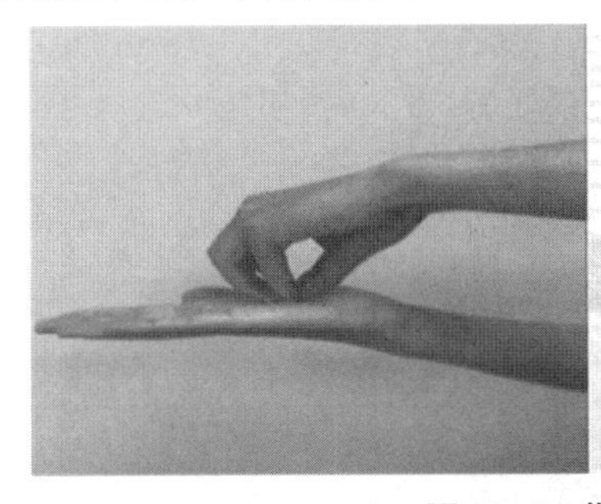 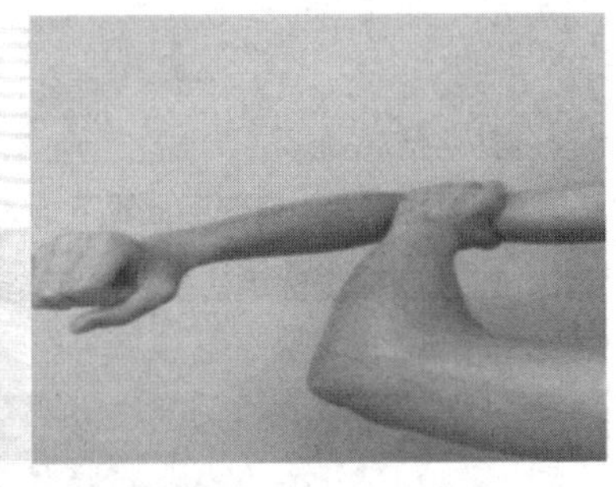
图 62.4　指尖、手臂揉搓
④ 将五个手指指尖并拢放在另一个手掌心旋转揉搓,交换进行。一手旋转揉搓另一手的腕部、前臂至上臂下 1/3 处。</td><td></td></tr>
<tr><td>(3) 流动水冲洗双手、腕部、前臂、肘部和上臂下 1/3 处。
冲洗时应始终保持手朝上肘朝下的姿势,防止水倒流。之后取无菌擦手巾先擦干双手,再将手巾完全展开,两手捏住手巾对角,将清洁面朝外折成三角形放于左手腕部,右手抓住手巾两角,擦至上臂下 1/3 处。同法擦干右手及上臂下 1/3 处(图 62.5)。</td><td>(1) 无菌擦手巾不得触及洗手衣。
(2) 从手指到肘部,沿一个方向用流动水冲洗手和手臂,不要在水中来回移动手臂。</td></tr>
</table>

续表

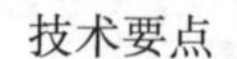

操作步骤	技术要点
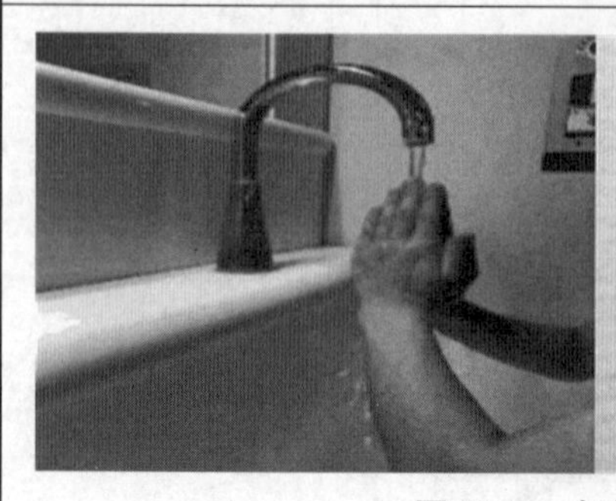 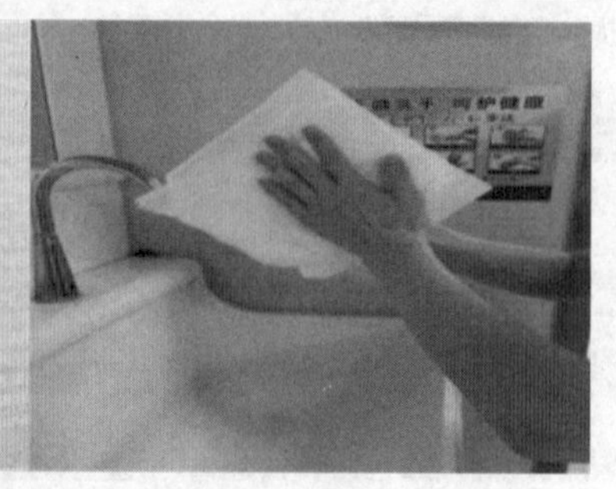 **图 62.5 冲洗双手并擦干**	
4. 外科手消毒	
(1) 取外科手消毒液于左手掌心,右手指尖在掌心内擦洗揉搓,再将剩余的手消毒剂均匀涂抹左手的手背,以旋转揉搓的方式涂抹至前臂及上臂下1/3处。同法擦洗对侧手、前臂及上臂下1/3处(图62.6)。 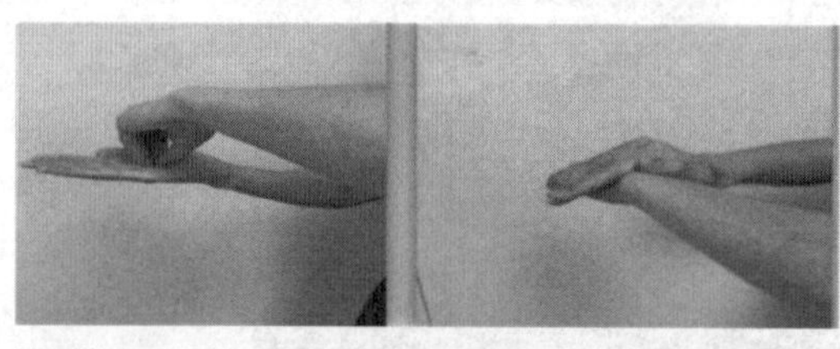 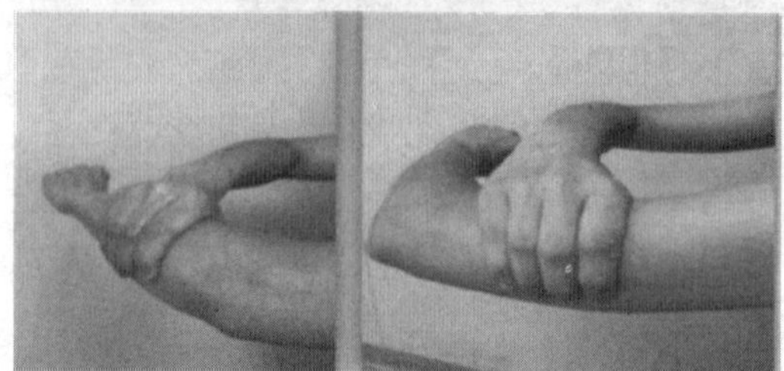 **图 62.6 取外科手消毒液揉搓左手、前壁至上臂下 1/3 处** (2) 最后取适量外科手消毒液,按照七步洗手法揉搓双手至腕部,揉搓至干燥(图62.7)。 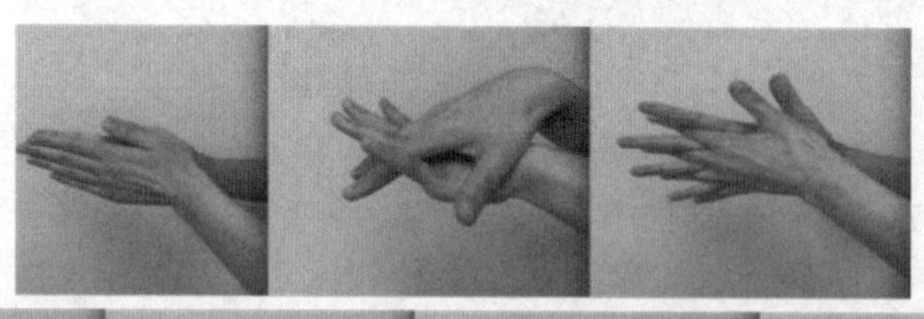 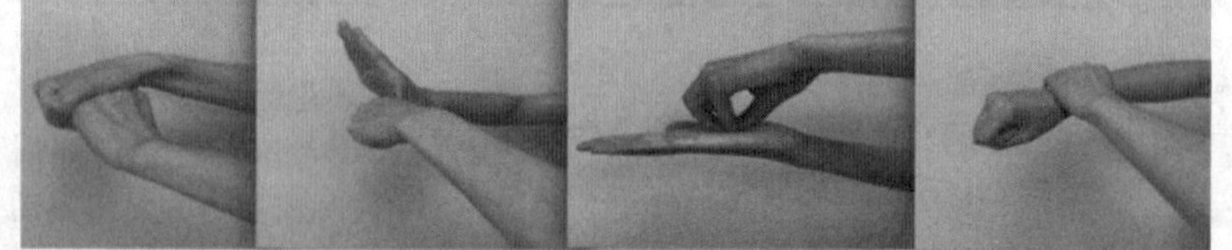 **图 62.7 取外科手消毒液揉搓双手**	(1) 旋转揉搓手腕前臂、上臂下1/3处时,取消毒液的手应按从下往上的顺序揉搓,禁止反向揉搓。 (2) 揉搓肘部时应加大力度,保障肘部皱褶皮肤也能被消毒剂充分涂抹。

续表

操作步骤	技术要点
5. 双手置于胸前待干，保持一定距离(≥30 cm)呈拱手状态进入手术间，防止双手被污染(图 62.8)。 图 62.8　手术人员保持拱手状	注意抬高肘部，远离身体。进入手术间时避免污染。整个外科手消毒操作时间不少于 4 分钟。

【评分标准】

外科手消毒操作流程及评分细则见表 62.2。

表 62.2　外科手消毒操作流程及评分细则

班级:________　学号:________　姓名:________　得分:________

项目	具体内容	标准分	实得分
操作前准备(20 分)	评估与准备	20	
	(1) 环境准备:环境清洁宽敞，温湿度适宜，洗手设备齐全(2 分)。 (2) 助产士准备:着装整齐(2 分)，去除饰物(2 分)，戴好帽子、口罩(2 分)，修剪指甲(2 分)，上衣应系于长裤内(2 分)，衣袖卷至上臂上 1/3 处(2 分)。 (3) 用物准备:无菌擦手巾、外科手消毒液、抗菌洗手液、计时装置、无触式水龙头，自动出液器能正常使用(缺 1 项扣 1 分)。		
操作过程(70 分)	1. 清洁洗手	35	
	(1) 流动水下清洗指甲(3 分)，润湿双手及前臂，取适量洗手液，掌心相对手指并拢相互揉搓(3 分)。手心对手背沿指缝相互揉搓，交换进行(3 分)。掌心相对，双手交叉指缝相互揉搓(3 分)。弯曲手指使关节在另一手掌心旋转揉搓，交换进行(3 分)。右手握住左手大拇指旋转揉搓，交换进行(3 分)。将五个手指尖并拢放在另一个手掌心旋转揉搓，交换进行(3 分)。一手旋转揉搓另一手的腕部、前臂至上臂下 1/3 处，交换进行(4 分)。流动水下冲洗双手、腕部、前臂、肘部、上臂下 1/3 处，冲洗时应始终保持手朝上肘朝下的姿势，防止水倒流(4 分)。 (2) 取无菌擦手巾先擦干双手，再将手巾完全展开，两手捏住手巾对角，将清洁面朝外折成三角形放于左侧腕部，右手抓住手巾两角，擦至上臂下 1/3 处(3 分)。 (3) 同法擦干右手及上臂下 1/3 处，无菌擦手巾不得触及洗手衣(3 分)。		
	2. 外科手消毒	35	

续表

项目	具体内容	标准分	实得分
	(1) 取 2 mL 消毒液于左手掌心(2 分)，右手指尖于左掌心内擦洗(2 分)，左手掌将剩余的手消毒剂均匀涂抹右手的手背，以旋转揉搓的方式涂抹至前臂及上臂下 1/3 处(2 分)。 (2) 再取 2 mL 消毒液于右掌心(2 分)，左手指尖于右掌心内擦洗(2 分)，右手掌将剩余的手消毒剂均匀涂抹左手的手背，以旋转揉搓的方式涂抹至前臂及上臂下 1/3 处(2 分)。 (3) 最后再取 2 mL 消毒液(2 分)，掌心相对，手指并拢，相互揉搓(2 分)；手心对手背沿指缝相互揉搓，交换进行(4 分)；掌心相对，双手交叉指缝相互揉搓(4 分)；弯曲手指使关节在另一手掌心旋转揉搓，交换进行(4 分)；右手握住左手大拇指旋转揉搓，交换进行(3 分)；揉搓双手至腕部(2 分)，直至消毒液干燥，双手置于胸前待干，保持一定距离(>30 cm)呈拱手状进入手术间，防止双手被污染(2 分)。		
总体评价(10 分)	1. 操作质量	4	
	操作规范(1 分)，遵循无菌技术操作原则(2 分)，洗手衣裤保持干燥(1 分)。		
	2. 操作时间	2	
	操作动作流畅，用力恰当，时间为 4～6 分钟(2 分)。		
	3. 理论回答	4	
	理论回答正确 (4 分)。		
总分	100	总得分	

【注意事项】

1. 在整个过程中双手应保持位于胸前并高于肘部，保持指尖朝上，使水由指尖流向肘部，避免倒流。

2. 手部皮肤应无破损。

3. 冲洗双手时避免溅湿衣裤。

4. 戴无菌手套前，避免污染双手。

5. 摘除外科手套后应清洁洗手。

6. 使用后的毛巾、刷子等，应当放到指定的容器中。

7. 外科手消毒剂开启后应标明日期、时间，易挥发的醇类产品开瓶后的使用期不得超过 30 天，不易挥发的产品开瓶后使用期不得超过 60 天。

8. 不佩戴戒指、手表和手镯、耳环、珠串项链等饰物。

【思考题】

1. 外科手消毒的目的是什么？

2. 外科手消毒的原则是什么？

3. 外科手消毒的注意事项有哪些？

实训63　穿、脱无菌手术衣和戴、脱无菌手套

【学习目标】

1. 知识目标：

(1) 识记：① 能陈述穿无菌手术衣、戴无菌手套的目的、意义。② 能陈述穿、脱无菌手术衣，戴、脱无菌手套的注意事项。

(2) 理解：无菌手术衣的材质、防护区别。

(3) 运用：能运用所学的知识，正确穿脱无菌手术衣、无接触式戴无菌手套。

2. 能力目标：能将所学知识结合实际操作，正确执行穿无菌手术衣、戴无菌手套，并有一定的无菌技术概念。

3. 素质目标：具有严谨的慎独精神、爱伤观念、职业素养、专业认同感。

【知识准备】

1. 无菌技术是指在医疗、护理操作中，防止一切微生物侵入人体和防止无菌物品、无菌区域被污染的操作技术。

2. 外科手消毒仅能清除皮肤表面的暂居菌和皮肤深处的部分常驻菌，手术过程中，残留的常驻菌会随汗腺分泌等方式逐渐移到皮肤表面，故在手臂消毒后必须穿无菌手术衣、戴无菌手套。

3. 无菌手术衣的材质可分为棉布类、一次性无纺布类和特殊复合面料。棉布类手术衣穿着舒适，透气性好并且成本较低，在相对静态、干燥的条件下有很好的阻菌能力，但在一定风速的条件下阻菌能力较差，放置时间有一定影响。现在美国医疗器材促进会将手术衣材料的防护性能进行分级，不同级别的防护手术可选择不同材质的手术衣。

4. 无接触式戴手套是指手术人员在穿手术衣时手不露出袖口，独自完成或由他人协助完成戴手套的方法。无接触式戴无菌手套法避免了传统式戴无菌手套法的缺点，更为先进、科学，减少了接触面积及裸露皮肤带来的危险，降低了术中感染的概率。

【操作目的】

1. 通过穿无菌手术衣和戴无菌手套，可避免和防护手术过程中医护人员衣物上的细菌污染手术切口。

2. 通过穿无菌手术衣、戴无菌手套，可保障手术人员安全，预防职业暴露。

3. 通过穿无菌手术衣、戴无菌手套，可确保在进行无菌操作时的无菌效果。

【典型案例】

周某，女，29岁，孕40^{+2}周，G_1P_0，于2021年6月12日3:00出现规律宫缩，16:00宫口开全，17:00可见胎头拨露2 cm×2 cm×1 cm，胎心监护显示频发晚期减速，需要尽快娩出胎儿，助产士上台接产。

【操作步骤及要点】

操作步骤及要点见表63.1。

表 63.1 操作步骤及要点

操作步骤	技术要点
1. 评估	
评估无菌手术衣外包装有无潮湿、破损;是否符合无菌要求;外包装灭菌指示胶带是否变色;无菌外科手套是否符合灭菌要求,是否在有效期内,尺码是否符合。	
2. 准备	
(1) 环境准备:清洁、宽敞;操作前半小时内停止清扫工作;拥有足够空间,温度适宜(调节室内温度为22~24 ℃),适宜进行无菌操作。 (2) 助产士准备:着装规范,佩戴口罩、帽子;修剪指甲,已完成外科手消毒。 (3) 用物准备:无菌持物钳、无菌手术衣、无菌手套、无菌生理盐水、垃圾桶。	
3. 穿无菌手术衣	
(1) 后开襟式手术衣(图63.1) ① 自器械台上拿取折叠好的无菌手术衣,选择较宽敞的空间,手提衣领,抖开,使衣的另一端下垂。注意勿使手术衣触碰到其他物品或地面。 ② 两手提住衣领两角,衣袖向前位将衣展开,使衣的内侧面面对自己。 ③ 将衣向上轻轻抛起,双手顺势插入袖中,两臂前伸,不可高举过肩,也不可向左右撒开,以免碰触污染。 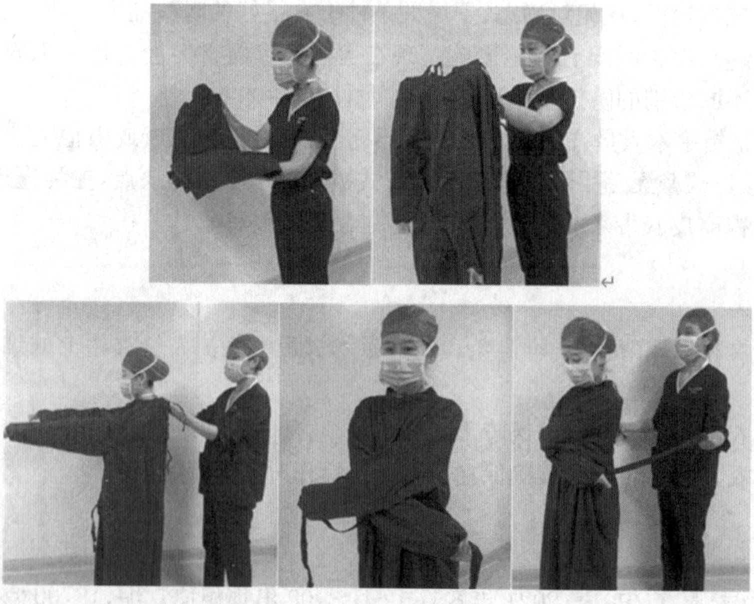 图 63.1 穿无菌手术衣	(1) 抓取无菌手术衣前要再次确认消毒指示卡已变色。 (2) 未戴无菌手套拿取的指示卡不可以再放在无菌台面上。 (3) 穿无菌手术衣打开衣领时要注意不要抓住衣肩,否则无法暴露衣袖。 (4) 巡回助产士拉衣领时注意不要碰到穿衣者的手和胳膊。

续表

操作步骤	技术要点
④ 巡回助产士在穿衣者背后抓住衣领内面，协助拉出袖口，并系住衣领后带。 ⑤ 穿衣者双手交叉，身体略向前倾，用手指夹起腰带递向后方，由背后的巡回助产士接住系好。穿好手术衣后，双手应举在胸前。 ⑥ 无菌区域为颈以下、腰以上的胸前，双手、前臂、腋中线的侧胸。	
(2) 全遮盖式无菌手术衣(图 63.2) ① 拿取无菌手术衣，选择较宽敞处站立，面向无菌台，手提衣领，抖开，使无菌手术衣的另一端下垂。 ② 两手提住衣领两角，衣袖向前位将手术衣展开，举至与肩同齐水平，使手术衣的内侧面面对自己，顺势将双手和前臂伸入衣袖内，并向前平行伸展。 ③ 巡回助产士在穿衣者背后抓住衣领内面，协助将袖口后拉，并系好领口的一对系带及左叶背部与右侧腋下的一对系带。 ④ 应采用无接触式戴无菌手套。 ⑤ 解开腰间活结，将右叶腰带递给台上其他手术人员或交由巡回助产士用无菌持物钳夹取，旋转后与左手腰带系于胸前，使手术衣右叶遮盖左叶。 ⑥ 无菌区域为肩以下、腰以上的胸前，双手、前臂、侧胸及手术衣后背。 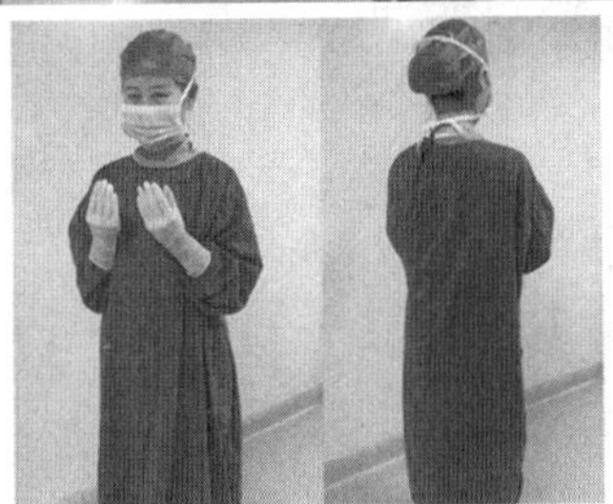 **图 63.2　穿全遮盖式无菌手术衣**	穿全遮盖手术衣时，一定要先戴好手套再系腰带。
(3) 脱无菌手术衣(图 63.3) 脱无菌手术衣的原则是由巡回助产士协助解开衣领系带，先脱手术衣再脱手套，确保不污染刷手衣裤。	

续表

操作步骤	技术要点
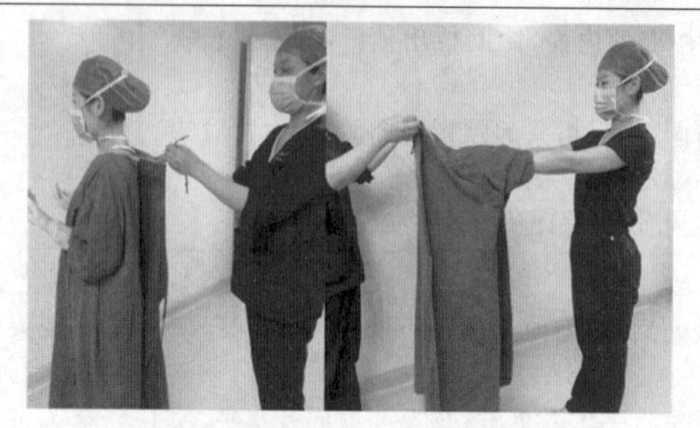 (a) 解开衣领　(b) 脱手术衣 **图 63.3　脱无菌手术衣**	
4. 戴无菌手套	
(1) 戴无接触式无菌手套(图 63.4) ① 穿无菌手术衣时双手不露出袖口。 ② 隔衣袖取手套置于同侧的掌侧面,指端朝向前臂,拇指相对,反折边与袖口平齐,隔衣袖抓住手套边缘并将之翻转包裹手及袖口,同法戴好对侧。 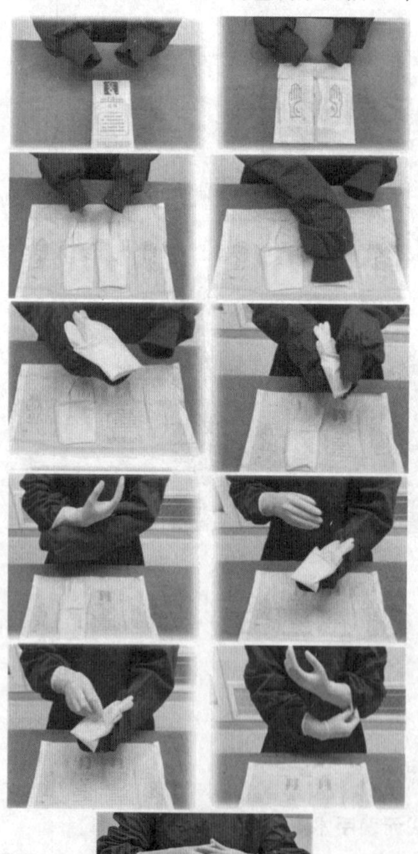 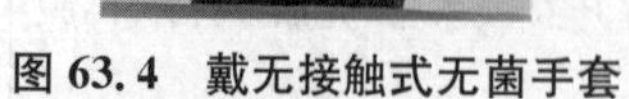 **图 63.4　戴无接触式无菌手套**	戴无菌手套前,注意双手的外科手消毒剂需要待干。 佩戴过程中始终保持手在衣袖之内。

续表

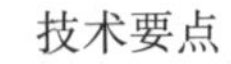

操作步骤	技术要点
(2) 开放式戴无菌手套方法(图 63.5) ① 穿好手术衣,右手提起手套反折部,将拇指相对。 ② 先戴左手:右手持住手套反折部,对准手套五指插入左手。再戴右手:左手指插入右手手套的反折部内面托住手套,插入右手。 ③ 将反折部分别翻上并包住手术衣袖口。 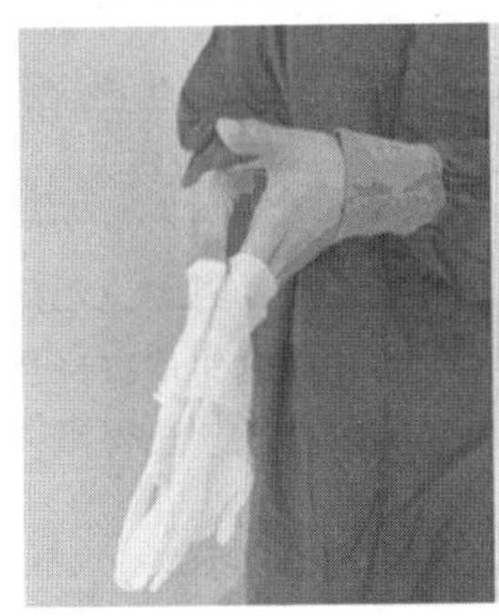 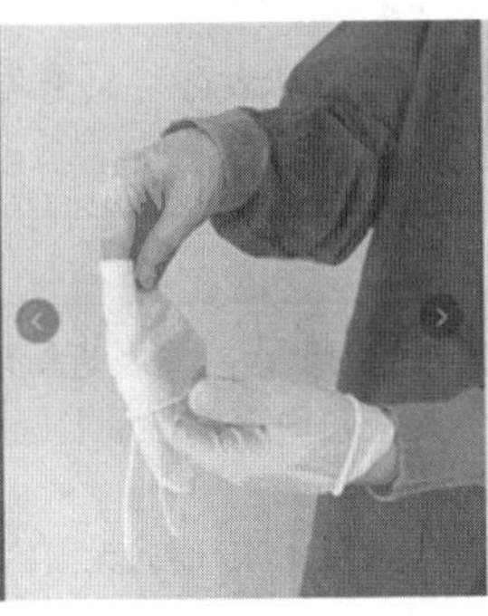 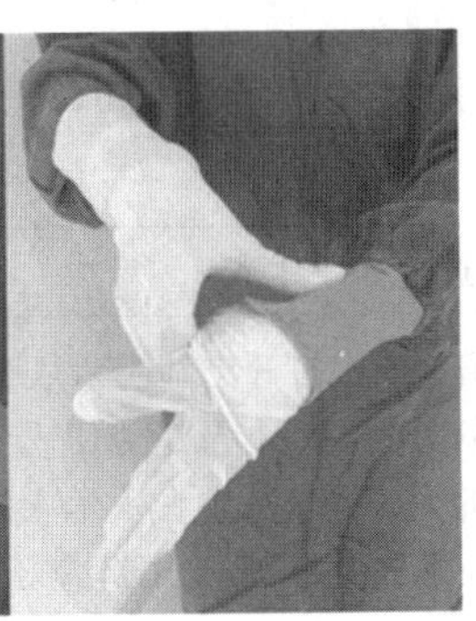 **图 63.5 戴开放式无菌手套**	在手指插入手套的过程中易缓慢插入,否则手套边口容易出现卷边现象。
(3) 摘除手套方法(图 63.6) ① 用戴手套的手抓取另一手的手套外面翻转摘除。 ② 用已摘除手套的手伸入另一手套的内侧面翻转摘除。 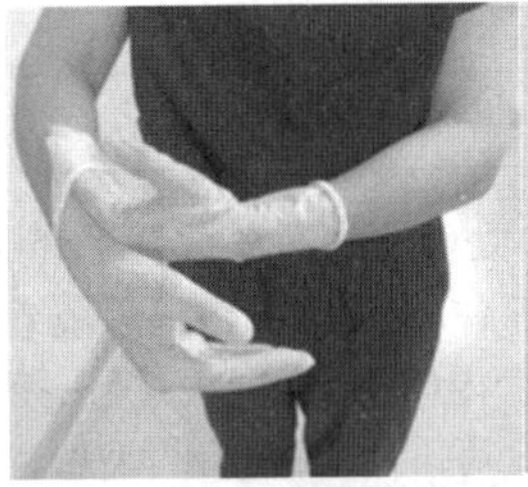 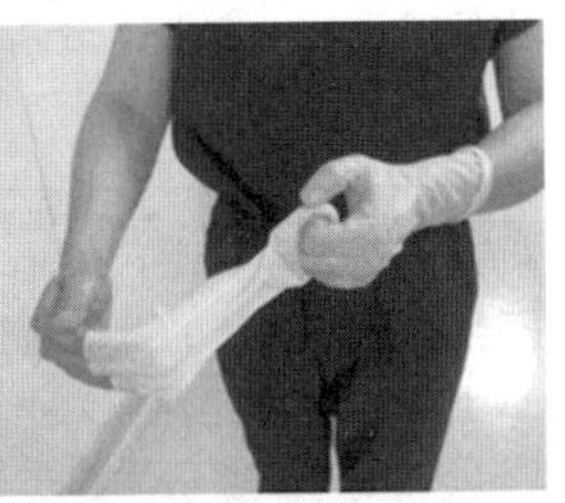 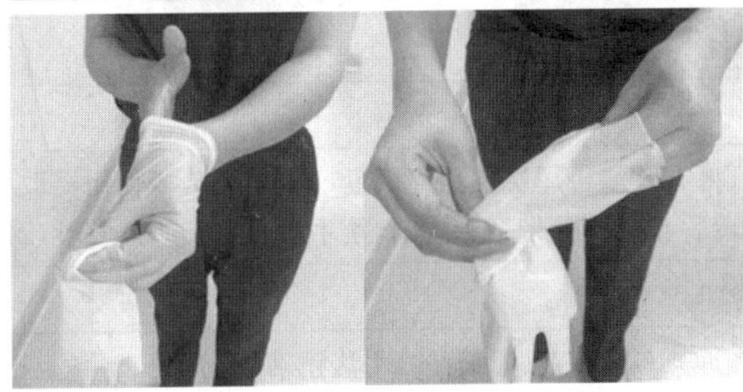 **图 63.6 脱手套**	注意清洁手不被手套外侧面污染。

【评分标准】

穿、脱无菌手术衣和戴、脱无菌手套操作流程及评分细则见表 63.2。

表 63.2　穿、脱无菌手术衣和戴、脱无菌手套操作流程及评分细则

班级:________　学号:________　姓名:________　得分:________

项目	具体内容	标准分	实得分
操作前准备(20分)	评估与准备	20	
	(1) 助产士准备:着装整齐(2分),剪指甲,洗手(2分),戴口罩、帽子(2分)。 (2) 环境准备:清洁、宽敞(2分),温湿度适宜,操作前半小时停止清扫工作(2分),拥有足够空间(2分)。 (3) 用物准备:无菌持物钳(2分)、无菌手术衣(2分)、无菌手套(2分)、无菌生理盐水(2分)。		
操作过程(70分)	1. 穿遮盖式手术衣	40	
	(1) 用手依次打开无菌手术衣包布的对侧,左、右及近侧(4分),用持物钳依次打开内层包布的对侧,左、右及近侧(3分),检查包内灭菌指示卡有无变色(4分),用持物钳将合适型号的无菌手套放置在手术衣旁(4分)。 (2) 外科手消毒后,取用折叠好的无菌手术衣,面向无菌区,保持一定距离(>30 cm)(4分)。 (3) 双手持手术衣衣领两角并抖开,露出衣袖,使手术衣的内面朝向操作者(4分)。 (4) 将手术衣向上轻轻抛起的同时,顺势将双手及前臂平行向前伸入衣袖内(4分);两臂前伸,不可高举过肩,也不可向左右张开,以免污染(4分);双手不出袖口(3分)。 (5) 巡回助产士在穿衣者背后抓住衣领内面,协助将袖口后拉(3分),并系好领口的一对系带及左腋背部与右侧腋下的一系带(3分)。		
	2. 无触式戴无菌手套	25	
	(1) 隔着衣袖取无菌手套放于另一只手的袖口处(2分),妥善放置手套(2分)。 (2) 放有手套的手隔着衣袖将手套的翻折边抓住(2分),另一只手隔着衣袖拿另一侧翻折边将手套翻于袖口上(2分),手迅速伸入手套内(2分)。同法戴另一侧(10分)。 (3) 调整手套位置(2分),戴好手套后无粉手套可不用生理盐水冲洗,若是有粉手套应使用生理盐水冲净手套上的滑石粉(3分)。		
	3. 系带	5	
	(1) 解开腰间活结,将右叶腰带尾端递给巡回助产士用无菌持物钳夹取(3分)。 (2) 巡回助产士旋转后与左侧腰带系于胸前,使手术衣右叶遮盖左叶(2分)。		
总体评价(10分)	1. 操作质量	4	
	操作规范,符合无菌原则(2分),沉稳、有序,手法正确(2分)。		
	2. 操作时间	2	
	操作熟练流畅,4～6分钟完成(2分)。		
	3. 理论回答	4	
	理论回答正确(4分)。		
总分	100	总得分	

【注意事项】

1. 穿无菌手术衣的注意事项：

(1) 穿无菌手术衣必须在相应手术间进行。

(2) 无菌手术衣不可触及非无菌区域，如有质疑立即更换。

(3) 有破损的无菌手术衣或可疑污染时立即更换。

(4) 巡回助产士向后拉衣领时，不可触及手术衣外面。

(5) 穿无菌手术衣人员必须戴好手套，方可解开腰间活结或接取腰带，未戴手套的手不可拉衣袖或触及其他部位。

(6) 无菌手术衣的无菌区域范围为肩以下、腰以上及两侧腋前线之间。

2. 无接触式戴无菌手套的注意事项：

(1) 向近心端拉衣袖时用力不可过猛，袖口拉到拇指关节处即可。

(2) 双手始终不能露于衣袖外，所有操作双手均在衣袖内。

(3) 戴手套时将反折边的手套口翻转过来包裹住袖口，不可将腕部裸露。

3. 戴开放式无菌手套的注意事项：

(1) 持手套时，手稍向前伸，不要贴近手术衣。

(2) 戴开放式手套时，未戴手套的手不可触及手套外面，戴手套的手不可接触手套的内面。

(3) 戴好手套后，应将手套的反折处翻转过来包住袖口，不可将手腕部裸露；翻转时，戴手套的手指不可触及皮肤。

(4) 戴有粉手套时，应用生理盐水冲净手套上的滑石粉再参与手术。

(5) 协助术者戴手套时，洗手助产士戴好手套的手应避免接触术者皮肤。

【思考题】

1. 穿无菌手术衣、戴无菌手套的方法是什么？

2. 穿无菌手术衣、戴无菌手套的目的是什么？

3. 穿无菌手术衣、戴无菌手套有哪些注意事项？

实训64　外科打结法

【学习目标】

1. 知识目标:

(1) 识记:① 能陈述外科手术中的三种打结法。② 能陈述正确外科打结法的技巧。

(2) 理解:能理解打结时的注意事项。

(3) 运用:能运用所学的知识和操作技能,进行切口缝合。

2. 能力目标:能灵活运用所学的知识掌握外科打结的操作方法。

3. 素质目标:具有高度的责任心和救死扶伤精神,对患者态度和蔼,沟通有效,具有专业认同感和职业自豪感。

【知识准备】

结的种类主要包括以下几种:

1. 单结:为各种结的基本结,只绕一圈,不牢固,仅在皮下非主要出血结扎时使用,其他很少使用。

2. 方结:也叫平结,由方向相反的两个单结组成(第二单结与第一单结方向相反),是外科手术中主要的结扎方式。其特点是结扎线来回交错,着力均匀,打成后愈拉愈紧,不会松开或脱落,因而牢固可靠,多用于结扎较小血管和各种缝合时的结扎。

3. 外科结:第一个线扣重绕两次,使线间的摩擦面及摩擦系数增大,从而也增加了安全系数。然后打第二个线扣时不易滑脱和松动,比较牢固。用于较大血管和组织张力较大部位的结扎。但因麻烦及费时,手术中极少采用。

4. 三叠结:又称三重结,就是在方结的基础上再重复第一个结,且第三个结与第二个结的方向相反,以加强结扎线间的摩擦力,防止线松散滑脱,因而牢固可靠,常用于较大血管和较多组织的结扎,也用于张力较大组织的缝合。尼龙线、肠线的打结也常用此结。缺点为组织内的结扎线头较大,使较大异物遗留在组织中。

【操作目的】

通过手工的方法使切开的组织创缘对合以消灭无效腔,帮助产妇切口早期愈合。

【典型案例】

周某,女,29岁,G_1P_0,孕40^{+2}周,于2023年5月12日3:00出现规律宫缩,16:00宫口开全,17:00可见胎头拨露2 cm×2 cm×1 cm,胎心监护示频发晚期减速,助产士立即上台接产行会阴侧切术,17:05分娩一名男婴,Apgar评分:10分,10分钟后胎盘完全娩出,助产士行会阴侧切组织缝合。

【操作步骤及要点】

操作步骤及要点见表 64.1。

表 64.1　操作步骤及要点

操作步骤	技术要点
1. 评估	
(1) 评估产妇的切口情况。 (2) 根据产妇的切口组织情况选用合适型号的缝针、缝线。	
2. 准备	
(1) 助产士准备：戴好口罩、帽子；刷手穿手术衣，戴手套；拱手姿势。 (2) 物品准备：清点手术器械，检查物品是否齐全(持针钳、血管钳、丝线卷、线剪)。 (3) 环境准备：宽敞明亮、温度适宜(调节室内温度为 22～24 ℃)，适宜操作。	刷手时保持指尖向上，肘部向下，避免水倒流至指尖而导致手部污染。
3. 缝合打结	
(1) 打结器 1(单手三叠结)：打结时，一手持线，另一手动作打结，主要动作为拇、食、中三指。凡“持线”“挑线”“钩钱”等动作必须运用手指末节近指端处，才能做到迅速有效(图 64.1)。 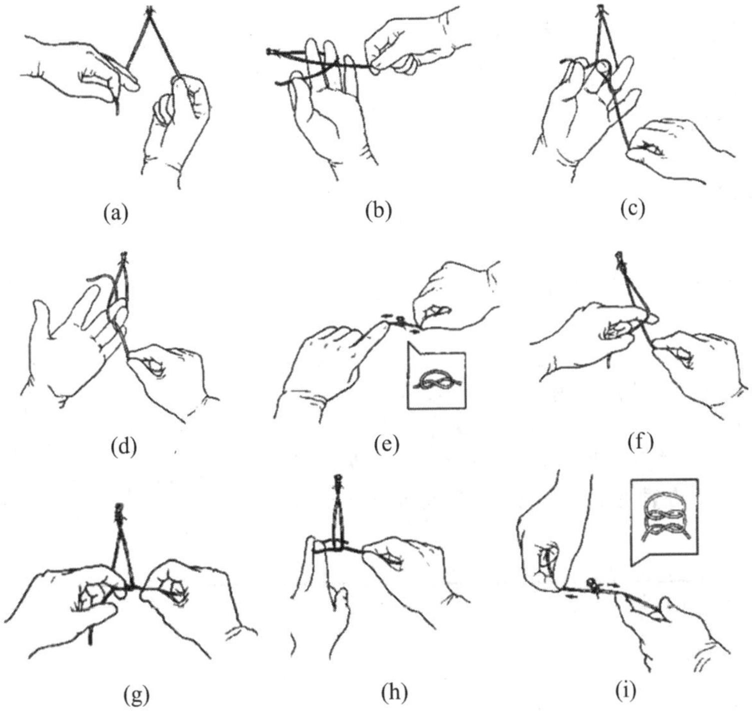 (a)　(b)　(c) (d)　(e)　(f) (g)　(h)　(i) **图 64.1　单手三叠结法**	拉线作结时要注意线的方向。如用右手打结，右手所持的线要短些。

续表

操作步骤	技术要点
(2) 打结器 2(双手方结):较单手打结法更为可靠,不易滑结,也更复杂。除用于一般结扎外,对深部或组织张力较大的缝合结扎较为可靠、方便。此法适用于深部组织的结扎和缝扎(图 64.2)。 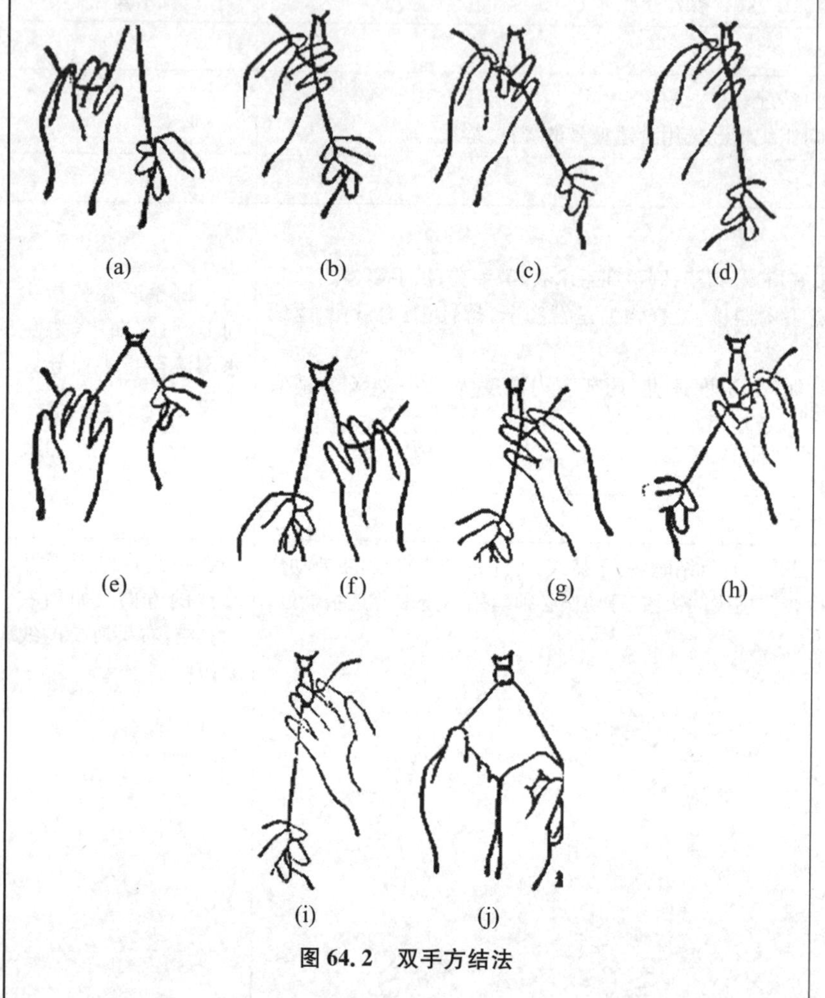 图 64.2　双手方结法	在打结的过程中,两手的用力一定要均匀一致;否则,可能导致滑结。
(3) 打结器 3(持针器打外科结):用血管钳或持针器打结,简单易学,适用于深部、狭小手术野的结扎或缝线过短用手打结有困难时。优点是可节省缝线,节约穿线时间及不妨碍视线。缺点是当有张力缝合时,第一结易松滑,需助手辅助才能扎紧。防止松滑的办法是改变结的方向或者助手给予辅助(图 64.3)。	结扎前将线用盐水浸湿,因线湿后能增加线间的摩擦力,增加拉力,干线易断。

续表

操作步骤	技术要点
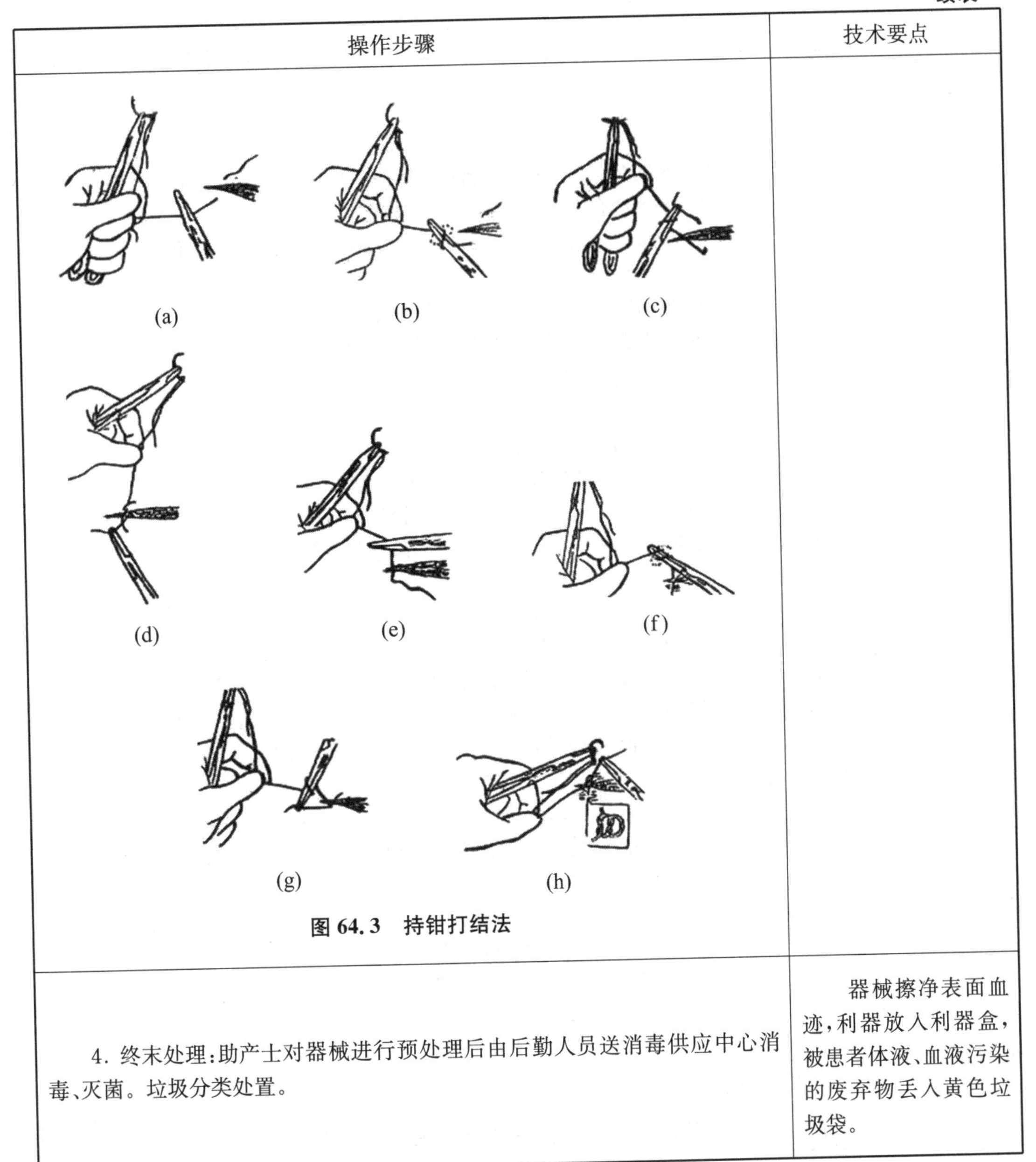 图 64.3　持钳打结法	
4. 终末处理：助产士对器械进行预处理后由后勤人员送消毒供应中心消毒、灭菌。垃圾分类处置。	器械擦净表面血迹，利器放入利器盒，被患者体液、血液污染的废弃物丢入黄色垃圾袋。

【评分标准】

外科打结法的评分标准见表 64.2。

表 64.2　外科打结法的评分标准

班级:________　　学号:________　　姓名:________　　得分:________

项目	项目内容	标准分	实得分
操作前准备(20分)	评估与准备	20	
	(1) 评估:患者组切口深度、有无血管活动性出血,向患者做好解释工作(2分)。 (2) 患者准备:了解缝合的目的,采取适当的体位(2分)。 (3) 助产士准备:操作者戴好口罩、帽子(3分),刷手穿手术衣,戴手套(4分),拱手姿势(3分)。 (4) 环境准备:宽敞明亮,干净整洁,温湿度适宜。 (5) 物品准备:持针钳、血管钳、丝线卷、线剪(6分)。		
操作过程(70分)	1. 打结器 1(单手三叠结)	24	
	(1) 打第一个结时左手向前,右手向后(5分)。 (2) 在打第二个结时,拉紧缝线的方向改为右手向前、左手向后(5分)。 (3) 在拉紧缝线的过程中,两手用力点和结扎点三点应在一条直线上(5分)。 (4) 在打结时主要以右手为主,整个过程中左手只做适当牵引(5分),剪线(4分)。		
	2. 打结器 2(双手方结)	24	
	(1) 打第一个结时左手向前、右手向后(5分)。 (2) 在打第二个结时,拉紧缝线的方向改为右手向前、左手向后(5分)。 (3) 在拉紧缝线的过程中,两手用力点和结扎点三点应在一条直线上(5分)。 (4) 在打结时双手同时操作,两手用力均匀(5分),剪线(4分)。		
	3. 打结器 3(持针器打外科结)	18	
	(1) 操作时使用外科结(4分),当有张力缝合时,第一结打完需助手辅助或改变结的方向(5分)。 (2) 在拉紧缝线的过程中,两手用力点和结扎点三点应在一条直线上(5分)。 (3) 在打结时双手同时操作,两手用力均匀(2分),剪线(2分)。		
	4. 操作后处置	4	
	器械进行预处理,擦净表面血迹(2分),医疗垃圾进行相应处置(2分)。		
总体评价(10分)	1. 操作质量	4	
	操作符合无菌原则(2分),沉稳、有序,手法正确,线结牢靠(2分)。		
	2. 操作时间	2	
	操作熟练流畅(1分),在规定时间内完成(1分)。		
	3. 理论回答	4	
	理论回答正确(4分)。		
总分	100	总得分	

【注意事项】

1. 无论用何种方法打结,第一结和第二结的方向不能相同。要打成一方结,两道打结方向就必须相反。开始第一结，线处于平行状态，结扎后双手交叉相反方向拉紧缝线，第二结，则双手不交叉；若开始第一结在结扎前线已处交叉状态，结扎后双手不交叉，拉紧缝线，第二结结扎后双手再交叉。

2. 在打结的过程中，两手的用力一定要均匀一致；否则，可能导致滑结。

3. 打结线后收紧要求三点（即两手用力点与结扎点）成一直线，两手的反方向力量相等，每一结均应放平后再拉紧。如果未放平，可线尾交换位置，忌使之成锐角，否则稍一用力即被折断，不能成角向上提拉，易使结扎点撕裂或线结松脱，应双手平压使三点成一直线。

4. 结扎时，两手的距离不宜离线结处太远，最好用一手指按线结近处，徐徐拉紧，用力缓慢、均匀。用力过猛或突然用力，均易将线扯断或未扎紧而滑脱。

5. 打第二结扣时，注意第一结扣不要松弛，必要时可用一把止血钳压住第一结扣处，待收紧第二结扣时，再移去止血钳，或第一结扣打完后，双手稍带力牵引结扎线不松开也可。

6. 打结应在直视下进行。

7. 打结时，要选择质量好的粗细合适的线。结扎前将线用盐水浸湿，因线湿后能增加线间的摩擦力，增加拉力。干线易断。

【健康教育指导】

1. 告知患者缝合的目的及方法。

2. 告知患者术后切口应保持清洁干燥，如有外渗、出血等异常情况及时告知医护人员。

【思考题】

1. 演示正确的打结方法（任选一种）。

2. 简述打结时的注意事项。

实训65　外科缝合方法、剪线、拆线

【学习目标】

1. 知识目标:

(1) 识记:① 能陈述常用组织缝合方法。② 能陈述外科剪线方法。

(2) 理解:能理解如何根据组织的情况选择合适的缝针和缝线。

(3) 运用:能运用所学的知识和护理程序,给产妇的切口进行缝合、拆线。

2. 能力目标:能灵活运用所学的知识掌握外科缝合、剪线、拆线的操作方法。

3. 素质目标:具有高度责任心和救死扶伤精神,对患者态度和蔼,沟通有效,具有专业认同感和职业自豪感。

【知识准备】

缝合、拆线是手术中最常用的操作技术之一。缝合技术是否正确、熟练,不仅体现了医务人员的基本素质,而且直接关系到手术的效果及患者的安危。临床工作中应该熟练掌握缝合的基本要求,强化缝合技术训练。

1. 缝针分类与选择

按照针尖的形状,可将缝针分为三角针、圆针和钝针。三角针针尖顶端尖锐,针尖的横断面呈三角形,针尖刃部锐利,其锋利程度足以穿过坚韧和难以刺入的组织,主要用于缝合皮肤、韧带等较坚韧的组织,乳腺组织也可用三角针进行缝合。圆针针尖顶端尖锐,针尖的横断面为圆形,缝合针体部分能平滑地通过组织,对组织损伤小,主要用于缝合血管、脏器、肌肉、筋膜等组织。钝针的针尖端圆钝,多用于缝合肝脏、脾脏等质脆组织器官,缝合时钝针可穿入脆性组织,但一般不易刺穿组织内的血管、胆管等管道,可较安全地用于缝合肝脏和脾脏组织。

2. 缝线的型号、分类与选择

缝线的型号表示缝线的直径,一般应选用能使组织安全对合的最细型号的缝线,这能使缝合所致的创伤减至最低限度。缝线的型号以数字表示:“0”号以上,数字越大,缝线越粗,如4号粗于1号;从“0”开始,“0”越多,缝线越细,如3-0号细于1-0号。被缝合组织的抗张强度是手术医生选择缝线型号和抗张强度的先决条件,现在一般公认,缝线的抗张强度不一定要超过组织的抗张强度,但至少应与其所缝合的正常组织等强。

3. 常用缝合方法

(1) 单纯缝合法:为外科手术中广泛应用的一种缝合法,缝合后切口边缘对齐。

① 单纯间断缝合法:简单安全,不影响切口的血运,最常用。常用于皮肤、皮下组织、腹膜等缝合。一般皮肤缝合的针距1～2 cm、边距0.5～1 cm(图65.1)。

② 单纯连续缝合法:在第一针结束后,用缝线继续缝合整个切口,结束前一针出针后,将对侧线尾拉出形成双线,与针侧线尾打结固定。常用于缝合腹膜及胃肠道等,不适用于张力较大组织的缝合。

③ “8”字形缝合法：实际上是两个间断缝合，缝针斜着交叉缝合呈“8”字形。结扎牢固且节省时间。常用于缝合筋膜、腱膜、肌肉等(图 65.2)。

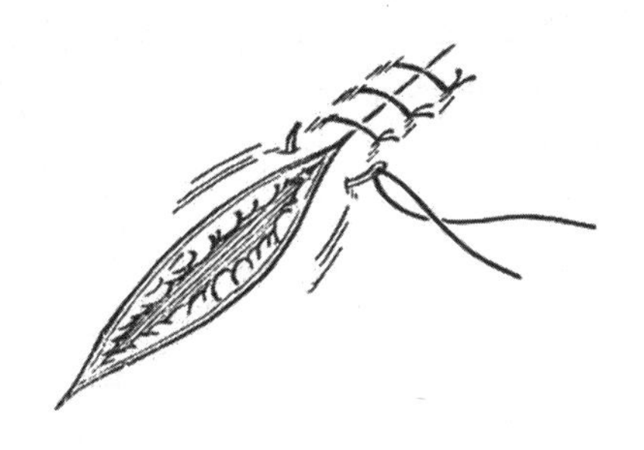

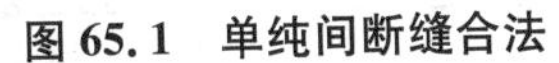

图 65.1　单纯间断缝合法

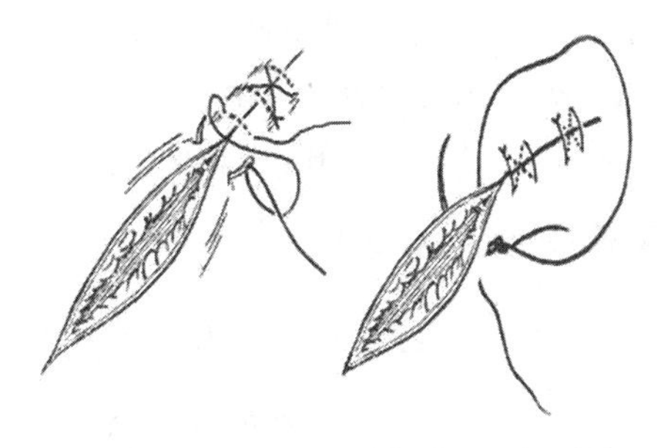

图 65.2　“8”字形缝合法

(2) 内翻缝合法：缝合后切口内翻，外面光滑，常用于胃肠道吻合。

① 垂直褥式内翻缝合法：又称 Lembert 缝合法。分间断式与连续两种，常用为间断法。在胃肠及肠道吻合时用以缝合浆肌层(图 65.3)。

② 水平褥式内翻缝合法：分为间断式和连续式两种。

③ 荷包口内翻缝合法：在组织表面以环形缝合一周，结扎前将中心内翻包埋，用于埋藏阑尾残端，缝合小的肠穿孔或固定胃、肠等引流管(图 65.4)。

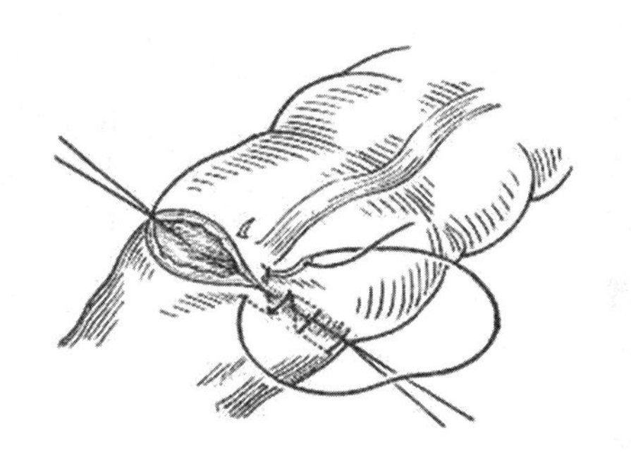

图 65.3　垂直褥式内翻缝合法

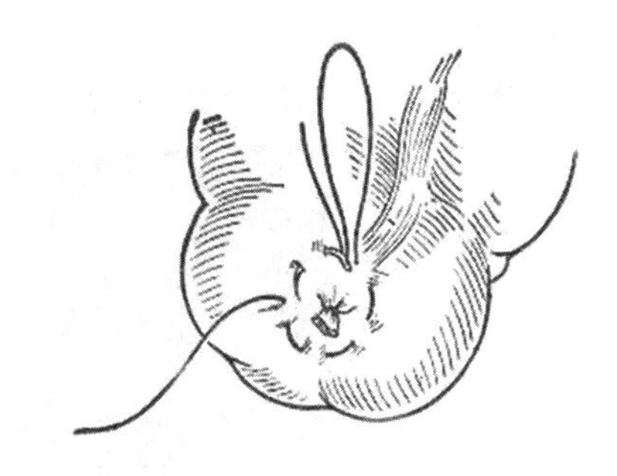

图 65.4　荷包口内翻缝合法

(3) 外翻缝合法：缝合后切口外翻，内面光滑。常用于血管吻合、腹膜缝合、减张缝合等，有时亦用于缝合松弛的皮肤(如老年或经产妇腹部、阴囊皮肤等)防止皮缘内卷，影响愈合(图 65.5)。

(4) 皮内缝合法：从切口一端进针，经两侧切口边缘的皮内穿过，直至切口的另一端穿出，最后抽紧，常用于甲状腺切口(图 65.6)。

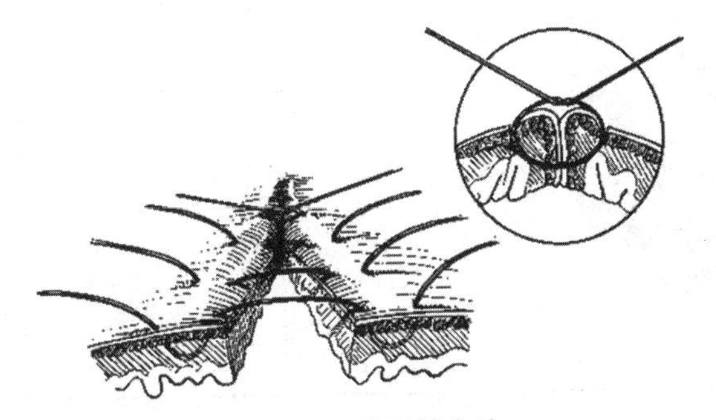

图 65.5　外翻缝合法

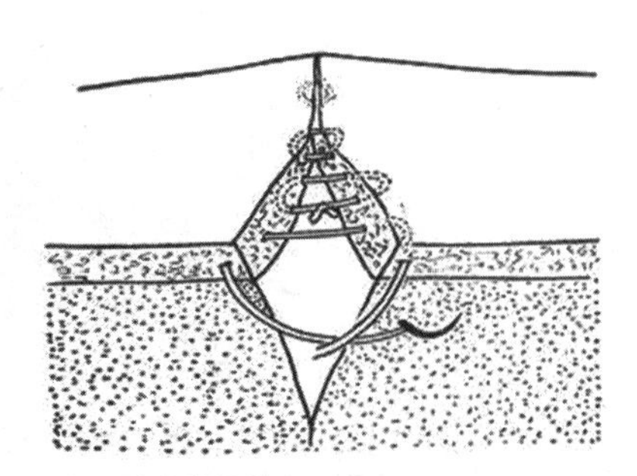

图 65.6　皮内缝合法

【典型案例】

周某,女,29岁,孕足月待产,于2023年5月12日8:00出现规律宫缩,于5月12日20:00因胎心监护示胎儿宫内窘迫,助产士在会阴侧切下助娩一名男婴,待胎盘完全娩出后行切口缝合术。术后切口愈合良好,于2022年5月17日进行拆线。

【操作步骤及要点】

1. 外科缝合、打结操作步骤及要点见表65.1。

表65.1　外科缝合、打结操作步骤及要点

操作步骤	技术要点
1. 评估	
评估患者切口的深度、有无渗血,并根据切口的情况选择适合的缝针、缝线。	
2. 准备	
(1) 环境准备:宽敞明亮、干净整洁,适宜操作。 (2) 助产士准备:戴好口罩、帽子;刷手,穿手术衣,戴手套;拱手姿势。 (3) 用物准备:持针器、有齿镊、缝针、丝线、线剪。	
3. 器械的正确握持	
(1) 有齿镊握法:左手执笔式握持有齿镊(图65.7)。 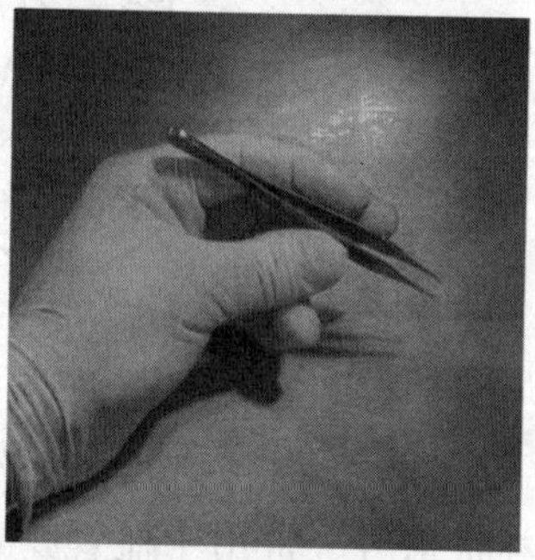 **图65.7　有齿镊握法** (2) 持针器握法:将拇指和无名指分别插入持针器的戒指中,食指握在持针器前端,增加稳定性(图65.8)。 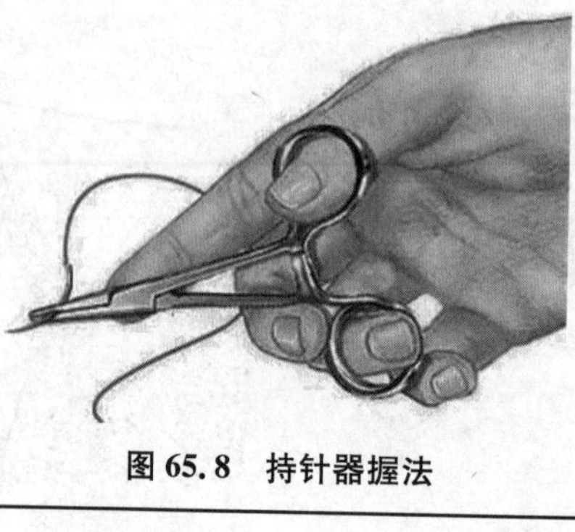 **图65.8　持针器握法**	持针器加针后1/3处,针位于持针器头的1/3。

续表

<table>
<tr><th>操作步骤</th><th>技术要点</th></tr>
<tr><td>(3) 手术剪握法：拇指和无名指分别扣入剪刀柄的两环，中指放在无名指的剪刀柄上，食指压在轴节处起稳定和导向作用(图 65.9)。
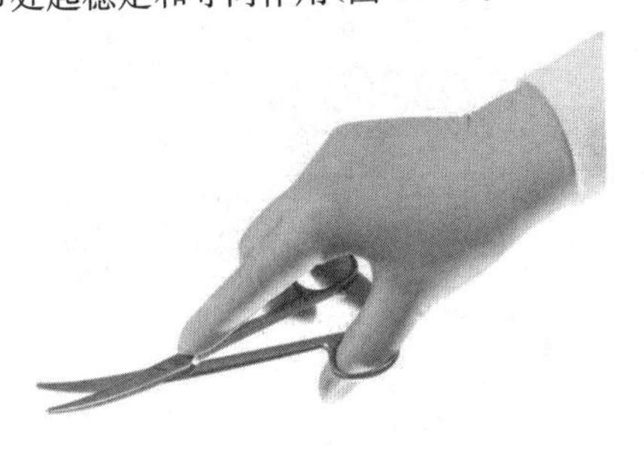
图 65.9　手术剪握法</td><td></td></tr>
<tr><td>4. 针持缝合法</td><td></td></tr>
<tr><td>(1) 进针：进针缝合时左手执有齿镊，提起皮肤边缘，右手执持针钳，用腕臂力由外旋进，顺针的弧度刺入皮肤，经皮下从对侧切口皮缘穿出(图 65.10)。
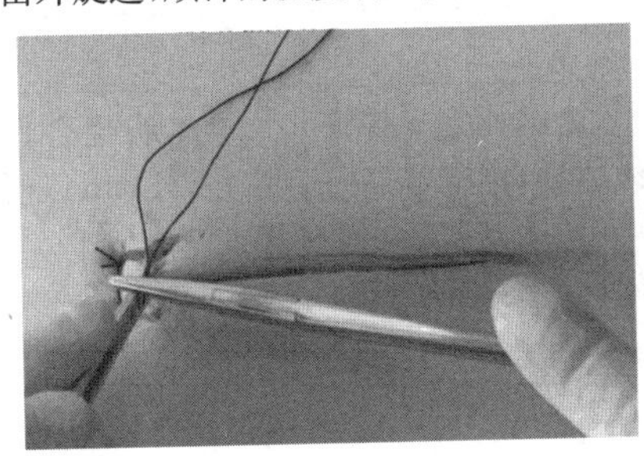 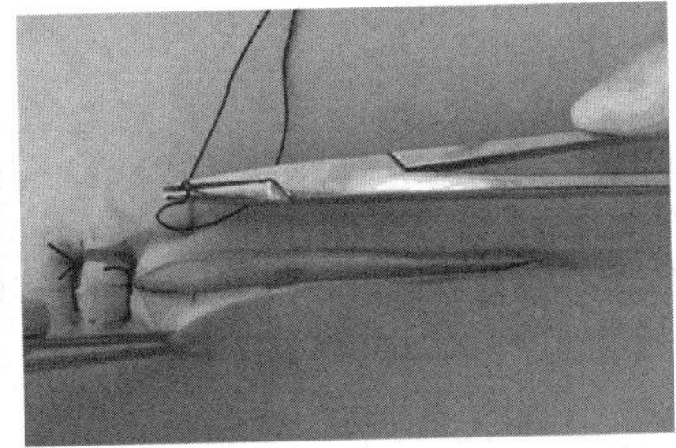
图 65.10　进针
(2) 拔针：拔针可用有齿镊顺针前端顺针的弧度外拔，同时持针器从针后部顺势前推(图 65.11)。
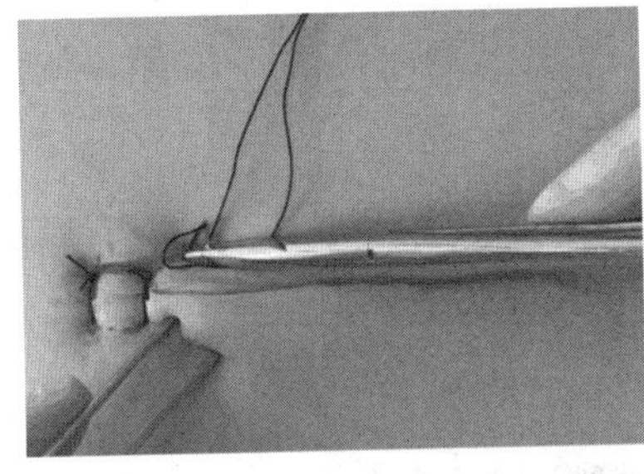 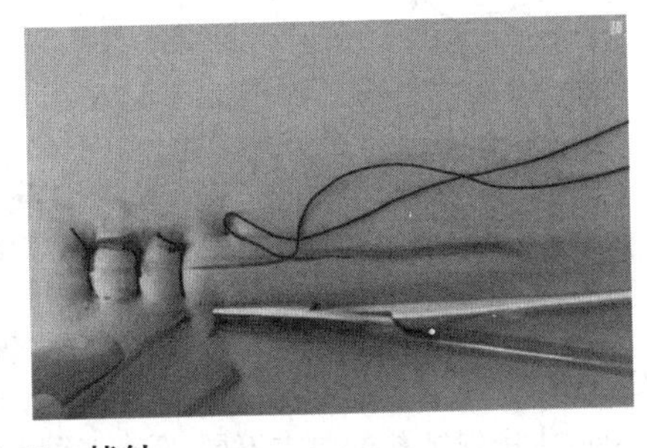
图 65.11　拔针
(3) 针持打结：首先将持针器放在上方线和下方线之间，将下方线向上绕着持针器一圈(两圈为外科结)，用持针器夹住上方线头穿过圈内向下，拉紧，是第一个结。再将持针器放在两线中间，把上方线向下绕钳一圈，用持针器(血管钳)夹住下方线头，通过圈内向上拉，拉紧即为方结(图 65.12)。</td><td>针距：1.0～1.2 cm。
边距：0.5～0.6 cm。

拔针、夹针：当针要完全拔出时，阻力已很小，可松开持针器，单用镊子夹针继续外拔，持针器迅速转位再夹针体(后1/3 弧处)。</td></tr>
</table>

续表

<table>
<tr><th>操作步骤</th><th>技术要点</th></tr>
<tr><td>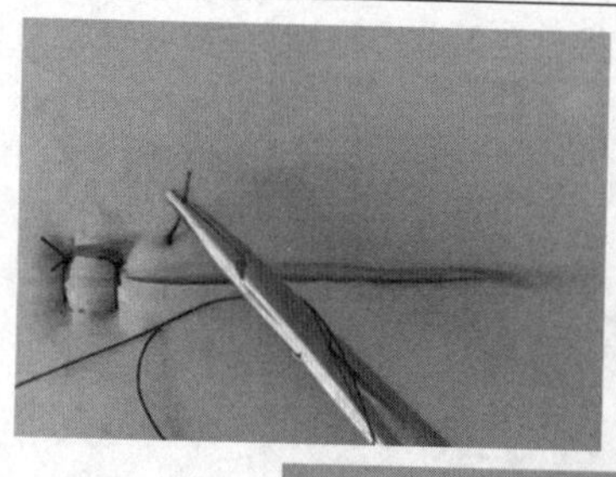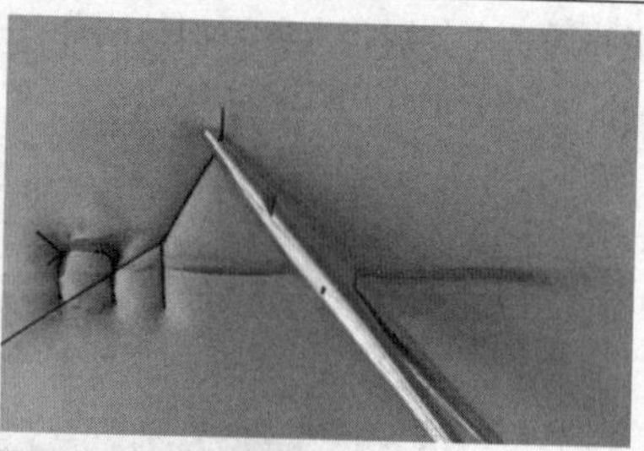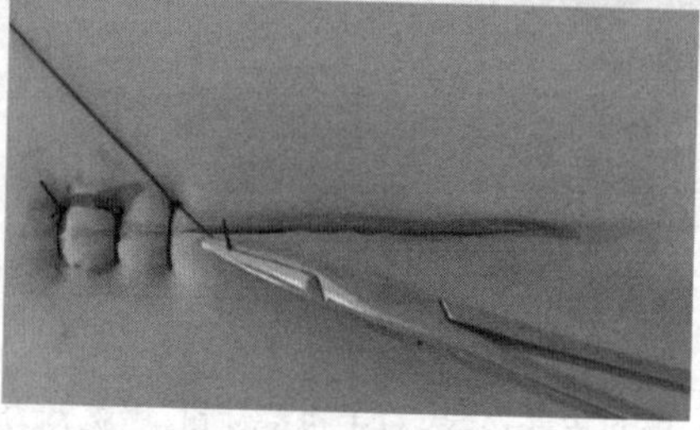
图 65.12　针持打结</td><td></td></tr>
<tr><td>5. 剪线</td><td></td></tr>
<tr><td>(1) 正确的剪线方法:连续动作,四个字:靠—滑—斜—剪。术者结扎完毕将双线尾提起,助手将剪刀微张开,靠住结扎线,顺线尾向下滑动至线结处,再将剪刀向上倾斜 45°左右,然后将线剪断。剪刀倾斜角度一般为 25°～45°,但取决于留下线头的长短,剪刀与缝线的倾斜角度越大,留的线头越长。如需要留长线头,不必行靠滑斜剪步骤,剪刀直接在需要剪线处间断即可(图 65.13)。
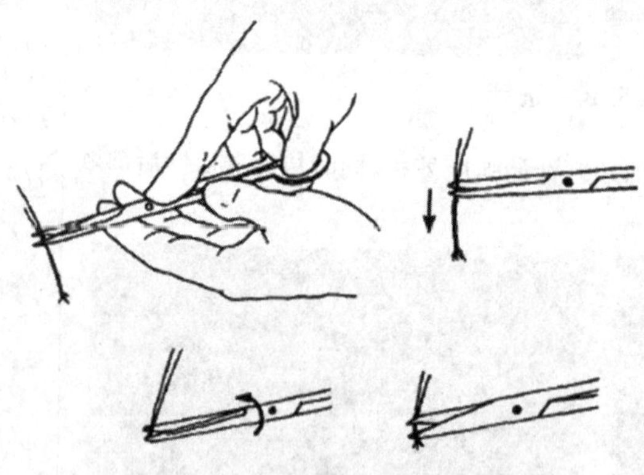
图 65.13　剪线方法:靠—滑—斜—剪
(2) 留线头的长短:
取决于结扎点的不同,术中视结扎的要求不同,需留长线头就留长,需留短线头就留短。留线头长短的原则:细线留短,粗线留长;浅部留短,深部留长;结扎次数多留短,结扎次数少留长;重要部位及血管留长。</td><td>皮肤缝合保留线头 1 cm,以便拆线。</td></tr>
<tr><td>6. 向患者交代注意事项</td><td></td></tr>
<tr><td>7. 操作后处置</td><td></td></tr>
<tr><td>(1) 器械进行预处理,擦净表面血迹。
(2) 医疗垃圾进行相应处置。</td><td></td></tr>
</table>

2. 换药、拆线操作步骤及要点见表 65.2。

表 65.2　换药、拆线操作步骤及要点

操作步骤	技术要点
1. 评估	
评估伤口情况，有无渗液，向患者做好解释工作。	
2. 准备	
(1) 环境准备：宽敞明亮、干净整洁，温湿度适宜。 (2) 助产士准备：戴帽子、口罩，洗手。 (3) 用物准备：换药包、线剪、胶布、0.5%碘伏、持物钳。	
3. 换药	
(1) 接触患者前七步法洗手，打开换药包(图 65.14)，准备物品，用持物钳钳夹用物。 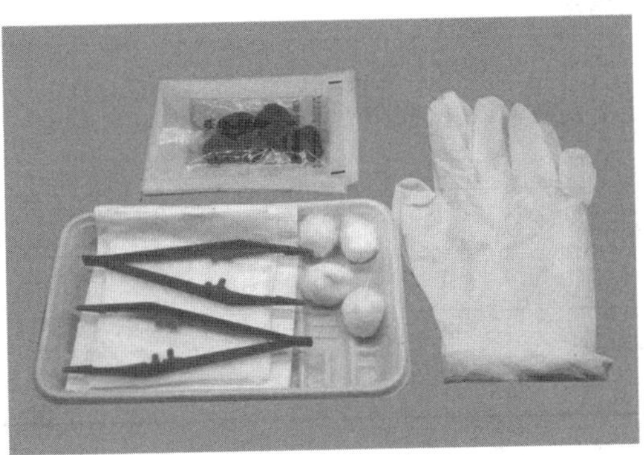 **图 65.14　换药包** (2) 去除伤口敷料：观察切口，外层用手除去，内层用镊子，干结者需沾湿除去。 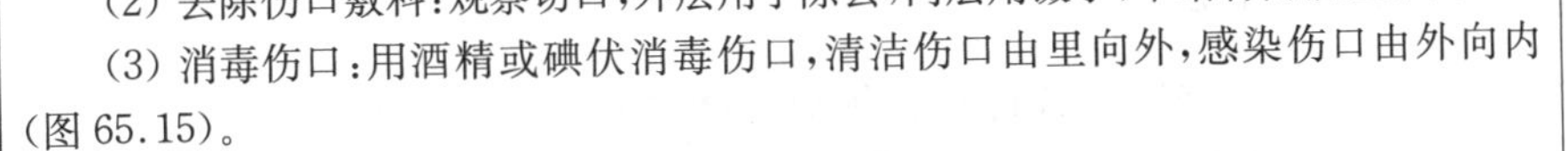 (3) 消毒伤口：用酒精或碘伏消毒伤口，清洁伤口由里向外，感染伤口由外向内(图 65.15)。 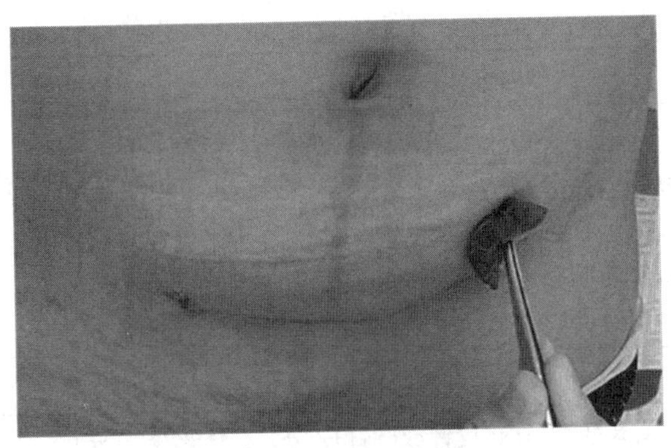 **图 65.15　伤口消毒**	无菌持物钳夹取用物遵循先干后湿、先无色后有色的原则。 消毒范围：伤口周围 5～6 cm，后一次消毒范围不应超出前一次范围。次数：2 次以上。
4. 拆线	

续表

操作步骤	技术要点
用镊子将线头提起，将埋在皮内的线段拉出针眼之外 1～2 mm，将剪刀插入结下空隙，紧贴针眼将缝线剪断，以镊子向剪线侧拉出缝线，动作要轻巧（图 65.16）。 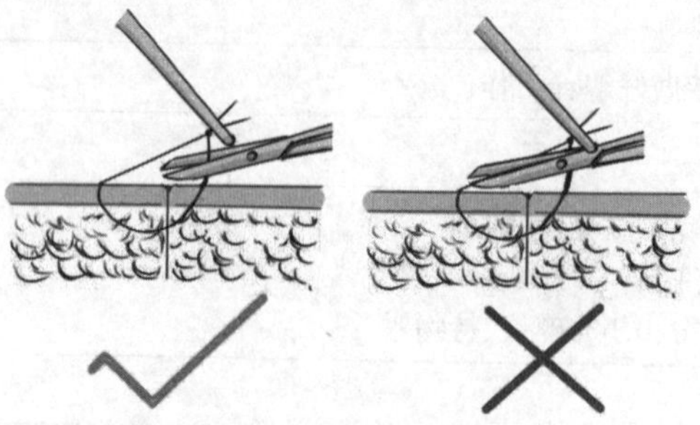 **图 65.16　正确的拆线方法**	
5. 再次消毒伤口：方法同第一次消毒	
6. 覆盖敷料：根据伤口情况决定所用敷料，粘贴胶布	胶布方向与身体纵轴垂直。
7. 协助患者整理好衣物并交代注意事项	
8. 操作后处置	
(1) 器械进行预处理，擦净表面血迹。 (2) 医疗垃圾进行相应处置。	

【评分标准】

1. 外科缝合、剪线评分标准见表 65.3。

表 65.3　外科缝合、剪线评分标准

班级：________　学号：________　姓名：________　得分：________

项目	具体内容	标准分	实得分
操作前准备（20 分）	评估与准备	20	
	(1) 评估：评估切口深度、有无渗血，向患者做好解释工作（5 分）。 (2) 助产士准备：戴好口罩、帽子（3 分）；刷手、穿手术衣，戴手套；拱手姿势（3 分）。 (3) 环境准备：宽敞明亮、干净整洁，温湿度适宜，适宜操作（4 分）。 (4) 物品准备：持针器、有齿镊、缝针、丝线、线剪（5 分）。		
操作过程（70 分）	1. 选择正确的器械	5	
	持针器（1 分）、有齿镊（1 分）、皮针或圆针（2 分）、1 号丝线（1 分）。		
	2. 选择恰当的缝合方法	15	
	(1) 右手单纯间断缝合法缝合 3 针（8 分）。 (2) 间断水平褥式外翻缝合法缝合 3 针（7 分）。		
	3. 缝合技巧要领	35	

续表

项目	具体内容	标准分	实得分
	(1) 持针钳夹针与穿线：先用持针钳夹针体的中后 2/3 处(3 分)，左手持持针器，用右手穿线成功后，在缝线 1/3 与 2/3 处对折，并套入持针钳的尖端内，备用(3 分)。 (2) 进针：针尖与被缝组织呈垂直方向刺入(3 分)，沿针体弧度继续推进(2 分)。 (3) 出针：当针体前半部穿过被缝合组织后，即用镊夹住针体向外拔针(3 分)，同时用持针钳夹住针体后半部分协助拔针(3 分)；或者术者将持针钳松开后，用持针钳夹住将针拔除(3 分)。注意：不得用持针器夹针尖，不得暴力出针，如违反，扣 5 分。 (4) 针距及边距合适：在确保创口闭拢的情况下，缝线愈少愈好(2 分)，以减少组织的异物反应。一般缝合的密度以两针间距不发生弧形裂隙为好(2 分)。 (5) 器械打结方法正确：持针钳绕线方向正确，向对侧拉线，三点一线用力均匀(3 分)；所打方结牢固力度适当，尾线长度适宜(3 分)。		
	4. 器械拿法	7	
	持针器拿法正确(3 分)、器械打结时不翻腕(2 分)，镊子拿法正确，执笔式(2 分)。		
	5. 剪线	8	
	剪线开小口(2 分)，剪线时靠在线上，向下滑(2 分)，倾斜剪刀(2 分)，尾线长度适当(2 分)。		
	6. 操作后处置		
	器械进行预处理，擦净表面血迹(2 分)，医疗垃圾进行相应处置(1 分)。		
总体评价(10 分)	1. 操作质量	4	
	操作规范(1 分)，沉稳、有序(1 分)，手法正确(2 分)。		
	2. 操作时间	2	
	操作熟练流畅(1 分)，在规定时间内完成(1 分)。		
	3. 理论回答	4	
	理论回答正确(4 分)。		
总分	100	总得分	

2. 换药、拆线评分标准见表 65.4。

表 65.4　换药、拆线评分标准

班级：________　学号：________　姓名：________　得分：________

项目	具体内容	标准分	实得分
操作前准备(20 分)	评估与准备	20	
	(1) 评估：评估伤口情况，有无渗液(3 分)，向患者做好解释工作(2 分)。 (2) 助产士准备：戴帽子、口罩(2 分)、洗手(2 分)。 (3) 物品准备：换药包、线剪、胶布、0.5%碘伏、持物钳(5 分)，检查物品是否合格(2 分)，检查灭菌日期及有效日期(2 分)。		

续表

项目	具体内容	标准分	实得分
操作过程（70分）	1. 准备	12	
	接触患者前七步法洗手(5分,少一步扣1分),打开换药包,准备物品(2分),用持物钳钳夹用物(2分),遵循先干后湿、先无色后有色的原则(3分)。		
	2. 去除伤口敷料	10	
	去除伤口敷料,观察伤口(3分),外层用手除去(3分),内层用镊子,干结者需沾湿除去(4分)。		
	3. 消毒伤口	10	
	清洁伤口由里向外,感染伤口反之(4分)。范围:伤口周围5～6 cm,后一次消毒范围不应超出前一次范围(4分)。次数:2次以上(2分)。		
	4. 拆线	10	
	一手用镊子提起线头(3分),另一只手持线剪(3分),靠近皮肤剪断裸露体外较短的线头,将内缝线拉出(4分)。		
	5. 再次消毒伤口	10	
	清洁伤口由里向外(4分),范围:伤口周围5～6 cm,后一次消毒范围不应超出前一次范围(4分),次数:2次以上(2分)。		
	6. 覆盖敷料	10	
	根据伤口情况决定所用敷料(2分)。粘贴胶布:与身体纵轴垂直(2分),给病人整理衣物(3分),交代注意事项,给予健康教育指导(3分)。		
	7. 操作后处置	8	
	处理污染敷料及换药包(2分),器械进行预处理,擦净表面血迹(2分),洗手(2分),记录(2分)。		
总体评价（10分）	1. 操作质量	4	
	操作规范(2分),沉稳、有序(1分),手法正确(1分)。		
	2. 操作时间	2	
	操作熟练流畅(1分),在规定的时间内完成(1分)。		
	3. 理论回答正确	4	
	理论回答正确(4分)。		
总分	100	总得分	

【注意事项】

1. 根据不同的组织器官类型、患者的具体情况,选择适当的缝针、缝线和缝合方法。

2. 按解剖层次由深到浅进行组织分层缝合,将相同类型的组织予以正确对齐缝合。严密对合是保证伤口愈合的前提,不同的组织对合(如表皮对筋膜、黏膜对浆膜)将致伤口不愈或延迟愈合。

3. 勿留死腔,以免积血、积液,否则会延迟愈合甚至导致伤口感染。

4. 针距、边距适当。针距、边距应均匀一致，过密和过稀均不利于伤口愈合，以组织对合后不发生裂隙为宜。

5. 结扎松紧度适当，结扎过松，达不到组织对合的要求；结扎过紧，则出现重叠、卷曲，甚至影响血运，不利于组织愈合。

6. 注意美观与功能，缝合颜面部和身体裸露部位的皮肤切口更应注意，针线太粗或对合不齐，均影响美观。

【健康教育指导】

1. 告知患者伤口护理的重要性及方法。
2. 告知患者缝合的重要性及方法。

【思考题】

1. 简述不同外科缝合方法的适用情况。
2. 拆线时有哪些注意事项？
3. 简述外科缝合的注意事项。

参考文献

[1] 余艳红,陈叙.助产学[M].北京:人民卫生出版社,2017.

[2] 李六亿,徐丹慧.《医务人员手卫生规范》解读[J].中华医院感染学杂志,2020,30(5):793-795.

[3] 中国妇幼保健协会助产士分会.会阴切开及会阴裂伤修复技术与缝合材料选择指南(2019)[J].中国护理管理,2019,19(3):453-457.

[4] 刘敬秋,钟森,李莉,等.游泳训练辅助治疗新生儿支气管肺发育不良的临床观察[J].锦州医科大学学报,2020,6(3):45-49.

[5] 陈娟,杨敏.母婴护理及助产技术实训指导[M].上海:同济大学出版社,2018.

[6] 魏碧蓉.助产学实训与学习指导[M].北京:人民卫生出版社,2020.

[7] 孙玉梅,张立力.健康评估[M].北京:人民卫生出版社,2017.

[8] 安力彬,陆虹.妇产科护理学[M].北京:人民卫生出版社,2022.

[9] 余昕烊,漆洪波.骨盆内外测量方法及必要性探讨[J].中国实用妇科与产科杂志,2015(2):109-112.

[10] 谢幸,孔北华,段涛.妇产科学[M].9版.北京:人民卫生出版社,2018.

[11] 刘兴会,贺晶,漆洪波.助产[M].北京:人民卫生出版社,2018.

[12] 吴欣娟,张晓静.实用临床护理操作手册[M].北京:中国协和医科大学出版社,2018.

[13] 叶军,王华,邹卉,等.先天性肾上腺皮质增生症新生儿筛查共识[J].中华儿科杂志,2016,54(6):404-409.

[14] 张宏玉,王爱华,徐鑫芬.助产学[M].北京:中国科学技术出版社,2015.

[15] 崔焱,仰曙芬.儿科护理学[M].北京:人民卫生出版社,2018.

[16] 崔文香,李亚玲.儿科护理学[M].北京:科学技术文献出版社,2018.

[17] 金曦,杨慧霞,张小松,等.中国新生儿早期基本保健技术专家共识(2020)[J].中华围产医学杂志,2020,23(7):433-440.

[18] 中国新生儿复苏项目专家组.国际新生儿复苏教程更新及中国实施意见[J].中华围产医学杂志,2018,21(2):73-80.

[19] 冯嘉蕾,刘军,包艾荣,等.新生儿延迟断脐对母婴结局的影响研究[J].中华护理杂志,2018,53(2):144-148.

[20] 杨慧霞,刘兴会,李博雅,等.正常分娩指南[J].中华妇产科杂志,2020,55(6):361-370.

[21] 郭莉.手术室护理实践指南[M].北京:人民卫生出版社,2020.

[22] 张必翔.外科实习医生手册[M].北京:人民卫生出版社,2019.

[23] 李远珍,姚珺.外科护理学[M].北京:人民卫生出版社,2020.

[24] 秦耕,宋莉,庞汝彦,等.全国助产士岗位培训基础教材[M].北京:人民卫生出版社,2019.

[25] 朱方玉,漆洪波.ACOG实践简报“产后出血(2017版)”解读[J].中国实用妇科与产科杂志,2018,34(6):623-627.